Gebührenordnung für Ärzte (GOÄ) / UV-GOÄ

Gebührenordnung für Ärzte (GOÄ) UV-GOÄ

Gebührenordnung für Ärzte
Vertrag Ärzte/Unfallversicherungsträger
Gebührenverzeichnis für ärztliche
Leistungen

Stand 01.04.2010
Bearbeitung: Renate Hess / Regina Klakow-Franck

Deutscher Ärzte-Verlag Köln

GOÄ / UV-GOÄ, Stand 01.04.2010
ISBN 978-3-7691-3465-0

Bibliografische Information der Deutschen Nationalbibliothek
Die Deutsche Nationalbibliothek verzeichnet diese Publikation in der Deutschen Nationalbibliografie; detaillierte bibliografische Daten sind im Internet über http://dnb.d-nb.de abrufbar.

Wichtiger Hinweis:
Die Medizin und das Gesundheitswesen unterliegen einem fortwährenden Entwicklungsprozess, sodass alle Angaben immer nur dem Wissensstand zum Zeitpunkt der Drucklegung entsprechen können.
Die angegebenen Empfehlungen wurden von Verfassern und Verlag mit größtmöglicher Sorgfalt erarbeitet und geprüft. Trotz sorgfältiger Manuskripterstellung und Korrektur des Satzes können Fehler nicht ausgeschlossen werden.
Der Benutzer ist aufgefordert, zur Auswahl sowie Dosierung von Medikamenten die Beipackzettel und Fachinformationen der Hersteller zur Kontrolle heranzuziehen und im Zweifelsfall einen Spezialisten zu konsultieren.

Der Benutzer selbst bleibt verantwortlich für jede diagnostische und therapeutische Applikation, Medikation und Dosierung.
Verfasser und Verlag übernehmen infolgedessen keine Verantwortung und keine daraus folgende oder sonstige Haftung für Schäden, die auf irgendeine Art aus der Benutzung der in dem Werk enthaltenen Informationen oder Teilen davon entstehen.
Das Werk ist urheberrechtlich geschützt. Jede Verwertung in anderen als den gesetzlich zugelassenen Fällen bedarf deshalb der vorherigen schriftlichen Genehmigung des Verlages.

Copyright © 2010 by
Deutscher Ärzte-Verlag GmbH
Dieselstraße 2
50859 Köln

Satz: Fotosatz Schmitz & Co., 71384 Weinstadt
Druck und Bindung: Bercker, 47623 Kevelaer

5 4 3 2 1 0 / 601

Inhaltsverzeichnis

Vorwort	11
Hinweise für die Benutzer	13
Einführung zur Gebührenordnung für Ärzte	15
Gebührenordnung für Ärzte – GOÄ	31
§ 1 Anwendungsbereich	31
§ 2 Abweichende Vereinbarung	31
§ 3 Vergütungen	31
§ 4 Gebühren	31
§ 5 Bemessung der Gebühren für Leistungen des Gebührenverzeichnisses	32
§ 5a Bemessung der Gebühren in besonderen Fällen	32
§ 5b Bemessung der Gebühren bei Versicherten des Standardtarifes der privaten Krankenversicherung	33
§ 6 Gebühren für andere Leistungen	33
§ 6a Gebühren bei stationärer Behandlung	33
§ 7 Entschädigungen	33
§ 8 Wegegeld	33
§ 9 Reiseentschädigung	33
§ 10 Ersatz von Auslagen	34
§ 11 Zahlung durch öffentliche Leistungsträger	34
§ 12 Fälligkeit und Abrechnung der Vergütung; Rechnung	34
Einführung zum Vertrag Ärzte /Unfallversicherungsträger	37
Vertrag Ärzte /Unfallversicherungsträger	39
I. Allgemeiner Teil	40
§ 1 Gegenstand des Vertrages	40
§ 2 Gewährleistung	40
§ 3 Erfüllung des Vertrages	40
§ 4 Beteiligung am Vertrag	40
§ 5 Datenerhebung und -verarbeitung durch Ärzte; Auskunftspflicht	40
II. Allgemeine Regelungen für die Heilbehandlung bei Arbeitsunfällen	40
§ 6 Heilbehandlung	40
§ 7 nicht besetzt	40
§ 8 Ärztliche Behandlung	41
§ 9 Erstversorgung	41
§ 10 Allgemeine Heilbehandlung	41
§ 11 Besondere Heilbehandlung	41
§ 12 Hinzuziehung anderer Ärzte	41
§ 13 Vom Unfallversicherungsträger veranlasste ärztliche Untersuchungen	41
§ 14 Ärztliche Unfallmeldung	41
§ 15 Bericht bei Erstversorgung	42
§ 16 Mitteilungen über Besonderheiten des Behandlungsverlaufs	42
§ 17 Hinweis zur beruflichen Wiedereingliederung	42
§ 18 Unterstützungspflicht des Arztes bei besonderen medizinischen Maßnahmen	42
§ 19 Verordnung häuslicher Krankenpflege	42
§ 20 Verordnung von Heilmitteln	42
§ 21 Verordnung von Arznei- und Verbandmitteln	42
§ 22 Verordnung von Hilfsmitteln	43

Inhaltsverzeichnis

III.	Besondere Regelungen für die Heilbehandlung bei Arbeitsunfällen	43
§ 23	Verfahrensarten	43
§ 24	Durchgangsarztverfahren	43
§ 25	nicht besetzt	43
§ 26	Vorstellungspflicht beim Durchgangsarzt	43
§ 27	Aufgaben des Durchgangsarztes	44
§ 28	Inanspruchnahme eines nicht zur besonderen Heilbehandlung zugelassenen Arztes	44
§ 29	Nachschau	44
§ 30	H-Arztverfahren	44
§ 31	nicht besetzt	45
§ 32	nicht besetzt	45
§ 33	Befreiung von der Vorstellung beim Durchgangsarzt	45
§ 34	nicht besetzt	45
§ 35	Besondere Heilbehandlung durch den H-Arzt	45
§ 36	H-ärztliche Berichterstattung	45
§ 37	Verletzungsartenverfahren	45
§ 38	Feststellung der Transportunfähigkeit	45
IV.	Regelungen bei Augen- und Hals-Nasen-Ohren-Verletzungen	46
§ 39	Überweisungspflicht an den Augen-/HNO-Arzt	46
§ 40	Berichterstattung des Augen-/HNO-Arztes	46
V.	Verfahren zur Früherfassung berufsbedingter Hauterkrankungen (Hautarztverfahren)	46
§ 41	Vorstellungspflicht beim Hautarzt	46
§ 42	Wiedervorstellungspflicht	46
§ 43	Hauttestungen	46
VI.	Berufskrankheiten	46
§ 44	Ärztliche Anzeige einer Berufskrankheit	46
§ 45	Mitteilung über die Einleitung einer Behandlung bei Berufskrankheiten	46
VII.	Auskünfte, Berichte, Aufzeichnungen, Gutachten	47
§ 46	Auskunftspflicht des Arztes	47
§ 47	Arbeitsunfähigkeits-Bescheinigung	47
§ 48	Anforderung von Gutachten	47
§ 49	Fristen für Erstattung von Berichten und Gutachten	47
§ 50	Ärztliche Aufzeichnungspflichten	47
VIII.	Allgemeine Regelungen für die Vergütung	47
§ 51	Leistungsverzeichnis und Vergütungsregelung	47
§ 52	Ständige Gebührenkommission	47
§ 53	Zahnärztliche Leistungen von Mund-, Kiefer- und Gerichtschirurgen	48
§ 54	Regelungen bei stationärer Behandlung	48
§ 55	Vergütung ärztlicher Leistungen am Aufnahmetag	48
§ 56	Belegärztliche Behandlung	48
IX.	Regelungen für Auskünfte, Bescheinigungen, Berichte und Gutachten	48
§ 57	Berichts- und Gutachtenpauschalen	48
§ 58	Vereinbarte Formtexte	48
§ 59	Überschreitung der Gebührenhöchstsätze bei Gutachten	49
§ 60	Gebühren für die zum Zwecke der Begutachtung vorgenommenen ärztlichen Leistungen	49

Inhaltsverzeichnis

X.	Regelungen bei Hinzuziehung zur Klärung der Diagnose und/oder Mitbehandlung einschließlich Berichterstattung	49
§ 61	Berichterstattung	49
§ 62	Vergütung ärztlicher Leistungen bei Hinzuziehung zur Klärung der Diagnose	49
§ 63	nicht besetzt	49

XI. Rechnungslegung und Bezahlung ... 49
§ 64 Rechnungslegung ... 49
§ 65 Zahlungsfrist ... 49

XII. Schlichtungsstelle, Schiedsamt, Inkrafttreten/Kündigung des Vertrages und Übergangsregelungen ... 50
§ 66 Schlichtungsstelle ... 50
§ 67 Schiedsamt ... 50
§ 68 Kündigungsfrist ... 50
§ 69 Inkrafttreten, Übergangsregelungen ... 50
Anhang 1 – Verletzungsartenverzeichnis ... 51
Anhang 2 – Besondere Heilbehandlung durch den H-Arzt ... 51
Anhang 3 – Auszug aus dem SGB VII – Datenschutz ... 51

Gebührenverzeichnis für ärztliche Leistungen (GOÄ/UV-GOÄ) ... 53

A. Gebühren in besonderen Fällen (GOÄ) ... 54

A. Abrechnung der ärztlichen Leistungen (UV-GOÄ) ... 55

B. Grundleistungen und allgemeine Leistungen (GOÄ, Nrn. 1 bis 107) ... 56
  I. Allgemeine Beratungen und Untersuchungen (Nrn. 1 bis 15) ... 56
  II. Zuschläge zu Beratungen und Untersuchungen nach den Nummern 1, 3, 4, 5, 6, 7, und 8 (Nrn. A-D, K 1) ... 60
  III. Spezielle Beratungen und Untersuchungen (Nrn. 20 bis 34) ... 61
  IV. Visiten, Konsiliartätigkeit, Besuche, Assistenz (Nrn. 45 bis 62) ... 65
  V. Zuschläge zu den Leistungen nach den Nummern 45 bis 62 (Nrn. E-J, K 2) ... 69
  VI. Berichte, Briefe (Nrn. 70 bis 96) ... 70
  VII. Todesfeststellung (Nrn. 100 bis 107) ... 71

B. Grundleistungen und allgemeine Leistungen (UV-GOÄ, Nrn. 1 bis 195) ... 72
  I. Allgemeine Beratungen und Untersuchungen (Nrn. 1 bis 19) ... 72
  II. Leistungen unter besonderen Bedingungen (Nrn. 20-33) ... 74
  III. Visiten, Konsiliartätigkeit, Besuche, Assistenz (Nrn. 45 bis 61c) ... 75
  IV. Wegegeld und Reiseentschädigungen (Nrn. 71-91) ... 80
  V. Todesfeststellung (Nrn. 100 bis 107) ... 81
  VI. Besondere Regelungen (Nrn. 110 bis 195) ... 81

C. Nichtgebietsbezogene Sonderleistungen (GOÄ/UV-GOÄ, Nrn. 200 bis 449) ... 86
  I. Anlegen von Verbänden (GOÄ, Nrn. 200 bis 247) ... 86
  I. Anlegen von Verbänden (UV-GOÄ, Nrn. 200 bis 247 C) ... 89
  II. Blutentnahmen, Injektionen, Infiltrationen, Infusionen, Transfusionen, Implantation, Abstrichentnahmen (GOÄ/UV-GOÄ, Nrn. 250 bis 298) ... 93
  III. Punktionen (GOÄ/UV-GOÄ, Nrn. 300 bis 321) ... 98
  IV. Kontrastmitteleinbringungen (GOÄ/UV-GOÄ, Nrn. 340 bis 374) ... 99
  V. Impfungen und Testungen (GOÄ/UV-GOÄ, Nrn. 375 bis 399) ... 103
  VI. Sonographische Leistungen (GOÄ/UV-GOÄ, Nrn. 401 bis 424) ... 105
  VII. Intensivmedizinische und sonstige Leistungen (GOÄ/UV-GOÄ, Nrn. 427 bis 437) ... 107
  VIII. Zuschläge zu ambulanten Operations- und Anästhesieleistungen (GOÄ, Nrn. 440 bis 449) ... 109
  VIII. Zuschläge zu ambulanten Operations- und Anästhesieleistungen (UV-GOÄ, Nrn. 440 bis 449) ... 113

Inhaltsverzeichnis

D. Anästhesieleistungen (GOÄ/UV-GOÄ, Nrn. 450 bis 498) 118

E. Physikalisch-medizinische Leistungen (GOÄ/UV-GOÄ, Nrn. 500 bis 569) 121
   I.   Inhalationen (GOÄ/UV-GOÄ, Nrn. 500, 501) 121
   II.   Krankengymnastik und Übungsbehandlungen (GOÄ/UV-GOÄ, Nrn. 505 bis 518) 121
   III.   Massagen (GOÄ/UV-GOÄ, Nrn. 520 bis 529) 122
   IV.   Hydrotherapie und Packungen (GOÄ/UV-GOÄ, Nrn. 530 bis 533) 123
   V.   Wärmebehandlung (GOÄ/UV-GOÄ, Nrn. 535 bis 539) 123
   VI.   Elektrotherapie (GOÄ/UV-GOÄ, Nrn. 548 bis 558) 123
   VII. Lichttherapie (GOÄ/UV-GOÄ, Nrn. 560 bis 569) 124

F. Innere Medizin, Kinderheilkunde, Dermatologie (GOÄ/UV-GOÄ, Nrn. 600 bis 796) 125

G. Neurologie, Psychiatrie und Psychotherapie (GOÄ/UV-GOÄ, Nrn. 800 bis 887) 141

H. Geburtshilfe und Gynäkologie (GOÄ/UV-GOÄ, Nrn. 1001 bis 1168) 147

I. Augenheilkunde (GOÄ/UV-GOÄ, Nrn. 1200 bis 1386) 155

J. Hals-, Nasen-, Ohrenheilkunde (GOÄ/UV-GOÄ, Nrn. 1400 bis 1639) 165

K. Urologie (GOÄ/UV-GOÄ, Nrn. 1700 bis 1860) 177

L. Chirurgie, Orthopädie (GOÄ/UV-GOÄ, Nrn. 2000 bis 3321) 186
   I.   Wundversorgung, Fremdkörperentfernung (GOÄ/UV-GOÄ, Nrn. 2000 bis 2016) 186
   II.   Extremitätenchirurgie (GOÄ/UV-GOÄ, Nrn. 2029 bis 2093) 187
   III.   Gelenkchirurgie (GOÄ/UV-GOÄ, Nrn. 2100 bis 2196) 190
   IV.   Gelenkluxationen (GOÄ/UV-GOÄ, Nrn. 2203 bis 2241) 195
   V.   Knochenchirurgie (GOÄ/UV-GOÄ, Nrn. 2250 bis 2297) 197
   VI.   Frakturbehandlung (GOÄ/UV-GOÄ, Nrn. 2320 bis 2358) 200
   VII. Chirurgie der Körperoberfläche (GOÄ/UV-GOÄ, Nrn. 2380 bis 2454) 203
   VIII. Neurochirurgie (GOÄ/UV-GOÄ, Nrn. 2500 bis 2604) 206
   IX.   Mund-, Kiefer- und Gesichtschirurgie (GOÄ/UV-GOÄ, Nrn. 2620 bis 2732) 211
   X.   Halschirurgie (GOÄ/UV-GOÄ, Nrn. 2750 bis 2760) 215
   XI.   Gefäßchirurgie (GOÄ/UV-GOÄ, Nrn. 2800 bis 2921) 215
   XII. Thoraxchirurgie (GOÄ/UV-GOÄ, Nrn. 2950 bis 3013) 219
   XIII. Herzchirurgie (GOÄ/UV-GOÄ, Nrn. 3050 bis 3097) 221
   XIV. Ösophaguschirurgie, Abdominalchirurgie (GOÄ/UV-GOÄ, Nrn. 3120 bis 3241) 223
   XV.   Hernienchirurgie (GOÄ/UV-GOÄ, Nrn. 3280 bis 3288) 228
   XVI. Orthopädisch-chirurgische konservative Leistungen (GOÄ/UV-GOÄ, Nrn. 3300 bis 3321) 228

M. Laboratoriumsuntersuchungen (GOÄ/UV-GOÄ, Nrn. 3500 bis 4787) 231
   I.   Vorhalteleistungen in der eigenen, niedergelassenen Praxis
        (GOÄ/UV-GOÄ, Nrn. 3500 bis 3532) 232
   II.   Basislabor (GOÄ/UV-GOÄ, Nrn. 3541 bis 3621) 235
   III.   Untersuchungen von körpereigenen oder körperfremden Substanzen und körpereigenen
        Zellen (GOÄ/UV-GOÄ, Nrn. 3630 bis 4469) 238
   IV.   Untersuchungen zum Nachweis und zur Charakterisierung von Krankheitserregern
        (GOÄ/UV-GOÄ, Nrn. 4500 bis 4787) 279

N. Histologie, Zytologie und Zytogenetik (GOÄ/UV-GOÄ, Nrn. 4800 bis 4873) 296
   I.   Histologie (GOÄ/UV-GOÄ, Nrn. 4800 bis 4816) 296
   II.   Zytologie (GOÄ/UV-GOÄ, Nrn. 4850 bis 4860) 296
   III.   Zytogenetik (GOÄ/UV-GOÄ, Nrn. 4870 bis 4873) 297

Inhaltsverzeichnis

O.	Strahlendiagnostik, Nuklearmedizin, Magnetresonanztomographie und Strahlentherapie (GOÄ/UV-GOÄ, Nrn. 5000 bis 5855)	298
I.	Strahlendiagnostik (GOÄ, Nrn. 5000 bis 5380)	298
I.	Strahlendiagnostik (UV-GOÄ, Nrn. 5000 bis 5380)	314
II.	Nuklearmedizin (GOÄ/UV-GOÄ, Nrn. 5400 bis 5607)	330
III.	Magnetresonanztomographie (GOÄ/UV-GOÄ, Nrn. 5700 bis 5735)	339
IV.	Strahlentherapie (GOÄ/UV-GOÄ, Nrn. 5800 bis 5855)	341

P. Sektionsleistungen (GOÄ/UV-GOÄ, Nrn. 6000 bis 6018) 346

Verzeichnis der Analogen Bewertungen (GOÄ) der Bundesärztekammer und des Zentralen Konsultationsausschusses für Gebührenordnungsfragen bei der Bundesärztekammer 349
Abrechnungsempfehlungen zur GOÄ 367
Beschlüsse des Zentralen Konsultationsausschusses für Gebührenordnungsfragen bei der Bundesärztekammer 368
Beschlüsse des Gebührenordnungsausschusses der Bundesärztekammer 383

Sachverzeichnis 411

Sachverzeichnis (Labor) 437

Vorwort

Zum 1. Januar 2009 wurde der modifizierte Standardtarif durch den Basistarif abgelöst. Leistungen des modifizierten Standardtarifs bzw. des Basistarifs konnten bislang zu den in § 75 Abs. 3a Satz 2 SGB V genannten Steigerungssätzen nach GOÄ abgerechnet werden (Leistungen des Abschnitts M sowie Leistungen nach Nummer 437 GOÄ bis zum 1,16fachen, Leistungen der Abschnitte A, E und O des Gebührenverzeichnisses der GOÄ bis zum 1,38fachen sowie die übrigen Leistungen des Gebührenverzeichnisses der GOÄ bis zum 1,8fachen des Gebührensatzes).

Zwischenzeitlich ist eine Vereinbarung zwischen der Kassenärztlichen Bundesvereinigung und dem Verband der privaten Krankenversicherung e. V. im Einvernehmen mit den Beihilfekostenträgern bezüglich der Honorierung ambulanter ärztlicher und belegärztlicher Leistungen für im Basistarif Versicherte gemäß § 75 Abs. 3b SGB V geschlossen worden, die zum 1. April 2010 in Kraft tritt, was eine Anpassung der GOÄ-Textbroschüre erforderlich macht.

Leistungen des Abschnittes M sowie die Leistungen nach Nummer 437 des Gebührenverzeichnisses für Ärzte werden im Basistarif ab dem 1. April 2010 mit dem 0,9fachen des Gebührensatzes der GOÄ vergütet. Leistungen der Abschnitte A, E und O werden mit dem 1,0fachen des Gebührensatzes vergütet, sowie die übrigen Leistungen mit dem 1,2fachen des Gebührensatzes der GOÄ.

Einzelheiten zur Überführung des modifizierten Standardtarifs in den Basistarif sowie zur Vereinbarung der Kassenärztlichen Bundesvereinigung mit dem Verband der privaten Krankenversicherung e. V. sind der Einführung zur Gebührenordnung für Ärzte, Kapitel 2.8., in dieser Ausgabe zu entnehmen.

Berlin, im März 2010

Dr. Regina Klakow-Franck, M.A.

Hinweise für die Benutzer

Ziel der Textbroschüre 2010 ist eine schnelle Orientierung über die GOÄ und einen ihrer wesentlichen Anwendungsbereiche, den Vertrag Ärzte/Unfallversicherungsträger. In der Zusammenführung beider Gebührenregelungen liegt ein wesentlicher Vorteil für die Anwender der Regelungen. Zur besseren Unterscheidbarkeit voneinander abweichender Regelungen in beiden Werken sind Leistungen der UV-GOÄ grau unterlegt, so dass die Zugehörigkeit zu diesem Vertragswerk optisch sofort erkennbar ist.

Grifflleisten ermöglichen ein schnelleres Auffinden der jeweiligen Abschnitte. Für die gemeinsamen Kapitel GOÄ/UV-GOÄ wurden schwarze Kästchen verwendet, für die reinen GOÄ-Abschnitte weiße Kästchen mit schwarzen Buchstaben. Die reinen UV-GOÄ-Kapitel sind dagegen durch graue Kästchen mit schwarzen Buchstaben gekennzeichnet. So sind die unterschiedlichen Bereiche der integrierten Auflage beim Durchblättern der Broschüre sofort optisch unterscheidbar.

In der Einführung zur GOÄ werden – neben einer allgemeinen Vorstellung der GOÄ-Systematik – wichtige Hinweise zur Anwendung einzelner GOÄ-Vorschriften gegeben. Soweit es die UV-GOÄ betrifft, finden sich in der Einführung Hinweise zur gesetzlichen Grundlage des Vertrages Ärzte/Unfallversicherungsträger im SGB VII; sodann folgen die Verordnungs- bzw. Vertragstexte und das weitgehend strukturell einheitliche Gebührenverzeichnis. Ist das Gebührenverzeichnis für beide Regelungen identisch, läuft es unter der gemeinsamen Seitenüberschrift GOÄ/UV-GOÄ. Eigenständige Regelungen laufen entweder unter der Seitenüberschrift GOÄ oder UV-GOÄ. Wenn sich GOÄ-Leistungen und UV-Leistungen völlig unterscheiden, sind, wie in der Vorauflage, beide Fassungen nacheinander komplett abgedruckt. Zur besseren optischen Unterscheidbarkeit sind in den gesonderten Kapiteln für die UV-GOÄ alle UV-Leistungen mit Grauraster unterlegt.

Dieses horizontale Grauraster wiederholt sich in gemeinsamen Kapiteln bei denjenigen Leistungen nach UV-GOÄ, welche sich von der einzelnen GOÄ-Leistung unterscheiden oder allein für die UV-GOÄ gelten. In diesen Fällen sind also einzelne Zeilen im gemeinsamen Leistungsverzeichnis mit Grauraster unterlegt.

Im Gebührenverzeichnis wurden zur Erleichterung der Anwendung die verschiedenen Spalten mit gängigen Gebührensätzen, wie Punktzahl – Wiedergabe der Wertigkeit innerhalb des Gebührenverzeichnisses (Bewertungsrelation) –, Einfachsatz (Punktzahl mal Punktwert), Begründungsschwelle oder Schwellenwert (Punktzahl mal Punktwert mal 2,3-, 1,8- oder 1,15fach) und Höchstsatz (Punktzahl mal Punktwert mal 3,5-, 2,5- oder 1,3fach) beibehalten. Auch der zum 01.01.2009 eingeführte Basistarif der Privaten Krankenversicherung ist mit den gemäß § 75 Abs. 3b SGB V zwischen der Kassenärztlichen Bundesvereinigung und dem Verband der privaten Krankenversicherung e. V. im Einvernehmen mit den Beihilfekostenträgern vertraglich vereinbarten GOÄ-Steigerungssätzen (1,2-, 1,0-, 0,9-fach) als fünfte Spalte aufgeführt. Die sechste und siebte Spalte beinhaltet die Gebührensätze der UV-GOÄ – unterteilt in solche für die Allgemeine Heilbehandlung (UV Allg.) und solche für die Besondere Heilbehandlung (UV Bes.). Diese UV-Spalten sind durch ein vertikales Grauraster optisch gut von den GOÄ-Gebühren unterscheidbar.

Zur raschen Orientierung über neue Leistungen in Form von Analogbewertungen finden sich in einem gesonderten Kapitel aller bisher vom „Zentralen Konsultationsausschuss für Gebührenordnungsfragen" bei der Bundesärztekammer bzw. von der Bundesärztekammer empfohlenen Analogbewertungen und Abrechnungsempfehlungen.

Die beiden Sachverzeichnisse zu den ärztlichen Leistungen und zu den Laborleistungen gewährleisten ein schnelles Auffinden von Abrechnungspositionen.

Einführung zur Gebührenordnung für Ärzte (GOÄ)

1 Allgemeines

1.1 Rechtsgrundlage

Die Amtliche Gebührenordnung für Ärzte ist eine von der Bundesregierung mit Zustimmung des Bundesrates erlassene Rechtsverordnung. Rechtsgrundlage für den Erlass der Amtlichen Gebührenordnung für Ärzte ist die Bundesärzteordnung (BÄO) in der Fassung der Bekanntmachung vom 16. April 1987 (BGBl. I, S. 1218), die in § 11 bestimmt: „Die Bundesregierung wird ermächtigt, durch Rechtsverordnung mit Zustimmung des Bundesrates die Entgelte für ärztliche Tätigkeit in einer Gebührenordnung zu regeln. In dieser Gebührenordnung sind Mindest- und Höchstsätze für ärztliche Leistungen festzusetzen. Dabei ist den berechtigten Interessen der Ärzte und der zur Zahlung der Entgelte Verpflichteten Rechnung zu tragen."

Bei Erlass der Amtlichen Gebührenordnung vom 12. November 1982 (BGBl. I, Seite 1522 ff.), die auch heute noch in wesentlichen Teilen Grundlage der privaten Gebührenberechnung ist, ist in Form von mehreren Verfassungsbeschwerden die Ermächtigungsgrundlage in Bezug auf die Bundeskompetenz in Frage gestellt worden. Das Bundesverfassungsgericht hat in seinem Beschluss vom 12. Dezember 1984 – I BvR 1249/83 die Zuordnung des § 11 BÄO in das Recht der Wirtschaft und damit die Zuständigkeit des Bundes auf der Grundlage von Art. 74, 11 GG (Recht der Wirtschaft) bestätigt. Die ebenfalls initiierte verfassungsrechtliche Prüfung einzelner Vorschriften der GOÄ '82 wurde durch das Bundesverfassungsgericht zunächst den Fachgerichten zugewiesen. Zuständig für Honorarstreitigkeiten sind damit nicht nur die ordentlichen Gerichte als Fachgerichte, sondern auch Verwaltungsgerichte, soweit es sich um die Geltendmachung von Beihilfeansprüchen handelt.

Die GOÄ ist eine Gebührenordnung für Ärzte. Voraussetzung für das Entstehen eines Vergütungsanspruches nach GOÄ ist, dass dem Arzt ein Liquidationsanspruch zusteht. Ein solcher Anspruch erwächst in der Regel durch Abschluss eines Behandlungsvertrages (Dienstvertrag nach § 611, BGB), aber auch durch Geschäftsführung ohne Auftrag nach § 683 BGB. Der Arzt schuldet dem Patienten nicht den Behandlungserfolg, sondern die mit der gebotenen Sorgfalt zu erbringenden ärztlichen Leistungen nach dem jeweiligen Stand der medizinischen Wissenschaft.

Die auf der Grundlage des § 11 BÄO beschlossene Gebührenordnung für Ärzte ist eine „Taxe" im Sinne von § 612 BGB. Die gemäß § 612 Abs. 2 BGB nur substitutive Anwendung einer solchen Taxe für den Fall einer fehlenden vertraglichen Vereinbarung ist im Zuge der 82'er Novelle weitgehend zu Gunsten einer vertraglich nicht abdingbaren Anwendung der GOÄ aufgegeben worden; nach § 2 GOÄ können Vergütungen, nur soweit es die Gebührenhöhe (Steigerungsfaktor) betrifft, abweichend vereinbart werden. Zudem gilt die GOÄ für alle beruflichen Leistungen des Arztes. Abweichende Bestimmungen zur Anwendung der GOÄ gibt es nur auf Grund von Bundesgesetzen, z. B. § 87 SGB V (Einheitlicher Bewertungsmaßstab für vertragsärztliche Leistungen), dem Justizvergütungs- und -entschädigungsgesetz (JVEG). Der Verordnungsgeber hat mit der GOÄ 1982 eine verbindliche Abrechnungsgrundlage für die „privatärztliche Behandlung" geschaffen; die damit verbundene Verpflichtung, diese verbindliche Vergütungsgrundlage regelmäßig dem Stand der medizinischen Wissenschaft anzupassen, wird vom Verordnungsgeber nur unzureichend erfüllt.

1.2 Historische Entwicklung

Vorgängerin der GOÄ war die Preussische Gebührenordnung für approbierte Ärzte und Zahnärzte vom 01. September 1924, die sog. PREUGO, die 1952 durch Übernahme in das Preisrecht bundesrechtliche Geltung erhielt. Die Mindestsätze der „PREUGO" sind in den Jahren 1953 und 1957 erhöht worden. Der Übergang von der „PREUGO" zur GOÄ ist im Jahre 1965 im wesentlichen in der Weise vollzogen worden, dass die allgemeinen gebührenrechtlichen Bestimmungen der „PREUGO" mit dem Leistungsverzeichnis der damals geltenden Ersatzkassengebührenordnung (E-Adgo) verbunden wurden. Dabei wurden die Abrechnungsbestimmungen der E-Adgo weitgehend übernommen. Die Höhe der Einfachsätze der GOÄ wurde am Vergütungsniveau der Ersatzkassen ausgerichtet.

Einführung zur Gebührenordnung für Ärzte (GOÄ)

Im Zeitraum von 1965 bis einschließlich 1982, d. h. innerhalb von 17 Jahren, ist die Gebührenordnung nicht geändert bzw. aktualisiert worden. Demgegenüber wurde die GOÄ '65 durch die Partner des Bundesmantelvertrages/Ärzte – die Kassenärztliche Bundesvereinigung sowie die Bundesverbände der Orts-, Betriebs-, Innungs- und landwirtschaftlichen Krankenkassen – als kassenärztliches Abrechnungsverzeichnis weiterentwickelt. Am 1. Januar 1971 wurde die so weiterentwickelte GOÄ '65 rechtsverbindlich als Bundeseinheitlicher Bewertungsmaßstab (BMÄ) vereinbart. Trotz zahlreicher politischer Vorstöße und der Vorlage eines von der Bundesärztekammer erarbeiteten Entwurfs einer neuen Gebührenordnung wurde diese erst im Jahre 1982, 11 Jahre später, insgesamt novelliert. Grundlage des Leistungsverzeichnisses der zu novellierenden GOÄ war der am 01. Juli 1978 eingeführte Einheitliche Bewertungsmaßstab (EBM), der für alle Kassenarten gemeinsam den Inhalt aller in der kassen- bzw. vertragsärztlichen Versorgung abrechnungsfähigen ärztlichen Leistungen zusammenführte und ihr wertmäßiges, in Punkten ausgedrücktes Verhältnis zueinander bestimmte.

1.3
Bisherige Änderungen der GOÄ '82

Die auf der E-ADGO basierende GOÄ vom 12. November 1982 (BGBl. I, S. 1522) trat am 01. Januar 1983 in Kraft; sie löste die Amtliche Gebührenordnung für Ärzte i. d. F. vom 18. März 1965 (BGBl. I, S. 89) ab. Seit ihrem Inkrafttreten 1983 ist die neu gestaltete GOÄ sieben Mal geändert worden; allerdings sind immer nur Teilaspekte ergänzt worden bzw. Teilaktualisierungen erfolgt mit der Folge, dass systematische Brüche und bewertungsmäßige Verwerfungen entstanden sind.

Die ursprüngliche Idee, das Gebührenverzeichnis der GOÄ und des EBM identisch zu regeln, wurde nur für eine kurze Zeit erreicht, weil der EBM als Vertragsgebührenordnung nach der Inkraftsetzung der GOÄ am 01. Januar 1983 weiter entwickelt wurde und sich die Gebührenwerke daher erneut inhaltlich auseinander entwickelten. Mit der Ersten Änderungsverordnung der GOÄ vom 20. Dezember 1983 (BGBl. I, S. 1500 ff.) wurde die Übergangsfrist für die Abgeltung von Sach- und Personalkosten im Krankenhausbereich verlängert. Die Zweite Änderungsverordnung vom 20. Dezember 1984 (BGBl. I, S. 1680 ff.) führte einen § 6a Honorarminderungspflicht bei privatärztlichen Leistungen im stationären Bereich ein; zugleich wurde in der Bundespflegesatzverordnung ein Wahlarztabschlag zur Reduzierung der Pflegesätze bei Privatpatienten eingeführt, um eine Doppelbelastung des Privatpatienten im stationären Bereich mit Kosten zu vermeiden. Durch die Dritte Änderungsverordnung zur GOÄ vom 09. Juni 1988 (BGBl. I, S. 797 ff.) wurden eine Anpassung der Gebühren für privatärztliche Leistungen an die wirtschaftliche Entwicklung durch Punktwertanhebung um 10% bei gleichzeitiger pauschaler Bewertungsabsenkung von Laborleistungen um 20%, Änderungen im Paragraphenteil sowie eine Neufassung des Abschnittes L IX Mund-, Kiefer-, Gesichtschirurgie in Folge der Novellierung der Amtlichen Gebührenordnung für Zahnärzte (GOZ) vorgenommen. Anstelle einer damals schon als notwendig erkannten umfassenderen Überarbeitung des Gebührenverzeichnisses wurden lediglich einige Ergänzungen durch die Aufnahme der Analogen Bewertungen der Bundesärztekammer vorgenommen. Für die Ärzteschaft ergab sich durch die 3. Änderungsverordnung eine durchschnittliche Gebührenerhöhung um 3 bis 4 Prozent. Unter Berücksichtigung dieser Änderungen ist eine Neufassung der GOÄ bekannt gemacht worden (Neufassung vom 10. Juni 1988), (BGBl. I, S. 818).

Durch Art. 20 „Gesundheitsstrukturgesetz" vom 21. Dezember 1992 (BGBl. I, S. 2266) wurde die GOÄ erneut geändert; die Honorarminderungspflicht nach § 6a wurde neu geregelt; der Wahlarztabschlag in der Bundespflegesatzverordnung entfiel.

Das Schwangeren- und Familienhilfeänderungsgesetz (SFHÄndG) vom 01. Oktober 1995 (BGBl. I, S. 1053) führte § 5a ein, der für die von der Schwangeren zu tragenden ärztlichen Leistungen in Zusammenhang mit einem „indikationslosen" Schwangerschaftsabbruch eine Begrenzung der Gebühren auf das 1,8-fache vorsieht.

Durch die Vierte Änderungsverordnung zur GOÄ vom 18. Dezember 1995 (BGBl. I, S. 1861) wurden sowohl einige Änderungen im Paragraphenteil als auch im Gebührenverzeichnis vorgenommen. Eine umfassende Novellierung war bereits in der Amtlichen Begründung der Bundesregierung zur Dritten Verordnung zur Änderung der GOÄ vom 01. Juli 1988 angekündigt worden. Ein erster Novellierungsteilschritt wurde durch diese Änderung mit einer Aktualisierung der Abschnitte B. Grundleistungen und allgemeine Leistungen, C. Nichtgebietsbezogene Sonderleistungen, M. Laboratoriumsuntersuchungen, O. Strahlendiagnostik, Nuklearmedizin, Magnetresonanztomographie und Strahlentherapie sowie der Aufnahme der Analogbewertungen der Bundesärztekammer realisiert. Die ärztlichen Grundleistungen wurden in ihrer Bewertung angehoben, das ambulante Operieren durch Einführung von Zuschlägen gefördert, der Punktwert um 3,6% von 11 auf 11,4 Pfennige ange-

Einführung zur Gebührenordnung für Ärzte (GOÄ)

hoben. Obwohl nur ein Teil des Leistungsverzeichnisses aktualisiert wurde, wurden erneut Änderungen im Allgemeinen Teil vorgenommen, die sich auf das gesamte Leistungsverzeichnis auswirken, wie Einschränkung der abweichenden Honorarvereinbarung, Verstärkung des Prinzips der persönlichen Leistungserbringung für wahlärztliche Leistungen und im Labor, Zielleistungsprinzip für operative Leistungen, Neuregelung des Wegegeldes und Ergänzung der Regelungen zum Auslagenersatz sowie zur Rechnungsstellung.

Zuletzt wurde die GOÄ mit dem GKV-Gesundheitsreformgesetz 2000 vom 22. Dezember 1999 (BGBl. I, S. 2626 ff.) geändert. Mit Einführung des § 5 b wurden die ärztlichen Gebühren für Leistungen bei Versicherten des Standardtarifs abgesenkt und damit die Erstattungsbedingungen für Standardtarifversicherte in der GOÄ verpflichtend verankert.

2 Regelungen der Gebührenordnung (Paragraphenteil), Stand 01. Januar 2000

2.1 Anwendungsbereich (§ 1)

Die Amtliche Gebührenordnung für Ärzte gilt grundsätzlich für alle beruflichen Leistungen des Arztes, soweit nicht eine andere bundesgesetzliche Regelung gilt, wie z. B. der Einheitliche Bewertungsmaßstab für vertragsärztliche Leistungen (EBM), das Justizvergütungs- und -entschädigungsgesetz (JVEG).

Vergütungen darf der Arzt nur für Leistungen berechnen, die nach den Regeln der ärztlichen Kunst für eine medizinisch notwendige ärztliche Versorgung erforderlich sind und mit der gebotenen Sorgfalt erbracht werden. Leistungen, die über das Maß einer medizinisch notwendigen ärztlichen Versorgung hinausgehen, darf er nur berechnen, wenn sie auf Verlangen des Patienten erbracht worden sind. Da vielfach eine Kostenerstattung für solche Leistungen von Beihilfestellen und privater Krankenversicherung abgelehnt wird, ist es ratsam, sich den ausdrücklichen Wunsch des Patienten auf Durchführung derartiger Leistungen schriftlich bestätigen zu lassen (§ 1 Abs. 2).

2.2 Abweichende Vereinbarung (§ 2)

Der Handlungsspielraum für eine abweichende Vereinbarung – in der Regel Vereinbarung eines Steigerungsfaktors über den Höchstsätzen 3,5- bzw. 2,5fach – ist schrittweise immer weiter eingeengt worden. Bereits durch die letzte umfassende GOÄ-Reform im Jahre 1982 ist die bis dahin mögliche Abdingung der GOÄ insgesamt beseitigt worden. Waren bis dahin Pauschalvereinbarungen oder die Abrechnung auf der Basis anderer Gebührenordnungen möglich gewesen, konnte vom 01. Januar 1983 an nur noch eine abweichende Vergütungshöhe vereinbart werden. Damit ist der Arzt an das Leistungsverzeichnis der GOÄ gebunden und kann nur noch einen höheren Steigerungsfaktor für die von ihm erbrachten Leistungen mit seinem Patienten vereinbaren.

Auf Grund des Urteils des Bundesgerichtshofs vom 30. Oktober 1991 sind die Anforderungen an eine abweichende Honorarvereinbarung, insbesondere soweit sie formularmäßig erfolgt, weiter verschärft worden; in diesen Fällen findet das Gesetz über die Allgemeinen Geschäftsbedingungen (AGB) Anwendung. Dies hat seinen Niederschlag auch in der GOÄ-Novelle '96 gefunden. Ausgehend von einer individuellen Absprache des Arztes mit dem Patienten als seinem Vertragspartner muss der Arzt sicherstellen, dass der Umfang der Abweichung für den Zahlungspflichtigen inhaltlich eindeutig und nachvollziehbar ist. Die abweichende Vereinbarung muss zwischen Arzt und Zahlungspflichtigen vor Erbringung der Leistung schriftlich getroffen werden. Die Abweichung muss dadurch deutlich erkennbar werden, dass in dem Schriftstück über die Vereinbarung diejenigen Leistungen einzeln mit Gebührennummer und Bezeichnung aufgeführt werden, für die höhere Steigerungsfaktoren gelten sollen; die jeweiligen Steigerungsfaktoren selbst und der sich daraus ergebende Betrag sind anzugeben. Daneben darf in dieser Vereinbarung nur noch der Hinweis enthalten sein, dass die Erstattung der Vergütung durch Erstattungsstellen möglicherweise nicht in vollem Umfang gewährleistet ist. Das Schriftstück darf außerdem keine weiteren Erklärungen enthalten.

Mit der GOÄ-Novelle '96 ist neben erhöhten Anforderungen an Form und Inhalt der Honorarvereinbarung auch deren Anwendung noch weiter eingeschränkt worden.
So gilt ein Abdingungsverbot für:
– alle Leistungen nach den GOÄ-Abschnitten A, E, M und O

Einführung zur Gebührenordnung für Ärzte (GOÄ)

- voll-, teil- oder vor- bzw. nachstationäre wahlärztliche Leistungen, die der Chefarzt nicht höchstpersönlich erbringt
- Leistungen im Zusammenhang mit einem „indikationslosen" Schwangerschaftsabbruch (§ 5a neu in Verbindung mit § 218a Abs. 1 des Strafgesetzbuches).

2.3 Vergütungen (§ 3)

In der GOÄ gibt es drei Formen der Vergütung:
- Gebühren, aufgeführt im Gebührenverzeichnis einschließlich Analogbewertungen nach § 6 Abs. 2 GOÄ
- Entschädigungen und Wegegeld nach §§ 7, 8
- Ersatz von Auslagen nach § 10.

Praxiskosten sind mit den Gebührensätzen für die ärztlichen Leistungen abgegolten (§ 4 Abs. 3).

2.4 Grundsatz der persönlichen Leistungserbringung (§ 4 Abs. 2)

Der Grundsatz der persönlichen Leistungserbringung ist in § 4 Abs. 2 GOÄ verankert; danach kann der Arzt Gebühren nur „für selbständige ärztliche Leistungen berechnen, die er selbst erbracht hat oder die unter seiner Aufsicht nach fachlicher Weisung erbracht wurden (eigene Leistungen)". Damit ist klar gestellt, dass der Arzt an der Leistungserbringung im Einzelfall, je nach der Art und Schwere der Leistung, mehr oder weniger intensiv mitwirken muss. Eine schlichte Anordnung alleine reicht nicht aus, um an Mitarbeiter delegierte Leistungen als persönliche (eigene) Leistungen des Arztes abrechnen zu können.

In Erinnerung gerufen sei, dass Bundesärztekammer und Kassenärztliche Bundesvereinigung – in Abstimmung mit den Spitzenverbänden der gesetzlichen Krankenversicherung – die berufsrechtlichen und kassenarztrechtlichen Anforderungen an die persönliche Leistungserbringung durch Ärzte präzisiert haben (Deutsches Ärzteblatt, Heft 31/82 vom 08.08.1988, Seite 2197 bis 2199); diese Anforderungen gelten noch heute.

In dieser Stellungnahme ist eine Differenzierung hinsichtlich nicht delegationsfähiger, d. h. vom Arzt persönlich zu erbringender Leistungen (z. B. Beratungs- und Untersuchungsleistungen), im Einzelfall delegationsfähiger Leistungen (z. B. Injektionen, Infusionen, Blutentnahmen) und grundsätzlich delegationsfähiger Leistungen (z. B. physikalisch-medizinische Leistungen, Wechsel einfacher Verbände) erfolgt. Im Grundsatz gilt, dass die Pflicht zur persönlichen Leistungserbringung nicht ausschließt, dass der Arzt bestimmte Leistungen an Personen delegiert, die unter seiner Aufsicht und fachlicher Weisung stehen, und die für die Erbringung der Hilfeleistung qualifiziert sind. Es reicht nicht aus, dass sich der Arzt auf eine sorgfältige Auswahl der Personen beschränkt, die an der Erbringung der Leistungen beteiligt sind. Der Arzt muss Aufsicht und Weisung vielmehr so ausüben, dass er seiner Verantwortung für die Durchführung delegierter Leistungen im Einzelfall auch tatsächlich und fachlich gerecht werden kann. Neben der Anordnung der Leistung ist eine stichprobenartige Überwachung ihrer Durchführung sowie die persönliche Auswertung oder Beurteilung des jeweiligen Ergebnisses erforderlich; dabei hängt die Delegationsfähigkeit im Einzelfall von der Art und Schwere des Krankheitsbildes sowie der Fachkunde und Erfahrung der Mitarbeiter, an die Leistungen delegiert werden, ab. Als nach fachlicher Weisung erbracht können solche Leistungen nicht angesehen werden, die der Arzt selbst mangels entsprechender fachlicher Qualifikation nicht fachgerecht durchführen kann oder zu deren Ausführung das eingesetzte Personal nicht hinreichend qualifiziert ist.

Die Möglichkeiten der Delegation auf der Grundlage des oben dargestellten Grundsatzes der persönlichen Leistungserbringung und seiner berufsrechtlichen Ausfüllung sind durch die GOÄ-Novelle '96 im stationären Bereich und bei Laborleistungen begrenzt worden.

2.4.1 Persönliche Leistungserbringung bei wahlärztlichen Leistungen

Seit jeher ist mit der Vereinbarung von wahlärztlichen Leistungen die Verpflichtung des leitenden Krankenhausarztes verbunden, die Kernleistungen seines Fachgebietes persönlich zu erbringen sowie die Gesamtleitung der Behandlung des von ihm betreuten Privatpatienten zu übernehmen. Dieser Verpflichtung steht eine Vertretung aus unvorhersehbarem Grund nicht entgegen. Auch bei vorhersehbarer Abwesenheit kann sich der Chefarzt aus wichtigem Grund vertreten lassen, er muss im Vorfeld der Behandlung diese Vertretung mit seinem Privatpatienten besprechen und individuell schriftlich vereinbaren; dies hat zur Folge, dass sein Anspruch auf Privatliquidation erhalten bleibt.

Bei der GOÄ-Änderung 1996 sind weitere liquidationsbeschränkende Regelungen getroffen worden, so dass der Chefarzt die in § 4 Abs. 2 Satz 3 enume-

rativ aufgeführten Leistungen nur noch liquidieren darf, wenn sie von ihm selbst oder von seinem ständigen persönlichen Vertreter persönlich erbracht worden sind. Im einzelnen handelt es sich um:
– allgemeine Aufnahme- und Entlassungsuntersuchungen – Nrn. 1 bis 62 – innerhalb von 24 Stunden nach der Aufnahme und innerhalb von 24 Stunden vor der Entlassung;
– Visiten nach den Nrn. 45 und 46 während der gesamten Dauer der stationären Behandlung;
– Verweilen, der einfache Verband, Blutentnahme aus der Vene bzw. Kapillarblutentnahme, Injektionen und Infusionen nach den Nrn. 56, 200, 250, 250a, 252, 271 und 272 während der gesamten Dauer der stationären Behandlung.

Der „ständige ärztliche Vertreter" des Wahlarztes muss Facharzt desselben Gebietes sein und dem Patienten vor Vertragsabschluss, d. h. vor Unterzeichnung des Krankenhausaufnahmevertrages bei Vereinbarung wahlärztlicher Leistungen, benannt werden (§ 4 Abs. 2 Satz 3).

Die Berechtigung zur Liquidation delegierter physikalisch-medizinischer Leistungen im stationären Bereich – Abschnitt E (z. B. Krankengymnastik, Massagen) – ist an die Voraussetzung geknüpft worden, dass der liquidationsberechtigte Arzt oder dessen ständiger ärztlicher Vertreter entweder über die Zusatzbezeichnung „Physikalische Therapie" oder die Gebietsbezeichnung „Facharzt für Physikalische und Rehabilitative Medizin" verfügt. Zudem müssen die Leistungen nach fachlicher Weisung unter der Aufsicht der so qualifizierten Ärzte erbracht werden.

2.4.2
Begrenzung der Delegation von Laborleistungen und Neustrukturierung des Abschnittes M des Gebührenverzeichnisses

In § 4 Abs. 2 ist die Delegierbarkeit (Beziehbarkeit) labormedizinischer Leistungen an (aus) Laborgemeinschaften eingeschränkt worden. Während bislang alle Laborleistungen, auch bei Erbringung in Laborgemeinschaften, unter bestimmten Voraussetzungen als „eigene Leistungen" galten und damit in der Regel für den veranlassenden Arzt berechnungsfähig waren, hat § 4 Abs. 2 Satz 2 diejenigen Laborleistungen, die an Laborgemeinschaften delegiert werden können, eingeschränkt. Dadurch wurde eine Neustrukturierung des Abschnittes M in vier Unterabschnitte erforderlich. In Struktur und Bewertung ist in den vier Unterkapiteln der Abschnitt M des Gebührenverzeichnisses den unterschiedlichen Formen der Erbringung von Laborleistungen entsprechend gestaltet worden.

Der Unterabschnitt Praxislabor (M I) enthält ca. 30 Laborleistungen, die als Vorhalteleistungen nur im Praxislabor des niedergelassenen Arztes erbracht werden können. Wegen der ungünstigen Vorhaltekosten sind bei Durchführung in der Praxis des niedergelassenen Arztes höhere Bewertungen im Vergleich zu den in Laborgemeinschaften rationeller zu erbringenden Laborleistungen (Abschnitt M II) erfolgt. Das Akut- oder Notfall-Labor in der Praxis soll damit aufrecht erhalten werden können. Für die Abrechnung der Leistungen nach Abschnitt M I sind nach den Allgemeinen Bestimmungen folgende Voraussetzungen erforderlich:
– Die Laboruntersuchung muss entweder direkt beim Patienten (z.B. auch beim Hausbesuch) oder in den eigenen Praxisräumen innerhalb von vier Stunden nach der Probennahme bzw. Probenübergabe an den Arzt erfolgen.
– Leistungen des Kapitels M I sind nicht berechnungsfähig, wenn sie in einem Krankenhaus, einer krankenhausähnlichen Einrichtung, einer Laborgemeinschaft oder in einer laborärztlichen Praxis erbracht werden.

Im Abschnitt Basislabor (M II) sind diejenigen Leistungen zusammengefasst, die weiterhin an Laborgemeinschaften delegierbar sind. Sie sind dann als eigene Leistungen abrechenbar, wenn sie nach fachlicher Weisung unter der Aufsicht eines anderen Arztes in Laborgemeinschaften oder – im von Ärzten ohne eigene Liquidationsberechtigung geleiteten Krankenhauslabor – erbracht werden. Damit ist die Delegationsfähigkeit von Laborleistungen auf Leistungen des Abschnittes M II „Basislabor" begrenzt worden. Für die Zuordnung als eigene ärztliche Leistung reicht es für die Parameter des Abschnittes M II aus, dass sie in einem Labor erbracht werden, das von einem Arzt geleitet wird, und der veranlassende Arzt die Voraussetzungen für die fachliche Weisung erfüllt.

Speziallaborleistungen (Abschnitte M III/M IV) gelten dann als eigene Leistungen, wenn sie den Anforderungen des § 4 Abs. 2 S. 1 entsprechen, d. h. der Arzt muss sie entweder persönlich erbringen oder unter seiner Aufsicht nach fachlicher Weisung durch qualifizierte Mitarbeiter erbringen lassen.

Die fachliche Weisung des Arztes setzt voraus, dass der Arzt selbst über eine entsprechende fachliche Qualifikation zur Erbringung der Leistung verfügt. Insbesondere der Umfang der erforderlichen Aufsicht und damit die Anwesenheit im Labor ist immer wieder diskutiert worden. Die Anforderung an die Aufsicht zwingt nicht in jedem Falle dazu, dass das nichtärztliche Personal ausschließlich Personal des abrechnenden Arztes sein muss, so dass auch die Erbringbarkeit in einer Praxisgemeinschaft, welche Träger eines gemeinschaftlichen Labors ist, als rechtlich zulässig angesehen werden muss. Sicherzustellen ist auf jeden Fall aber, dass das nichtärztliche Personal beaufsichtigt, das heißt, der Einzelweisung des abrechnenden Arztes unterstellt ist und unter dessen Verantwortung tätig wird.

Die Allgemeinen Bestimmungen zum Abschnitt M GOÄ sagen zum gebührenrechtlichen Inhalt der Laborleistungen: „Die Gebühren für Laboratoriumsleistungen des Abschnittes M umfassen die Eingangsbegutachtung des Probenmaterials, die Probenvorbereitung, die Durchführung der Untersuchung (einschließlich der erforderlichen Qualitätssicherungsmaßnahmen) sowie die Erstellung des daraus resultierenden ärztlichen Befunds." Gemäß § 4 Abs. 2 Satz 1 GOÄ (1996) ergibt sich die Notwendigkeit, dass der Arzt, wenn es sich um das Labor einer Laborgemeinschaft handelt, welches er für die Erbringung von Speziallaborleistungen in Anspruch nimmt, wie bei der Erbringung im eigenen Labor grundsätzlich bei allen Schritten der Leistungserstellung persönlich anwesend ist – mit der Einschränkung, dass die während der technischen Erstellung durch automatisierte Verfahren nicht erforderlich ist. Ausschlaggebend für diese Auslegung ist die Rechtsprechung zu diesem Sachverhalt sowie die gebührenpolitische Zielsetzung des Verordnungsgebers, durch die Neuregelung der Abrechnung von Laborleistungen – auch im privatärztlichen Bereich – eine Einschränkung der Beziehbarkeit bestimmter Laborleistungen aus Laborgemeinschaften zu erreichen.

Laborleistungen im stationären Bereich

Im stationären Bereich gilt für die Zurechenbarkeit von Laborleistungen Folgendes:
- Praxislaborleistungen nach Abschnitt M I sind weder im Krankenhaus noch in einer krankenhausähnlichen Einrichtung abrechnungsfähig.
- Leistungen des Basislabors (M II) sind auch im Krankenhaus weiterhin delegierbar, d. h. sie können dem liquidationsberechtigten Krankenhausarzt gebührenrechtlich als eigene Leistungen zugeordnet werden, wenn sie nach fachlicher Weisung in einem von Ärzten ohne eigene Liquidationsberechtigung geleiteten Krankenhauslabor erbracht werden.
- Die Abschnitte M III und M IV können nur noch dann abgerechnet werden, wenn der Arzt sie selbst erbringt oder wenn sie unter seiner Aufsicht nach fachlicher Weisung durch qualifizierte Mitarbeiter erbracht werden, auch hier ist die persönliche Anwesenheit in gleichem Umfange wie oben ausgeführt, erforderlich (vgl. Anforderungen Speziallabor).

2.5 Zielleistungsprinzip (§ 4 Abs. 2a)

Die 1996 vorgenommene Verstärkung des Bündelungs- oder Zielleistungsprinzips ist ein Beispiel dafür, dass strukturelle Verwerfungen dadurch entstehen, dass im Paragraphenteil der GOÄ Anforderungen an die Rechnungsstellung geknüpft werden, die mit der Struktur des Leistungsverzeichnisses nicht vereinbar sind. Dies ist Folge der permanenten Kopplung von Änderungen im Paragraphenteil, die sich auf alle Leistungen des Gebührenverzeichnisses beziehen, mit Teilnovellierungen des Gebührenverzeichnisses. Die Präzisierung des Ziel- oder Komplexleistungsprinzips, insbesondere für den operativen Bereich – mit entsprechender Änderung der Allgemeinen Bestimmungen vor Abschnitt L des Gebührenverzeichnisses –, wonach der Arzt methodisch notwendige operative Einzelschritte nicht neben der Hauptleistung berechnen kann, setzt voraus, dass die notwendigen Teilschritte einer operativen Leistung auch in der Hauptleistung enthalten sind und mit der dafür festgelegten Gebühr abgegolten sind. Struktur und Bewertungen der operativen Leistungen in der geltenden GOÄ tragen dem Zielleistungsprinzip nur teilweise Rechnung. Erst die Neustrukturierung der operativen Leistungen – wie in den Konzepten der Bundesärztekammer, die gemeinsam mit den Fachgebieten entwickelt wurden, vorgesehen – schafft die Voraussetzungen zur vollständigen Anwendung dieser Vorschrift. Die nunmehr getroffene Vorschrift führt ohne Neustrukturierung der entsprechenden Kapitel zu permanenten Fehlinterpretationen und Abrechnungsstreitigkeiten.

2.6 Bemessung der Gebühren für Leistungen des Gebührenverzeichnisses (§ 5)

Entsprechend der Ermächtigungsgrundlage zum Erlass der GOÄ in § 11 Bundesärzteordnung (BÄO) gibt die Gebührenordnung in § 5 einen Gebührenrahmen mit Mindest- und Höchstsätzen für ärztliche Leistungen vor. Zugleich werden Gebührenbemessungskriterien vorgegeben, die eine individuell abgestufte Gebührenberechnung innerhalb der vorgegebenen Gebührenrahmen ermöglichen.

Einführung zur Gebührenordnung für Ärzte (GOÄ)

Basis der Gebührenberechnung ist der Gebührensatz (Einfachsatz) § 5 Abs. 1 Satz 2. Das Leistungsverzeichnis der GOÄ enthält für jede Leistung:
- die Punktzahl als das wertmäßige Verhältnis der abrechnungsfähigen Leistungen zueinander;
- den auf der Punktwertbasis von derzeit 5,82873 Cent (11,4 Pfennigen) ermittelten einfachen Gebührensatz.

Der für jede Leistung maßgebliche Gebührensatz wird errechnet durch Multiplikation der Punktzahl mit dem für alle Leistungen einheitlich festgelegtem Punktwert. Der Gebührensatz (Einfachsatz) ist für jede Leistung des Gebührenverzeichnisses als Gebühr in € ausgewiesen. Der Punktwert nach § 5 Abs. 1 Satz 3 bestimmt damit, neben der in Punktzahlen ausgedrückten Wertigkeit der Leistungen, die Vergütung jeder einzelnen Leistung; er soll insbesondere eine Anpassung an die wirtschaftliche Entwicklung ermöglichen. Seit 01. Januar 1983 ist der Punktwert am 01. Juli 1988 von 10 Pfennigen auf 11 Pfennige (10%) und am 01. Januar 1996 auf 11,4 Pfennige (+ 3,6%) angehoben worden. Diese Anhebung um insgesamt 13,4% in einem Zeitraum von 18 Jahren spiegelt die wirtschaftliche und die Kostenentwicklung in der Arztpraxis in keinem Fall wider. Der Ärzteschaft wird damit ein angemessener Inflationsausgleich verwehrt. Der Punktwert wurde aufgrund der Währungsumstellung von DM auf Euro am 01.01.2002 auf 5,82873 Cent gesetzlich festgelegt.

In § 5 sind unterschiedliche Gebührenrahmen festgelegt worden.

Der Gebührenrahmen für die Abschnitte B. Grundleistungen und allgemeine Leistungen, C. Sonderleistungen (mit Ausnahme der Nr. 437), D. Anästhesieleistungen bis L. Orthopädie, Chirurgie sowie N. Histologie, Zytologie und Zytogenetik und P. Sektionsleistungen, soweit einzelne dieser Leistungen nicht in Abschnitt A des Gebührenverzeichnisses aufgeführt sind, bemisst sich nach dem Einfachen bis Dreieinhalbfachen des Gebührensatzes. Gebühren für die in den Abschnitten A, E und O des Gebührenverzeichnisses aufgeführten Leistungen unterliegen einem Gebührenrahmen vom Einfachen bis Zweieinhalbfachen des Gebührensatzes. Laborleistungen einschließlich der Nummer 437 sind seit 1996 einem gesonderten Gebührenrahmen zugeordnet worden, der sich vom Einfachen bis 1,3fachen des Gebührensatzes bemisst (siehe Tabelle 1).

Tabelle 1: Gebührenrahmen (§ 5)

Abschnitte GOÄ	Mindest-/ Einfachsatz	Schwellenwert	Höchstsatz
B - Grundleistungen und allgemeine Leistungen C - (ausgenommen Nr. 437) D - Anästhesie F - Innere, Dermatologie Kinderheilkunde G - Neurologie, Psychiatrie, Psychotherapie H - Geburtshilfe, Gynäkologie I - Augenheilkunde J - HNO-Heilkunde K - Urologie L - Chirurgie, Orthopädie N - Histologie, Zytologie Zytogenetik P - Sektionsleistungen	1,0	2,3	3,5
A - Gebühren in besonderen Fällen E - Physik. medizinische Leistungen O - Strahlendiagnostik, Nuklearmedizin, NMR, Strahlentherapie	1,0	1,8	2,5
M - Labor und Nr. 437	1,0	1,15	1,3

Die Gebührenbemessung innerhalb der vorgegebenen Rahmen erfolgt auf der Grundlage von Gebührenbemessungskriterien, die in § 5 Abs. 2 Satz 1 für jede Einzelleistung gesondert zu Grunde zu legen sind. Bemessungskriterien sind Schwierigkeit, Zeitaufwand und Umstände bei der Ausführung; zugleich kann die Schwierigkeit des Krankheitsfalles insgesamt die Gebührenbemessung prägen. Sind die oben aufgeführten Bemessungskriterien bereits in der Leistungsbeschreibung berücksichtigt, so können sie nicht gleichzeitig als Grundlage für die Anwendung eines erhöhten Steigerungsfaktors innerhalb des Gebührenrahmens dienen.

In § 5 Abs. 2 sind sog. Begründungsschwellen (Schwellenwerte) geregelt. Der Arzt ist verpflichtet, bei Überschreiten der jeweiligen Begründungsschwelle darzulegen, warum Besonderheiten des Behandlungsfalles die Höhe seines Honorars bzw. das Überschreiten der Begründungsschwelle rechtfertigen. Bei persönlich-ärztlichen Leistungen (Gebührenrahmen vom 1- bis 3,5fachen) liegt die Begründungsschwelle beim 2,3fachen Gebührensatz, beim Gebührenrahmen für Leistungen der Abschnitte A, E, O (Gebührenrahmen vom 1- bis 2,5fachen) beim

Einführung zur Gebührenordnung für Ärzte (GOÄ)

1,8fachen, beim Labor – Abschnitt M – und der Nr. 437 (Gebührenrahmen vom 1 bis 1,3fachen) liegt die Begründungsschwelle beim 1,15fachen. Wie oben ausgeführt, ist ein Überschreiten der jeweiligen Begründungsschwelle nur dann zulässig, wenn Besonderheiten des Krankheitsfalles, z. B. Schwierigkeit, Zeitaufwand der einzelnen Leistung oder Umstände der Ausführung vorliegen. Eine differenzierte Anwendung der Steigerungsfaktoren bei Abrechnung ärztlicher Leistungen ist für die Handhabung des § 5 erforderlich.

2.6.1 Anwendung des Gebührenrahmens bei wahlärztlichen Leistungen

Die Anwendung des Gebührenrahmens bei wahlärztlichen Leistungen ist in § 5 Abs. 5 in der GOÄ 1996 neu geregelt worden. Bei einer Delegation wahlärztlicher Leistungen an den ärztlichen Dienst oder Pflege-/Assistenzpersonal können Leistungen innerhalb des Gebührenrahmens nur noch bis zur jeweiligen Begründungsschwelle – vom 1- bis 2,3fachen bzw. bis zum 1,8fachen, bzw. bis zum 1,15fachen – berechnet werden.

Nur bei persönlicher Leistungserbringung durch den leitenden Krankenhausarzt bzw. seinen ständigen persönlichen Vertreter kann die jeweilige Begründungsschwelle dann überschritten werden, wenn zugleich die Bemessungskriterien – Schwierigkeit, Zeitaufwand und Umstände bei der Ausführung – dies erlauben. Die Liquidationsmöglichkeiten für wahlärztliche Leistungen des Chefarztes wurden differenziert geregelt:
– Abweichende Honorarvereinbarung nach § 2 ist nur bei höchstpersönlicher Leistungserbringung möglich.
– Eine Ausschöpfung des Gebührenrahmens bis zu den jeweiligen Höchstsätzen – unter Berücksichtigung der Bemessungskriterien für eine Überschreitung der Begründungsschwellen – ist nur möglich, wenn der Chefarzt selbst oder sein – vor Abschluss des Wahlarztvertrages dem Patienten benannter – ständiger ärztlicher Vertreter die Leistung erbringt.
– Bei einer Delegation von Leistungen an den ärztlichen Dienst bzw. Pflege-/Assistenzpersonal ist eine Rechnungsstellung nur bis zur jeweiligen Begründungsschwelle möglich (2,3; 1,8; 1,15).

2.7 Bemessung der Gebühren in besonderen Fällen (§ 5a)

Durch das Schwangeren- und Familienänderungsgesetz (SFHÄndG) aus dem Jahre 1995 wurde dem Urteil des Bundesverfassungsgerichts vom 28. Juni 1993 Rechnung getragen; danach ist gemäß § 218 a Abs. 1 StGB ein „indikationsloser" Schwangerschaftsabbruch bei Erfüllung bestimmter Voraussetzungen – Abbruch innerhalb der ersten zwölf Wochen durch einen Arzt nach Vorlage der Bescheinigung einer Schwangerschaftskonfliktberatung – ermöglicht worden. Eine Leistungspflicht der gesetzlichen Krankenversicherung wurde ausgeschlossen, so dass die Schwangere die Kosten des Abbruches selbst zu tragen hat. Zur Begrenzung des finanziellen Risikos der Schwangeren wurde in § 5a GOÄ die Höhe der Gebühren für ärztliche Leistungen im Zusammenhang mit einem „indikationslosen" Schwangerschaftsabbruch – einschließlich der medizinischen Vor- und Nachsorge bei komplikationslosem Verlauf – auf das 1,8fache des jeweiligen Gebührensatzes begrenzt. Die Vergütungsbegrenzung auf das 1,8fache gilt auch für privatversicherte Schwangere. Ausgeschlossen wurde zugleich, dass diese Begrenzung durch eine abweichende Honorarvereinbarung aufgehoben werden kann (§ 2 Abs. 1 GOÄ).

Zur Abgrenzung von Inhalt und Umfang der privat zu finanzierenden Leistungen beim „indikationslosen" Schwangerschaftsabbruch wurden in § 24b Abs. 4 SGB V die Leistungen abschließend aufgeführt, die aus der Leistungspflicht der GKV entfallen und damit privat auf der Grundlage des § 5a GOÄ zu liquidieren sind. Eine Härtefallregelung kommt für diejenigen Frauen zum Tragen, denen die Aufbringung der finanziellen Mittel für den Abbruch einer Schwangerschaft nicht möglich ist (Unterschreiten bestimmter Einkommensgrenzen). In diesen Fällen erfolgt die Abrechnung auf der Grundlage des EBM gegenüber den Krankenkassen und wird in der Regel von Seiten der Sozialämter erstattet.

Die nicht in § 24b Abs. 4 SGB V aufgelisteten Leistungen im Zusammenhang mit einem „indikationslosen" Schwangerschaftsabbruch werden bei sozialversicherten Frauen über die Krankenkassen abgerechnet. In den „Sonstigen-Hilfe-Richtlinien" des Bundesausschusses der Ärzte und Krankenkassen ist ein entsprechender Katalog dieser Leistungen aufgeführt, der im Rahmen der in der vertragsärztlichen Versorgung geltenden Bestimmungen und den dazu vereinbarten Vordrucken abzurechnen ist. Sofern der „indikationslose" Schwangerschaftsabbruch medikamentös erfolgt, gilt auch hier die Regelung des § 5a mit der Gebührenbegrenzung bis zum 1,8fachen des Gebührensatzes.

2.8 Bemessung der Gebühren bei Versicherten des Basistarifs und des Standardtarifs der Privaten Krankenversicherung

Zum 1. Januar 2009 wurde der modifizierte Standardtarif durch den Basistarif abgelöst. Der Basistarif muss seit 1. Januar 2009 von allen Privaten Krankenversicherungen angeboten werden (vgl. § 315 Abs. 4 SGB V sowie § 12 Abs. 1a Versicherungsaufsichtsgesetz). Gleichzeitig wurde zum 1. Januar 2009 für nicht versicherte Personen, die der Privaten Krankenversicherung zuzuordnen sind, eine Pflicht zum Abschluss einer Krankenversicherung eingeführt.

Welche Personen im Basistarif aufnahme- und versicherungsfähig sind, ist im Einzelnen den Allgemeinen Versicherungsbedingungen 2009 für den Basistarif zu entnehmen (vgl. Musterbedingungen für den Basistarif MB/BT 2009, §§ 1-18, Tarif BT, zum Download unter www.pkv.de). Neben den Personen ohne Versicherungsschutz, die in der Zeit vom 01.07.2007 bis 31.12.2008 in den modifizierten Standardtarif aufgenommen worden sind, zählen hierzu unter anderem Personen, die im Standardtarif nach § 257 Abs. 2 SGB V in der bis zum 31.12.2008 geltenden Fassung versichert sind sowie Beihilfeberechtigte unter bestimmten Voraussetzungen.

Die Vertragsleistungen des Basistarifs sollen in Art, Umfang und Höhe den Leistungen nach dem 3. Kapitel des Sozialgesetzbuchs V vergleichbar sein. Die Behandlung der Versicherten im Basistarif wird durch die Kassen(Zahn-)ärztlichen Vereinigungen sichergestellt (§ 75 Abs. 3a SGB V).

Im Sinne der GKV-analogen Regelung des Leistungsumfangs und des Sicherstellungsauftrags der Kassen (Zahn-)ärztlichen Vereinigungen darf der Beitrag für den Basistarif den Höchstbeitrag der Gesetzlichen Krankenversicherung nicht übersteigen (§ 315 Abs. 2 SGB V). Für Personen mit Anspruch auf Beihilfe tritt an die Stelle des Höchstbeitrags der Gesetzlichen Krankenversicherung ein Höchstbeitrag, der dem prozentualen Anteil des die Beihilfe ergänzenden Leistungsanspruchs für ambulante Heilbehandlung entspricht (vgl. Allgemeine Versicherungsbedingungen 2009 für den Basistarif MB/BT 2009).

Mit Inkrafttreten der Vereinbarung zwischen der Kassenärztlichen Bundesvereinigung und dem Verband der privaten Krankenversicherung e. V. im Einvernehmen mit den Beihilfekostenträgern bezüglich der Honorierung ambulanter ärztlicher und belegärztlicher Leistungen für im Basistarif Versicherte zum 1. April 2010 gelten für die Vergütung ambulanter ärztlicher und belegärztlicher Leistungen für im Basistarif Versicherte folgende Steigerungssätze:

a) Leistungen des Abschnittes M sowie die Leistungen nach der Nr. 437 des Gebührenverzeichnisses zur GOÄ werden mit dem 0,9-fachen des Gebührensatzes vergütet.

b) Leistungen der Abschnitte A, E und O des Gebührenverzeichnisses zur GOÄ werden mit dem 1,0-fachen des Gebührensatzes vergütet.

c) Die übrigen Leistungen werden mit dem 1,2-fachen des Gebührensatzes der GOÄ vergütet.

Die Vereinbarung läuft bis zum 31.12.2012 und verlängert sich jeweils um ein weiteres Jahr, wenn nicht eine der Parteien mit einer Vorlauffrist von mindestens 6 Monaten vor dem jeweiligen Ablauf die Aufnahme von Verhandlungen verlangt. In diesem Fall gilt die Vereinbarung bis zum Abschluss einer neuen Vereinbarung oder bis zu einem Schiedsspruch unverändert fort.

Unabhängig vom Basistarif existiert der Standardtarif weiterhin fort. Der Standardtarif im Unterschied zum modifizierten Standardtarif bzw. Basistarif besteht seit 1994 und richtet sich vorrangig an Privatversicherte, die aus finanziellen Gründen einen preiswerteren Tarif benötigen, zum Beispiel für Personen, die das 65. Lebensjahr vollendet haben, oder für Personen, die das 55. Lebensjahr vollendet haben und deren jährliches Gesamteinkommen die Jahresarbeitsentgeltgrenze nicht übersteigt. Für die Aufnahme von Beihilfeberechtigten gelten Sonderregelungen (vgl. MB/ST 2009).

Wie beim Basistarif handelt es sich beim Standardtarif um einen Tarif, dessen Leistungsumfang sich am Leistungskatalog der GKV orientiert. Er kommt jedoch nur für Privatversicherte in Frage, deren substitutiver Krankenversicherungsvertrag in einem anderen Tarif als dem Standardtarif vor dem 1. Januar 2009 abgeschlossen worden ist. Die Beitragshöhe ist abhängig vom Alter des Versicherten und der Vorversicherungszeit, darf aber für Einzelpersonen den durchschnittlichen Höchstbeitrag der GKV bzw. bei Ehepaaren 150% des GKV-Höchstbeitrags nicht überschreiten. Der Wechsel in den Standardtarif ist nur innerhalb des jeweiligen Versicherungsunternehmens möglich.

Einzelheiten zu den aufnahme- und versicherungsfähigen Personen in den Standardtarif sind den Allgemeinen Versicherungsbedingungen 2009 für den Standardtarif zu entnehmen. Im Unterschied zum Basistarif darf für im Standardtarif versicherte Personen keine weitere Krankheitskosten-Teil- oder Vollversicherung bestehen bzw. abgeschlossen werden.

Einführung zur Gebührenordnung für Ärzte (GOÄ)

Leistungen für ambulante ärztliche Behandlung einschließlich Früherkennung werden im Standardtarif zu 100 Prozent erstattet, sofern die Gebühren folgende Gebührensätze nicht übersteigen: 1,16facher Satz der GOÄ für Leistungen nach Abschnitt M sowie Nr. 437 GOÄ, 1,38facher Satz der GOÄ für Leistungen nach den Abschnitten A, E und O, sowie 1,8facher Satz der GOÄ für Leistungen nach den übrigen Abschnitten der GOÄ (vgl. Musterbedingungen für den Standardtarif MB/ST 2009, zum Download unter www.pkv.de).

2.9 Analogbewertungen (§ 6 Abs. 2)

Da das Gebührenverzeichnis nur alle 8-10 Jahre aktualisiert wird, hat der Verordnungsgeber dem Arzt die Möglichkeit eingeräumt, das Leistungsverzeichnis unter bestimmten Bedingungen selbst zu ergänzen. Ziel ist, zunächst in einem gewissen Umfang die Entwicklung des medizinischen Fortschritts in die GOÄ einzubeziehen.

Der Arzt darf daher für selbständige ärztliche Leistungen, die in das Gebührenverzeichnis nicht aufgenommen sind und auch nicht Modifikationen bereits im Leistungsverzeichnis befindlicher Leistungen darstellen, eine analoge Bewertung in Ansatz bringen. Dazu muss er im Gebührenverzeichnis eine der fehlenden Leistung gleichwertige Position suchen; gleichwertig bedeutet in der technischen Durchführung, der Art, im Kosten- und und Zeitaufwand vergleichbar (siehe nachstehenden Grundsatz Nr. 5).

In der Liquidation ist die erbrachte Leistung verständlich zu beschreiben und die analog angesetzte Position mit dem Vermerk „entsprechend Nr. ..." oder „analog Nr. ..." zu kennzeichnen.

Zur Interpretation des § 6 Abs. 2 hat der Vorstand der Bundesärztekammer im Jahre 1988 die nachstehenden 6 Grundsätze aufgestellt, die auch heute noch für die Bildung analoger Bewertungen gelten:
(1) Es darf sich nicht um ärztliche Leistungen handeln, die Bestandteil einer anderen, bereits ins Gebührenverzeichnis aufgenommenen Leistung sind (§ 4 Abs. 2 GOÄ).
(2) Es darf sich nicht um ärztliche Leistungen handeln, die lediglich eine abweichende Modalität gegenüber einer im Gebührenverzeichnis enthaltenen anderen Leistung darstellen, wenn diese Modalität durch die Bewertungskriterien des § 5 Abs. 2 erfassbar ist.
(3) Aus dem Selbstverständnis der Bundesärztekammer heraus verbietet sich die Empfehlung analoger Bewertungen für Leistungen, die nicht den Anforderungen des § 1 Abs. 2 GOÄ entsprechen, d. h. die nach den Regeln der ärztlichen Kunst für eine medizinisch notwendige Versorgung nicht erforderlich sind.
(4) Ärztliche Leistungen, die zum Zeitpunkt des Inkrafttretens der GOÄ bereits allgemein anerkannt waren, sind zwar im Grundsatz von einer Analogbewertung nicht ausgeschlossen; in solchen Fällen muss jedoch besonders sorgfältig geprüft werden, ob nicht diese Leistungen bisher als Bestandteil einer anderen, im Gebührenverzeichnis enthaltenen Leistung angesehen wurden oder lediglich als abweichende Modalitäten gegenüber einer im Gebührenverzeichnis befindlichen Leistung darstellen.
(5) Wird die Notwendigkeit einer Analogbewertung bejaht, so muss nach § 6 Abs. 2 GOÄ eine mit dieser Leistung gleichwertige Leistung des Gebührenverzeichnisses ermittelt werden. Empfehlungen zu Analogbewertungen können daher nicht in der Weise vorgenommen werden, dass bestehende Leistungspositionen der GOÄ mit anderen Punktwerten versehen werden oder Punktwertabgriffe von Leistungspositionen genommen werden, die keinerlei vergleichbaren Bezug zu der nicht im Gebührenverzeichnis enthaltenen Leistung haben. Analog heranziehbar ist diejenige Leistungsposition der GOÄ, die in der technischen Durchführung, im Schwierigkeitsgrad und im Zeitaufwand sowie in den Kosten mit einer nicht im Gebührenverzeichnis enthaltenen Leistung vergleichbar ist. Dabei ist die vergleichbare Leistungsposition primär in demjenigen Teil des Gebührenverzeichnisses zu suchen, dem die analog zu bewertende Leistung zuzurechnen ist. Der analoge Abgriff kann auch durch die Summation mehrerer im Gebührenverzeichnis enthaltener Leistungen erfolgen.
(6) Die vorstehenden Grundsätze unter 1, 2, 4 und 5 gelten auch für Leistungen, die neu in den Bewertungsmaßstab für kassen-(vertrags-)ärztliche Leistungen nach § 368g Abs. 4 RVO aufgenommen worden sind bzw. werden (jetzt § 87 SGB V). Dies gilt insbesondere für den Grundsatz Nr. 4, da in den Bewertungsmaßstab für kassenärztliche Leistungen auch Modalitäten bestehender Leistungen als gesondert abrechenbare Leistungen aufgenommen werden müssen, weil ein Gebührenrahmen insofern nicht besteht.

Ein Urteil des Oberverwaltungsgerichts Niedersachsen hat dazu geführt, Modifikationen von im Gebührenverzeichnis enthaltener Leistungen, soweit sie in der Weiterentwicklung der medizinischen Wissenschaft und Technik begründet sind, in Zukunft über

Einführung zur Gebührenordnung für Ärzte (GOÄ)

analoge Bewertungen abrechnungsfähig zu machen. Bislang hat die Bundesärztekammer dazu die Auffassung vertreten, dass auch derartige Modifikationen unter bestimmten Bedingungen durch Ansatz eines höheren Multiplikators abrechnungsfähig sind. Die notwendige Abgrenzung wird im jeweiligen Einzelfall bei der Bildung einer Analogbewertung vorgenommen.

2.10
Honorarminderungspflicht (§ 6a)

Aufgrund der Neuordnung des Pflegesatzrechtes im Zusammenhang mit dem Gesundheitsstrukturgesetz 1993 wurde die Entlastung des Privatpatienten von Kosten, die sowohl im Pflegesatz als auch als Arzthonorar für wahlärztliche Leistungen enthalten sind, in Form der Minderung nach § 6 a neu geregelt; danach sind bei stationären, teilstationären sowie vor- und nachstationären privatärztlichen Leistungen die Gebühren um 25% (vorher 15%) zu mindern.

Bei Leistungen von Belegärzten oder niedergelassenen Konsiliarärzten, die Leistungen in der aufnehmenden Einrichtung selbst erbringen, wurde die Minderungspflicht bei 15% belassen. Keine Bestimmung der GOÄ hat zu mehr Konflikten und Rechtsstreitigkeiten geführt als die Regelung zur Honorarminderungspflicht, vor allem bei externer konsiliarärztlicher Leistungserbringung. Die Auseinandersetzungen sind durch das Urteil des Bundesgerichtshofes vom 13. Juni 2002 (Az. III ZR 186/01 – OLG Düsseldorf, LG Duisburg) zum Abschluss gekommen. Der BGH erweiterte die Verpflichtung zur Honorarminderung auf alle externen konsiliarärztlichen Leistungen, die auf Veranlassung eines Krankenhausarztes für einen in stationärer Behandlung befindlichen Patienten, der wahlärztliche Behandlung vereinbart hat, erbracht werden. Die hierfür errechneten Gebühren müssen um 15% gemindert werden. Das Urteil beendet vorerst die seit über fünfzehn Jahren strittige Frage zwischen Ärzteschaft und Kostenträgern zu Lasten der Ärzteschaft, zu Gunsten von Kostenträgern und Krankenhäusern. Seitens betroffener Ärzte ist Verfassungsbeschwerde eingelegt worden.

Die Höhe der Gebührenminderung ist differenziert zwischen vollstationären, teilstationären sowie vor- und nachstationären privatärztlichen Leistungen liquidationsberechtigter Krankenhausärzte mit einer Gebührenminderung von generell 25% und einer 15%igen Gebührenminderung für privatärztliche Leistungen von Belegärzten oder niedergelassenen anderen Ärzten, die diese für einen stationär zu behandelnden Patienten erbringen. Die Minderung bezieht sich auch auf Zuschläge, die für Gebühren bestimmter Leistungen zusätzlich berechnet werden können.

2.11
Entschädigungen, Wegegeld (§§ 7, 8)

Wegegeld und Reiseentschädigung dienen demselben Entschädigungszweck. Vornehmlich sollen Zeitversäumnisse und die durch den Besuch bedingten Mehrkosten des Arztes abgegolten werden. Die Abgrenzung zwischen Wegegeld und Reiseentschädigung hängt von der Entfernung zwischen der Besuchsstelle und dem Ausgangsort des Arztes (Praxis, Standort oder Wohnung) ab. Die Grenze liegt bei 25 Kilometern, unterhalb von 25 km kommt Wegegeld, bei mehr als 25 km Reiseentschädigung zum Tragen.

Bei der Berechnung des Wegegeldes ist mit der GOÄ 1996 eine andere Systematik zugrunde gelegt worden. Diese stellt auf den Radius zwischen Praxisstelle bzw. Wohnung des Arztes und dem Ort des Besuches ab. Gleichzeitig ist mit einer rein entfernungsabhängigen Wegegeldpauschale der Besuch mehrerer Patienten auf einem Wege neu geregelt worden. Werden danach mehrere Patienten in derselben häuslichen Gemeinschaft oder in einem Heim besucht, darf der Arzt das Wegegeld – unabhängig von der Anzahl der besuchten Patienten und deren Versichertenstatus – insgesamt nur einmal und nur anteilig berechnen.

2.12
Ersatz von Auslagen (§ 10)

Neben den für die einzelnen ärztlichen Leistungen im Leistungsverzeichnis vorgesehenen Gebühren und den Entschädigungen können nur die in § 10 aufgeführten oder nach den Vorschriften des Gebührenverzeichnisses als gesondert berechnungsfähig ausgewiesenen Kosten berechnet werden. Daraus ergibt sich, dass Kosten, die nach § 10 nicht gesondert berechnungsfähig sind, als Praxiskosten anzusehen sind, die mit den Gebühren abgegolten sind. Die Berechnung von Auslagen stellt insofern einen Sondertatbestand von Kosten dar, die im Einzelfall bei der Behandlung eines Patienten entstehen und diesem individuell zuzurechnen sind. In etwa entsprechen Auslagen dem sog. Sprechstundenbedarf in der vertragsärztlichen Versorgung. Mit der GOÄ-Novelle 1996 ist die bisherige Abgrenzung zwischen berechnungsfähigen und nicht berechnungsfähigen Kosten bzw. Auslagen beibehalten worden.

Absatz 1 Satz 1 enthält den abschließenden Katalog der gesondert berechnungsfähigen Auslagen. Seit

Einführung zur Gebührenordnung für Ärzte (GOÄ)

1966 sind Nuklidkosten für die Anwendung radioaktiver Stoffe bei In-vitro-Leistungen, die in den Abschnitt M. Laboratoriumsuntersuchungen einbezogen wurden, nicht mehr gesondert berechnungsfähig. Damit sind Radioimmuno-Assays (Rias) und Enzymimmuno-Assays (Eias) insofern gleichgestellt worden, als die Reagenzien-Kosten in die Bewertungen einbezogen worden und nicht mehr gesondert berechnungsfähig sind. Weiterhin berechnungsfähig sind hingegen die Nuklidkosten im Zusammenhang mit Leistungen nach Abschnitt O II. Nuklearmedizin bei der Anwendung radioaktiver Stoffe (In-vivo-Untersuchungen).

Versand- und Portokosten können vom Arzt nur berechnet werden, wenn ihm die gesamten Kosten für Versandmaterial, Versandgefäße sowie für den Versand oder Transport entstanden sind. Diese Kosten sind innerhalb einer Laborgemeinschaft oder innerhalb eines Krankenhausgeländes nicht berechnungsfähig. Dies gilt auch, wenn Material oder ein Teil davon unter Nutzung der Transportmittel oder des Versandweges oder der Gefäße einer Laborgemeinschaft zur Untersuchung einem anderen beauftragten Arzt zugeleitet werden. Für die Versendung der Liquidation dürfen Versand- und Portokosten nicht berechnet werden; jedoch ist dies möglich für den Versand von Befundberichten und Arztbriefen.

2.13
Rechnungsstellung (§ 12)

Die Anforderungen an die Abrechnung der Vergütung ist im einzelnen in § 12 geregelt. Danach wird eine Vergütung erst fällig, wenn dem Zahlungspflichtigen eine der Verordnung entsprechende Rechnung erteilt worden ist, d. h. eine den in § 12 geregelten inhaltlichen Anforderungen entsprechende Rechnung. Beauftragt der Arzt eine privatärztliche Verrechnungsstelle oder eine sonstige Abrechnungsstelle mit der Abrechnung seiner Leistungen, sollte er eine ausdrückliche Einwilligung des Patienten bzw. des Zahlungspflichtigen einholen, um zu vermeiden, dass sein Honoraranspruch nicht realisiert wird. Die Anforderungen an die Rechnungsstellung sind in § 12 detailliert gefaßt worden.

Danach muss die Rechnung des Arztes folgende Angaben enthalten:
– das Datum der Erbringung der Leistung;
– bei Gebühren die Nummer der einzelnen Leistung;
– die Bezeichnung der einzelnen berechneten Leistung einschließlich einer in der Leistungsbeschreibung ggf. genannten Mindestzeit;
– den jeweiligen Betrag (nicht die Punktzahl);
– den Steigerungssatz

– die jeweilige Begründung zum Überschreiten der Begründungsschwelle in verständlicher, nachvollziehbarer Form; auf Verlangen ist eine Erläuterung zu geben;
– den Minderungsbetrag nach § 6a Abs. 1 bei Erbringung stationärer oder teilstationärer sowie vor- und nachstationärer privatärztlicher Leistungen;
– Analogbewertungen nach § 6 Abs. 2 sind verständlich inhaltlich zu beschreiben und mit dem Hinweis „entsprechend" oder „analog" und der Nummer und der Bezeichnung des „Analogabgriffs" in die Rechnung aufzunehmen;
– bei Entschädigungen nach den §§ 7-9 den Betrag, die Art der Entschädigung und der Berechnung und
– bei Ersatz von Auslagen nach § 10 den Betrag und die Art der Auslage; bei Auslagen ab 25,56 Euro ist der Beleg oder ein Nachweis anzufügen.

3
Vergütungsregelungen in den Neuen Bundesländern

Nach dem Einigungsvertrag vom 31. August 1990, in Verbindung mit Artikel 1 des Gesetzes vom 23. September 1990 (BGBl. II, Seite 885, 1056), war für das Beitrittsgebiet eine reduzierte Höhe der Vergütungen nach der Gebührenordnung für Ärzte (GOÄ), der Gebührenordnung für Zahnärzte (GOZ) und nach der Hebammenhilfe-Gebührenordnung (HebGV) verankert worden (Ostabschlag). In regelmäßigen Abständen wurde die Höhe der Vergütungen – unter Berücksichtigung des Verhältnisses der für das Beitrittsgebiet bestimmten Bezugsgröße der Sozialversicherung zu der für die alten Bundesländer geltenden Bezugsgröße – an die wirtschaftliche Entwicklung angepasst. Die Vergütungsanhebungen vollzogen sich seit dem Jahre 1991 von ursprünglich (1990) geltenden 45% auf zuletzt 90% des Vergütungsniveaus der alten Bundesländer. Die zuletzt geltende Sechste Verordnung zur Anpassung der Höhe der Vergütungen nach der Gebührenordnung für Ärzte, der Gebührenordnung für Zahnärzte sowie nach der Hebammenhilfe-Gebührenordnung in dem in Artikel 3 des Einigungsvertrages genannten Gebiet (Sechste Gebührenanpassungsverordnung – 6. GebAV vom 18.10.2001), die am 01.01.2002 in Kraft trat und den Ostabschlag auf 10% reduzierte, ist mit Inkrafttreten des Vertragsarztrechtsänderungsgesetzes (VÄndG) zum 01.01.2007 entfallen. Damit sind die Vergütungen für ärztliche Leistungen in der GOÄ vom 01.01.2007 an zu 100% abrechenbar. Entscheidend ist der Zeitpunkt der Leistungserbringung. Ärztliche Leistungen, die vor dem 01.01.2007 erbracht worden sind, müssen noch den 10-prozentigen Ostabschlag berücksichtigen. Leistungen vom 01.01.2007 an sind vollständig mit 100% zu vergüten.

17 Jahre nach Wiedervereinigung Deutschlands entfällt damit die unterschiedliche Gebührenbemessung nach GOÄ in Ost und West.

4
Gebührenverzeichnis für ärztliche Leistungen, Stand 01. Januar 1996

Das Gebührenverzeichnis für ärztliche Leistungen ist seit 1983 mehreren Teilnovellierungen unterworfen worden und von daher in seinem weit überwiegenden Teil aus den Jahren 1978-1982 stammend. Die umfassende Novellierung vom 01. Januar 1983 hatte auch eine völlige Neufassung des Gebührenverzeichnisses zum Inhalt. Das nunmehr über 20 Jahre alte Verzeichnis gilt noch immer bis auf die Änderungen der Novelle 1996; 1988 wurden einige Leistungen ergänzt, deren Abrechnung zuvor auf Analogbewertungen der Bundesärztekammer beruhte, und der Abschnitt L IX. Mund-, Kiefer- und Gesichtschirurgie des Gebührenverzeichnisses aktualisiert und zwar im Zuge der Novellierung der Amtlichen Gebührenordnung für Zahnärzte 1986. Erst die Vierte Änderungsverordnung zum 01. Januar 1996 brachte eine Teilaktualisierung des Gebührenverzeichnisses, und zwar in den Abschnitten B. Grundleistungen, C. Sonderleistungen, M. Laboratoriumsuntersuchungen und O. Strahlendiagnostik, Nuklearmedizin, Magnetresonanztomographie und Strahlentherapie. Die wesentlichen Änderungen des Verzeichnisses aus dem Jahre 1966 sind nachstehend erläutert.

4.1
GOÄ-Novelle vom 01. Januar 1996

4.1.1
Abschnitt B – Grundleistungen und allgemeine Leistungen

Mit Neufassung des Abschnittes B. Grundleistungen und allgemeine Leistungen ist eine Neustrukturierung der allgemeinen Beratungs- und Untersuchungsleistungen vorgenommen worden (Baukastensystem). Die Punktzahlbewertungen sind angehoben worden. Zur Berücksichtigung besonderer Umstände bei der Erbringung von Untersuchungs-, Beratungs- und Besuchsleistungen – z. B. Erbringung in der Nacht, an Sonn- und Feiertagen – sind Zuschläge eingeführt worden, die mit dem Einfachsatz – teilweise auch nebeneinander (kumulativ) – berechenbar sind. Das Prinzip der Zuschläge zur Berücksichtigung besonderer Umstände gilt gleichermaßen für Visiten, Besuche, Konsiliartätigkeit und Assistenzleistungen. In den Allgemeinen Bestimmungen vor Abschnitt B wurde eine neue Definition des Behandlungsfalls festgelegt, nämlich der Zeitraum eines Monats nach der jeweiligen ersten Inanspruchnahme des Arztes wegen derselben Erkrankung. Diese Begrenzung stellt klar, dass abrechnungstechnisch die Fortsetzung der Behandlung nach Ablauf eines Monats seit dem Tag des ersten Arzt-Patienten-Kontaktes einen neuen Behandlungsfall auslöst. Dies wirkt sich insbesondere auf die Berechnungsfähigkeit von Beratungs- und Untersuchungsleistungen aus.

Neu eingeführt worden in das Grundleistungskapitel sind: z. B. die Nr. 4 – Fremdanamnese -und Nr. 15 – Einleitung und Koordination flankierender therapeutischer und sozialer Maßnahmen – sowie spezielle Beratungen und Untersuchungen, insbesondere präventive Leistungen, spezifische Beratungsgespräche, Gruppenschulungen.

Für die häufigste stationäre Leistung – Visite im Krankenhaus – ist eine Bewertungsdifferenzierung zwischen Erstvisite (Nr. 45) und Zweitvisite (Nr. 46) erfolgt.

Die differenzierte Ausgestaltung der Besuchsleistungen (Nrn. 48 bis 51), mit einer Anhebung des Bewertungsniveaus, trägt dem zeit- und zuwendungsintensiven Aufwand dieser Leistungen Rechnung.

Schriftliche Berichte und gutachtliche Äußerungen sind differenziert aufgenommen und bewertet worden. Die einfache Befundmitteilung – telefonisch oder schriftlich – kann auch weiterhin nicht gesondert berechnet werden.

4.1.2
Abschnitt C.
Nichtgebietsbezogene Sonderleistungen

Der Abschnitt C. Nichtgebietsbezogene Sonderleistungen ist in acht Unterabschnitte unterteilt worden; diese sind:

Anlegen von Verbänden (C I)
In diesem Abschnitt sind Bewertungsänderungen erfolgt sowie einige Leistungen neu aufgenommen worden – Tape-Verband (Nr. 206, 207), großflächiges Auftragen von Externa zur Behandlung von Hautkrankheiten (Nr. 209) sowie zirkulärer Gipsverband (Nr. 232).

Einführung zur Gebührenordnung für Ärzte (GOÄ)

Blutentnahmen, Injektionen, Infiltrationen, Infusionen, Transfusionen, Implantationen, Abstrichentnahmen (C II)

Dieser Abschnitt ist inhaltlich neu geordnet worden. Intravenöse, intraarterielle Injektionen und Infusionen wurden aufgrund der unterschiedlichen Schwierigkeit getrennt aufgeführt und unterschiedlich bewertet. Infusions- und Transfusionsleistungen können nur noch einmal je Behandlungstag berechnet werden. Das Wechseln von Infusionsbehältnissen bei vorhandener Verweilkanüle kann an demselben Tag nicht gesondert berechnet werden. Eine Ausnahme ist die Transfusion von Blutbestandteilen, da bei dieser vor einem Wechsel der Transfusionsbehältnisse jeweils erneute Blutgruppentests erforderlich sind. Die wachsende Bedeutung der präoperativen Eigenblutentnahme wird durch Einführung spezieller Gebühren berücksichtigt. Neu aufgenommen ist die Akupunktur zur Schmerzbehandlung.

Punktionen (C III)

In diesem Abschnitt sind Bewertungsänderungen erfolgt.

Kontrastmitteleinbringungen (C IV)

In diesem Abschnitt sind insbesondere Gebühren für Kontrastmittelverabreichungen über Herzkatheter neu geordnet worden. Zudem wurde eine Begrenzung der Abrechenbarkeit der Einbringung von Kontrastmitteln in Herzkranzgefäße oder Bypässe auf maximal drei Leistungen vorgenommen. Dies ist vom Verordnungsgeber mit widersprüchlichen Interpretationen der früheren Leistungslegenden zur Vermeidung ungerechtfertigter Mehrfachberechnung begründet und mit ähnlich hoch bewerteten chirurgischen Leistungen in Vergleich gesetzt worden.

Impfungen und Testungen (C V)

Neben einer Aktualisierung ist die Allergietestung neu geordnet worden mit einer stärkeren Abstaffelung der Bewertungen in Abhängigkeit von der Zahl der Testungen und einer Anbindung der Berechnungsfähigkeit an den Zeitraum des definierten Behandlungsfalls von einem Monat.

Sonographische Leistungen (C VI)

Die sonographischen Leistungen sind völlig neu geordnet und in ihrer Struktur dem vor dem 1. 1. 1996 gültigen EBM angenähert worden. Für technisch aufwendige Verfahren sind Zuschläge (Nrn. 401 bis 406) aufgenommen worden, die jedoch nur mit dem Einfachsatz berechnungsfähig sind – bis auf die Zuschläge nach den Nrn. 402 und 403, die steigerungsfähig sind. Unzureichend geregelt wurden die Duplexsonographie und die fetale Missbildungsdiagnostik (siehe Vergütungsempfehlungen der Bundesärztekammer).

Intensivmedizinische und sonstige Leistungen (C VII)

Dieser Unterabschnitt ist ebenfalls vollständig überarbeitet worden – einschließlich der Positionen für Maßnahmen zur Wiederbelebung und Notfallbehandlung (Nrn. 427 bis 430) und der Komplexgebühren für die stationäre intensivmedizinische Überwachung und Behandlung (Nrn. 435 und 437). Voraussetzung für die Berechnung dieser Komplexgebühr ist die auf den intensivmedizinischen Überwachungs- und Behandlungszweck abgestellte Ausstattung, die z. B. auch auf einer chirurgischen Wachstation gegeben ist. Es wird nicht mehr expressis verbis auf die Leistungserbringung in der Intensivstation abgestellt. Der Katalog von Leistungen, die mit der Komplexgebühr abgegolten sind, ist nunmehr abschließend aufgeführt, um Auslegungsschwierigkeiten zu vermeiden. In der Endphase der gesetzlichen Beratungen wurde dieser Katalog von nicht gesondert berechnungsfähigen Leistungen im Rahmen einer intensivmedizinischen Überwachung und Behandlung durch die Nr. 3055 – Überwachung einer assistierenden Zirkulation, je angefangene Stunde – ergänzt. Hinzuweisen ist, dass neben der Nr. 437 – Laboratoriumsuntersuchungen im Rahmen einer intensivmedizinischen Behandlung – Leistungen nach den Abschnitten M III und M IV berechnungsfähig sind.

Zuschläge zu Operations- und Anästhesieleistungen (C VIII)

Da die Durchführung von ambulanten Operationen als Kriterium zur Überschreitung der Begründungsschwelle in der Regel nicht anerkannt wurde, ist den besonderen Kosten bei ambulanter Erbringung oder bei Nutzung eines Operationsmikroskopes bzw. Lasers durch die neu eingeführten Zuschläge zu Operations- und Anästhesieleistungen Rechnung getragen worden. Dabei sind die Zuschläge in ihrer Bewertung je nach Punktzahl (Bewertung) der zugrundeliegenden operativen Leistung gestaffelt worden. Anzumerken ist, dass der jeweilige Zuschlag nicht steigerungsfähig und nur einmal berechenbar ist; auch bei gleichzeitiger Durchführung mehrerer Operationen ist jeweils nur ein Zuschlag möglich. Auf die neu eingeführten Leistungen zur postoperativen Nachsorge ist hinzuweisen. Die Bindung der Zuschläge an GOÄ-Positionen für Operationsleistungen hindert eine sachgerechte Anpassung an den Fortschritt. Eine Vereinbarung zwischen Bundesärztekammer, Bundesgesundheitsministerium, Bundesinnenministerium und Verband der privaten Krankenversicherung zur Aktualisierung der Katalogregelung war nicht konsensfähig.

4.1.3
Isolierte Änderungen in einigen Abschnitten

In einigen Kapiteln der GOÄ sind einzelne Leistungen bzw. Leistungskomplexe isoliert neu gefaßt bzw. abgesenkt worden, ohne das Kapitel insgesamt einer Überarbeitung zu unterziehen. Herausgegriffen wurden die Herzkatheteruntersuchungen nach den Nrn. 626 ff., die Langzeit-Blutdruckmessung nach Nr. 654, das Langzeit-EKG nach Nr. 659 sowie die arthroskopischen Operationen nach den Nrn. 2189 ff.

4.1.4
Abschnitt M

Gliederung und Inhalt des Laborkapitels ist völlig neu gestaltet worden (vgl. hierzu die Ausführungen unter 2.4.2.). Die Allgemeinen Bestimmungen zu Abschnitt M sind neu konzipiert und ergänzt worden. Neben der Neugliederung und Neubewertung der Laborleistungen, die die bisherige Minderungspflicht aufgrund mechanisierter Erbringung und Kennzeichnung mit MPE erübrigt, ist eine Gliederung des Laborkapitels entsprechend der Leistungserbringung und der zugrundeliegenden Methode erfolgt. Dies führt naturgemäß dazu, dass Leistungen bzw. Parameter in den Unterabschnitten mehrfach aufgeführt sind.

Das Laborkapitel ist um nuklearmedizinische In-vitro-Untersuchungen ergänzt worden. Nuklearmedizinische In-vivo-Untersuchungen sind weiterhin im Abschnitt O II. Nuklearmedizin aufgeführt. Mit dieser Ergänzung des Labors ist eine Gleichbehandlung der Radioimmuno-Assays mit den Enzymimmuno-Assays erfolgt – soweit es die Einbeziehung von Reagenzienkosten in die Bewertungen betrifft.

4.1.5
Abschnitt O – Strahlendiagnostik, Nuklearmedizin, Magnetresonanztomographie und Strahlentherapie

Der Abschnitt O ist neu gegliedert worden in die Unterkapitel O I. Strahlendiagnostik, O II. Nuklearmedizin, O III. Magnetresonanztomographie und O IV. Strahlentherapie. Bestehende Leistungen sind der medizinischen und technischen Entwicklung angepaßt, neuartige Leistungen sind einbezogen worden. Die Magnetresonanztomographie, die bisher in Abschnitt Q aufgeführt war, ist in Abschnitt O integriert worden (O III). Dagegen ist ein Teil der nuklearmedizinischen Untersuchungen, die In-vitro-Untersuchungen (bisher Abschnitt O II a 2), in den Abschnitt Laboratoriumsuntersuchungen überführt worden.

Im Abschnitt O I. Strahlendiagnostik wird nicht mehr auf die Anzahl der Aufnahmen, sondern die der Ebenen abgestellt. Das Kapitel ist um interventionelle Maßnahmen (Nrn. 5345 ff.) ergänzt worden. Computertomographische und kernspintomographische Leistungen sind tiefer untergliedert und mit Höchstwerten versehen worden.

5
Verzeichnis der Analogen Bewertungen der Bundesärztekammer

Gemäß § 6 Abs. 2 GOÄ können selbstständige, nicht im Gebührenverzeichnis aufgeführte ärztliche Leistungen entsprechend einer nach Art, Kosten und Zeitaufwand gleichwertigen Leistung des Gebührenverzeichnisses berechnet werden. Mit der zum 01. Januar 1996 erfolgten Novellierung der GOÄ wurden die von der Bundesärztekammer bis dahin empfohlenen Analogbewertungen weitgehend in das Gebührenverzeichnis aufgenommen. Auf Grund des Fortschrittes der Medizin sind jedoch weitere Analogbewertungen erforderlich. Die analogen Bewertungen, die mit dem Bundesministerium für Gesundheit, dem Bundesministerium des Innern und dem Verband der Privaten Krankenversicherung abgestimmt worden sind, sind in einem gesonderten Verzeichnis im Anhang aufgeführt. Diese gelten nicht für den Vertrag der Kassenärztlichen Bundesvereinigung mit den gesetzlichen Unfallversicherungsträgern; hier gelten Sonderregelungen.

6.
Sachverzeichnis

Als Orientierungshilfe zum schnellen Auffinden von Leistungen und Tatbeständen dient das Sachverzeichnis im Anhang; dieses ist gegliedert in ein allgemeines Sachverzeichnis und eines für Laborleistungen.

Renate Hess, Regina Klakow-Franck

Gebührenordnung für Ärzte – GOÄ

vom 12. November 1982 (BGBl. I S. 1522)
zuletzt geändert durch das GKV-Gesundheitsreformgesetz 2000
vom 22. Dezember 1999 (BGBl. I S. 2626 ff.)

Auf Grund des § 11 der Bundesärzteordnung in der Fassung der Bekanntmachung vom 16. April 1987 (BGBl. I S. 1218) verordnet die Bundesregierung mit Zustimmung des Bundesrates:

§ 1
Anwendungsbereich

(1) Die Vergütungen für die beruflichen Leistungen der Ärzte bestimmen sich nach dieser Verordnung, soweit nicht durch Bundesgesetz etwas anderes bestimmt ist.

(2) Vergütungen darf der Arzt nur für Leistungen berechnen, die nach den Regeln der ärztlichen Kunst für eine medizinisch notwendige ärztliche Versorgung erforderlich sind. Leistungen, die über das Maß einer medizinisch notwendigen ärztlichen Versorgung hinausgehen, darf er nur berechnen, wenn sie auf Verlangen des Zahlungspflichtigen erbracht worden sind.

§ 2
Abweichende Vereinbarung

(1) Durch Vereinbarung kann eine von dieser Verordnung abweichende Gebührenhöhe festgelegt werden. Für Leistungen nach § 5 a ist eine Vereinbarung nach Satz 1 ausgeschlossen. Die Vereinbarung einer abweichenden Punktzahl (§ 5 Abs. 1 Satz 2) oder eines abweichenden Punktwerts (§ 5 Abs. 1 Satz 3) ist nicht zulässig. Notfall- und akute Schmerzbehandlungen dürfen nicht von einer Vereinbarung nach Satz 1 abhängig gemacht werden.

(2) Eine Vereinbarung nach Absatz 1 Satz 1 ist nach persönlicher Absprache im Einzelfall zwischen Arzt und Zahlungspflichtigem vor Erbringung der Leistung des Arztes in einem Schriftstück zu treffen. Dieses muß neben der Nummer und der Bezeichnung der Leistung, dem Steigerungssatz und dem vereinbarten Betrag auch die Feststellung enthalten, daß eine Erstattung der Vergütung durch Erstattungsstellen möglicherweise nicht in vollem Umfang gewährleistet ist. Weitere Erklärungen darf die Vereinbarung nicht enthalten. Der Arzt hat dem Zahlungspflichtigen einen Abdruck der Vereinbarung auszuhändigen.

(3) Für Leistungen nach den Abschnitten A, E, M und O ist eine Vereinbarung nach Absatz 1 Satz 1 unzulässig. Im übrigen ist bei vollstationären, teilstationären sowie vor- und nachstationären wahlärztlichen Leistungen eine Vereinbarung nach Absatz 1 Satz 1 nur für vom Wahlarzt höchstpersönlich erbrachte Leistungen zulässig.

§ 3
Vergütungen

Als Vergütungen stehen dem Arzt Gebühren, Entschädigungen und Ersatz von Auslagen zu.

§ 4
Gebühren

(1) Gebühren sind Vergütungen für die im Gebührenverzeichnis genannten ärztlichen Leistungen.

(2) Der Arzt kann Gebühren nur für selbständige ärztliche Leistungen berechnen, die er selbst erbracht hat oder die unter seiner Aufsicht nach fachlicher Weisung erbracht wurden (eigene Leistungen). Als eigene Leistungen gelten auch von ihm berechnete Laborleistungen des Abschnitts M II des Gebührenverzeichnisses (Basislabor), die nach fachlicher Weisung unter der Aufsicht eines anderen Arztes in Laborgemeinschaften oder in von Ärzten ohne eigene Liquidationsberechtigung geleiteten Krankenhauslabors erbracht werden.

Als eigene Leistungen im Rahmen einer wahlärztlichen stationären, teilstationären oder vor- und nachstationären Krankenhausbehandlung gelten nicht

1. Leistungen nach den Nummern 1 bis 62 des Gebührenverzeichnisses innerhalb von 24 Stunden nach der Aufnahme und innerhalb von 24 Stunden vor der Entlassung,
2. Visiten nach den Nummern 45 und 46 des Gebührenverzeichnisses während der gesamten Dauer der stationären Behandlung sowie
3. Leistungen nach den Nummern 56, 200, 250, 250 a, 252, 271 und 272 des Gebührenverzeichnisses während der gesamten Dauer der stationären Behandlung,

wenn diese nicht durch den Wahlarzt oder dessen vor Abschluß des Wahlarztvertrages dem Patienten be-

Gebührenordnung für Ärzte

nannten ständigen ärztlichen Vertreter persönlich erbracht werden; der ständige ärztliche Vertreter muß Facharzt desselben Gebiets sein. Nicht persönlich durch den Wahlarzt oder dessen ständigen ärztlichen Vertreter erbrachte Leistungen nach Abschnitt E des Gebührenverzeichnisses gelten nur dann als eigene wahlärztliche Leistungen, wenn der Wahlarzt oder dessen ständiger ärztlicher Vertreter durch die Zusatzbezeichnung „Physikalische Therapie" oder durch die Gebietsbezeichnung „Facharzt für Physikalische und Rehabilitative Medizin" qualifiziert ist und die Leistungen nach fachlicher Weisung unter deren Aufsicht erbracht werden.

(2a) Für eine Leistung, die Bestandteil oder eine besondere Ausführung einer anderen Leistung nach dem Gebührenverzeichnis ist, kann der Arzt eine Gebühr nicht berechnen, wenn er für die andere Leistung eine Gebühr berechnet. Dies gilt auch für die zur Erbringung der im Gebührenverzeichnis aufgeführten operativen Leistungen methodisch notwendigen operativen Einzelschritte. Die Rufbereitschaft sowie das Bereitstehen eines Arztes oder Arztteams sind nicht berechnungsfähig.

(3) Mit den Gebühren sind die Praxiskosten einschließlich der Kosten für den Sprechstundenbedarf sowie die Kosten für die Anwendung von Instrumenten und Apparaten abgegolten, soweit nicht in dieser Verordnung etwas anderes bestimmt ist. Hat der Arzt ärztliche Leistungen unter Inanspruchnahme Dritter, die nach dieser Verordnung selbst nicht liquidationsberechtigt sind, erbracht, so sind die hierdurch entstandenen Kosten ebenfalls mit der Gebühr abgegolten.

(4) Kosten, die nach Absatz 3 mit den Gebühren abgegolten sind, dürfen nicht gesondert berechnet werden. Eine Abtretung des Vergütungsanspruchs in Höhe solcher Kosten ist gegenüber dem Zahlungspflichtigen unwirksam.

(5) Sollen Leistungen durch Dritte erbracht werden, die diese dem Zahlungspflichtigen unmittelbar berechnen, so hat der Arzt ihn darüber zu unterrichten.

§ 5
Bemessung der Gebühren für Leistungen des Gebührenverzeichnisses

(1) Die Höhe der einzelnen Gebühr bemißt sich, soweit in den Absätzen 3 bis 5 nichts anderes bestimmt ist, nach dem Einfachen bis Dreieinhalbfachen des Gebührensatzes. Gebührensatz ist der Betrag, der sich ergibt, wenn die Punktzahl der einzelnen Leistung des Gebührenverzeichnisses mit dem Punktwert vervielfacht wird. Der Punktwert beträgt 11,4 Deutsche Pfennige (5,82873 Cent, Anm. d. Hrsg.). Bei der Bemessung von Gebühren sind sich ergebende Bruchteile eines Pfennigs (Cents, Anm. d. Hrsg.) unter 0,5 abzurunden und Bruchteile von 0,5 und mehr aufzurunden.

(2) Innerhalb des Gebührenrahmens sind die Gebühren unter Berücksichtigung der Schwierigkeit und des Zeitaufwandes der einzelnen Leistung sowie der Umstände bei der Ausführung nach billigem Ermessen zu bestimmen. Die Schwierigkeit der einzelnen Leistung kann auch durch die Schwierigkeit des Krankheitsfalles begründet sein; dies gilt nicht für die in Absatz 3 genannten Leistungen. Bemessungskriterien, die bereits in der Leistungsbeschreibung berücksichtigt worden sind, haben hierbei außer Betracht zu bleiben. In der Regel darf eine Gebühr nur zwischen dem Einfachen und dem 2,3fachen des Gebührensatzes bemessen werden; ein Überschreiten des 2,3fachen des Gebührensatzes ist nur zulässig, wenn Besonderheiten der in Satz 1 genannten Bemessungskriterien dies rechtfertigen.

(3) Gebühren für die in den Abschnitten A, E und O des Gebührenverzeichnisses genannten Leistungen bemessen sich nach dem Einfachen bis Zweieinhalbfachen des Gebührensatzes. Absatz 2 Satz 4 gilt mit der Maßgabe, daß an die Stelle des 2,3fachen des Gebührensatzes das 1,8fache des Gebührensatzes tritt.

(4) Gebühren für die Leistung nach Nummer 437 des Gebührenverzeichnisses sowie für die in Abschnitt M des Gebührenverzeichnisses genannten Leistungen bemessen sich nach dem Einfachen bis 1,3fachen des Gebührensatzes. Absatz 2 Satz 4 gilt mit der Maßgabe, daß an die Stelle des 2,3fachen des Gebührensatzes das 1,15fache des Gebührensatzes tritt.

(5) Bei wahlärztlichen Leistungen, die weder von dem Wahlarzt noch von dessen vor Abschluß des Wahlarztvertrages dem Patienten benannten ständigen ärztlichen Vertreter persönlich erbracht werden, tritt an die Stelle des Dreieinhalbfachen des Gebührensatzes nach § 5 Abs. 1 Satz 1 das 2,3fache des Gebührensatzes und an die Stelle des Zweieinhalbfachen des Gebührensatzes nach § 5 Abs. 3 Satz 1 das 1,8fache des Gebührensatzes.

§ 5a
Bemessung der Gebühren in besonderen Fällen

Im Fall eines unter den Voraussetzungen des § 218a Abs. 1 des Strafgesetzbuches vorgenommenen Abbruchs einer Schwangerschaft dürfen Gebühren für die in § 24b Abs. 4 des Fünften Buches Sozialgesetzbuch genannten Leistungen nur bis zum 1,8fachen des Gebührensatzes nach § 5 Abs. 1 Satz 2 berechnet werden.

Gebührenordnung für Ärzte

§ 5b
Bemessung der Gebühren bei Versicherten des Standardtarifes der privaten Krankenversicherung*

Für Leistungen, die in einem brancheneinheitlichen Standardtarif nach § 257 Abs. 2a des Fünften Buches Sozialgesetzbuch versichert sind, dürfen Gebühren nur bis zum 1,7fachen des Gebührensatzes nach § 5 Abs. 1 Satz 2 berechnet werden. Bei Gebühren für die in den Abschnitten A, E und O des Gebührenverzeichnisses genannten Leistungen gilt Satz 1 mit der Maßgabe, dass an die Stelle des 1,7fachen des Gebührensatzes das 1,3fache des Gebührensatzes tritt. Bei Gebühren für die in Abschnitt M des Gebührenverzeichnisses genannten Leistungen gilt Satz 1 mit der Maßgabe, dass an die Stelle des 1,7fachen des Gebührensatzes das 1,1fache des Gebührensatzes tritt.

§ 6
Gebühren für andere Leistungen

(1) Erbringen Mund-Kiefer-Gesichtschirurgen, Hals-Nasen-Ohrenärzte oder Chirurgen Leistungen, die im Gebührenverzeichnis für zahnärztliche Leistungen – Anlage zur Gebührenordnung für Zahnärzte vom 22. Oktober 1987 (BGBl. I S. 2316) – aufgeführt sind, sind die Vergütungen für diese Leistungen nach den Vorschriften der Gebührenordnung für Zahnärzte in der jeweils geltenden Fassung zu berechnen.

(2) Selbständige ärztliche Leistungen, die in das Gebührenverzeichnis nicht aufgenommen sind, können entsprechend einer nach Art, Kosten- und Zeitaufwand gleichwertigen Leistung des Gebührenverzeichnisses berechnet werden.

§ 6a
Gebühren bei stationärer Behandlung

(1) Bei stationären, teilstationären sowie vor- und nachstationären privatärztlichen Leistungen sind die nach dieser Verordnung berechneten Gebühren einschließlich der darauf entfallenden Zuschläge um 25 vom Hundert zu mindern. Abweichend davon beträgt die Minderung für Leistungen und Zuschläge nach Satz 1 von Belegärzten oder niedergelassenen anderen Ärzten 15 vom Hundert. Ausgenommen von der Minderungspflicht ist der Zuschlag nach Buchstabe J in Abschnitt B V des Gebührenverzeichnisses.

(2) Neben den nach Absatz 1 geminderten Gebühren darf der Arzt Kosten nicht berechnen; die §§ 7 bis 10 bleiben unberührt.

§ 7
Entschädigungen

Als Entschädigungen für Besuche erhält der Arzt Wegegeld und Reiseentschädigung; hierdurch sind Zeitversäumnisse und die durch den Besuch bedingten Mehrkosten abgegolten.

§ 8
Wegegeld

(1) Der Arzt kann für jeden Besuch ein Wegegeld berechnen. Das Wegegeld beträgt für einen Besuch innerhalb eines Radius um die Praxisstelle des Arztes von

1. bis zu zwei Kilometern   7,– Deutsche Mark
    3,58 Euro**
    bei Nacht
    (zwischen 20 und 8 Uhr)   14,– Deutsche Mark
    7,16 Euro**
2. mehr als zwei Kilometern bis zu fünf Kilometern   13,– Deutsche Mark
    6,65 Euro**
    bei Nacht   20,– Deutsche Mark
    10,23 Euro**
3. mehr als fünf Kilometern bis zu zehn Kilometern   20,– Deutsche Mark
    10,23 Euro**
    bei Nacht   30,– Deutsche Mark
    15,34 Euro**
4. mehr als zehn Kilometern bis zu 25 Kilometern   30,– Deutsche Mark
    15,34 Euro**
    bei Nacht   50,– Deutsche Mark
    25,56 Euro**

(2) Erfolgt der Besuch von der Wohnung des Arztes aus, so tritt bei der Berechnung des Radius die Wohnung des Arztes an die Stelle der Praxisstelle.

(3) Werden mehrere Patienten in derselben häuslichen Gemeinschaft oder in einem Heim, insbesondere in einem Alten- oder Pflegeheim besucht, darf der Arzt das Wegegeld unabhängig von der Anzahl der besuchten Patienten und deren Versichertenstatus insgesamt nur einmal und nur anteilig berechnen.

§ 9
Reiseentschädigung

(1) Bei Besuchen über eine Entfernung von mehr als 25 Kilometern zwischen Praxisstelle des Arztes und Besuchsstelle tritt an die Stelle des Wegegeldes eine Reiseentschädigung.

---

* Anm. d. Bearb.: Bitte beachten Sie die Einführung zur Gebührenordnung für Ärzte und die Neuregelung in § 75 Abs. 3a SGB V
** Einfügung d. Bearb. anlässlich der Euro-Einführung

Gebührenordnung für Ärzte

(2) Als Reiseentschädigung erhält der Arzt
1. 50 Deutsche Pfennige (26 Cent*) für jeden zurückgelegten Kilometer, wenn er einen eigenen Kraftwagen benutzt, bei Benutzung anderer Verkehrsmittel die tatsächlichen Aufwendungen,
2. bei Abwesenheit bis zu 8 Stunden 100,– Deutsche Mark (51,13 Euro*), bei Abwesenheit von mehr als 8 Stunden 200,– Deutsche Mark (102,26 Euro*) je Tag,
3. Ersatz der Kosten für notwendige Übernachtungen.

(3) § 8 Abs. 2 und 3 gilt entsprechend.

§ 10
Ersatz von Auslagen

(1) Neben den für die einzelnen ärztlichen Leistungen vorgesehenen Gebühren können als Auslagen nur berechnet werden

1. die Kosten für diejenigen Arzneimittel, Verbandmittel und sonstigen Materialien, die der Patient zur weiteren Verwendung behält oder die mit einer einmaligen Anwendung verbraucht sind, soweit in Absatz 2 nichts anderes bestimmt ist,
2. Versand- und Portokosten, soweit deren Berechnung nach Absatz 3 nicht ausgeschlossen ist,
3. die im Zusammenhang mit Leistungen nach Abschnitt O bei der Anwendung radioaktiver Stoffe durch deren Verbrauch entstandenen Kosten sowie
4. die nach den Vorschriften des Gebührenverzeichnisses als gesondert berechnungsfähig ausgewiesenen Kosten.

Die Berechnung von Pauschalen ist nicht zulässig.

(2) Nicht berechnet werden können die Kosten für
1. Kleinmaterialien wie Zellstoff, Mulltupfer, Schnellverbandmaterial, Verbandspray, Gewebeklebstoff auf Histoacrylbasis, Mullkompressen, Holzspatel, Holzstäbchen, Wattestäbchen, Gummifingerlinge,
2. Reagenzien und Narkosemittel zur Oberflächenanästhesie,
3. Desinfektions- und Reinigungsmittel,
4. Augen-, Ohren-, Nasentropfen, Puder, Salben und geringwertige Arzneimittel zur sofortigen Anwendung sowie für
5. folgende Einmalartikel: Einmalspritzen, Einmalkanülen, Einmalhandschuhe, Einmalharnblasenkatheter, Einmalskalpelle, Einmalproktoskope, Einmaldarmrohre, Einmalspekula.

(3) Versand- und Portokosten können nur von dem Arzt berechnet werden, dem die gesamten Kosten für Versandmaterial, Versandgefäße sowie für den Versand oder Transport entstanden sind. Kosten für Versandmaterial, für den Versand des Untersuchungsmaterials und die Übermittlung des Untersuchungsergebnisses innerhalb einer Laborgemeinschaft oder innerhalb eines Krankenhausgeländes sind nicht berechnungsfähig; dies gilt auch, wenn Material oder ein Teil davon unter Nutzung der Transportmittel oder des Versandweges oder der Versandgefäße einer Laborgemeinschaft zur Untersuchung einem zur Erbringung von Leistungen beauftragten Arzt zugeleitet wird. Werden aus demselben Körpermaterial sowohl in einer Laborgemeinschaft als auch von einem Laborarzt Leistungen aus den Abschnitten M oder N ausgeführt, so kann der Laborarzt bei Benutzung desselben Transportweges Versandkosten nicht berechnen; dies gilt auch dann, wenn ein Arzt eines anderen Gebiets Auftragsleistungen aus den Abschnitten M oder N erbringt. Für die Versendung der Arztrechnung dürfen Versand- und Portokosten nicht berechnet werden.

§ 11
Zahlung durch öffentliche Leistungsträger

(1) Wenn ein Leistungsträger im Sinne des § 12 des Ersten Buches des Sozialgesetzbuches oder ein sonstiger öffentlich-rechtlicher Kostenträger die Zahlung leistet, sind die ärztlichen Leistungen nach den Gebührensätzen des Gebührenverzeichnisses (§ 5 Abs. 1 Satz 2) zu berechnen.

(2) Absatz 1 findet nur Anwendung, wenn dem Arzt vor der Inanspruchnahme eine von dem die Zahlung Leistenden ausgestellte Bescheinigung vorgelegt wird. In dringenden Fällen kann die Bescheinigung auch nachgereicht werden.

§ 12
Fälligkeit und Abrechnung der Vergütung; Rechnung

(1) Die Vergütung wird fällig, wenn dem Zahlungspflichtigen eine dieser Verordnung entsprechende Rechnung erteilt worden ist.

(2) Die Rechnung muß insbesondere enthalten:
1. das Datum der Erbringung der Leistung,
2. bei Gebühren die Nummer und die Bezeichnung der einzelnen berechneten Leistung einschließlich

---
* Einfügung d. Bearb. anlässlich der Euro-Einführung

einer in der Leistungsbeschreibung gegebenenfalls genannten Mindestdauer sowie den jeweiligen Betrag und den Steigerungssatz,
3. bei Gebühren für vollstationäre, teilstationäre sowie vor- und nachstationäre privatärztliche Leistungen zusätzlich den Minderungsbetrag nach § 6 a,
4. bei Entschädigungen nach den §§ 7 bis 9 den Betrag, die Art der Entschädigung und die Berechnung,
5. bei Ersatz von Auslagen nach § 10 den Betrag und die Art der Auslage; übersteigt der Betrag der einzelnen Auslage 50,– Deutsche Mark (25,56 Euro*), ist der Beleg oder ein sonstiger Nachweis beizufügen.

(3) Überschreitet eine berechnete Gebühr nach Absatz 2 Nr. 2 das 2,3fache des Gebührensatzes, ist dies auf die einzelne Leistung bezogen für den Zahlungspflichtigen verständlich und nachvollziehbar schriftlich zu begründen; das gleiche gilt bei den in § 5 Abs. 3 genannten Leistungen, wenn das 1,8fache des Gebührensatzes überschritten wird, sowie bei den in § 5 Abs. 4 genannten Leistungen, wenn das 1,15fache des Gebührensatzes überschritten wird. Auf Verlangen ist die Begründung näher zu erläutern. Soweit im Falle einer abweichenden Vereinbarung nach § 2 auch ohne die getroffene Vereinbarung ein Überschreiten der in Satz 1 genannten Steigerungssätze gerechtfertigt gewesen wäre, ist das Überschreiten auf Verlangen des Zahlungspflichtigen zu begründen; die Sätze 1 und 2 gelten entsprechend. Die Bezeichnung der Leistung nach Absatz 2 Nummer 2 kann entfallen, wenn der Rechnung eine Zusammenstellung beigefügt wird, der die Bezeichnung für die abgerechnete Leistungsnummer entnommen werden kann. Leistungen, die auf Verlangen erbracht worden sind (§ 1 Abs. 2 Satz 2), sind als solche zu bezeichnen.

(4) Wird eine Leistung nach § 6 Abs. 2 berechnet, ist die entsprechend bewertete Leistung für den Zahlungspflichtigen verständlich zu beschreiben und mit dem Hinweis entsprechend sowie der Nummer und der Bezeichnung der als gleichwertig erachteten Leistung zu versehen.

(5) Durch Vereinbarung mit den in § 11 Abs. 1 genannten Leistungs- und Kostenträgern kann eine von den Vorschriften der Absätze 1 bis 4 abweichende Regelung getroffen werden.

---

* Einfügung d. Bearb. anlässlich der Euro-Einführung

Einführung zum Vertrag Ärzte/Unfallversicherungsträger
einschließlich Gebührenverzeichnis gemäß § 34 Abs. 3 SGB VII

Erstmals zum 1. 5. 2001 wurde ein an das veränderte Recht angepasster Vertrag Ärzte/Unfallversicherungsträger einschließlich Gebührenverzeichnis geschlossen, der das frühere „Abkommen Ärzte/Unfallversicherungsträger" abgelöst hat.

Der am 01. April 2008 in Kraft tretende neue Vertrag beinhaltet neben redaktionellen Änderungen und Klarstellungen auch die formelle Übernahme der Beschlüsse der § 52 Kommission zum Leistungs- und Gebührenverzeichnis nach § 51 (Anlage zum Vertrag) und berücksichtigt den Zusammenschluss der gewerblichen Berufsgenossenschaften und der Unfallkassen zum Spitzenverband der „Deutschen Gesetzlichen Unfallversicherung e. V. (DGUV)". Ferner sind auch Regelungen für nicht vertragskonformes Verhalten aufgenommen worden.

Vertrag:

Der Vertrag regelt die Durchführung der Heilbehandlung, die Vergütung sowie die Art und Weise der Abrechnung.

Nicht mehr fortgeführt wurden das Beratungsfacharztverfahren sowie das besondere Verfahren bei Augen- und Hals-Nasen-Ohrenverletzungen. Dies ist zurückzuführen auf die Entscheidung der Unfalversicherungsträger aufgrund ihres nach dem SGB VII eingeräumten Organisationsrechts, die Versorgung von Unfallverletzten nach den besonderen Verfahren auf D- und H-Ärzte zu beschränken. Demnach sind auch Fachärzte für Chirurgie und Orthopädie nicht mehr von der Vorstellungspflicht beim D-Arzt befreit; sie haben jedoch die Möglichkeit, die Beteiligung als H-Arzt zu erwerben.

Erbrachte Leistungen sind nach dem Gebührenteil des Vertrages als Einzelleistungen in Rechnung zu stellen und gegenüber dem Unfallversicherungsträger direkt abzurechnen. Auch in den neuen Bundesländern können die Vergütungen für Leistungen nach UV-GOÄ vom 01.01.2007 an zu 100% abgerechnet werden.

Der Vertrag wird im Wortlaut im Deutschen Ärzteblatt, Rubrik Bekanntgaben der Herausgeber, veröffentlicht und ist auf der Homepage der Kassenärztlichen Bundesvereinigung www.kbv.de, Bereich „Rechtsquellen", abrufbar.

Gebührenverzeichnis:

Als Grundlage für das Gebührenverzeichnis mit den Unfallversicherungsträgern (UV-GOÄ) gilt die Systematik der GOÄ. Dies bedeutet grundsätzlich die Übernahme der Gebührennummern und der Leistungslegenden, nicht aber der Punktzahlen. Die einzelnen Gebührenbeträge wurden unter Verzicht auf Punktwerte als feste Beträge vereinbart. Einige Abschnitte des Leistungsverzeichnisses des Vertrages sind eigenständig gestaltet worden; so ist z.B. der Abschnitt B der GOÄ – Grundleistungen und Allgemeine Leistungen – bei den Untersuchungs- und Beratungsleistungen wegen der geforderten Kostenneutralität für die UV-GOÄ umstrukturiert worden. Es bleibt bei einer uneingeschränkten Einzelleistungsvergütung.

Bei Neufassung des Vertrages im Jahr 2001 wurde das in der GOÄ vorgesehene Zuschlagssystem für ambulante Operationen und Anästhesieleistungen nicht geregelt, da nach Auffassung der Unfallversicherungsträger der entsprechende Aufwand mit der Vergütung für die besondere Heilbehandlung abgegolten ist. Immer wieder sind Versuche unternommen worden, Regelungen hierfür in das Gebührenverzeichnis aufzunehmen. Dies scheiterte bisher am Widerstand der Berufsgenossenschaften. Durch die Weiterentwicklung der Qualität der Leistungserbringung im Bereich der Gesetzlichen Krankenversicherung – aber auch aus Kostengründen – hat sich bei den Unfallversicherungsträgern ein Wandel vollzogen.

Die ständige Gebührenkommission nach § 52 des Vertrages Ärzte/Unfallversicherungsträger hat mit den Beschlüssen der Sitzung am 19. Oktober 2004 auch Regelungen zum ambulanten Operieren in das Gebührenverzeichnis aufgenommen.

Folgende Hinweise erläutern die Regelungen zum ambulanten Operieren in der Gesetzlichen Unfallversicherung:

- Um die Systematik der UV-GOÄ nicht zu verlassen, wurde ein eigenständiges Kapitel C VIII. in das Gebührenverzeichnis in Anlehnung an die GOÄ-Kataloge (Nrn. 442 ff.) eingeführt, wobei sich die aufgenommenen Leistungen grundsätzlich an dem Katalog nach § 115 b Abs. 1 SGB V (Stand: 1. 1. 2004) orientieren. Über die vertraglichen Re-

Einführung zum Vertrag Ärzte/Unfallversicherungsträger

gelungen, die einschließlich der in die Kataloge aufzunehmenden Leistungen ist mit den Vertretern der Unfallversicherung Einigkeit erzielt worden. Der Forderung, für die Umrechnung die Vergütungssätze der besonderen Heilbehandlung zugrunde zu legen, konnten die Unfallversicherungsträger schon wegen der Vorgaben der GOÄ nicht folgen; die GOÄ sieht hierfür den Einfachsatz vor. Nach langwierigen Verhandlungen ist als Grundlage für die Umrechnung die Vergütung für die allgemeine Heilbehandlung zugrunde gelegt worden. Der Einfachsatz der GOÄ ist dadurch um zwischenzeitlich eingetretene Kostensteigerungen angehoben worden. Gleichzeitig sind einige ärztliche Leistungen neu bewertet worden, was zu einer Einordnung der Leistung nach UV-GOÄ in einen höheren Zuschlagskatalog gegenüber der entsprechenden Leistung nach GOÄ führte. Bei den arthroskopischen Leistungen haben die Unfallversicherungsträger auf ihre Forderung einer Rückverrechnung des bereits in der Gebühr enthaltenen Zuschlages verzichtet. Ferner haben sich die Vertragspartner darauf verständigt, dass Leistungen, die in den Katalogen im Kapitel C Abschnitt VIII GOÄ enthalten sind, aber wegen der Orientierung am Katalog nach § 115 b SGB V nicht in die Nrn. 442 bis 445 UV-GOÄ einbezogen worden sind, nach Genehmigung durch den zuständigen Unfallversicherungsträger unter Berücksichtigung der Bewertung in der GOÄ, den Katalogen 442 bis 445 zugeordnet werden können.

- Die allgemeinen Bestimmungen zum Kapitel I. – Augenheilkunde – und Kapitel J. – Hals-, Nasen-, Ohrenheilkunde – wurden gestrichen, weil die dort aufgeführten Leistungsnummern in die Kataloge der Nrn. 442-445 aufgenommen worden sind.
- Die Neufassung der Leistungslegenden der Nrn. 2189, 2190 und 2193 war notwendig, um arthroskopische Leistungen auch an anderen Gelenken als dem Kniegelenk zu ermöglichen.

Die „Grundsätze Ambulantes Operieren in der gesetzlichen Unfallversicherung (GUV)", aufgestellt von dem Hauptverband der gewerblichen Berufsgenossenschaften e.V., dem Bundesverband der landwirtschaftlichen Berufsgenossenschaften e. V. und dem Bundesverband der Unfallkassen e. V. (BUK) in der Fassung vom 1. Januar 2005, sind als „Allgemeine Bestimmungen" zum Kapitel C VIII in die UV-GOÄ aufgenommen worden. Diese gilt es u.a. bei der Frage der Berechtigung zur Durchführung ambulanter Operationen in der GUV und der Abrechnung entsprechender Zuschläge zu berücksichtigen.

Die bisherigen Gebührensätze für Gutachten, Berichte usw. sind wie folgt angehoben worden:
Arztvordrucke im Sinne einer Bescheinigung + 5 %
Arztvordrucke als kurze Krankheitsauskunft + 10 %
Arztvordrucke mit ausführlichem Inhalt + 20 %
Gutachten aller Art + 30 %
Die Vordrucke und ihre Vergütung werden im Gebührenteil (Gebührenordnungs-Nrn. 110 ff.) im einzelnen aufgeführt.

Mit dem neuen Vertrag sind die Vorschriften des SGB VII erfüllt. Die politische Diskussion um Punktwerte wurde durch eine Euro-Gebührenverordnung beendet. Damit ist auch die Möglichkeit gegeben, nach den spezifischen Versorgungsaufgaben der Unfallversicherungsträger partielle oder punktuelle Anpassungen der Gebühren zu vereinbaren. Von dieser Möglichkeit hat die ständige Gebührenkommisssion nach § 52 des Vertrages Ärzte/Unfallversicherungsträger durch entsprechende Beschlüsse seit In-Kraft-Treten des Vertrages in bestimmten Fällen Gebrauch gemacht. Die Beschlüsse wurden jeweils im Deutschen Ärzteblatt veröffentlicht und sind in die vorliegende Ausgabe des Gebührenverzeichnisses aufgenommen worden.

Vertrag Ärzte/Unfallversicherungsträger

Vertrag gem. § 34 Abs. 3 SGB VII

zwischen

der Deutschen Gesetzlichen Unfallversicherung e.V. (DGUV), Berlin,
dem Bundesverband der
landwirtschaftlichen Berufsgenossenschaften e.V., Kassel,
einerseits

und der Kassenärztlichen Bundesvereinigung andererseits

über

die Durchführung der Heilbehandlung,
die Vergütung der Ärzte sowie die Art und Weise
der Abrechnung der ärztlichen Leistungen
(Vertrag Ärzte/Unfallversicherungsträger)
gültig ab 1. April 2008*

Anm. d. Bearb.: Der nachfolgende Vertragstext gibt den Stand bei Redaktionsschluss wieder (18.01.2008). Bitte beachten Sie auch die diesbezüglichen Veröffentlichungen im Deutschen Ärzteblatt unter „Bekanntgaben der Herausgeber".

Vertrag Ärzte/Unfallversicherungsträger

I. Allgemeiner Teil

§ 1
Gegenstand des Vertrages

Gegenstand des Vertrages ist die Durchführung der von den Unfallversicherungsträgern zu leistenden Heilbehandlung (§ 6). Der Vertrag umfasst auch die Vergütung der Ärzte, die Abrechnung der ärztlichen Leistungen gegenüber den Unfallversicherungsträgern, die Pflicht der Ärzte zur Dokumentation, zur Mitteilung von Patientendaten und zu sonstigen Auskünften gegenüber den Unfallversicherungsträgern sowie das für die Vertragsparteien maßgebliche Schiedsverfahren für den Fall der Nichteinigung.

§ 2
Gewährleistung

Die Kassenärztliche Bundesvereinigung und die Kassenärztlichen Vereinigungen übernehmen gegenüber den Unfallversicherungsträgern und deren Verbänden die Gewähr dafür, dass die Durchführung der Heilbehandlung den gesetzlichen und vertraglichen Erfordernissen entspricht.

§ 3
Erfüllung des Vertrages

(1) Die Vertragspartner und ihre Mitglieder sind verpflichtet, diesen Vertrag gewissenhaft zu erfüllen.

(2) Streitigkeiten über Auslegung und Durchführung des Vertrages sind in den dafür vorgesehenen Verfahren (§§ 52 und 66) auszutragen. Sie berechtigen nicht dazu, die Erfüllung der übrigen vertraglichen Pflichten zu verzögern oder zu verweigern.

§ 4
Beteiligung am Vertrag

(1) An den Vertrag sind alle Ärzte gebunden, die an der vertragsärztlichen Versorgung teilnehmen oder von den Unfallversicherungsträgern beteiligt sind.

(2) Ärzte, die nicht nach Abs. 1 beteiligt sind, können auf Antrag am Vertrag beteiligt werden.

(3) Der Antrag ist an den zuständigen Landesverband der DGUV zu richten. Dieser entscheidet im Einvernehmen mit der zuständigen Kassenärztlichen Vereinigung.

(4) Bei wiederholten oder schwerwiegenden Verstößen gegen vertragliche Pflichten kann der Arzt im Einvernehmen mit der zuständigen Kassenärztlichen Vereinigung durch den Landesverband der DGUV von der Beteiligung an diesem Vertrag ausgeschlossen werden.

§ 5
Datenerhebung und -verarbeitung durch Ärzte; Auskunftspflicht

(1) Ärzte, die an einer Heilbehandlung nach § 34 SGB VII beteiligt sind, erheben, speichern und übermitteln an die Unfallversicherungsträger Daten über die Behandlung und den Zustand des Versicherten sowie andere personenbezogene Daten, soweit dies für Zwecke der Heilbehandlung und die Erbringung sonstiger Leistungen erforderlich ist. Ferner erheben, speichern und übermitteln sie die Daten, die für ihre Entscheidung, eine Heilbehandlung nach § 34 SGB VII durchzuführen, maßgeblich waren.

(2) Der Versicherte ist von den Ärzten über den Zweck der Datenerhebung und darüber zu unterrichten, dass diese Daten an den Unfallversicherungsträger übermittelt werden müssen. Er ist auch darüber zu informieren, dass er vom Unfallversicherungsträger verlangen kann, über die von den Ärzten übermittelten Daten unterrichtet zu werden (§ 201 SGB VII; siehe Anhang 3).

(3) Ärzte, die nicht an einer Heilbehandlung nach § 34 SGB VII beteiligt sind, sind verpflichtet, dem Unfallversicherungsträger auf Verlangen Auskunft über die Behandlung, den Zustand sowie über Erkrankungen und frühere Erkrankungen des Versicherten zu erteilen, soweit dies für die Heilbehandlung und die Erbringung sonstiger Leistungen erforderlich ist (§ 203 SGB VII; siehe Anhang 3).

II. Allgemeine Regelungen für die Heilbehandlung bei Arbeitsunfällen

§ 6
Heilbehandlung

(1) Die Unfallversicherungsträger sind nach den gesetzlichen Vorschriften verpflichtet, alle Maßnahmen zu treffen, durch die eine möglichst frühzeitig nach dem Versicherungsfall einsetzende und sachgemäße Heilbehandlung und, soweit erforderlich, besondere unfallmedizinische Behandlung (im Folgenden „besondere Heilbehandlung" genannt) gewährleistet wird.

(2) Bei Arbeitsunfällen wird die Heilbehandlung als allgemeine Heilbehandlung (§ 10) oder als besondere Heilbehandlung (§ 11) durchgeführt.

§ 7
nicht besetzt

§ 8
Ärztliche Behandlung

(1) Die ärztliche Behandlung umfasst die Tätigkeit der Ärzte, die nach den Regeln der ärztlichen Kunst erforderlich und zweckmäßig ist und das Gebot der Wirtschaftlichkeit erfüllt.

(2) Die ärztliche Behandlung wird von Ärzten erbracht. Sind Hilfeleistungen anderer Personen erforderlich, dürfen diese nur erbracht werden, wenn sie vom Arzt angeordnet und von ihm verantwortet werden.

§ 9
Erstversorgung

Die Erstversorgung umfasst die ärztlichen Leistungen, die den Rahmen des sofort Notwendigen nicht überschreiten.

§ 10
Allgemeine Heilbehandlung

(1) Heilbehandlung (§ 6) wird grundsätzlich als allgemeine Heilbehandlung erbracht.

(2) Allgemeine Heilbehandlung ist die ärztliche Versorgung einer Unfallverletzung, die nach Art oder Schwere weder eines besonderen personellen, apparativ-technischen Aufwandes noch einer spezifischen unfallmedizinischen Qualifikation des Arztes bedarf.

§ 11
Besondere Heilbehandlung

(1) Zur Einleitung besonderer Heilbehandlung berechtigt sind nur
 – der Unfallversicherungsträger,
 – der Durchgangsarzt,
 – der H-Arzt in den Fällen des § 35 oder
 – der Handchirurg nach § 37 Abs. 3 bei Vorliegen einer Verletzung nach Ziffer 8 des Verletzungsartenverzeichnisses

(2) Im Durchgangsarztverfahren sollen etwa 80 v.H. aller Fälle von Verletzungen der allgemeinen Heilbehandlung zugeordnet werden.

(3) Besondere Heilbehandlung ist die fachärztliche Behandlung einer Unfallverletzung, die wegen Art oder Schwere besondere unfallmedizinische Qualifikation verlangt. Dazu gehören auch die Erfassung der Zusammenhänge zwischen Arbeitstätigkeit und Unfallereignis, die tätigkeitsbezogene Funktionsdiagnostik, ggf. unter Berücksichtigung von Vorschäden, sowie die prognostische Einschätzung der Unfallverletzung unter dem Gesichtspunkt typischer Komplikationen sowie frühzeitig einzuleitender medizinischer und schulischer/beruflicher Rehabilitationsmaßnahmen mit umfassender Dokumentation aller Daten, die zur Rekonstruktion von Ursache, Ausmaß und Verlauf der Heilbehandlung relevant sind.

§ 12
Hinzuziehung anderer Ärzte

(1) Soweit es zur Klärung der Diagnose und/oder zur Mitbehandlung erforderlich ist, sind Ärzte anderer Fachrichtungen hinzuziehen. Dies gilt insbesondere, wenn bei der Art der Verletzung der Verdacht auf Mitbeteiligung eines entsprechenden Organs oder Organsystems besteht. Zur Hinzuziehung sind nur Durchgangsärzte und H-Ärzte berechtigt. Handchirurgen nach § 37 Abs. 3, Augen- und HNO-Ärzte sowie hinzugezogene Fachärzte sind dazu nur berechtigt, soweit es für die Diagnostik und Behandlung auf ihrem Fachgebiet erforderlich ist.

(2) Für die Hinzuziehung steht dem Durchgangsarzt, H-Arzt und Handchirurg nach § 37 Abs. 3 der Formtext F 2902 zur Verfügung.

§ 13
Vom Unfallversicherungsträger veranlasste ärztliche Untersuchungen

Die Unfallversicherungsträger können ärztliche Untersuchungen, auch nach Abschluss der Behandlung (z.B. Nachuntersuchungen), durch von ihnen ausgewählte Ärzte veranlassen. Auf Verlangen des Unfallversicherungsträgers leitet der behandelnde Arzt den Unfallverletzten unverzüglich dem vom Unfallversicherungsträger bezeichneten Arzt zur Untersuchung zu.

§ 14
Ärztliche Unfallmeldung

(1) Der behandelnde Arzt erstattet am Tage der ersten Inanspruchnahme durch den Unfallverletzten, spätestens am nächsten Werktag, dem Unfallversicherungsträger die Ärztliche Unfallmeldung nach Formtext F 1050.

(2) Die Ärztliche Unfallmeldung nach Abs. 1 entfällt
 – in Fällen der Vorstellungspflicht des Unfallverletzten beim Durchgangsarzt nach § 26,
 – im Verletzungsartenverfahren nach § 37,
 – wenn ein H-Arzt-Bericht nach § 36 zu erstatten ist,
 – wenn wegen einer isolierten Augen-/HNO-Verletzung ein Augen-/HNO-Arztbericht nach § 40 zu erstatten ist.

Vertrag Ärzte/Unfallversicherungsträger

§ 15
Bericht bei Erstversorgung

Der Arzt, der bei einem Unfallverletzten die Erstversorgung leistet, erstattet auf Verlangen des Unfallversicherungsträgers diesem einen Bericht über den Zustand des Unfallverletzten und die Art der geleisteten Versorgung.

§ 16
Mitteilungen über Besonderheiten des Behandlungsverlaufs

Der behandelnde Arzt benachrichtigt den Unfallversicherungsträger am Tag der Feststellung, spätestens am nächsten Werktag von folgenden Sachverhalten:
– Unerwartete Heilkomplikationen,
– fehlender Heilungsfortschritt,
– Verlegung,
– wesentliche Änderung der Diagnose,
– Notwendigkeit orthopädischer Schuhversorgung,
– Notwendigkeit prothetischer Versorgung,
– Notwendigkeit häuslicher Krankenpflege (siehe § 19),
– Abbruch der Heilbehandlung seitens des Unfallverletzten,
– ungenügende Unterstützung bzw. fehlende Mitwirkung des Unfallverletzten bei der Durchführung der Heilbehandlung.

§ 17
Hinweis zur beruflichen Wiedereingliederung

Der behandelnde Arzt gibt dem Unfallversicherungsträger frühzeitig einen Hinweis, wenn eine Belastungserprobung oder Arbeitstherapie angezeigt ist oder die Einleitung von Maßnahmen der Arbeits- und Berufsförderung/schulischen Förderung notwendig erscheint bzw. Probleme bei der beruflichen Wiedereingliederung zu erwarten sind.

§ 18
Unterstützungspflicht des Arztes bei besonderen medizinischen Maßnahmen

(1) Der behandelnde Arzt unterstützt den Unfallversicherungsträger im Einzelfall auf Verlangen, wenn dieser besondere medizinische Maßnahmen einleiten oder veranlassen will.

(2) Von Anordnungen, die einen Eingriff in seine Behandlung (z.B. Verlegung oder Vorstellung bei anderen Ärzten) bedeuten, ist der Arzt so rechtzeitig zu benachrichtigen, dass er davon nicht später Kenntnis erhält als der Unfallverletzte.

(3) Vom Unfallversicherungsträger im Zusammenhang mit Abs. 1 angeforderte Auskünfte, Berichte und Aufzeichnungen sind diesem innerhalb von drei Tagen zuzuleiten.

§ 19
Verordnung häuslicher Krankenpflege

Der behandelnde Arzt kann häusliche Krankenpflege (§ 32 SGB VII) verordnen. Er hat hierbei die „Gemeinsamen Richtlinien der Spitzenverbände der Unfallversicherung über häusliche Krankenpflege" in der jeweils gültigen Fassung zu beachten.

§ 20
Verordnung von Heilmitteln

(1) Heilmittel (§ 30 SGB VII) können nur der Durchgangsarzt, der H-Arzt, der Handchirurg nach § 37 Abs. 3 sowie der nach § 12 hinzugezogene Arzt verordnen, andere Ärzte nur mit vorheriger Zustimmung des Unfallversicherungsträgers. Liegt die Zustimmung vor, entfällt die Vorstellungspflicht beim Durchgangsarzt nach § 26 Abs. 1 Satz 3.

(2) Für die Verordnung von Krankengymnastik/physikalischer Therapie und die Verordnung von Erweiterter Ambulanter Physiotherapie (EAP) sind die von den Unfallversicherungsträgern vorgesehenen Formtexte zu verwenden (Formtext F 2400 – Verordnung von Leistungen zur Krankengymnastik/physikalische Therapie – bzw. Formtext F 2410 – EAP-Verordnung).

§ 21
Verordnung von Arznei- und Verbandmitteln

(1) Der behandelnde Arzt kann Arznei- und Verbandmittel (§ 29 SGB VII) verordnen. Arzneimittel können, soweit für den Wirkstoff ein Festbetrag gilt, grundsätzlich nur im Rahmen der Festbetragsregelung verordnet werden, es sei denn, das Ziel der Heilbehandlung kann damit nicht erreicht werden. Dann ist dies auf der Verordnung zu dokumentieren. Wird aus anderen Gründen ein Arzneimittel über dem Festbetrag verordnet, hat der Arzt den Unfallverletzten darauf hinzuweisen, dass er die Mehrkosten selbst zu tragen hat.

(2) Bei der Verordnung von Arznei- und Verbandmitteln zulasten eines Unfallversicherungsträgers ist auf dem Arzneiverordnungsblatt (Muster 16 der Vordruckvereinbarung in der vertragsärztlichen Versorgung) neben der Bezeichnung des Unfallversicherungsträgers auch der Unfalltag und der Unfallbetrieb (ggf. Kindertageseinrichtung, Schule, Hochschule) anzugeben. Weiterhin sind das Ankreuzfeld „Arbeitsunfall" zu kennzeichnen und der Freivermerk einzutragen.

§ 22
Verordnung von Hilfsmitteln

(1) Hilfsmittel (§ 31 SGB VII) mit Ausnahme von Seh- und Hörhilfen können nur der Durchgangsarzt, der H-Arzt, der Handchirurg nach § 37 Abs. 3 sowie der nach § 12 hinzugezogene Arzt verordnen. Für die Verordnung gilt § 21 Abs. 2 entsprechend.

(2) Für die Verordnung von Seh- und Hörhilfen verwendet der Augen-/HNO-Arzt die in der vertragsärztlichen Versorgung eingeführten Vordrucke. Dabei ist neben der Bezeichnung des Unfallversicherungsträgers auch der Unfalltag und der Unfallbetrieb (ggf. Kindertageseinrichtung, Schule, Hochschule) anzugeben.

III. Besondere Regelungen für die Heilbehandlung bei Arbeitsunfällen

§ 23
Verfahrensarten

Verfahrensarten i.S.d. § 34 Abs. 1 Satz 3 SGB VII sind
– das Durchgangsarztverfahren,
– das H-Arzt-Verfahren und
– das Verletzungsartenverfahren.

§ 24
Durchgangsarztverfahren

(1) Durchgangsärzte sind Ärzte, die als solche von den Landesverbänden der DGUV beteiligt sind.

(2) Die von den Durchgangsärzten zu erfüllenden Voraussetzungen im Hinblick auf die fachliche Befähigung, die sächliche und personelle Ausstattung sowie die zu übernehmenden Pflichten werden in den „Anforderungen der gesetzlichen Unfallversicherungsträger zur Beteiligung am Durchgangsarztverfahren" festgelegt.

(3) Der Durchgangsarzt ist verpflichtet, die Tätigkeit persönlich auszuüben. Dies gilt auch für die Auswertung der Befunde beim Einsatz der Röntgen-Diagnostik und anderer bildgebender Verfahren im unmittelbaren Zusammenhang mit der Beurteilung von Art oder Schwere der Verletzung.

(4) Soweit erforderlich, können von den Landesverbänden der DGUV ständige Durchgangsarzt-Vertreter anerkannt werden. Diese müssen ebenfalls über die fachliche Befähigung nach den „Anforderungen der gesetzlichen Unfallversicherungsträger zur Beteiligung am Durchgangsarztverfahren" verfügen.

§ 25
nicht besetzt

§ 26
Vorstellungspflicht beim Durchgangsarzt

(1) Der Arzt hält den Unfallverletzten an, sich unverzüglich einem Durchgangsarzt vorzustellen, wenn die Unfallverletzung über den Unfalltag hinaus zur Arbeitsunfähigkeit führt oder die Behandlungsbedürftigkeit voraussichtlich mehr als eine Woche beträgt. Bei Versicherten nach § 2 Abs. 1 Nr. 8 SGB VII (Schüler-Unfallversicherung) hat eine Vorstellung beim Durchgangsarzt zu erfolgen, wenn die Behandlungsbedürftigkeit voraussichtlich mehr als eine Woche beträgt. Eine Vorstellung beim Durchgangsarzt hat auch dann zu erfolgen, wenn nach Auffassung des behandelnden Arztes die Verordnung von Heil- oder Hilfsmitteln oder außerhalb der Berechtigung nach § 12 die Hinzuziehung eines anderen Facharztes erforderlich ist. Bei Wiedererkrankung ist in jedem Fall eine Vorstellung erforderlich. Der Unfallverletzte hat grundsätzlich die freie Wahl unter den Durchgangsärzten.

(2) Absatz 1 findet keine Anwendung bei
– isolierten Augen- und/oder HNO-Verletzungen. In diesen Fällen ist der Verletzte unmittelbar an einen entsprechenden Facharzt zu überweisen.
– Verletzungen der Hand einschließlich der Handwurzel und der die Hand versorgenden Sehnen und Nerven im Bereich des Armes, wenn es sich bei dem behandelnden Arzt um einen Handchirurgen i.S. des § 37 Abs. 3 handelt. In diesen Fällen erstattet der Handchirurg, der nicht Durchgangsarzt ist, unverzüglich einen Bericht nach Formtext F 1010 – Handchirurgischer Erstbericht –. Ist der Unfallverletzte Mitglied einer gesetzlichen Krankenkasse, erhält diese unverzüglich die für sie bestimmte, den Belangen des Datenschutzes angepasste Durchschrift.

(3) Für die Überweisung hat der Arzt den Formtext F 2900 – ÜV – zu verwenden. Im Falle der erstmaligen Vorstellung beim Durchgangsarzt dokumentiert der überweisende Arzt den Grund der Vorstellung durch Ankreuzen auf dem Formtext F 1050 (Ärztliche Unfallmeldung) und rechnet die Kosten der Erstversorgung auf dem Formtext ab. Damit entfällt eine Berichterstattung.

Vertrag Ärzte/Unfallversicherungsträger

§ 27
Aufgaben des Durchgangsarztes

(1) Der Durchgangsarzt beurteilt und entscheidet unter Berücksichtigung von Art oder Schwere der Verletzung, ob eine allgemeine Heilbehandlung oder eine besondere Heilbehandlung erforderlich ist. Leitet er eine besondere Heilbehandlung ein, so führt er die Behandlung durch. Leitet er eine allgemeine Heilbehandlung ein, so überweist er den Unfallverletzten an den Arzt, den dieser als seinen behandelnden Arzt benennt. In diesen Fällen hat sich der Durchgangsarzt über den Stand der allgemeinen Heilbehandlung zu vergewissern (§ 29 Abs. 1).

(2) Der Durchgangsarzt erstattet unverzüglich den Durchgangsarztbericht nach Formtext F 1000. Durchschrift dieses Berichts hat der Durchgangsarzt unverzüglich dem behandelnden Arzt zu übersenden. Ist der Unfallverletzte Mitglied einer gesetzlichen Krankenkasse, erhält diese gleichfalls unverzüglich die für sie bestimmte, den Belangen des Datenschutzes angepasste Durchschrift. Bei einer isolierten Augen-/HNO-Verletzung ist ein Durchgangsarztbericht nicht zu erstatten, wenn der Unfallverletzte an einen entsprechenden Facharzt weitergeleitet wird.

(3) Die Absätze 1 und 2 gelten auch bei Wiedererkrankung.

(4) Bei Unfällen mit Kopfverletzungen mit Gehirnbeteiligung oder Verdacht auf Gehirnbeteiligung erstattet der Durchgangsarzt unverzüglich zusätzlich einen Ergänzungsbericht nach Formtext F 1002 – Ergänzungsbericht Kopfverletzung. Hiervon bleibt die alsbaldige Hinzuziehung eines Neurologen unberührt.

(5) Bei Unfällen mit Knieverletzungen oder Verdacht auf Kniebinnenschaden erstattet der Durchgangsarzt zusätzlich einen Ergänzungsbericht nach Formtext F 1004 – Ergänzungsbericht Knie – in den dort vorgesehenen Fällen.

(6) Bei Unfällen durch elektrischen Strom erstattet der Durchgangsarzt zusätzlich einen Ergänzungsbericht nach Formtext F 1006 – Ergänzungsbericht Stromunfall –.

(7) Bei schweren Verbrennungen (2. und 3. Grades) erstattet der Durchgangsarzt zusätzlich einen Ergänzungsbericht nach Formtext F 1008 – Ergänzungsbericht schwere Verbrennungen.

(8) Vom Ende einer besonderen Heilbehandlung gibt der Durchgangsarzt dem Unfallversicherungsträger mit Formtext F 2222 – Mitteilung D-/H-Arzt: Veränderungen besondere Heilbehandlung – Nachricht.

§ 28
Inanspruchnahme eines nicht zur besonderen Heilbehandlung zugelassenen Arztes

Wird während der Durchführung einer besonderen Heilbehandlung ein anderer, hierzu nicht zugelassener Arzt in Anspruch genommen, so kann er in Fällen, in denen eine sofortige ärztliche Maßnahme dringend erforderlich ist, Leistungen erbringen, die den Rahmen des sofort Notwendigen nicht überschreiten dürfen. Diese Leistungen werden nach den Sätzen der allgemeinen Heilbehandlung vergütet. Im Übrigen hat der Arzt den Unfallverletzten an den die besondere Heilbehandlung durchführenden Arzt zu verweisen.

§ 29
Nachschau

(1) Bei den nicht in eigener Behandlung verbleibenden Unfallverletzten hat der Durchgangsarzt Nachschautermine im Durchgangsarztbericht bzw. Nachschaubericht zu dokumentieren und dem Unfallverletzten mitzuteilen.

(2) Der Durchgangsarzt erstattet unverzüglich einen Nachschaubericht nach Formtext F 2106, wenn zwischenzeitlich eine Behandlung durch einen anderen Arzt stattgefunden hat. Durchschrift dieses Berichtes übersendet der Durchgangsarzt unverzüglich dem behandelnden Arzt.
Ist der Unfallverletzte Mitglied einer gesetzlichen Krankenkasse, erhält diese gleichfalls unverzüglich die für sie bestimmte, den Belangen des Datenschutzes angepasste Durchschrift.

(3) Der behandelnde Arzt kann von sich aus jederzeit eine Nachschau veranlassen.

(4) Eine Nachschau entfällt, wenn die Behandlung durch einen H-Arzt erfolgt.

§ 30
H-Arztverfahren

(1) H-Ärzte sind Ärzte, die als solche von den Landesverbänden der DGUV beteiligt sind.

(2) Die von den H-Ärzten zu erfüllenden Voraussetzungen im Hinblick auf fachliche Befähigung, die sächliche und persönliche Ausstattung sowie die zu übernehmenden Pflichten werden in den „Anforderungen der gesetzlichen Unfallversicherungsträger zur Beteiligung am H-Arztverfahren" festgelegt.

(3) Der H-Arzt ist verpflichtet, die Tätigkeit persönlich auszuüben. Dies gilt auch für die Auswertung der Befunde beim Einsatz der Röntgen-Diagnostik und anderer bildgebender Verfahren im unmittelbaren Zusammenhang mit der Beurteilung von Art oder Schwere der Verletzung.

Vertrag Ärzte/Unfallversicherungsträger

§ 31
nicht besetzt

§ 32
nicht besetzt

§ 33
Befreiung von der Vorstellung beim Durchgangsarzt

Der H-Arzt ist von der Vorstellung des Unfallverletzten beim Durchgangsarzt befreit.

§ 34
nicht besetzt

§ 35
Besondere Heilbehandlung durch den H-Arzt

Der H-Arzt ist berechtigt, in den im Anhang 2 aufgeführten Fällen eine besondere Heilbehandlung durchzuführen, soweit es sich nicht um eine im Verletzungsartenverzeichnis (siehe Anhang 1) aufgeführte Verletzung handelt.

§ 36
H-ärztliche Berichterstattung

(1) Der H-Arzt erstattet unverzüglich einen H-Arzt-Bericht nach Formtext F 1020. Das gilt auch bei Wiedererkrankung. Ist der Unfallverletzte Mitglied einer gesetzlichen Krankenkasse, hat der H-Arzt dieser die den datenschutzrechtlichen Belangen angepasste Durchschrift des Berichtes unverzüglich zu übersenden.

(2) Bei Unfällen mit Kopfverletzungen und Gehirnbeteiligung oder Verdacht auf Gehirnbeteiligung erstattet der H-Arzt unverzüglich zusätzlich einen Ergänzungsbericht nach Formtext F 1002 – Ergänzungsbericht Kopfverletzung. Hiervon bleibt die alsbaldige Hinzuziehung eines Neurologen unberührt.

(3) Bei Unfall mit Knieverletzungen oder Kniebinnenschaden erstattet der H-Arzt zusätzlich einen Ergänzungsbericht nach Formtext F 1004 – Ergänzungsbericht Knie – in den dort vorgesehenen Fällen.

(4) Bei Unfällen durch elektrischen Strom erstattet der H-Arzt zusätzlich einen Ergänzungsbericht nach Formtext F 1006 – Ergänzungsbericht Stromunfall.

(5) Bei schweren Verbrennungen (2. und 3. Grades) erstattet der Arzt zusätzlich einen Ergänzungsbericht nach Formtext F 1008 – Ergänzungsbericht schwere Verbrennung.

(6) Besteht wegen der Unfallverletzung über den 14. Tag nach Behandlungsbeginn hinaus Arbeitsunfähigkeit, erstattet der H-Arzt unverzüglich – und in entsprechenden Zeitfolgen – einen Bericht nach Formtext F 2108 – Verlaufsbericht H-Arzt. Bei Kindern in Kindertageseinrichtungen, Schülern und Studierenden gilt dies entsprechend bei noch bestehender Behandlungsbedürftigkeit.

(7) Vom Ende einer besonderen Heilbehandlung gibt der H-Arzt dem Unfallversicherungsträger mit Formtext F 2222 – Mitteilung D-/H-Arzt: Veränderungen besondere Heilbehandlung – Nachricht.

§ 37
Verletzungsartenverfahren

(1) In Fällen, in denen eine Verletzung nach dem Verletzungsartenverzeichnis (siehe Anhang 1) vorliegt, hat der behandelnde Arzt dafür zu sorgen, dass der Unfallverletzte unverzüglich in ein von den Landesverbänden der DGUV am Verletzungsartenverfahren beteiligtes Krankenhaus überwiesen wird.

(2) Der an diesem Krankenhaus tätige Durchgangsarzt entscheidet nach Art oder Schwere der Verletzung, ob eine stationäre oder ambulante Behandlung erforderlich ist. Er kann die Behandlung ambulant durchführen, den zuweisenden oder einen anderen qualifizierten Arzt mit der ambulanten Behandlung beauftragen.

(3) Eine Überweisung nach Abs. 1 ist in den Fällen der Ziffer 8 des Verletzungsartenverzeichnisses dann nicht erforderlich, wenn es sich bei dem behandelnden Arzt um einen Handchirurgen handelt, der an der Behandlung Unfallverletzter von einem Landesverband der DGUV beteiligt ist.

(4) Der Arzt nach Abs. 2, Satz 2 oder der behandelnde Handchirurg nach Abs. 3 berichtet dem Unfallversicherungsträger unverzüglich über Übernahme, Verlauf und Abschluss der Behandlung. Die Berichte sind zu vergüten.
Die Vergütung der ärztlichen Leistungen erfolgt bei ambulanter Behandlung unmittelbar durch den Unfallversicherungsträger nach den Gebührensätzen der besonderen Heilbehandlung.

§ 38
Feststellung der Transportunfähigkeit

Hält der behandelnde Arzt den Unfallverletzten für transportunfähig, so hat er darüber auf Verlangen des Unfallversicherungsträgers eine Bescheinigung, in der die Transportunfähigkeit zu begründen ist, auszustellen.

IV. Regelungen bei Augen- und Hals-Nasen-Ohren-Verletzungen

§ 39
Überweisungspflicht an den Augen-/HNO-Arzt

(1) Bei Vorliegen einer Verletzung im Bereich von Augen oder Hals, Nasen, Ohren ist der Arzt verpflichtet, den Unfallverletzten unverzüglich einem entsprechenden Facharzt zur Untersuchung vorzustellen.

(2) Diese Vorstellung ist nicht erforderlich, wenn sich durch die vom zuerst in Anspruch genommenen Arzt geleistete Erstbehandlung eine weitere fachärztliche Behandlung erübrigt.

(3) Für die Überweisung hat der Arzt den Formtext F 2900 – ÜV – zu verwenden.

§ 40
Berichterstattung des Augen-/HNO-Arztes

(1) Der Augen- oder HNO-Arzt untersucht und behandelt den Unfallverletzten auf seinem Fachgebiet und erstattet dem Unfallversicherungsträger unverzüglich ohne besondere Anforderung den Augenarztbericht nach Formtext F 1030 bzw. den Hals-Nasen-Ohren-Arzt-Bericht nach Formtext F1040 und übersendet der Krankenkasse die den datenschutzrechtlichen Belangen angepasste Durchschrift des Berichtes, sofern der Unfallverletzte Mitglied einer gesetzlichen Krankenkasse ist.

(2) Abs. 1 gilt auch bei Wiedererkrankungen.

V. Verfahren zur Früherfassung berufsbedingter Hauterkrankungen (Hautarztverfahren)

§ 41
Vorstellungspflicht beim Hautarzt

(1) Jeder Arzt ist verpflichtet, einen Versicherten mit krankhaften Hautveränderungen, bei dem die Möglichkeit besteht, dass daraus eine Hauterkrankung durch eine berufliche Tätigkeit im Sinne der Berufskrankheitenverordnung entsteht, wiederauflebt oder sich verschlimmert, unverzüglich einem Hautarzt mit Formtext F 2900 – ÜV – vorzustellen.

(2) Der Hautarzt untersucht den Versicherten. Er erstattet unverzüglich den Hautarztbericht – Einleitung Hautarztverfahren/Stellungnahme Prävention nach Formtext F 6050 dem Unfallversicherungsträger und übersendet Durchschriften dem behandelnden Arzt und der Krankenkasse.

(3) Der Unfallversicherungsträger teilt dem Hautarzt unverzüglich mit, ob und ab welchem Zeitpunkt Heilbehandlung zulasten des Unfallversicherungsträgers durchzuführen ist.

§ 42
Wiedervorstellungspflicht

Soweit es aus Gründen der Diagnostik erforderlich ist, hat der Hautarzt den Krankheitsverlauf durch Wiedervorstellung des Versicherten zu überwachen. Er hat unverzüglich den Hautarztbericht – Behandlungsverlauf nach Formtext F 6052 dem Unfallversicherungsträger zu erstatten und Durchschriften dem behandelnden Arzt und der Krankenkasse zu übersenden.

§ 43
Hauttestungen

(1) Der Hautarzt ist berechtigt, Tests durchzuführen, die zur Klärung des Ursachenzusammenhangs zwischen der Hauterkrankung und der beruflichen Tätigkeit erforderlich sind.

(2) Testungen sind auf das für die Erstattung des Hautarztberichts erforderliche Maß zu beschränken. Darüber hinausgehende Testungen bedürfen der Zustimmung des Unfallversicherungsträgers.

VI. Berufskrankheiten

§ 44
Ärztliche Anzeige einer Berufskrankheit

(1) Hat ein Arzt den begründeten Verdacht, dass bei einem Versicherten eine Berufskrankheit besteht, so erstattet er dem Unfallversicherungsträger unverzüglich die nach § 202 SGB VII vorgesehene Anzeige.

(2) Der Arzt hat den Versicherten über den Inhalt der Anzeige zu unterrichten und ihm den Unfallversicherungsträger und die Stelle zu nennen, denen er die Anzeige übersendet (vgl. § 202 Satz 2 SGB VII).

§ 45
Mitteilung über die Einleitung einer Behandlung bei Berufskrankheiten

Der Unfallversicherungsträger teilt dem anzeigenden Arzt unverzüglich mit, ob und ab welchem Zeitpunkt Heilbehandlung zulasten des Unfallversicherungsträgers durchzuführen ist.

VII. Auskünfte, Berichte, Aufzeichnungen, Gutachten

§ 46
Auskunftspflicht des Arztes

(1) Der Arzt, der die Erstversorgung geleistet oder den Versicherten behandelt hat (§ 34 SGB VII), erstattet dem Unfallversicherungsträger die Auskünfte, Berichte und Gutachten, die dieser im Vollzuge seiner gesetzlichen Aufgaben von ihm einholt (§ 201 SGB VII). Die Auskunftspflicht nach § 201 SGB VII beschränkt sich auf die Daten über die Behandlung und den Zustand des Versicherten sowie andere personenbezogene Daten, soweit sie für Zwecke der Heilbehandlung und die Erbringung sonstiger Leistungen erforderlich sind.

(2) Die Auskunftspflicht der Ärzte, die nicht an der Heilbehandlung nach § 34 SGB VII beteiligt sind, bestimmt sich nach § 203 SGB VII.

§ 47
Arbeitsunfähigkeits-Bescheinigung

(1) Der zulasten eines Unfallversicherungsträgers behandelnde Arzt ist verpflichtet, die Bescheinigungen, die der Unfallverletzte zum Nachweis der Arbeitsunfähigkeit benötigt, auszustellen.

(2) Er ist weiterhin verpflichtet, dem Träger der gesetzlichen Krankenversicherung unverzüglich die Bescheinigungen über die Arbeitsunfähigkeit mit Angaben über den Befund und die voraussichtliche Dauer der Arbeitsunfähigkeit zu übersenden.

§ 48
Anforderung von Gutachten

(1) Der Unfallversicherungsträger entscheidet darüber, ob das vereinbarte Formulargutachten oder ob ein freies Gutachten zu erstellen ist.

(2) Der Versicherte ist vom Arzt zu unterrichten über:
1. den Erhebungszweck der Daten und die Auskunftspflicht gegenüber dem Unfallversicherungsträger und
2. das Recht, vom Unfallversicherungsträger verlangen zu können, über die von den Ärzten übermittelten Daten unterrichtet zu werden (vgl. § 201 SGB VII).

§ 49
Fristen für Erstattung von Berichten und Gutachten

(1) Der Arzt ist im Interesse des Unfallverletzten zu pünktlicher Berichterstattung verpflichtet. Die Frist beträgt vom Tage des Eingangs der Anforderung ab gerechnet für Auskünfte und Berichte längstens acht Werktage. § 18 Abs. 3 bleibt unberührt.

(2) Für Gutachten gilt eine Frist von längstens drei Wochen. Für den Fall, dass es dem mit der Begutachtung beauftragten Arzt nicht möglich ist, das Gutachten innerhalb der genannten Frist bzw. des im Gutachtenauftrag genannten Termins zu erstatten, ist der Unfallversicherungsträger unverzüglich zu benachrichtigen.

§ 50
Ärztliche Aufzeichnungspflichten

Der Arzt ist verpflichtet, Aufzeichnungen über die Entstehung der Unfallverletzung, den Befund und den Verlauf der Heilbehandlung zu machen.

VIII. Allgemeine Regelungen für die Vergütung

§ 51
Leistungsverzeichnis und Vergütungsregelung

(1) Die Vergütung für ärztliche Leistungen richtet sich nach dem vereinbarten Leistungs- und Gebührenverzeichnis (Anlage zum Vertrag).

(2) Ärztliche Leistungen des Durchgangsarztes nach den §§ 27 und 29 werden nach den Gebührensätzen der besonderen Heilbehandlung vergütet.

(3) Für Behandlungsleistungen, die ein Arzt unter Missachtung der in den §§ 26, 37, 39 und 41 geregelten Vorstellungs- und Überweisungspflichten selbst durchführt, besteht kein Vergütungsanspruch.

§ 52
Ständige Gebührenkommission

(1) Für die Festlegung, Einordnung und Bewertung von Leistungen, die im Leistungs- und Gebührenverzeichnis nicht enthalten sind, sowie für die Auslegung und die Weiterentwicklung des Leistungs- und Gebührenverzeichnisses ist eine ständige Kommission zuständig.

(2) Die Beschlüsse der ständigen Kommission sind von den Vertragspartnern bekanntzugeben.

(3) Die bekanntgegebenen Beschlüsse der ständigen Kommission sind bis zur Beschlussfassung über die förmliche Änderung des Vertrages für die Vertragspartner bindend.

Vertrag Ärzte/Unfallversicherungsträger

§ 53
Zahnärztliche Leistungen von Mund-, Kiefer- und Gesichtschirurgen

Erbringen Mund-, Kiefer- und Gesichtschirurgen zahnärztliche Leistungen, die in dem Leistungs- und Gebührenverzeichnis dieses Vertrages nicht aufgeführt sind, so werden diese Leistungen nach den Regelungen des Vertrages zwischen den Spitzenverbänden der Unfallversicherungsträger und der Kassenzahnärztlichen Bundesvereinigung in der jeweils geltenden Fassung vergütet.

§ 54
Regelungen bei stationärer Behandlung

Für die Unfallversicherungsträger gelten bei stationärer Behandlung (§ 33 Abs. 1 SGB VII) die Regelungen der Bundespflegesatzverordnung und des Krankenhausentgeltgesetzes in der jeweils geltenden Fassung. Das gilt auch für die Vergütungsregelungen zur vor- und nachstationären Behandlung.

§ 55
Vergütung ärztlicher Leistungen am Aufnahmetag

(1) Die stationäre Behandlung beginnt mit der Aufnahme in das Krankenhaus. Die am Aufnahmetag im Krankenhaus erbrachten ärztlichen Leistungen gelten als stationäre Leistungen.

(2) Für im Rahmen stationärer Behandlung außerhalb des Krankenhauses erbrachte Leistungen besteht gegenüber dem Unfallversicherungsträger kein Vergütungsanspruch, soweit diese Leistungen als Bestandteil der allgemeinen Krankenhausleistungen nach dem aktuellen DRG-Entgelttarif für Krankenhäuser im Anwendungsbereich des Krankenhausentgeltgesetzes abgegolten sind.

§ 56
Belegärztliche Behandlung

(1) Soweit bei belegärztlicher Behandlung nach dem aktuellen DRG-Entgelttarif die ärztliche Behandlung nicht abgegolten ist, kann der Belegarzt seine ärztlichen Leistungen nach diesem Vertrag unter entsprechender Anwendung der Minderungspflicht des § 6 a der Gebührenordnung für Ärzte (GOÄ) abrechnen.

(2) Die belegärztliche Behandlung beginnt mit der Aufnahme in die Belegabteilung. Die am Aufnahmetag erbrachten ärztlichen Leistungen gelten als belegärztliche Leistungen, es sei denn, dass diese außerhalb des Krankenhauses erbracht werden.

(3) Ein Belegarzt darf für eine Auftragsleistung, eine Konsiliaruntersuchung oder eine Mitbehandlung einen Arzt hinzuziehen, wenn das betreffende Fach am Krankenhaus nicht vertreten ist.

(4) Zugezogene Ärzte rechnen ihre ärztlichen Leistungen gegenüber dem Unfallversicherungsträger nach diesem Vertrag direkt ab. Bei Leistungserbringung im Krankenhaus gilt die Minderungspflicht entsprechend § 6 a GOÄ.

IX. Regelungen für Auskünfte, Bescheinigungen, Berichte und Gutachten

§ 57
Berichts- und Gutachtenpauschalen

(1) Die Gebühren für Auskünfte, Bescheinigungen, Formtexte, Berichte und Gutachten sind nach den Nrn. 110 ff des Leistungs- und Gebührenverzeichnisses zu zahlen.

(2) Unvollständige Auskünfte, Bescheinigungen, Berichte und Gutachten werden nicht vergütet.

(3) Für Ärztliche Erstberichte (Formtexte F 1000, F 1010, F 1020, F 1030, F 1040, F 1050, F 6050), die nicht unverzüglich erstattet werden, besteht grundsätzlich kein Anspruch auf die Berichtsgebühr. Eine unverzügliche Berichterstattung liegt jedenfalls dann nicht mehr vor, wenn der Bericht später als acht Werktage beim Unfallversicherungsträger eingeht. Die Frist beginnt mit der Erstbehandlung zu Lasten des Unfallversicherungsträgers.

(4) Bei elektronischer Übermittlung gilt die Sendebestätigung als Versandnachweis.

§ 58
Vereinbarte Formtexte

(1) Andere als zwischen den Vertragspartnern vereinbarte Formtexte dürfen nicht verwendet werden.

(2) Beim Einsatz DV-gestützter Textverarbeitung muss sichergestellt sein, dass die Ausdrucke mit den vereinbarten Formtexten identisch sind.

(3) Soweit auf Kopien von vereinbarten Formtexten, die für Dritte bestimmt sind, aus Gründen des Datenschutzes Datenfelder durch Schwärzungen unkenntlich gemacht sind, ist beim Einsatz DV-gestützter Textverarbeitung sicherzustellen, dass auf den für die dritten Stellen bestimmten Ausdrucken die entsprechenden Daten unterdrückt werden.

§ 59
Überschreitung der Gebührenhöchstsätze bei Gutachten

Die Höchstsätze für frei erstattete Gutachten (Nrn. 160, 161, 165 des Leistungs- und Gebührenverzeichnisses) dürfen bei Vorliegen besonderer Gründe und mit vorheriger Zustimmung des Unfallversicherungsträgers überschritten werden. Lehnt dieser einen dahingehenden vom Arzt gestellten Antrag ab, so ist das Gutachten zu den Sätzen nach Nr. 160 bzw. 161 bzw. 165 des Leistungs- und Gebührenverzeichnisses zu honorieren. Falls der Arzt damit nicht einverstanden ist, gibt er den Gutachtenauftrag unverzüglich an den Unfallversicherungsträger zurück.

§ 60
Gebühren für die zum Zwecke der Begutachtung vorgenommenen ärztlichen Leistungen

Ärztliche Leistungen, die im Zusammenhang mit Begutachtungen erbracht werden, werden nach den Gebührensätzen für die besondere Heilbehandlung vergütet.

X. Regelungen bei Hinzuziehung zur Klärung der Diagnose und/oder Mitbehandlung einschließlich Berichterstattung

§ 61
Berichterstattung

(1) Ein Arzt, der nach § 12 hinzugezogen wird, erstattet unverzüglich einen Befundbericht. Dieser ist dem hinzuziehenden Arzt zu übersenden. Der Unfallversicherungsträger erhält eine Kopie. Entsprechendes gilt auch für den vom Belegarzt nach § 56 Abs. 3 hinzugezogenen Arzt.

(2) Der Befundbericht ist Bestandteil der Leistung. Für eine im begründeten Einzelfall erforderliche weitergehende Berichterstattung gelten die Nrn. 110 ff UV-GOÄ.

§ 62
Vergütung ärztlicher Leistungen bei Hinzuziehung zur Klärung der Diagnose und/oder Mitbehandlung

Bei Hinzuziehung nach § 12 im Rahmen ambulanter Behandlung richtet sich die Höhe der Vergütung (Gebührensatz der allgemeinen oder besonderen Heilbehandlung) nach Maßgabe der Einstufung des Behandlungsfalles durch den Durchgangsarzt, den H-Arzt und den Handchirurgen nach § 37 Abs. 3. Entsprechendes gilt bei Hinzuziehung im Rahmen belegärztlicher Behandlung. In allen anderen Fällen erfolgt die Vergütung nach den Gebührensätzen der allgemeinen Heilbehandlung. Bei Leistungserbringung im Krankenhaus gilt die Minderungspflicht entsprechend § 6 a GOÄ.

§ 63
nicht besetzt

XI. Rechnungslegung und Bezahlung

§ 64
Rechnungslegung

(1) Die Rechnung des Arztes an den Unfallversicherungsträger muss enthalten:
1. die Personaldaten des Unfallverletzten,
2. den Unfalltag,
3. den Unfallbetrieb (Name und Anschrift des Arbeitgebers, der Kindertageseinrichtung, der Schule oder Hochschule; handelt es sich um den Arbeitsunfall einer Pflegeperson, so ist als Unfallbetrieb der/die Pflegebedürftige anzugeben),
4. das Datum der Erbringung der Leistung,
5. die entsprechende Nummer im Leistungs- und Gebührenverzeichnis,
6. den jeweiligen Betrag, der im Leistungs- und Gebührenverzeichnis aufgeführt ist.

Die Rechnungslegung soll grundsätzlich nach Abschluss der Behandlung erfolgen. Bei längerer Behandlungsdauer sollte der Abrechnungszeitraum vier Wochen nicht unterschreiten.

(2) Die Forderung der Vorauszahlung der Gebühr und die Erhebung durch Nachnahme sind unzulässig.

(3) Änderungen von Rechnungen sind vom Unfallversicherungsträger dem Arzt gegenüber zu begründen.

§ 65
Zahlungsfrist

Arztrechnungen sind unverzüglich, spätestens innerhalb einer Frist von vier Wochen zu begleichen. Ist dies aus besonderen Gründen nicht möglich, ist der Arzt vom Unfallversicherungsträger unter Angabe der Gründe zu benachrichtigen.

XII. Schlichtungsstelle, Schiedsamt, Inkrafttreten/Kündigung des Vertrages und Übergangsregelungen

§ 66
Schlichtungsstelle

(1) Zur einvernehmlichen Klärung von Fragen, die sich aus der Auslegung des Vertrages ergeben, werden – soweit nicht die Ständige Gebührenkommission nach § 52 zuständig ist – Schlichtungsstellen bei den Landesverbänden der DGUV für deren Gebiet gebildet.

(2) Eine Schlichtungsstelle besteht aus je vier Vertretern der zuständigen Kassenärztlichen Vereinigung und des zuständigen Landesverbandes der DGUV. Jede Partei bestimmt ihre Vertreter. Die Schlichtungsstelle gibt sich eine Verfahrensordnung.

(3) Die Schlichtungsstelle wird auf Antrag einer Kassenärztlichen Vereinigung oder eines Landesverbandes der DGUV tätig.

(4) Die Entscheidungen der Schlichtungsstelle sind für die Betroffenen verbindlich, wenn sie ihr nicht widersprechen. Kann eine Einigung nicht einvernehmlich herbeigeführt werden, ist die Schlichtungsstelle verpflichtet, die Partner dieses Vertrages zu informieren, damit eine Regelung getroffen werden kann.

(5) Entscheidungen der Schlichtungsstellen sind den Partnern dieses Vertrages bekanntzugeben.

§ 67
Schiedsamt

(1) Gemäß § 34 Absatz 6 SGB VII bilden die Vertragspartner ein Schiedsamt.

(2) Das Schiedsamt besteht aus 3 Vertretern der Kassenärztlichen Bundesvereinigung und 3 Vertretern der Verbände der Unfallversicherungsträger sowie einem unparteiischen Vorsitzenden und 2 weiteren unparteiischen Mitgliedern. § 89 Absatz 3 SGB V sowie die auf Grund des § 89 Absatz 6 SGB V erlassenen Rechtsverordnungen gelten entsprechend.

(3) Das Schiedsamt entscheidet auf Antrag der Kassenärztlichen Bundesvereinigung oder der Verbände der Unfallversicherungsträger in Fällen des nicht Zustandekommens oder teilweise nicht Zustandekommens eines Vertrages nach § 34 Absatz 3 SGB VII. Das Schiedsamt legt in diesen Fällen mit der Mehrheit seiner Mitglieder innerhalb von 3 Monaten den Vertragsinhalt fest.

(4) Die Geschäftsführung für das Schiedsamt obliegt dem Hauptverband der DGUV e.V.

§ 68
Kündigungsfrist

(1) Der Vertrag kann mit sechsmonatiger Frist zum Schluss eines jeden Kalenderjahres, das Leistungs- und Gebührenverzeichnis (§ 51) mit einer Frist von sechs Wochen zum Schluss eines jeden Kalenderhalbjahres gekündigt werden.

(2) Wird der Vertrag gekündigt, ist dies dem zuständigen Schiedsamt (§ 67) schriftlich mitzuteilen.

(3) Kommt bis zum Ablauf eines Vertrages ein neuer Vertrag ganz oder teilweise nicht zustande, setzt ein Schiedsamt mit der Mehrheit seiner Mitglieder innerhalb von drei Monaten nach Vertragsablauf den neuen Inhalt fest. In diesem Fall gelten die Bestimmungen des bisherigen Vertrages bis zur Entscheidung des Schiedsamts vorläufig weiter.

§ 69
Inkrafttreten, Übergangsregelungen

(1) Dieser Vertrag tritt am 01. April 2008 in Kraft. Die zwischen dem 01. Mai 2001 und dem 31. März 2008 gefassten Beschlüsse der Gebührenkommission nach § 52 werden ab 1. April 2008 verbindlicher Bestandteil des Leistungs- und Gebührenverzeichnisses nach § 51 (Anlage zum Vertrag). Gleichzeitig tritt der Vertrag Ärzte/Unfallversicherungsträger vom 01. Mai 2001 außer Kraft.

(2) Die bis einschließlich 31. März 2008 erbrachten Leistungen sind nach den Vorschriften des Vertrages in der Fassung vom 01. Mai 2001 abzurechnen.

(3) Ärzte, die nach dem Vertrag vom 01. Mai 2001 beteiligt waren, sind auch nach diesem Vertrag beteiligt.

Berlin/Kassel,
den 16. Januar 2008

Deutsche Gesetzliche Unfallversicherung e.V.

Bundesverband der landwirtschaftlichen Berufsgenossenschaften e.V.

Kassenärztliche Bundesvereinigung, K.d.ö.R.

Vertrag Ärzte/Unfallversicherungsträger

Anhang 1
zum Vertrag Ärzte/Unfallversicherungsträger in der ab 01. April 2008 gültigen Fassung

Verletzungsartenverzeichnis

1. Ausgedehnte oder tiefgehende Verletzungen der Haut und des Weichteilmantels, Amputationsverletzungen, Muskelkompressionssyndrome, thermische und chemische Schädigungen
2. Verletzungen der großen Gefäße
3. Verletzungen der großen Nervenbahnen einschl. Wirbelsäulenverletzungen mit neurologischer Symptomatik
4. Offene oder gedeckte Schädel-Hirnverletzungen (ab SHT Grad II)
5. Brustkorbverletzungen mit Organbeteiligung
6. Bauchverletzungen mit operationsbedürftiger Organbeteiligung einschl. Nieren und Harnwege
7. Operativ rekonstruktionsbedürftige Verletzungen großer Gelenke (mit Ausnahme isolierter Bandverletzung des oberen Sprunggelenks sowie isoliertem Riss des vorderen Kreuzbandes und unkomplizierter vorderer Schulterinstabilität)
8. Schwere Verletzungen der Hand
9. Komplexe Knochenbrüche, insbesondere mehrfache, offene und verschobene Frakturen
10. Alle Verletzungen und Verletzungsfolgen mit Komplikationen, fehlendem Heilungsfortschritt und/oder Korrekturbedürftigkeit

Ergänzende „Erläuterungen zum Verletzungsartenverzeichnis"* geben zusätzliche Hinweise für die Zuordnung bestimmter Verletzungen.

Anhang 2
zum Vertrag Ärzte/Unfallversicherungsträger in der ab 01. April 2008 gültigen Fassung

Bei Vorliegen einer der nachfolgend aufgeführten Verletzungen kann der H-Arzt besondere Heilbehandlung durchführen, soweit es sich nicht um eine Verletzung nach dem Verletzungsartenverzeichnis (siehe Anhang 1) handelt:

1. Offene, scharfrandige bis in die Muskulatur hineinreichende Weichteilverletzungen ohne Nerven- und Sehnenbeteiligung
2. Lokalisierte, oberflächennahe, einschmelzende Entzündungen nach Unfallverletzungen, ohne Gelenkbeteiligung
3. Ausgedehnte Verbrennungen zweiten Grades oder kleinflächige Verbrennungen dritten Grades
4. Muskelrisse, die keine operative Behandlung erfordern
5. Schwere Prellungen, Quetschungen, Stauchungen und Zerrungen von Gelenken mit intraartikulärer oder stark periartikulärer Blutung mit Ausnahme von Schulter- und Kniegelenk
6. Knochenbrüche mit Ausnahme von Gelenkfrakturen und gelenknahen Frakturen bei Kindern
7. Verrenkungen mit Ausnahme von Verrenkungen des Schulter- und Kniegelenkes

Anhang 3
zum Vertrag Ärzte/Unfallversicherungsträger in der ab 01. April 2008 gültigen Fassung

Auszug aus dem SGB VII – Datenschutz

§ 201 Datenerhebung und Datenverarbeitung durch Ärzte

(1) Ärzte und Zahnärzte, die an einer Heilbehandlung nach § 34 beteiligt sind, erheben, speichern und übermitteln an die Unfallversicherungsträger Daten über die Behandlung und den Zustand des Versicherten sowie andere personenbezogene Daten, soweit dies für Zwecke der Heilbehandlung und die Erbringung sonstiger Leistungen erforderlich ist. Ferner erheben, speichern und übermitteln sie die Daten, die für ihre Entscheidung, eine Heilbehandlung nach § 34 durchzuführen, maßgeblich waren. Der Versicherte kann vom Unfallversicherungsträger verlangen, über die von den Ärzten übermittelten Daten unterrichtet zu werden. § 25 Abs. 2 SGB X gilt entsprechend. Der Versicherte ist von den Ärzten über den Erhebungszweck, ihre Auskunftspflicht nach den Sätzen 1 und 2 sowie über sein Recht nach Satz 3 zu unterrichten.

(2) Soweit die für den medizinischen Arbeitsschutz zuständigen Stellen und die Krankenkassen Daten nach Absatz 1 zur Erfüllung ihrer Aufgaben benötigen, dürfen die Daten auch an sie übermittelt werden.

§ 203 Auskunftspflicht von Ärzten

(1) Ärzte und Zahnärzte, die nicht an einer Heilbehandlung nach § 34 beteiligt sind, sind verpflichtet, dem Unfallversicherungsträger auf Verlangen Auskunft über die Behandlung, den Zustand sowie über Erkrankungen und frühere Erkrankungen des Versicherten zu erteilen, soweit dies für die Heilbehandlung und die Erbringung sonstiger Leistungen erforderlich ist. Der Unfallversicherungsträger soll

---
* siehe www.dguv.de

Vertrag Ärzte/Unfallversicherungsträger

Auskunftsverlangen zur Feststellung des Versicherungsfalls auf solche Erkrankungen oder auf solche Bereiche von Erkrankungen beschränken, die mit dem Versicherungsfall in einem ursächlichen Zusammenhang stehen können.

§ 98 Abs. 2 Satz 2 SGB X gilt entsprechend.

(2) Die Unfallversicherungsträger haben den Versicherten auf ein Auskunftsverlangen nach Absatz 1 sowie auf das Recht, auf Verlangen über die von den Ärzten übermittelten Daten unterrichtet zu werden, rechtzeitig hinzuweisen.

§ 25 Abs. 2 SGB X gilt entsprechend.

Gebührenverzeichnis für ärztliche Leistungen
GOÄ
UV-GOÄ

A. Gebühren in besonderen Fällen (GOÄ)

Für die nachfolgend genannten Leistungen dürfen Gebühren nach Maßgabe des § 5 nur bis zum Zweieinhalbfachen des Vergütungssatzes bemessen werden: Nummern 2 und 56 in Abschnitt B, Nummern 250, 250 a, 402 und 403 in Abschnitt C, Nummern 602, 605 bis 617, 620 bis 624, 635 bis 647, 650, 651, 653, 654, 657 bis 661, 665 bis 666, 725, 726, 759 bis 761 in Abschnitt F, Nummern 855 bis 857 in Abschnitt G, Nummern 1001 und 1002 in Abschnitt H, Nummern 1255 bis 1257, 1259, 1260, 1262, 1263, 1268 bis 1270 in Abschnitt I, Nummern 1401, 1403 bis 1406, 1558 bis 1560 in Abschnitt J, Nummern 4850 bis 4873 in Abschnitt N.

A. Abrechnung der ärztlichen Leistungen (UV-GOÄ)

1. Als Vergütung stehen dem Arzt Gebühren, Entschädigungen und Ersatz von Auslagen zu.
2. Der Arzt kann Gebühren nur für selbständige ärztliche Leistungen berechnen, die er selbst erbracht hat oder die unter seiner Aufsicht nach fachlicher Weisung erbracht wurden (eigene Leistungen). Als eigene Leistungen gelten auch von ihm berechnete Laborleistungen des Abschnitts M II (Basislabor), die nach fachlicher Weisung unter der Aufsicht eines anderen Arztes in Laborgemeinschaften oder in von Ärzten ohne eigene Liquidationsberechtigung geleiteten Krankenhauslabors erbracht werden. Für eine Leistung, die Bestandteil oder eine besondere Ausführung einer anderen Leistung nach dem Gebührenverzeichnis ist, kann der Arzt eine Gebühr nicht berechnen, wenn er für die andere Leistung eine Gebühr berechnet.
3. Mit den Gebühren sind die Praxiskosten einschließlich der Kosten für den Sprechstundenbedarf sowie die Kosten für die Anwendung von Instrumenten und Apparaten abgegolten, soweit nicht in diesem Vertrag etwas anderes bestimmt ist. Hat der Arzt ärztliche Leistungen unter Inanspruchnahme Dritter, die nach diesem Vertrag selbst nicht liquidationsberechtigt sind, erbracht, so sind die hierdurch entstandenen Kosten ebenfalls mit der Gebühr abgegolten.
4. Soweit in diesem Vertrag nichts anderes bestimmt ist, dürfen neben den für die einzelnen Leistungen vorgesehenen Gebühren als Auslagen nur berechnet werden:
   4.1 Die Kosten für diejenigen Arzneimittel, Verbandmittel und sonstige Materialien, die der Patient zur weiteren Verwendung behält, oder die mit einer einmaligen Anwendung verbraucht sind, mit Ausnahme der Kosten für
      4.1.1 Kleinmaterialien wie Zellstoff, Mulltupfer, Schnellverbandsmaterial, Verbandspray, Gewebeklebstoff auf Histoacrylbasis, Mullkompressen, Holzspatel, Holzstäbchen, Wattestäbchen, Gummifingerlinge;
      4.1.2 Reagenzien und Narkosemittel zur Oberflächenanästhesie;
      4.1.3 Desinfektions- und Reinigungsmittel;
      4.1.4 Augen-, Ohren-, Nasentropfen, Puder, Salben und geringwertige Arzneimittel zur sofortigen Anwendung;
      4.1.5 folgende Einmalartikel: Einmalspritzen, Einmalkanülen, Einmalhandschuhe, Einmalharnblasenkatheter, Einmalskalpelle, Einmalproktoskope, Einmaldarmrohre, Einmalspekula.
   4.2 Die durch Leistungen nach den Abschnitten M, N und O des Leistungs- und Gebührenverzeichnisses entstandenen Versand- und Portokosten,
   4.3 die bei der Anwendung radioaktiver Stoffe durch deren Verbrauch entstandenen Kosten sowie
   4.4 die nach den Vorschriften des Gebührenverzeichnisses als gesondert berechnungsfähig ausgewiesenen Kosten.

B. Grundleistungen und allgemeine Leistungen (GOÄ)

Allgemeine Bestimmungen

1. Als Behandlungsfall gilt für die Behandlung derselben Erkrankung der Zeitraum eines Monats nach der jeweils ersten Inanspruchnahme des Arztes.
2. Die Leistungen nach den Nummern 1 und/oder 5 sind neben Leistungen nach den Abschnitten C bis O im Behandlungsfall nur einmal berechnungsfähig.
3. Die Leistungen nach den Nummern 1, 3, 5, 6, 7 und/oder 8 können an demselben Tag nur dann mehr als einmal berechnet werden, wenn dies durch die Beschaffenheit des Krankheitsfalls geboten war. Bei mehrmaliger Berechnung ist die jeweilige Uhrzeit der Leistungserbringung in der Rechnung anzugeben. Bei den Leistungen nach den Nummern 1, 5, 6, 7 und/oder 8 ist eine mehrmalige Berechnung an demselben Tag auf Verlangen, bei der Leistung nach Nummer 3 generell zu begründen.
4. Die Leistungen nach den Nummern 1, 3, 22, 30 und/oder 34 sind neben den Leistungen nach den Nummern 804 bis 812, 817, 835, 849, 861 bis 864, 870, 871, 886 sowie 887 nicht berechnungsfähig.
5. Mehr als zwei Visiten an demselben Tag können nur berechnet werden, wenn sie durch die Beschaffenheit des Krankheitsfalls geboten waren. Bei der Berechnung von mehr als zwei Visiten an demselben Tag ist die jeweilige Uhrzeit der Visiten in der Rechnung anzugeben. Auf Verlangen ist die mehr als zweimalige Berechnung einer Visite an demselben Tag zu begründen.

   Anstelle oder neben der Visite im Krankenhaus sind die Leistungen nach den Nummern 1, 3, 4, 5, 6, 7, 8 und/oder 15 nicht berechnungsfähig.
6. Besuchsgebühren nach den Nummern 48, 50 und/oder 51 sind für Besuche von Krankenhaus- und Belegärzten im Krankenhaus nicht berechnungsfähig.
7. Terminvereinbarungen sind nicht berechnungsfähig.
8. Neben einer Leistung nach den Nummern 5, 6, 7 oder 8 sind die Leistungen nach den Nummern 600, 601, 1203, 1204, 1228, 1240, 1400, 1401 und 1414 nicht berechnungsfähig.

Nr.	Leistung	GOÄ Punktzahl	GOÄ 1fach €	GOÄ 2,3-/ 1,8fach €	GOÄ 3,5-/ 2,5fach €	GOÄ 1,2fach €

I. Allgemeine Beratungen und Untersuchungen

Nr.	Leistung	Punktzahl	1fach €	2,3-/1,8fach €	3,5-/2,5fach €	1,2fach €
1 GOÄ	Beratung – auch mittels Fernsprecher –	80	4,66	10,72	16,32	5,60
2* GOÄ	Ausstellung von Wiederholungsrezepten und/oder Überweisungen und/oder Übermittlung von Befunden oder ärztlichen Anordnungen – auch mittels Fernsprecher – durch die Arzthelferin und/oder Messung von Körperzuständen (z. B. Blutdruck, Temperatur) ohne Beratung, bei einer Inanspruchnahme des Arztes	30	1,75	3,15	4,37	1,75**

Die Leistung nach Nummer 2 darf anläßlich einer Inanspruchnahme des Arztes nicht zusammen mit anderen Gebühren berechnet werden.

---

*   Reduzierter Gebührenrahmen
** 1,0fach

GOÄ – B I – Nrn. 3–6

Nr.	Leistung	GOÄ Punktzahl	GOÄ 1fach €	GOÄ 2,3fach €	GOÄ 3,5fach €	GOÄ 1,2fach €
3 GOÄ	Eingehende, das gewöhnliche Maß übersteigende Beratung – auch mittels Fernsprecher –	150	8,74	20,11	30,60	10,49

Die Leistung nach Nummer 3 (Dauer mindestens 10 Minuten) ist nur berechnungsfähig als einzige Leistung oder im Zusammenhang mit einer Untersuchung nach den Nummern 5, 6, 7, 8, 800 oder 801. Eine mehr als einmalige Berechnung im Behandlungsfall bedarf einer besonderen Begründung.

| 4 GOÄ | Erhebung der Fremdanamnese über einen Kranken und/oder Unterweisung und Führung der Bezugsperson(en) – im Zusammenhang mit der Behandlung eines Kranken – .... | 220 | 12,82 | 29,49 | 44,88 | 15,39 |

Die Leistung nach Nummer 4 ist im Behandlungsfall nur einmal berechnungsfähig.
Die Leistung nach Nummer 4 ist neben den Leistungen nach den Nummern 30, 34, 801, 806, 807, 816, 817 und/oder 835 nicht berechnungsfähig.

| 5 GOÄ | Symptombezogene Untersuchung ... | 80 | 4,66 | 10,72 | 16,32 | 5,60 |

Die Leistung nach Nummer 5 ist neben den Leistungen nach den Nummern 6 bis 8 nicht berechnungsfähig.

| 6 GOÄ | Vollständige körperliche Untersuchung mindestens eines der folgenden Organsysteme: alle Augenabschnitte, der gesamte HNO-Bereich, das stomatognathe System, die Nieren und ableitenden Harnwege (bei Männern auch gegebenenfalls einschließlich der männlichen Geschlechtsorgane) oder Untersuchung zur Erhebung eines vollständigen Gefäßstatus – gegebenenfalls einschließlich Dokumentation – .... | 100 | 5,83 | 13,41 | 20,40 | 6,99 |

Die vollständige körperliche Untersuchung eines Organsystems nach der Leistung nach Nummer 6 beinhaltet insbesondere:
– bei den Augen: beidseitige Inspektion des äußeren Auges, beidseitige Untersuchung der vorderen und mittleren Augenabschnitte sowie des Augenhintergrunds;

Nrn. 6–7 – B I – GOÄ

Nr.	Leistung	GOÄ Punktzahl	GOÄ 1fach €	GOÄ 2,3fach €	GOÄ 3,5fach €	GOÄ 1,2fach €
	– *bei dem HNO-Bereich: Inspektion der Nase, des Naseninnern, des Rachens, beider Ohren, beider äußerer Gehörgänge und beider Trommelfelle, Spiegelung des Kehlkopfs;* – *bei dem stomatognathen System: Inspektion der Mundhöhle, Inspektion und Palpation der Zunge und beider Kiefergelenke sowie vollständiger Zahnstatus;* – *bei den Nieren und ableitenden Harnwegen: Palpation der Nierenlager und des Unterbauchs, Inspektion des äußeren Genitale sowie Digitaluntersuchung des Enddarms, bei Männern zusätzlich Digitaluntersuchung der Prostata, Prüfung der Bruchpforten sowie Inspektion und Palpation der Hoden und Nebenhoden;* – *bei dem Gefäßstatus: Palpation und gegebenenfalls Auskultation der Arterien an beiden Handgelenken, Ellenbeugen, Achseln, Fußrücken, Sprunggelenken, Kniekehlen, Leisten sowie der tastbaren Arterien an Hals und Kopf, Inspektion und gegebenenfalls Palpation der oberflächlichen Bein- und Halsvenen.* Die Leistung nach Nummer 6 ist neben den Leistungen nach den Nummern 5, 7 und/oder 8 nicht berechnungsfähig.					
7 GOÄ	Vollständige körperliche Untersuchung mindestens eines der folgenden Organsysteme: das gesamte Hautorgan, die Stütz- und Bewegungsorgane, alle Brustorgane, alle Bauchorgane, der gesamte weibliche Genitaltrakt (gegebenenfalls einschließlich Nieren und ableitende Harnwege) – gegebenenfalls einschließlich Dokumentation –	160	9,33	21,45	32,64	11,19
	Die vollständige körperliche Untersuchung eines Organsystems nach der Leistung nach Nummer 7 beinhaltet insbesondere: – *bei dem Hautorgan: Inspektion der gesamten Haut, Hautanhangsgebilde und sichtbaren Schleimhäute, gegebenenfalls einschließlich Prüfung des Dermographismus und Untersuchung mittels Glasspatel;*					

Nr.	Leistung	GOÄ Punktzahl	GOÄ 1fach €	GOÄ 2,3fach €	GOÄ 3,5fach €	GOÄ 1,2fach €
	– bei den Stütz- und Bewegungsorganen: Inspektion, Palpation und orientierende Funktionsprüfung der Gelenke und der Wirbelsäule einschließlich Prüfung der Reflexe; – bei den Brustorganen: Auskultation und Perkussion von Herz und Lunge sowie Blutdruckmessung; – bei den Bauchorganen: Palpation, Perkussion und Auskultation der Bauchorgane einschließlich palpatorischer Prüfung der Bruchpforten und der Nierenlager; – bei dem weiblichen Genitaltrakt: bimanuelle Untersuchung der Gebärmutter und der Adnexe, Inspektion des äußeren Genitale, der Vagina und der Portio uteri, Digitaluntersuchung des Enddarms, gegebenenfalls Palpation der Nierenlager und des Unterbauchs. Die Leistung nach Nummer 7 ist neben den Leistungen nach den Nummern 5, 6 und/oder 8 nicht berechnungsfähig.					
8 GOÄ	Untersuchung zur Erhebung des Ganzkörperstatus, gegebenenfalls einschließlich Dokumentation	260	15,15	34,86	53,04	18,19
	Der Ganzkörperstatus beinhaltet die Untersuchung der Haut, der sichtbaren Schleimhäute, der Brust- und Bauchorgane, der Stütz- und Bewegungsorgane, sowie eine orientierende neurologische Untersuchung. Die Leistung nach Nummer 8 ist neben den Leistungen nach den Nummern 5, 6, 7 und/oder 800 nicht berechnungsfähig.					
11 GOÄ	Digitaluntersuchung des Mastdarms und/oder der Prostata	60	3,50	8,04	12,24	4,20
15 GOÄ	Einleitung und Koordination flankierender therapeutischer und sozialer Maßnahmen während der kontinuierlichen ambulanten Betreuung eines chronisch Kranken	300	17,49	40,22	61,20	20,98
	Die Leistung nach Nummer 15 darf nur einmal im Kalenderjahr berechnet werden. Neben der Leistung nach Nummer 15 ist die Leistung nach Nummer 4 im Behandlungsfall nicht berechnungsfähig.					

Nrn. A–D – B II – GOÄ

II. Zuschläge zu Beratungen und Untersuchungen nach den Nummern 1, 3, 4, 5, 6, 7 oder 8

Allgemeine Bestimmungen

Die Zuschläge nach den Buchstaben A bis D sowie K 1 sind nur mit dem einfachen Gebührensatz berechnungsfähig. Sie dürfen unabhängig von der Anzahl und Kombination der erbrachten Leistungen je Inanspruchnahme des Arztes nur einmal berechnet werden. Neben den Zuschlägen nach den Buchstaben A bis D sowie K 1 dürfen die Zuschläge nach den Buchstaben E bis J sowie K 2 nicht berechnet werden. Die Zuschläge nach den Buchstaben B bis D dürfen von Krankenhausärzten nicht berechnet werden, es sei denn, die Leistungen werden durch den liquidationsberechtigten Arzt oder seinen Vertreter nach § 4 Abs. 2 Satz 3 erbracht.

Die Zuschläge sind in der Rechnung unmittelbar im Anschluß an die zugrundeliegende Leistung aufzuführen.

Nr.	Leistung	GOÄ Punktzahl	GOÄ 1fach €	GOÄ 2,3fach €	GOÄ 3,5fach €	GOÄ 1,2fach €
A GOÄ	Zuschlag für außerhalb der Sprechstunde erbrachte Leistungen	70	4,08	–	–	–
	Der Zuschlag nach Buchstabe A ist neben den Zuschlägen nach den Buchstaben B, C, und/oder D nicht berechnungsfähig.					
	Der Zuschlag nach Buchstabe A ist für Krankenhausärzte nicht berechnungsfähig.					
B GOÄ	Zuschlag für in der Zeit zwischen 20 und 22 Uhr oder 6 und 8 Uhr außerhalb der Sprechstunde erbrachte Leistungen	180	10,49	–	–	–
C GOÄ	Zuschlag für in der Zeit zwischen 22 und 6 Uhr erbrachte Leistungen	320	18,65	–	–	–
	Neben dem Zuschlag nach Buchstabe C ist der Zuschlag nach Buchstabe B nicht berechnungsfähig.					
D GOÄ	Zuschlag für an Samstagen, Sonn- oder Feiertagen erbrachte Leistungen	220	12,82	–	–	–
	Werden Leistungen innerhalb einer Sprechstunde an Samstagen erbracht, so ist der Zuschlag nach Buchstabe D nur mit dem halben Gebührensatz berechnungsfähig.					
	Werden Leistungen an Samstagen, Sonn- oder Feiertagen zwischen 20 und 8 Uhr erbracht, ist neben dem Zuschlag nach Buchstabe D ein Zuschlag nach Buchstabe B oder C berechnungsfähig.					
	Der Zuschlag nach Buchstabe D ist für Krankenhausärzte im Zusammenhang mit zwischen 8 und 20 Uhr erbrachten Leistungen nicht berechnungsfähig.					

Nr.	Leistung	GOÄ Punktzahl	GOÄ 1fach €	GOÄ 2,3fach €	GOÄ 3,5fach €	GOÄ 1,2fach €
K 1 GOÄ	Zuschlag zu Untersuchungen nach den Nummern 5, 6, 7 oder 8 bei Kindern bis zum vollendeten 4. Lebensjahr	120	6,99	–	–	–

III. Spezielle Beratungen und Untersuchungen

Nr.	Leistung	GOÄ Punktzahl	GOÄ 1fach €	GOÄ 2,3fach €	GOÄ 3,5fach €	GOÄ 1,2fach €
20 GOÄ	Beratungsgespräch in Gruppen von 4 bis 12 Teilnehmern im Rahmen der Behandlung von chronischen Krankheiten, je Teilnehmer und Sitzung (Dauer mindestens 50 Minuten)	120	6,99	16,09	24,48	8,39
	Neben der Leistung nach Nummer 20 sind die Leistungen nach den Nummern 847, 862, 864, 871 und/oder 887 nicht berechnungsfähig.					
21 GOÄ	Eingehende humangenetische Beratung, je angefangene halbe Stunde und Sitzung	360	20,98	48,26	73,44	25,18
	Die Leistung nach Nummer 21 darf nur berechnet werden, wenn die Beratung in der Sitzung mindestens eine halbe Stunde dauert. *Die Leistung nach Nummer 21 ist innerhalb eines halben Jahres nach Beginn des Beratungsfalls nicht mehr als viermal berechnungsfähig.* *Neben der Leistung nach Nummer 21 sind die Leistungen nach den Nummern 1, 3, 4, 22 und 34 nicht berechnungsfähig.*					
22 GOÄ	Eingehende Beratung einer Schwangeren im Konfliktfall über die Erhaltung oder den Abbruch der Schwangerschaft – auch einschließlich Beratung über soziale Hilfen, gegebenenfalls auch einschließlich Beurteilung über das Vorliegen einer Indikation für einen nicht rechtswidrigen Schwangerschaftsabbruch –	300	17,49	40,22	61,20	20,98
	Neben der Leistung nach Nummer 22 sind die Leistungen nach den Nummern 1, 3, 21 oder 34 nicht berechnungsfähig.					
23 GOÄ	Erste Vorsorgeuntersuchung in der Schwangerschaft mit Bestimmung des Geburtstermins – einschließlich Erhebung der Anamnese und Anlegen des Mutterpasses sowie Beratung der Schwangeren über die Mutterschaftsvorsorge, einschließlich Hämoglobinbestimmung –	300	17,49	40,22	61,20	20,98

Nrn. 23–27 – B III – GOÄ

Nr.	Leistung	GOÄ Punktzahl	GOÄ 1fach €	GOÄ 2,3fach €	GOÄ 3,5fach €	GOÄ 1,2fach €
	Neben der Leistung nach Nummer 23 sind die Leistungen nach den Nummern 1, 3, 5, 7 und/oder 3550 nicht berechnungsfähig.					
24 GOÄ	Untersuchung im Schwangerschaftsverlauf – einschließlich Beratung und Bewertung der Befunde, gegebenenfalls auch im Hinblick auf Schwangerschaftsrisiken –	200	11,66	26,81	40,80	13,99
	Neben der Leistung nach Nummer 24 sind die Leistungen nach den Nummern 1, 3, 5 und/oder 7 nicht berechnungsfähig.					
25 GOÄ	Neugeborenen-Erstuntersuchung – gegebenenfalls einschließlich Beratung der Bezugsperson(en) –	200	11,66	26,81	40,80	13,99
	Neben der Leistung nach Nummer 25 sind die Leistungen nach den Nummern 1, 3, 4, 5, 6, 7 und/oder 8 nicht berechnungsfähig.					
26 GOÄ	Untersuchung zur Früherkennung von Krankheiten bei einem Kind bis zum vollendeten 14. Lebensjahr (Erhebung der Anamnese, Feststellung der Körpermaße, Untersuchung von Nervensystem, Sinnesorganen, Skelettsystem, Haut, Brust-, Bauch- und Geschlechtsorganen) – gegebenenfalls einschließlich Beratung der Bezugsperson(en) –	450	26,23	60,33	91,80	31,48
	Die Leistung nach Nummer 26 ist ab dem vollendeten 2. Lebensjahr je Kalenderjahr höchstens einmal berechnungsfähig. *Neben der Leistung nach Nummer 26 sind die Leistungen nach den Nummern 1, 3, 4, 5, 6, 7 und/oder 8 nicht berechnungsfähig.*					
27 GOÄ	Untersuchung einer Frau zur Früherkennung von Krebserkrankungen der Brust, des Genitales, des Rektums und der Haut – einschließlich Erhebung der Anamnese, Abstrichentnahme zur zytologischen Untersuchung, Untersuchung auf Blut im Stuhl und Urinuntersuchung auf Eiweiß, Zucker und Erythrozyten, einschließlich Beratung –	320	18,65	42,90	65,28	22,38
	Mit der Gebühr sind die Kosten für Untersuchungsmaterialien abgegolten.					

Nr.	Leistung	GOÄ Punktzahl	GOÄ 1fach €	GOÄ 2,3fach €	GOÄ 3,5fach €	GOÄ 1,2fach €
	Neben der Leistung nach Nummer 27 sind die Leistungen nach den Nummern 1, 3, 5, 6, 7, 8, 297, 3500, 3511, 3650 und/oder 3652 nicht berechnungsfähig.					
28 GOÄ	Untersuchung eines Mannes zur Früherkennung von Krebserkrankungen des Rektums, der Prostata, des äußeren Genitales und der Haut – einschließlich Erhebung der Anamnese, Urinuntersuchung auf Eiweiß, Zucker und Erythrozyten sowie Untersuchung auf Blut im Stuhl, einschließlich Beratung –	280	16,32	37,54	57,12	19,58
	Mit der Gebühr sind die Kosten für Untersuchungsmaterialien abgegolten. *Neben der Leistung nach Nummer 28 sind die Leistungen nach den Nummern 1, 3, 5, 6, 7, 8, 11, 3500, 3511, 3650 und/oder 3652 nicht berechnungsfähig.*					
29 GOÄ	Gesundheitsuntersuchung zur Früherkennung von Krankheiten bei einem Erwachsenen – einschließlich Untersuchung zur Erhebung des vollständigen Status (Ganzkörperstatus), Erörterung des individuellen Risikoprofils und verhaltensmedizinischer orientierter Beratung –	440	25,65	58,99	89,76	30,78
	Neben der Leistung nach Nummer 29 sind die Leistungen nach den Nummern 1, 3, 5, 6, 7 und/oder 8 nicht berechnungsfähig.					
30 GOÄ	Erhebung der homöopathischen Erstanamnese mit einer Mindestdauer von einer Stunde nach biographischen und homöopathisch-individuellen Gesichtspunkten mit schriftlicher Aufzeichnung zur Einleitung einer homöopathischen Behandlung – einschließlich homöopathischer Repertorisation und Gewichtung der charakteristischen psychischen, allgemeinen und lokalen Zeichen und Symptome des jeweiligen Krankheitsfalls, unter Berücksichtigung der Modalitäten, Alternanzen, Kausal- und Begleitsymptome, zur Auffindung des homöopathischen Einzelmittels, einschließlich Anwendung und Auswertung standardisierter Fragebogen –	900	52,46	120,65	183,60	62,95

Nr.	Leistung	GOÄ Punktzahl	GOÄ 1fach €	GOÄ 2,3fach €	GOÄ 3,5fach €	GOÄ 1,2fach €
	Dauert die Erhebung einer homöopathischen Erstanamnese bei einem Kind bis zum vollendeten 14. Lebensjahr weniger als eine Stunde, mindestens aber eine halbe Stunde, kann die Leistung nach Nummer 30 bis entsprechender Begründung mit der Hälfte der Gebühr berechnet werden. Die Leistung nach Nummer 30 ist innerhalb von einem Jahr nur einmal berechnungsfähig. Neben der Leistung nach Nummer 30 sind die Leistungen nach den Nummern 1, 3 und/oder 34 nicht berechnungsfähig.					
31 GOÄ	Homöopathische Folgeanamnese mit einer Mindestdauer von 30 Minuten unter laufender Behandlung nach den Regeln der Einzelmittelhomöopathie zur Beurteilung des Verlaufs und Feststellung des weiteren Vorgehens – einschließlich schriftlicher Aufzeichnungen –	450	26,23	60,33	91,80	31,48
	Die Leistung nach Nummer 31 ist innerhalb von sechs Monaten höchstens dreimal berechnungsfähig. Neben der Leistung nach Nummer 31 sind die Leistungen nach den Nummern 1, 3, 4, 30 und/oder 34 nicht berechnungsfähig.					
32[1] GOÄ	Untersuchung nach §§ 32 bis 35 und 42 des Jugendarbeitsschutzgesetzes (Eingehende, das gewöhnliche Maß übersteigende Untersuchung – einschließlich einfacher Seh-, Hör- und Farbsinnprüfung –; Urinuntersuchung auf Eiweiß, Zucker und Erythrozyten; Beratung des Jugendlichen; schriftliche gutachtliche Äußerung; Mitteilung für die Personensorgeberechtigten; Bescheinigung für den Arbeitgeber) ..	400	23,31	53,62	81,60	27,98
33 GOÄ	Strukturierte Schulung einer Einzelperson mit einer Mindestdauer von 20 Minuten (bei Diabetes, Gestationsdiabetes oder Zustand nach Pankreatektomie) – einschließlich Evaluation zur Qualitätssicherung unter diabetologischen Gesichtspunkten zum Erlernen und Umsetzen des Behandlungsmanagements, einschließlich der Auswertung eines standardisierten Fragebogens –	300	17,49	40,22	61,20	20,98

---

[1] Bei Leistungserbringung für öffentliche Kostenträger gilt § 11 (Einfachsatz)

Nr.	Leistung	GOÄ Punktzahl	GOÄ 1fach €	GOÄ 2,3fach €	GOÄ 3,5fach €	GOÄ 1,2fach €
	Die Leistung nach Nummer 33 ist innerhalb von einem Jahr höchstens dreimal berechnungsfähig. Neben der Leistung nach Nummer 33 sind die Leistungen nach den Nummern 1, 3, 15, 20, 847, 862, 864, 871 und/oder 887 nicht berechnungsfähig.					
34 GOÄ	Erörterung (Dauer mindestens 20 Minuten) der Auswirkungen einer Krankheit auf die Lebensgestaltung in unmittelbarem Zusammenhang mit der Feststellung oder erheblichen Verschlimmerung einer nachhaltig lebensverändernden oder lebensbedrohenden Erkrankung – gegebenenfalls einschließlich Planung eines operativen Eingriffs und Abwägung seiner Konsequenzen und Risiken –, einschließlich Beratung – gegebenenfalls unter Einbeziehung von Bezugspersonen –	300	17,49	40,22	61,20	20,98
	Die Leistung nach Nummer 34 ist innerhalb von 6 Monaten höchstens zweimal berechnungsfähig. Neben der Leistung nach Nummer 34 sind die Leistungen nach den Nummern 1, 3, 4, 15 und/oder 30 nicht berechnungsfähig.					

IV. Visiten, Konsiliartätigkeit, Besuche, Assistenz

Nr.	Leistung	GOÄ Punktzahl	GOÄ 1fach €	GOÄ 2,3fach €	GOÄ 3,5fach €	GOÄ 1,2fach €
45 GOÄ	Visite im Krankenhaus	70	4,08	9,38	14,28	4,90
	Die Leistung nach Nummer 45 ist neben anderen Leistungen des Abschnitts B nicht berechnungsfähig. Werden zu einem anderen Zeitpunkt an demselben Tag andere Leistungen des Abschnitts B erbracht, so können diese mit Angabe der Uhrzeit für die Visite und die anderen Leistungen aus Abschnitt B berechnet werden. Anstelle oder neben der Visite im Krankenhaus sind die Leistungen nach den Nummern 1, 3, 4, 5, 6, 7, 8, 15, 48, 50 und/oder 51 nicht berechnungsfähig. Wird mehr als eine Visite an demselben Tag erbracht, kann für die über die erste Visite hinausgehenden Visiten nur die Leistung nach Nummer 46 berechnet werden.					

Nrn. 45–50 – B IV – GOÄ

Nr.	Leistung	GOÄ Punktzahl	GOÄ 1fach €	GOÄ 2,3fach €	GOÄ 3,5fach €	GOÄ 1,2fach €
	Die Leistung nach Nummer 45 ist nur berechnungsfähig, wenn diese durch einen liquidationsberechtigten Arzt des Krankenhauses oder dessen ständigen ärztlichen Vertreter persönlich erbracht wird.					
46 GOÄ	Zweitvisite im Krankenhaus	50	2,91	6,70	10,20	3,50
	Die Leistung nach Nummer 46 ist neben anderen Leistungen des Abschnitts B nicht berechnungsfähig. Werden zu einem anderen Zeitpunkt an demselben Tag andere Leistungen des Abschnitts B erbracht, so können diese mit Angabe der Uhrzeit für die Visite und die anderen Leistungen aus Abschnitt B berechnet werden. Anstelle oder neben der Zweitvisite im Krankenhaus sind die Leistungen nach den Nummern 1, 3, 4, 5, 6, 7, 8, 15, 45, 48, 50 und/oder 51 nicht berechnungsfähig. *Mehr als zwei Visiten dürfen nur berechnet werden, wenn sie durch die Beschaffenheit des Krankheitsfalls geboten waren oder verlangt wurden. Wurde die Visite verlangt, muß dies in der Rechnung angegeben werden. Die Leistung nach Nummer 46 ist nur berechnungsfähig, wenn diese durch einen liquidationsberechtigten Arzt des Krankenhauses oder dessen ständigen ärztlichen Vertreter persönlich erbracht wird.*					
48 GOÄ	Besuch eines Patienten auf einer Pflegestation (z. B. in Alten- oder Pflegeheimen) – bei regelmäßiger Tätigkeit des Arztes auf der Pflegestation zu vorher vereinbarten Zeiten – .	120	6,99	16,09	24,48	8,39
	Die Leistung nach Nummer 48 ist neben den Leistungen nach den Nummern 1, 50, 51 und/oder 52 nicht berechnungsfähig.					
50 GOÄ	Besuch, einschließlich Beratung und symptombezogene Untersuchung ...	320	18,65	42,90	65,28	22,38
	Die Leistung nach Nummer 50 darf anstelle oder neben einer Leistung nach den Nummern 45 oder 46 nicht berechnet werden. *Neben der Leistung nach Nummer 50 sind die Leistungen nach den Nummern 1, 5, 48 und/oder 52 nicht berechnungsfähig.*					

		GOÄ Punktzahl	GOÄ 1fach €	GOÄ 2,3-/ 1,8fach €	GOÄ 3,5-/ 2,5fach €	GOÄ 1,2fach €
51 GOÄ	Besuch eines weiteren Kranken in derselben häuslichen Gemeinschaft in unmittelbarem zeitlichen Zusammenhang mit der Leistung nach Nummer 50 – einschließlich Beratung und symptombezogener Untersuchung – .	250	14,57	33,52	51,00	17,49
	Die Leistung nach Nummer 51 darf anstelle oder neben einer Leistung nach den Nummern 45 oder 46 nicht berechnet werden. *Neben der Leistung nach Nummer 51 sind die Leistungen nach den Nummern 1, 5, 48 und/oder 52 nicht berechnungsfähig.*					
52 GOÄ	Aufsuchen eines Patienten außerhalb der Praxisräume oder des Krankenhauses durch nichtärztliches Personal im Auftrag des niedergelassenen Arztes (z. B. zur Durchführung von kapillaren oder venösen Blutentnahmen, Wundbehandlungen, Verbandwechsel, Katheterwechsel)	100	5,83	–	–	–
	Die Pauschalgebühr nach Nummer 52 ist nur mit dem einfachen Gebührensatz berechnungsfähig. Sie ist nicht berechnungsfähig, wenn das nichtärztliche Personal den Arzt begleitet. Wegegeld ist daneben nicht berechnungsfähig.					
55 GOÄ	Begleitung eines Patienten durch den behandelnden Arzt zur unmittelbar notwendigen stationären Behandlung – gegebenenfalls einschließlich organisatorischer Vorbereitung der Krankenhausaufnahme –	500	29,14	67,03	102,00	34,97
	Neben der Leistung nach Nummer 55 sind die Leistungen nach den Nummern 56, 60 und/oder 833 nicht berechnungsfähig.					
56* GOÄ	Verweilen, ohne Unterbrechung und ohne Erbringung anderer ärztlicher Leistungen – wegen Erkrankung erforderlich –, je angefangene halbe Stunde	180	10,49	18,89	26,23	10,49**

* Reduzierter Gebührenrahmen
** 1,0fach

Nrn. 56–61 – B IV – GOÄ

Nr.	Leistung	GOÄ Punktzahl	GOÄ 1fach €	GOÄ 2,3fach €	GOÄ 3,5fach €	GOÄ 1,2fach €
	Die Verweilgebühr darf nur berechnet werden, wenn der Arzt nach der Beschaffenheit des Krankheitsfalls mindestens eine halbe Stunde verweilen muß und während dieser Zeit keine ärztliche(n) Leistung(en) erbringt. Im Zusammenhang mit dem Beistand bei einer Geburt darf die Verweilgebühr nur für ein nach Ablauf von zwei Stunden notwendiges weiteres Verweilen berechnet werden.					
60 GOÄ	Konsiliarische Erörterung zwischen zwei oder mehr liquidationsberechtigten Ärzten, für jeden Arzt	120	6,99	16,09	24,48	8,39
	Die Leistung nach Nummer 60 darf nur berechnet werden, wenn sich der liquidierende Arzt zuvor oder in unmittelbarem zeitlichen Zusammenhang mit der konsiliarischen Erörterung persönlich mit dem Patienten und dessen Erkrankung befaßt hat. *Die Leistung nach Nummer 60 darf auch dann berechnet werden, wenn die Erörterung zwischen einem liquidationsberechtigten Arzt und dem ständigen persönlichen ärztlichen Vertreter eines anderen liquidationsberechtigten Arztes erfolgt.* *Die Leistung nach Nummer 60 ist nicht berechnungsfähig, wenn die Ärzte Mitglieder derselben Krankenhausabteilung oder derselben Gemeinschaftspraxis oder einer Praxisgemeinschaft von Ärzten gleicher oder ähnlicher Fachrichtung (z. B. praktischer Arzt und Allgemeinarzt, Internist und praktischer Arzt) sind. Sie ist nicht berechnungsfähig für routinemäßige Besprechungen (z. B. Röntgenbesprechung, Klinik- oder Abteilungskonferenz, Team- oder Mitarbeiterbesprechung, Patientenübergabe).*					
61 GOÄ	Beistand bei der ärztlichen Leistung eines anderen Arztes (Assistenz), je angefangene halbe Stunde	130	7,58	17,43	26,52	9,09
	Die Leistung nach Nummer 61 ist neben anderen Leistungen nicht berechnungsfähig. *Die Nummer 61 gilt nicht für Ärzte, die zur Ausführung einer Narkose hinzugezogen werden.* *Die Leistung nach Nummer 61 darf nicht berechnet werden, wenn die Assistenz durch nicht liquidationsberechtigte Ärzte erfolgt.*					

Nr.	Leistung	GOÄ Punktzahl	GOÄ 1fach €	GOÄ 2,3fach €	GOÄ 3,5fach €	GOÄ 1,2fach €
62 GOÄ	Zuziehung eines Assistenten bei operativen belegärztlichen Leistung oder bei ambulanter Operation durch niedergelassene Ärzte, je angefangene halbe Stunde	150	8,74	20,11	30,60	10,49

Wird die Leistung nach Nummer 62 berechnet, kann der assistierende Arzt die Leistung nach Nummer 61 nicht berechnen.

V. Zuschläge zu den Leistungen nach den Nummern 45 bis 62

Allgemeine Bestimmungen

Die Zuschläge nach den Buchstaben E bis J sowie K 2 sind nur mit dem einfachen Gebührensatz berechnungsfähig. Abweichend hiervon sind die Zuschläge nach den Buchstaben E bis H neben der Leistung nach Nummer 51 nur mit dem halben Gebührensatz berechnungsfähig. Im Zusammenhang mit Leistungen nach den Nummern 45 bis 55 und 60 dürfen die Zuschläge unabhängig von der Anzahl und Kombination der erbrachten Leistungen je Inanspruchnahme des Arztes nur einmal berechnet werden. Neben den Zuschlägen nach den Buchstaben E bis J sowie K 2 dürfen die Zuschläge nach den Buchstaben A bis D sowie K 1 nicht berechnet werden.

Die Zuschläge sind in der Rechnung unmittelbar im Anschluß an die zugrundeliegende Leistung aufzuführen.

Nr.	Leistung	GOÄ Punktzahl	GOÄ 1fach €	GOÄ 2,3fach €	GOÄ 3,5fach €	GOÄ 1,2fach €
E GOÄ	Zuschlag für dringend angeforderte und unverzüglich erfolgte Ausführung ..	160	9,33	–	–	–

Der Zuschlag nach Buchstabe E ist neben Leistungen nach den Nummern 45 und/oder 46 nicht berechnungsfähig, es sei denn, die Visite wird durch einen Belegarzt durchgeführt. Der Zuschlag nach Buchstabe E ist neben Zuschlägen nach den Buchstaben F, G und/oder H nicht berechnungsfähig.

F GOÄ	Zuschlag für in der Zeit von 20 bis 22 Uhr oder 6 bis 8 Uhr erbrachte Leistungen	260	15,15	–	–	–

Der Zuschlag nach Buchstabe F ist neben den Leistungen nach den Nummern 45, 46, 48 und 52 nicht berechnungsfähig.

G GOÄ	Zuschlag für in der Zeit zwischen 22 und 6 Uhr erbrachte Leistungen	450	26,23	–	–	–

Der Zuschlag nach Buchstabe G ist neben den Leistungen nach den Nummern 45, 46, 48 und 52 nicht berechnungsfähig.
Neben dem Zuschlag nach Buchstabe G ist der Zuschlag nach Buchstabe F nicht berechnungsfähig.

H GOÄ	Zuschlag für an Samstagen, Sonn- oder Feiertagen erbrachte Leistungen	340	19,82	–	–	–

Nrn. H–K 2, 70–78 – B V, VI – GOÄ

Nr.	Leistung	GOÄ Punktzahl	GOÄ 1fach €	GOÄ 2,3fach €	GOÄ 3,5fach €	GOÄ 1,2fach €
B	*Werden Leistungen an Samstagen, Sonn- oder Feiertagen zwischen 20 und 8 Uhr erbracht, darf neben dem Zuschlag nach Buchstabe H ein Zuschlag nach Buchstabe F oder G berechnet werden.* *Der Zuschlag nach Buchstabe H ist neben den Leistungen nach den Nummern 45, 46, 48 und 52 nicht berechnungsfähig.*					
J GOÄ	Zuschlag zur Visite bei Vorhalten eines vom Belegarzt zu vergütenden ärztlichen Bereitschaftsdienstes, je Tag ...	80	4,66	–	–	–
K 2 GOÄ	Zuschlag zu den Leistungen nach den Nummern 45, 46, 48, 50, 51, 55 oder 56 bei Kindern bis zum vollendeten 4. Lebensjahr	120	6,99	–	–	–

VI. Berichte, Briefe

Nr.	Leistung	GOÄ Punktzahl	GOÄ 1fach €	GOÄ 2,3fach €	GOÄ 3,5fach €	GOÄ 1,2fach €
70 GOÄ	Kurze Bescheinigung oder kurzes Zeugnis, Arbeitsunfähigkeitsbescheinigung	40	2,33	5,36	8,16	2,80
75 GOÄ	Ausführlicher schriftlicher Krankheits- und Befundbericht (einschließlich Angaben zur Anamnese, zu dem(n) Befund(en), zur epikritischen Bewertung und gegebenenfalls zur Therapie) ...	130	7,58	17,43	26,52	9,09
	Die Befundmitteilung oder der einfache Befundbericht ist mit der Gebühr für die zugrundeliegende Leistung abgegolten.					
76 GOÄ	Schriftlicher Diätplan, individuell für den einzelnen Patienten aufgestellt ..	70	4,08	9,38	14,28	4,90
77 GOÄ	Schriftliche, individuelle Planung und Leitung einer Kur mit diätetischen, balneologischen und/oder klimatherapeutischen Maßnahmen unter Einbeziehung gesundheitserzieherischer Aspekte	150	8,74	20,11	30,60	10,49
	Die Leistung nach Nummer 77 ist für eine im zeitlichen Zusammenhang durchgeführte Kur unabhängig von deren Dauer nur einmal berechnungsfähig.					
78 GOÄ	Behandlungsplan für die Chemotherapie und/oder schriftlicher Nachsorgeplan für einen tumorkranken Patienten, individuell für den einzelnen Patienten aufgestellt	180	10,49	24,13	36,72	12,59

Nr.	Leistung	GOÄ Punktzahl	GOÄ 1fach €	GOÄ 2,3fach €	GOÄ 3,5fach €	GOÄ 1,2fach €
80 GOÄ	Schriftliche gutachtliche Äußerung ...	300	17,49	40,22	61,20	20,98
85 GOÄ	Schriftliche gutachtliche Äußerung mit einem das gewöhnliche Maß übersteigenden Aufwand – gegebenenfalls mit wissenschaftlicher Begründung –, je angefangene Stunde Arbeitszeit ..	500	29,14	67,03	102,00	34,97
90 GOÄ	Schriftliche Feststellung über das Vorliegen oder Nichtvorliegen einer Indikation für einen Schwangerschaftsabbruch	120	6,99	16,09	24,48	8,39
95 GOÄ	Schreibgebühr, je angefangene DIN A 4-Seite	60	3,50	–	–	–
96 GOÄ	Schreibgebühr, je Kopie	3	0,17	–	–	–

Die Schreibgebühren nach den Nummern 95 und 96 sind nur neben den Leistungen nach den Nummern 80, 85 und 90 und nur mit dem einfachen Gebührensatz berechnungsfähig.

VII. Todesfeststellung

Allgemeine Bestimmung

Begibt sich der Arzt zur Erbringung einer oder mehrerer Leistungen nach den Nummern 100 bis 107 außerhalb seiner Arbeitsstätte (Praxis oder Krankenhaus) oder seiner Wohnung, kann er für die zurückgelegte Wegstrecke Wegegeld nach § 8 berechnen.

Nr.	Leistung	Punktzahl	1fach €	2,3fach €	3,5fach €	1,2fach €
100 GOÄ	Untersuchung eines Toten – einschließlich Feststellung des Todes und Ausstellung des Leichenschauscheines –	250	14,57	33,52	51,00	17,49
102 GOÄ	Entnahme einer Körperflüssigkeit bei einem Toten	150	8,74	20,11	30,60	10,49
104 GOÄ	Bulbusentnahme bei einem Toten ...	250	14,57	33,52	51,00	17,49
105 GOÄ	Hornhautentnahme aus einem Auge bei einem Toten	230	13,41	30,83	46,92	16,09
107 GOÄ	Entnahme eines Herzschrittmachers bei einem Toten	220	12,82	29,49	44,88	15,39

B. Grundleistungen und allgemeine Leistungen (UV-GOÄ)

Allgemeine Bestimmungen

1. Als Behandlungsfall gilt die gesamte ambulante Versorgung, die von demselben Arzt nach der ersten Inanspruchnahme innerhalb von drei Monaten an demselben Patienten zu Lasten desselben gesetzlichen UV-Trägers vorgenommen worden ist. Stationäre belegärztliche Behandlung ist ein eigenständiger Behandlungsfall auch dann, wenn innerhalb der 3 Monate ambulante Behandlung durch den Belegarzt erfolgt.
2. Die Leistung nach Nummer 1 ist neben Leistungen nach den Abschnitten C bis O im Behandlungsfall nur einmal berechnungsfähig. Die Leistung nach Nummer 1 ist neben der Leistung nach Nummer 6 nicht berechnungsfähig.
3. Die Leistungen nach den Nummern 1 bis 15 können an demselben Tag nur dann mehr als einmal berechnet werden, wenn dies durch die Beschaffenheit des Krankheitsfalls geboten war. Bei mehrmaliger Berechnung ist die jeweilige Uhrzeit der Leistungserbringung in der Rechnung anzugeben. Bei den Leistungen nach den Nummern 1 bis 5 und 11 bis 15 ist eine mehrmalige Berechnung an demselben Tag auf Verlangen, bei der Leistung nach den Nummern 6 bis 10 generell zu begründen.
4. Die Leistung nach Nummer 1 ist neben den Leistungen nach den Nummern 804 bis 812, 817, 835, 849, 861 bis 864, 870, 871, 886 sowie 887 nicht berechnungsfähig.
5. Mehr als zwei Visiten an demselben Tag können nur berechnet werden, wenn sie durch die Beschaffenheit des Krankheitsfalls geboten waren. Bei der Berechnung von mehr als zwei Visiten an demselben Tag ist die jeweilige Uhrzeit der Visiten in der Rechnung anzugeben. Auf Verlangen ist die mehr als zweimalige Berechnung einer Visite an demselben Tag zu begründen. Anstelle oder neben der Visite im Krankenhaus sind die Leistungen nach den Nummern 1 bis 15 und/oder 18 nicht berechnungsfähig.
6. Besuchsgebühren nach den Nummern 48, 50 und/oder 51 sind für Besuche von Krankenhaus- und Belegärzten im Krankenhaus nicht berechnungsfähig.
7. Terminvereinbarungen sind nicht berechnungsfähig.
8. Neben einer Leistung nach Nummer 6 bis 10 sind die Leistungen nach den Nummern 600, 601, 1203, 1204, 1228, 1240, 1400, 1401 und 1414 nicht berechnungsfähig.

Nr.	Leistung	UV Allg. €	UV Bes. €

I. Allgemeine Beratungen und Untersuchungen

Nr.	Leistung	UV Allg. €	UV Bes. €
1 UV-GOÄ	Symptomzentrierte Untersuchung bei Unfallverletzungen oder bei Verdacht auf das Vorliegen einer Berufskrankheit einschließlich Beratung	6,21	7,73
2 UV-GOÄ	Leistung nach Nummer 1, jedoch außerhalb der Sprechstunde	7,18	8,93
	Die Leistung nach Nummer 2 ist nicht berechnungsfähig, wenn ein Patient zwar nach Ablauf der angezeigten Sprechstundenzeit, jedoch während der noch andauernden Sprechstunde vom Arzt behandelt wird. Dies gilt auch für eine Behandlung im Rahmen einer Bestellpraxis.		
3 UV-GOÄ	Leistung nach Nummer 1, jedoch bei Nacht (zwischen 20 und 8 Uhr)	19,19	23,88

Nr.	Leistung	UV Allg. €	UV Bes. €
4 UV-GOÄ	Leistung nach Nummer 1, jedoch an Sonn- und Feiertagen	9,11	11,34
5 UV-GOÄ	Leistung nach Nummer 1, jedoch an Samstagen ab 12 Uhr	9,11	11,34
6 UV-GOÄ	Umfassende Untersuchung verbunden mit nach Umfang und Zeit besonderem differenzialdiagnostischen Aufwand und/oder Beteiligung mehrerer Organe einschl. Klärung oder Überprüfung des Zusammenhangs mit der Berufstätigkeit sowie der notwendigen Beratung	14,50	18,04
	Die Leistung kann pro Behandlungsfall nicht mehr als dreimal berechnet werden.		
6 a UV-GOÄ	Leistung nach Nr. 6, zusätzlich neben den Leistungen nach Nrn. 50 bis 50 e einmal berechnungsfähig	8,29	10,31
	Die Notwendigkeit der Leistung nach Nr. 6 a ist auf der Rechnung zu begründen (z. B. ärztliche Versorgung von Schwerstverletzten und -erkrankten, Verdacht auf multiple Verletzungen).		
7 UV-GOÄ	Leistung nach Nummer 6, jedoch außerhalb der Sprechstunde	15,46	19,24
	Die Leistung nach Nr. 7 ist nicht berechnungsfähig, wenn ein Patient zwar nach Ablauf der angezeigten Sprechstundenzeit, jedoch während der noch andauernden Sprechstunde vom Arzt behandelt wird. Dies gilt auch für eine Behandlung im Rahmen einer Bestellpraxis.		
8 UV-GOÄ	Leistung nach Nummer 6, jedoch bei Nacht (zwischen 20 und 8 Uhr)	27,47	34,19
9 UV-GOÄ	Leistung nach Nummer 6, jedoch an Sonn- und Feiertagen	17,39	21,65
10 UV-GOÄ	Leistung nach Nummer 6, jedoch an Samstagen ab 12 Uhr	17,39	21,65
11 UV-GOÄ	Beratung – auch mittels Fernsprecher – als alleinige Leistung	2,48	3,09
12 UV-GOÄ	Leistung nach Nummer 11, jedoch außerhalb der Sprechstunde	3,45	4,29
	Die Leistung nach Nr. 12 ist nicht berechnungsfähig, wenn ein Patient zwar nach Ablauf der angezeigten Sprechstundenzeit, jedoch während der noch andauernden Sprechstunde vom Arzt beraten wird. Dies gilt auch für eine Behandlung im Rahmen einer Bestellpraxis.		

Nr.	Leistung	UV Allg. €	UV Bes. €
15 UV-GOÄ	Leistung nach Nummer 11, jedoch an Samstagen ab 12 Uhr	5,38	6,70
16 UV-GOÄ	Aushändigen von Wiederholungsrezepten und/oder Überweisungen und/oder Übermittlung von Befunden oder ärztlichen Anordnungen – auch mittels Fernsprecher – durch die Arzthelferin als alleinige Leistung	2,07	2,58
18 UV-GOÄ	Digitaluntersuchung des Mastdarms und/oder der Prostata	4,14	5,15
19 UV-GOÄ	Einleitung und Koordination flankierender therapeutischer und sozialer Maßnahmen während der kontinuierlichen ambulanten Betreuung eines chronisch Kranken	20,71	25,77

Die Leistung nach Nummer 19 darf nur einmal im Kalenderjahr berechnet werden.

II. Leistungen unter besonderen Bedingungen

Nr.	Leistung	UV Allg. €	UV Bes. €
20 UV-GOÄ	Beratungsgespräch in Gruppen von 4 bis 12 Teilnehmern im Rahmen der Behandlung von chronischen Krankheiten, je Teilnehmer und Sitzung (Dauer mindestens 50 Minuten)	8,28	10,31

Neben der Leistung nach Nummer 20 sind die Leistungen nach den Nummern 847, 862, 864, 871 und/oder 887 nicht berechnungsfähig.

| 21 UV-GOÄ | Eingehende humangenetische Beratung, je angefangene halbe Stunde und Sitzung | 24,85 | 30,92 |

*Die Leistung nach Nummer 21 darf nur berechnet werden, wenn die Beratung in der Sitzung mindestens eine halbe Stunde dauert.
Die Leistung nach Nummer 21 ist innerhalb eines halben Jahres nach Beginn des Beratungsfalls nicht mehr als viermal berechnungsfähig.
Neben der Leistung nach Nummer 21 sind die Leistungen nach den Nummern 1 bis 15 oder 22 nicht berechnungsfähig.*

Nr.	Leistung	UV Allg. €	UV Bes. €
22 UV-GOÄ	Eingehende Beratung einer Schwangeren im Konfliktfall über die Erhaltung oder den Abbruch der Schwangerschaft – auch einschließlich Beratung über soziale Hilfen, gegebenenfalls auch einschließlich Beurteilung über das Vorliegen einer Indikation für einen nicht rechtswidrigen Schwangerschaftsabbruch –	20,71	25,77
	Neben der Leistung nach Nummer 22 sind die Leistungen nach den Nummern 1 bis 15 oder 21 nicht berechnungsfähig.		
33 UV-GOÄ	Strukturierte Schulung einer Einzelperson mit einer Mindestdauer von 20 Minuten (bei Diabetes, Gestationsdiabetes oder Zustand nach Pankreatektomie) – einschließlich Evaluation zur Qualitätssicherung unter diabetologischen Gesichtspunkten zum Erlernen und Umsetzen des Behandlungsmanagements, einschließlich der Auswertung eines standardisierten Fragebogens – ggf. auch für gleichwertig strukturierte Schulungsprogramme	20,71	25,77
	Neben der Leistung nach Nummer 33 sind die Leistungen nach den Nummern 1 bis 15, 19, 20, 847, 862, 864, 871 und/oder 887 nicht berechnungsfähig.		

III. Visiten, Konsiliartätigkeit, Besuche, Assistenz

Nr.	Leistung	UV Allg. €	UV Bes. €
45 UV-GOÄ	Visite im Krankenhaus	4,83	6,01
	Die Leistung nach Nummer 45 ist neben anderen Leistungen des Abschnitts B nicht berechnungsfähig. Werden zu einem anderen Zeitpunkt an demselben Tag andere Leistungen des Abschnitts B erbracht, so können diese mit Angabe der Uhrzeit für die Visite und die anderen Leistungen aus Abschnitt B berechnet werden. Anstelle oder neben der Visite im Krankenhaus sind die Leistungen nach den Nummern 1 bis 15, 18, 48, 50 und/oder 51 nicht berechnungsfähig. Wird mehr als eine Visite an demselben Tag erbracht, kann für die über die erste Visite hinausgehenden Visiten nur die Leistung nach Nummer 46 berechnet werden.		

Nr.	Leistung	UV Allg. €	UV Bes. €
	Die Leistung nach Nummer 45 ist nur berechnungsfähig, wenn diese durch einen liquidationsberechtigten Arzt des Krankenhauses oder dessen ständigen ärztlichen Vertreter persönlich erbracht wird.		
46 UV-GOÄ	Zweitvisite im Krankenhaus	3,45	4,29
	Die Leistung nach Nummer 46 ist neben anderen Leistungen des Abschnitts B nicht berechnungsfähig. Werden zu einem anderen Zeitpunkt an demselben Tag andere Leistungen des Abschnitts B erbracht, so können diese mit Angabe der Uhrzeit für die Visite und die anderen Leistungen aus Abschnitt B berechnet werden. Anstelle oder neben der Zweitvisite im Krankenhaus sind die Leistungen nach den Nummern 1 bis 15, 18, 45, 48, 50 und/oder 51 nicht berechnungsfähig. Mehr als zwei Visiten dürfen nur berechnet werden, wenn sie durch die Beschaffenheit des Krankheitsfalls geboten waren oder verlangt wurden. Wurde die Visite verlangt, muß dies in der Rechnung angegeben werden. Die Leistung nach Nummer 46 ist nur berechnungsfähig, wenn diese durch einen liquidationsberechtigten Arzt des Krankenhauses oder dessen ständigen ärztlichen Vertreter persönlich erbracht wird. Die Leistung nach Nr. 45 und 46 ist auch berechnungsfähig, wenn diese vom Belegarzt erbracht wird.		
47 UV-GOÄ	Kostenersatz zur Visite, je Tag, bei Vorhalten eines vom Belegarzt zu vergütenden ärztlichen Bereitschaftsdienstes	4,66	4,66
48 UV-GOÄ	Besuch eines Patienten auf einer Pflegestation (z. B. in Alten- oder Pflegeheimen) – bei regelmäßiger Tätigkeit des Arztes auf der Pflegestation zu vorher vereinbarten Zeiten –	8,28	10,31
	Die Leistung nach Nummer 48 ist neben den Leistungen nach den Nummern 11 bis 15, 50, 51 und/oder 52 nicht berechnungsfähig.		
50 UV-GOÄ	Besuch, einschließlich Beratung und Untersuchung	22,09	27,49

Nr.	Leistung	UV Allg. €	UV Bes. €
50 a UV-GOÄ	Leistung nach Nummer 50 (dringend angefordert und sofort ausgeführt oder wegen der Beschaffenheit der Krankheit gesondert notwendig)	27,61	34,36
50 b UV-GOÄ	Leistung nach Nummer 50, jedoch aus der Sprechstunde heraus sofort ausgeführt	35,89	44,67
50 c UV-GOÄ	Leistung nach Nummer 50, jedoch bei Nacht (bestellt und ausgeführt zwischen 20 und 22 Uhr oder 6 und 8 Uhr)	35,89	44,67
50 d UV-GOÄ	Leistung nach Nummer 50, jedoch bei Nacht (bestellt und ausgeführt zwischen 22 und 6 Uhr)	47,63	59,27
50 e UV-GOÄ	Leistung nach Nummer 50, jedoch an Samstagen ab 12 Uhr sowie an Sonn- und Feiertagen	30,37	37,79

Die Leistungen nach Nummern 50 bis 50e dürfen anstelle oder neben einer Leistung nach Nummer 45 oder 46 nicht berechnet werden.
Neben den Leistungen nach Nummern 50 bis 50e sind die Leistungen nach den Nummern 1 bis 6, 7 bis 15, 48 und/oder 52 nicht berechnungsfähig. Die Leistung nach Nr. 6 a kann zusätzlich berechnet werden.

Nr.	Leistung	UV Allg. €	UV Bes. €
51 UV-GOÄ	Besuch eines weiteren Kranken in derselben häuslichen Gemeinschaft in unmittelbarem zeitlichen Zusammenhang mit der Leistung nach den Nummern 50 bis 50e – einschließlich Beratung und Untersuchung –	17,26	21,47

Die Leistung nach Nummer 51 darf anstelle oder neben einer Leistung nach Nummer 45 oder 46 nicht berechnet werden.
Neben der Leistung nach Nummer 51 sind die Leistungen nach den Nummern 1 bis 5, 11 bis 15, 48 und/oder 52 nicht berechnungsfähig.

Nr.	Leistung	UV Allg. €	UV Bes. €
52 UV-GOÄ	Aufsuchen eines Patienten außerhalb der Praxisräume oder des Krankenhauses durch nichtärztliches Personal im Auftrag des niedergelassenen Arztes (z. B. zur Durchführung von kapillaren oder venösen Blutentnahmen, Wundbehandlungen, Verbandwechsel, Katheterwechsel)	5,83	5,83

Wegegeld ist nicht berechnungsfähig. Die Gebühr ist nicht berechnungsfähig, wenn das nichtärztliche Personal den Arzt begleitet.

Nr.	Leistung	UV Allg. €	UV Bes. €
55 UV-GOÄ	Begleitung eines Patienten durch den behandelnden Arzt zur unmittelbar notwendigen stationären Behandlung – gegebenenfalls einschließlich organisatorischer Vorbereitung der Krankenhausaufnahme – je angefangene halbe Stunde der Einsatzdauer	34,51	42,95
	Neben der Leistung nach Nummer 55 sind die Leistungen nach den Nummern 56, 60 und/oder 833 nicht berechnungsfähig.		
	Verweilen, ohne Unterbrechung und ohne Erbringung anderer ärztlicher Leistungen – wegen Erkrankung erforderlich –, je angefangene halbe Stunde		
56 UV-GOÄ	– am Tag	6,21	7,73
57 UV-GOÄ	– bei Nacht (zwischen 20 und 8 Uhr)	12,42	15,46
	Die Verweilgebühr darf nur berechnet werden, wenn der Arzt nach der Beschaffenheit des Krankheitsfalls mindestens eine halbe Stunde verweilen muß und während dieser Zeit keine ärztliche(n) Leistung(en) erbringt. Im Zusammenhang mit dem Beistand bei einer Geburt darf die Verweilgebühr nur für ein nach Ablauf von zwei Stunden notwendiges weiteres Verweilen berechnet werden.		
	Konsiliarische Erörterung zwischen zwei oder mehr liquidationsberechtigten Ärzten, für jeden Arzt		
60 a UV-GOÄ	– am Tag	8,28	10,31
60 b UV-GOÄ	– bei Nacht (zwischen 20 und 8 Uhr)	16,57	20,62
	Die Leistung nach Nummer 60 darf nur berechnet werden, wenn sich der liquidierende Arzt zuvor oder in unmittelbarem zeitlichen Zusammenhang mit der konsiliarischen Erörterung persönlich mit dem Patienten und dessen Erkrankung befaßt hat.		

Nr.	Leistung	UV Allg. €	UV Bes. €
	Die Leistung nach Nummer 60 darf auch dann berechnet werden, wenn die Erörterung zwischen einem liquidationsberechtigten Arzt und dem ständigen persönlichen ärztlichen Vertreter eines anderen liquidationsberechtigten Arztes erfolgt. *Die Leistung nach Nummer 60 ist nicht berechnungsfähig, wenn die Ärzte Mitglieder derselben Krankenhausabteilung oder derselben Gemeinschaftspraxis oder einer Praxisgemeinschaft von Ärzten gleicher oder ähnlicher Fachrichtung (z. B. praktischer Arzt und Allgemeinarzt, Internist und praktischer Arzt) sind. Sie ist nicht berechnungsfähig für routinemäßige Besprechungen (z. B. Röntgenbesprechung, Klinik- oder Abteilungskonferenz, Team- oder Mitarbeiterbesprechung, Patientenübergabe).* Beistand bei der ärztlichen Leistung eines anderen Arztes (Assistenz), die typischerweise ohne ärztliche Assistenz nicht erbracht werden kann, je angefangene halbe Stunde – die Leistungen sind anzugeben.		
61 a *UV-GOÄ*	– am Tag	8,97	11,17
61 b *UV-GOÄ*	– bei Nacht (zwischen 20 und 22 Uhr und zwischen 6 und 8 Uhr)	17,33	21,56
61 c *UV-GOÄ*	– bei Nacht (zwischen 22 und 6 Uhr)	34,03	42,35
	Die Leistungen nach Nummer 61a-c sind neben anderen Leistungen nicht berechnungsfähig. *Die Nummern 61a-c gelten nicht für Ärzte, die zur Ausführung einer Narkose hinzugezogen werden; sie dürfen nicht berechnet werden, wenn die Assistenz durch nicht liquidationsberechtigte Ärzte erfolgt.*		

IV. Wegegeld und Reiseentschädigungen

Allgemeine Bestimmungen

1. Als Entschädigungen für Besuche erhält der Arzt Wegegeld und Reiseentschädigung; hierdurch sind Zeitversäumnisse und die durch den Besuch bedingten Mehrkosten abgegolten.
2. Der Arzt kann für jeden Besuch innerhalb eines begrenzten Radius um die Praxisstelle ein Wegegeld berechnen.
3. Bei Besuchen über eine Entfernung von mehr als 25 Kilometern zwischen Praxisstelle des Arztes und Besuchsstelle tritt an die Stelle des Wegegeldes eine Reiseentschädigung.
4. Erfolgt der Besuch von der Wohnung des Arztes aus, so tritt bei der Berechnung des Radius die Wohnung des Arztes an die Stelle der Praxisstelle. Werden mehrere Patienten in derselben häuslichen Gemeinschaft oder in einem Heim, insbesondere in einem Alten- oder Pflegeheim besucht, darf der Arzt das Wegegeld bzw. die Reiseentschädigung unabhängig von der Anzahl der besuchten Patienten und deren Versichertenstatus insgesamt nur einmal und nur anteilig berechnen.

Nr.	Leistung	UV Allg. €	UV Bes. €
Wegegeld			
71 UV-GOÄ	bis zu zwei Kilometern	3,58	
72 UV-GOÄ	bei Nacht (zwischen 20 und 8 Uhr)	7,16	
73 UV-GOÄ	bis zu fünf Kilometern	6,65	
74 UV-GOÄ	bei Nacht (zwischen 20 und 8 Uhr)	10,23	
81 UV-GOÄ	bis zu zehn Kilometern	10,23	
82 UV-GOÄ	bei Nacht (zwischen 20 und 8 Uhr)	15,34	
83 UV-GOÄ	bis zu 25 Kilometern	15,34	
84 UV-GOÄ	bei Nacht (zwischen 20 und 8 Uhr)	25,56	
Reiseentschädigung			
86 UV-GOÄ	bei Benutzung des eigenen Kraftwagens je zurückgelegter Kilometer	0,26	
87 UV-GOÄ	bei Benutzung anderer Verkehrsmittel tatsächliche Aufwendungen		
88 UV-GOÄ	bei Abwesenheit bis zu 8 Stunden je Tag	51,13	
89 UV-GOÄ	bei Abwesenheit von mehr als 8 Stunden je Tag	102,26	
91 UV-GOÄ	für notwendige Übernachtungen Ersatz von Kosten		

V. Todesfeststellung

Allgemeine Bestimmung

Begibt sich der Arzt zur Erbringung einer oder mehrerer Leistungen nach den Nummern 100 bis 107 außerhalb seiner Arbeitsstätte (Praxis oder Krankenhaus) oder seiner Wohnung, kann er für die zurückgelegte Wegstrecke Wegegeld nach den Nummern 71 bis 74 oder 81 bis 84 berechnen.

Nr.	Leistung	UV Allg. €	UV Bes. €
100 UV-GOÄ	Untersuchung eines Toten – einschließlich Feststellung des Todes und Ausstellung des Leichenschauscheines –	17,26	21,47
102 UV-GOÄ	Entnahme einer Körperflüssigkeit bei einem Toten	10,35	12,88
104 UV-GOÄ	Bulbusentnahme bei einem Toten	17,26	21,47
105 UV-GOÄ	Hornhautentnahme aus einem Auge bei einem Toten	15,88	19,76
107 UV-GOÄ	Entnahme eines Herzschrittmachers bei einem Toten	15,19	18,90

VI. Besondere Regelungen

Allgemeine Bestimmungen

1. Die Befundmitteilung oder der einfache Befundbericht ist mit der Gebühr für die zugrundeliegende Leistung abgegolten.
2. Für Berichte, die auf Verlangen des Trägers der gesetzlichen Unfallversicherung oder aufgrund von Regelungen des Vertrages Ärzte/Unfallversicherungsträger frei ohne Verwendung eines Vordrucks erstattet werden, bemisst sich die Gebühr entsprechend dem Aufwand, Zweck und Inhalt nach dem Gebührenrahmen der Nummern 110 bis 123.
3. Portoauslagen für angeforderte Berichte/Gutachten sind – soweit kein Freiumschlag beigefügt ist – dem Arzt zu erstatten.
4. Für die Übersendung von Krankengeschichten oder Auszügen (Fotokopien) daraus wird, ungeachtet des Umfanges, ein Pauschsatz von € 12,37 (Abrechnung als Geb.-Nr. 193), zuzüglich Porto, vergütet. Sie müssen vom absendenden Arzt durchgesehen und ihre Richtigkeit muss von diesem bescheinigt werden.

Berichtsvordrucke		Berichtsgebühr in €
110 UV-GOÄ	Vordruck* F 1100 Auskunft Behandlung	8,04
111 UV-GOÄ	Vordruck F 1102 Auskunft Kopfverletzung	14,85
112 UV-GOÄ	Vordruck F 1108 Auskunft Verbrennungen	8,04
113 UV-GOÄ	Vordruck F 1104 Auskunft Komplikationen Gliedmaßenverletzung	8,77
114 UV-GOÄ	nicht besetzt	

Anm. d. Bearb.: * Nach Vertrag Ärzte/Unfallversicherungsträger, Stand. 1.4.2008, nun als „Formtext" bezeichnet. Ein Beschluss zur Änderung im Gebührenverzeichnis UV-GOÄ stand jedoch zu Redaktionsschluss noch nicht fest.

Berichtsvordrucke	Berichtsgebühr in €
117 UV-GOÄ Vordruck F 1110 Auskunft Zweifel Arbeitsunfall/Ursachenzusammenhang	16,14
118 UV-GOÄ nicht besetzt	
119 UV-GOÄ Vordruck F 1114 Ausführliche Auskunft	20,68
120 UV-GOÄ Vordruck F 1116 Ausführliche Auskunft, Augen	20,68
121 UV-GOÄ Vordruck F 2134 Ausführlicher Bericht, Knie	28,47
122 UV-GOÄ Vordruck F 2132 Ausführlicher Bericht, Kopfverletzung	17,66
123 UV-GOÄ Vordruck F 1120 Bericht neurologischer Befund	28,47
124 UV-GOÄ nicht besetzt	
125 UV-GOÄ Vordruck F 1050 Ärztliche Unfallmeldung	6,19
126 UV-GOÄ Vordruck F 1030 Augenarztbericht	12,39
127 UV-GOÄ Vordruck F 1040 Hals-Nasen-Ohrenarztbericht	12,39
128 UV-GOÄ nicht besetzt	
129 UV-GOÄ Vordruck F 6150 Bericht Haut BK 5101	20,68
130 UV-GOÄ Vordruck F 6050 Hautarztbericht – Einleitung Hautarztverfahren/Stellungnahme Prävention	50,00
Mit der Gebühr ist (sind) die Untersuchungsleistung(en) abgegolten. Portoauslagen und Tests (§ 43 Vertrag Ärzte/UV-Träger) werden gesondert vergütet.	
131 UV-GOÄ Vordruck F 6052 Hautarztbericht – Behandlungsverlauf –	25,00
Mit der Gebühr ist (sind) die Untersuchungsleistung(en) abgegolten.	
132 UV-GOÄ Vordruck F 1000 Durchgangsarztbericht	15,09
134 UV-GOÄ Vordruck F 2106 Nachschaubericht	7,79
135 UV-GOÄ Vordruck F 1020 H-Arzt-Bericht	11,35
135a UV-GOÄ Vordruck F 2108 Verlaufsbericht H-Arzt	7,79
136 UV-GOÄ Vordruck F 1002 Ergänzungsbericht Kopfverletzung	17,18

Berichtsvordrucke	Berichtsgebühr in €
137 Vordruck F 1004 UV-GOÄ Ergänzungsbericht Knie	17,18
138 Vordruck F 1006 UV-GOÄ Ergänzungsbericht Stromunfall	11,35
139 Vordruck F 1008 UV-GOÄ Ergänzungsbericht schwere Verbrennungen	8,77
140 Vordruck F 1010 UV-GOÄ Handchirurgischer Erstbericht	15,09
141 Vordruck F 6000 UV-GOÄ Ärztliche Anzeige über eine Berufskrankheit (§ 44 Vertrag Ärzte/UV-Träger)	15,22
142 Vordruck F 6120 UV-GOÄ Bericht Wirbelsäule BK 2108, 2109, 2110	16,14
143 Vordruck UV-GOÄ Bescheinigung zum Nachweis der Arbeitsunfähigkeit (§ 47 Vertrag Ärzte/UV-Träger)	2,74
144 Vordruck UV-GOÄ Bescheinigung über Transportunfähigkeit (§ 38 Vertrag Ärzte/UV-Träger)	3,81
145 Vordruck F 2900 UV-GOÄ Überweisungsvordruck ÜV §§ 26, 39 Vertrag Ärzte/UV-Träger)	3,49

Formulargutachten

146 Vordruck A 4200 UV-GOÄ Erstes Rentengutachten	67,13
147 Vordruck A 4202 UV-GOÄ Erstes Rentengutachten Augen	67,13
148 Vordruck A 4500 UV-GOÄ Zweites Rentengutachten (Rente auf unbestimmte Zeit)	58,82
149 Vordruck A 4502 UV-GOÄ Zweites Rentengutachten Augen (Rente auf unbestimmte Zeit)	58,82
150 Vordruck A 4510 UV-GOÄ Rentengutachten (Nachprüfung MdE)	58,82
151 Vordruck A 4512 UV-GOÄ Rentengutachten Augen (Nachprüfung MdE)	58,82
152 Vordruck A 4520 UV-GOÄ Rentengutachten (Rente nach Gesamtvergütung)	58,82

Berichtsvordrucke	Berichtsgebühr in €
153 UV-GOÄ Vordruck A 4550 Gutachten bei Abfindung	40,28
154 UV-GOÄ Vordruck A 5512 Gutachten erhöhte Witwen-/Witwerrente	40,28
155 UV-GOÄ Vordruck A 8200-2301 Gutachten BK 2301	153,28

Mit der Pauschgebühr sind alle Leistungen und Sachkosten abgegolten. Ausgenommen sind Röntgenleistungen und die Messung otoakustischer Emissionen. Werden dem Unfallversicherungsträger Sachkosten von einem Dritten in Rechnung gestellt, so sind diese von dem Gutachtenhonorar abzusetzen.

Freie Gutachten

160 UV-GOÄ Ohne Fragestellung zum ursächlichen Zusammenhang je nach Schwierigkeitsgrad und Umfang	67,13–154,67
161 UV-GOÄ Mit Fragestellung zum ursächlichen Zusammenhang je nach Schwierigkeitsgrad und Umfang	84,05–236,16

Zu den Höchstsätzen nach Nrn. 160, 161 gilt § 59 des Vertrages Ärzte/UV-Träger

165 UV-GOÄ Eingehend begründetes wissenschaftliches Gutachten je nach Schwierigkeitsgrad und Umfang	100,96–317,58

Darunter ist zu verstehen: Aufgrund der Vorgeschichte, der Angaben und des Befundes erstelltes und durch wissenschaftliche Äußerungen gestütztes und zugleich die wissenschaftlichen Erwägungen (notwendige Beiziehung und Auswertung wissenschaftlicher Literatur) erläuterndes ausführliches Gutachten. Zum Höchstbetrag gilt § 59 des Vertrages Ärzte/UV-Träger.

190 UV-GOÄ Schreibgebühren für Arztvordrucke nach den Nummern 117 bis 124 und Gutachten nach den Nummern 146 bis 154, 155 (ausgenommen audiologischer Befundbogen), 160, 161, 165 je Seite	3,50
191 UV-GOÄ je verlangte Kopie	0,17
192 UV-GOÄ elektronische Übermittlung eines Arztberichts an den UV-Träger	0,35

Berichtsvordrucke	Berichtsgebühr in €
193 UV-GOÄ Übersendung von Krankengeschichten gem. B. VI Allgemeine Bestimmungen Nr. 4 (zuzüglich Porto)	12,37
194 UV-GOÄ Kopie und Versand von Tonschwellenaudiogrammen }- auch beiderseits – (zuzüglich Porto) – vgl. Anmerkung zu Nr. 1403	2,66
195 UV-GOÄ Übersendung angeforderter Röntgenaufnahmen (einschließlich Verpackung) pauschal je Sendung (zuzüglich Porto) – vgl. O. Allgemeine Bestimmungen Nr. 8 –	5,47

Diese Gebühr gilt auch für auf Anforderung des Kostenträgers oder eines anderen Arztes auf CD oder DVD übersandte Aufnahmen einschließlich der Herstellung.

C. Nichtgebietsbezogene Sonderleistungen (GOÄ/UV-GOÄ)

I. Anlegen von Verbänden (GOÄ)

Allgemeine Bestimmung
Wundverbände nach Nummer 200, die im Zusammenhang mit einer operativen Leistung (auch Ätzung, Fremdkörperentfernung), Punktion, Infusion, Transfusion oder Injektion durchgeführt werden, sind Bestandteil dieser Leistung.

Nr.	Leistung	GOÄ Punktzahl	GOÄ 1fach €	GOÄ 2,3fach €	GOÄ 3,5fach €	GOÄ 1,2fach €
200 GOÄ	Verband – ausgenommen Schnell- und Sprühverbände, Augen-, Ohrenklappen oder Dreiecktücher –	45	2,62	6,03	9,18	3,15
201 GOÄ	Redressierender Klebeverband des Brustkorbs oder dachziegelförmiger Klebeverband – ausgenommen Nabelverband –	65	3,79	8,71	13,26	4,55
204 GOÄ	Zirkulärer Verband des Kopfes oder des Rumpfes (auch als Wundverband); stabilisierender Verband des Halses, des Schulter- oder Hüftgelenks oder einer Extremität über mindestens zwei große Gelenke; Schanz'scher Halskrawattenverband; Kompressionsverband	95	5,54	12,74	19,38	6,64
206 GOÄ	Tape-Verband eines kleinen Gelenks	70	4,08	9,38	14,28	4,90
207 GOÄ	Tape-Verband eines großen Gelenks oder Zinkleimverband	100	5,83	13,41	20,40	6,99
208 GOÄ	Stärke- oder Gipsfixation, zusätzlich zu einem Verband	30	1,75	4,02	6,12	2,10
209 GOÄ	Großflächiges Auftragen von Externa (z. B. Salben, Cremes, Puder, Lotionen, Lösungen) zur Behandlung von Hautkrankheiten mindestens einer Körperregion (Extremität, Kopf, Brust, Bauch, Rücken), je Sitzung	150	8,74	20,11	30,60	10,49
210 GOÄ	Kleiner Schienenverband – auch als Notverband bei Frakturen –	75	4,37	10,05	15,30	5,25
211 GOÄ	Kleiner Schienenverband – bei Wiederanlegung derselben, gegebenenfalls auch veränderten Schiene –	60	3,50	8,04	12,24	4,20
212 GOÄ	Schienenverband mit Einschluß von mindestens zwei großen Gelenken (Schulter-, Ellenbogen-, Hand-, Knie-, Fußgelenk) – auch als Notverband bei Frakturen –	160	9,33	21,45	32,64	11,19

Nr.	Leistung	GOÄ Punktzahl	GOÄ 1fach €	GOÄ 2,3fach €	GOÄ 3,5fach €	GOÄ 1,2fach €
213 GOÄ	Schienenverband mit Einschluß von mindestens zwei großen Gelenken (Schulter-, Ellenbogen-, Hand-, Knie-, Fußgelenk) – bei Wiederanlegung derselben, gegebenenfalls auch veränderten Schiene –	100	5,83	13,41	20,40	6,99
214 GOÄ	Abduktionsschienenverband – auch mit Stärke- oder Gipsfixation –	240	13,99	32,17	48,96	16,79
217 GOÄ	Streckverband	230	13,41	30,83	46,92	16,09
218 GOÄ	Streckverband mit Nagel- oder Drahtextension	660	38,47	88,48	134,64	46,16
225 GOÄ	Gipsfingerling	70	4,08	9,38	14,28	4,90
227 GOÄ	Gipshülse mit Gelenkschienen	300	17,49	40,22	61,20	20,98
228 GOÄ	Gipsschienenverband oder Gipspantoffel	190	11,07	25,47	38,76	13,29
229 GOÄ	Gipsschienenverband – bei Wiederanlegung derselben, gegebenenfalls auch veränderten Schiene	130	7,58	17,43	26,52	9,09
230 GOÄ	Zirkulärer Gipsverband – gegebenenfalls als Gipstutor –	300	17,49	40,22	61,20	20,98
231 GOÄ	Zirkulärer Gehgipsverband des Unterschenkels	360	20,98	48,26	73,44	25,18
232 GOÄ	Zirkulärer Gipsverband mit Einschluß von mindestens zwei großen Gelenken (Schulter-, Ellenbogen-, Hand-, Knie-, Sprunggelenk)	430	25,06	57,65	87,72	30,08
235 GOÄ	Zirkulärer Gipsverband des Halses einschließlich Kopfstütze – auch mit Schultergürtel –	750	43,72	100,55	153,00	52,46
236 GOÄ	Zirkulärer Gipsverband des Rumpfes	940	54,79	126,02	191,77	65,75
237 GOÄ	Gips- oder Gipsschienenverband mit Einschluß von mindestens zwei großen Gelenken (Schulter-, Ellenbogen-, Hand-, Knie-, Fußgelenk) ...	370	21,57	49,60	75,48	25,88
238 GOÄ	Gipsschienenverband mit Einschluß von mindestens zwei großen Gelenken (Schulter-, Ellenbogen-, Hand-, Knie-, Fußgelenk) – bei Wiederanlegung derselben, gegebenenfalls auch veränderten Schiene –	200	11,66	26,81	40,80	13,99
239 GOÄ	Gipsverband für Arm mit Schulter oder Bein mit Beckengürtel	750	43,72	100,55	153,00	52,46

Nr. 240–247 – C I – GOÄ

Nr.	Leistung	GOÄ Punktzahl	GOÄ 1fach €	GOÄ 2,3fach €	GOÄ 3,5fach €	GOÄ 1,2fach €
240 GOÄ	Gipsbett oder Nachtschale für den Rumpf	940	54,79	126,02	191,77	65,75
245 GOÄ	Quengelverband zusätzlich zum jeweiligen Gipsverband	110	6,41	14,75	22,44	7,69
246 GOÄ	Abnahme des zirkulären Gipsverbandes	150	8,74	20,11	30,60	10,49
247 GOÄ	Fensterung, Spaltung, Schieneneinsetzung, Anlegung eines Gehbügels oder einer Abrollsohle bei einem nicht an demselben Tag angelegten Gipsverband	110	6,41	14,75	22,44	7,69

UV-GOÄ – C I – Nrn. 200–213

I. Anlegen von Verbänden (UV-GOÄ)

Allgemeine Bestimmung

Wundverbände nach Nummer 200, die im Zusammenhang mit einer operativen Leistung (auch Ätzung, Fremdkörperentfernung), Punktion, Infusion, Transfusion oder Injektion durchgeführt werden, sind Bestandteil dieser Leistung. Als operative Leistungen in diesem Sinne gelten auch die Leistungen nach den Nrn. 2000 bis 2005.

Nr.	Leistung	UV Allg. €	UV Bes. €
200 UV-GOÄ	Verband – ausgenommen Schnellverbände, Augen-, Ohrenklappen oder Dreiecktücher	3,24	4,04
201 A UV-GOÄ	Redressierender Klebeverband des Brustkorbs oder dachziegelförmiger Klebeverband – ausgenommen Nabelverband –	4,35	5,41
201 B UV-GOÄ	bei Verwendung von Tape Verbänden	4,35	5,41
202 UV-GOÄ	Schanz'scher Halskrawattenverband	6,56	8,16
203 A UV-GOÄ	Kompressionsverband/auch Schaumstoffkompressionsverband	6,56	8,16
203 B UV-GOÄ	Zinkleimverband	6,56	8,16
204 UV-GOÄ	Zirkulärer Verband des Kopfes, des Schulter- oder Hüftgelenks oder des Rumpfes	6,56	8,16
205 UV-GOÄ	Rucksack- oder Désault-Verband	6,56	8,16
208 UV-GOÄ	Tape-Verband an Fingern oder Zehen	5,52	6,87
209 UV-GOÄ	Tape-Verband an großen Gelenken oder an Weichteilen der Gliedmaßen	10,35	12,88
210 UV-GOÄ	Kleiner Schienenverband – auch als erster Notverband bei Frakturen –	5,52	6,87
211 UV-GOÄ	Kleiner Schienenverband bei Wiederanlegung derselben nicht neu hergerichteten Schiene	4,49	5,58
212 UV-GOÄ	Schienenverband mit Einschluß von mindestens zwei großen Gelenken (Schulter-, Ellenbogen-, Hand-, Knie-, Fußgelenk) – auch als erster Notverband bei Frakturen –	10,91	13,57
213 UV-GOÄ	Schienenverband mit Einschluß von mindestens zwei großen Gelenken (Schulter-, Ellenbogen-, Hand-, Knie-, Fußgelenk) bei Wiederanlegung derselben nicht neu hergerichteten Schiene	9,66	12,03

Nrn. 214–231 C – C I – UV-GOÄ

Nr.	Leistung	UV Allg. €	UV Bes. €
214 UV-GOÄ	Abduktionsschienenverband	16,43	20,44
217 UV-GOÄ	Streckverband	15,67	19,50
218 UV-GOÄ	Streckverband mit Nagel- oder Drahtextension	45,69	56,86
226 A UV-GOÄ	Gipshülse	6,56	8,16
226 B UV-GOÄ	bei Verwendung von Kunststoff	6,56	8,16
228 A UV-GOÄ	Gipsschienenverband Unterarm	13,05	16,23
228 B UV-GOÄ	bei Verwendung von Kunststoff	13,05	16,23
228 C UV-GOÄ	Gipsschienenverband Unterschenkel oder Gipspantoffel	13,05	16,23
228 D UV-GOÄ	bei Verwendung von Kunststoff	13,05	16,23
229 UV-GOÄ	Gipsschienenverband bei Wiederanlegung derselben nicht neu hergerichteten Schiene	9,66	12,03
230 A UV-GOÄ	Zirkulärer Finger- oder Zehengipsverband einschließl. Hand- oder Fußgelenk	20,92	26,03
230 B UV-GOÄ	bei Verwendung von Kunststoff	20,91	26,03
230 C UV-GOÄ	Zirkulärer Unterarmgips einschließlich Hand	20,91	26,03
230 D UV-GOÄ	bei Verwendung von Kunststoff	20,91	26,03
230 E UV-GOÄ	Zirkulärer Gipsverband Unterschenkel einschließlich Fuß	20,91	26,03
230 F UV-GOÄ	bei Verwendung von Kunststoff	20,91	26,03
230 G UV-GOÄ	Zirkulärer Gipstutor	20,91	26,03
230 H UV-GOÄ	bei Verwendung von Kunststoff	20,91	26,03
231 A UV-GOÄ	Zirkulärer Gehgipsverband Unterschenkel mit Fuß	24,85	30,92
231 B UV-GOÄ	bei Verwendung von Kunststoff	24,85	30,92
231 C UV-GOÄ	Zirkulärer Gehgipsverband für das ganze Bein	24,85	30,92

Nr.	Leistung	UV Allg. €	UV Bes. €
231 D UV-GOÄ	bei Verwendung von Kunststoff	24,85	30,92
235 A UV-GOÄ	Zirkulärer Gipsverband des Halses einschließlich Kopfstütze – auch mit Schultergürtel –	52,25	65,02
235 B UV-GOÄ	bei Verwendung von Kunststoff	52,25	65,02
236 A UV-GOÄ	Zirkulärer Gipsverband des Rumpfes	65,30	81,26
236 B UV-GOÄ	bei Verwendung von Kunststoff	65,30	81,26
237 A UV-GOÄ	Zirkulärer Gipsverband für den ganzen Arm	26,16	32,55
237 B UV-GOÄ	bei Verwendung von Kunststoff	26,16	32,55
237 C UV-GOÄ	Zirkulärer Gipsverband für das ganze Bein	26,16	32,55
237 D UV-GOÄ	bei Verwendung von Kunststoff	26,16	32,55
237 E UV-GOÄ	Großer Gipsschienenverband	26,16	32,55
237 F UV-GOÄ	bei Verwendung von Kunststoff (Arm)	26,16	32,55
237 G UV-GOÄ	bei Verwendung von Kunststoff (Bein)	26,16	32,55
238 UV-GOÄ	Gipsschienenverband über wenigstens zwei große Gelenke (Schulter-, Ellenbogen-, Hand-, Knie-, Fußgelenk) bei Wiederanlegung derselben nicht neu hergerichteten Schiene	20,71	25,77
239 A UV-GOÄ	Zirkulärer Gipsverband Arm mit Schulter oder Bein mit Beckengürtel	52,25	65,02
239 B UV-GOÄ	bei Verwendung von Kunststoff	52,25	65,02
240 A UV-GOÄ	Gipsbett oder Nachtschale für den Rumpf	65,30	81,26
240 B UV-GOÄ	bei Verwendung von Kunststoff	65,30	81,26
245 UV-GOÄ	Quengelverband zusätzlich zum jeweiligen Gipsverband	7,87	9,79
246 UV-GOÄ	Abnahme des zirkulären Gipsverbandes	10,49	13,06

Nrn. 247 A–247 C – C I – UV-GOÄ

Nr.	Leistung	UV Allg. €	UV Bes. €
247 A *UV-GOÄ*	Fensterung, Spaltung, Kürzung oder wesentliche Änderung bei einem nicht an demselben Tag angelegten Gipsverband	7,87	9,79
247 B *UV-GOÄ*	Schieneneinsetzung, Anlegung eines Gehbügels oder einer Abrollsohle bei einem nicht an demselben Tag angelegten Gipsverband	7,87	9,79
247 C *UV-GOÄ*	bei Verwendung von Kunststoff	7,87	9,79

GOÄ/UV-GOÄ – C II – Nrn. 250–259

II. Blutentnahmen, Injektionen, Infiltrationen, Infusionen, Transfusionen, Implantation, Abstrichentnahmen (GOÄ/UV-GOÄ)

Allgemeine Bestimmungen

Die Leistungen nach den Nummern 252 bis 258 und 261 sind nicht mehrfach berechnungsfähig, wenn anstelle einer Mischung mehrere Arzneimittel bei liegender Kanüle im zeitlichen Zusammenhang nacheinander verabreicht werden.

Die Leistungen nach den Nummern 270, 273 bis 281, 283, 286 sowie 287 können jeweils nur einmal je Behandlungstag berechnet werden. Die Leistungen nach den Nummern 271 oder 272 sind je Gefäßzugang einmal, insgesamt jedoch nicht mehr als zweimal je Behandlungstag berechnungsfähig. Die zweimalige Berechnung der Leistungen nach den Nummern 271 oder 272 setzt gesonderte Punktionen verschiedener Blutgefäße voraus.

Gegebenenfalls erforderliche Gefäßpunktionen sind Bestandteil der Leistungen nach den Nummern 270 bis 287 und mit den Gebühren abgegolten.

Die Leistungen nach den Nummern 271 bis 276 sind nicht nebeneinander berechnungsfähig.

Nr.	Leistung	GOÄ Punktzahl	GOÄ 1fach €	GOÄ 2,3-/ 1,8fach €	GOÄ 3,5-/ 2,5fach €	GOÄ 1,2fach €	UV Allg. €	UV Bes. €
250*	Blutentnahme mittels Spritze, Kanüle oder Katheter aus der Vene	40	2,33	4,20	5,83	2,33**	2,76	3,44
250 a*	Kapillarblutentnahme bei Kindern bis zum vollendeten 8. Lebensjahr	40	2,33	4,20	5,83	2,33**	2,76	3,44
251	Blutentnahme mittels Spritze oder Kanüle aus der Arterie	60	3,50	8,04	12,24	4,20	4,14	5,15
251 a UV-GOÄ	Blutentnahme zum Zwecke der Alkoholbestimmung Befundbericht, Kosten der Koller-Venüle und Versandkosten sind mit der Gebühr abgegolten.						40,44	40,44
252	Injektion, subkutan, submukös, intrakutan oder intramuskulär	40	2,33	5,36	8,16	2,80	2,76	3,44
253	Injektion, intravenös	70	4,08	9,38	14,28	4,90	4,83	6,01
254	Injektion, intraarteriell	80	4,66	10,72	16,32	5,60	5,52	6,87
255	Injektion, intraartikulär oder perineural ..	95	5,54	12,74	19,38	6,64	6,56	8,16
256	Injektion in den Periduralraum	185	10,78	24,80	37,74	12,94	12,77	15,89
257	Injektion in den Subarachnoidalraum ..	400	23,31	53,62	81,60	27,98	27,61	34,36
258	Injektion, intraortal oder intrakardial – ausgenommen bei liegendem Aorten- oder Herzkatheter –	180	10,49	24,13	36,72	12,59	12,42	15,46
259	Legen eines Periduralkatheters – in Verbindung mit der Anlage eines subkutanen Medikamentenreservoirs – ..	600	34,97	80,44	122,40	41,97	41,41	51,54

* Reduzierter Gebührenrahmen
** 1,0fach

Nrn. 260–269 – C II – GOÄ/UV-GOÄ

Nr.	Leistung	GOÄ Punktzahl	GOÄ 1fach €	GOÄ 2,3fach €	GOÄ 3,5fach €	GOÄ 1,2fach €	UV Allg. €	UV Bes. €
260	Legen eines arteriellen Katheters oder eines zentralen Venenkatheters – einschließlich Fixation –	200	11,66	26,81	40,80	13,99	13,80	17,18
	Die Leistung nach Nummer 260 ist neben Leistungen nach den Nummern 355 bis 361, 626 bis 632 und/oder 648 nicht berechnungsfähig.							
261	Einbringung von Arzneimitteln in einen parenteralen Katheter	30	1,75	4,02	6,12	2,10	2,07	2,58
	Die Leistung nach Nummer 261 ist im Zusammenhang mit einer Anästhesie/Narkose nicht berechnungsfähig für die Einbringung von Anästhetika, Anästhesieadjuvantien und Anästhesieantidoten. Wird die Leistung nach Nummer 261 im Zusammenhang mit einer Anästhesie/Narkose berechnet, ist das Medikament in der Rechnung anzugeben.							
262	Transfemorale Blutentnahme mittels Katheter aus dem Bereich der Nierenvene(n)	450	26,23	60,33	91,80	31,48	31,06	38,65
263	Subkutane Hyposensibilisierungsbehandlung (Desensibilisierung), je Sitzung	90	5,25	12,07	18,36	6,30	6,21	7,73
264	Injektions- und/oder Infiltrationsbehandlung der Prostata, je Sitzung ...	120	6,99	16,09	24,48	8,39	8,28	10,31
265	Auffüllung eines subkutanen Medikamentenreservoirs oder Spülung eines Ports, je Sitzung	60	3,50	8,04	12,24	4,20	4,14	5,15
265 a	Auffüllung eines Hautexpanders, je Sitzung	90	5,25	12,07	18,36	6,30	6,21	7,73
266	Intrakutane Reiztherapie (Quaddelbehandlung), je Sitzung	60	3,50	8,04	12,24	4,20	4,14	5,15
267	Medikamentöse Infiltrationsbehandlung im Bereich einer Körperregion, auch paravertebrale oder perineurale oder perikapsuläre oder retrobulbäre Injektion und/oder Infiltration, je Sitzung	80	4,66	10,72	16,32	5,60	5,52	6,87
268	Medikamentöse Infiltrationsbehandlung im Bereich mehrerer Körperregionen (auch eine Körperregion beidseitig), je Sitzung	130	7,58	17,43	26,52	9,09	8,97	11,17
269	Akupunktur (Nadelstich-Technik) zur Behandlung von Schmerzen, je Sitzung	200	11,66	26,81	40,80	13,99	13,80	17,18

GOÄ/UV-GOÄ – C II – Nrn. 269 a–279

Nr.	Leistung	GOÄ Punktzahl	GOÄ 1fach €	GOÄ 2,3fach €	GOÄ 3,5fach €	GOÄ 1,2fach €	UV Allg. €	UV Bes. €
269 a	Akupunktur (Nadelstich-Technik) mit einer Mindestdauer von 20 Minuten zur Behandlung von Schmerzen, je Sitzung	350	20,40	46,92	71,40	24,48	24,16	30,06
	Neben der Leistung nach Nummer 269 a ist die Leistung nach Nummer 269 nicht berechnungsfähig.							
270	Infusion, subkutan	80	4,66	10,72	16,32	5,60	5,52	6,87
271	Infusion, intravenös, bis zu 30 Minuten Dauer	120	6,99	16,09	24,48	8,39	8,28	10,31
272	Infusion, intravenös, von mehr als 30 Minuten Dauer	180	10,49	24,13	36,72	12,59	12,42	15,46
273	Infusion, intravenös – gegebenenfalls mittels Nabelvenenkatheter oder in die Kopfvene –, bei einem Kind bis zum vollendeten 4. Lebensjahr	180	10,49	24,13	36,72	12,59	12,42	15,46
	Die Leistungen nach den Nummern 271, 272 und 273 sind im Zusammenhang mit einer Anästhesie/Narkose nicht berechnungsfähig für die Einbringung von Anästhetika, Anästhesieadjuvantien und Anästhesieantidoten. *Werden die Leistungen nach den Nummern 271, 272 oder 273 im Zusammenhang mit einer Anästhesie/Narkose berechnet, ist das Medikament in der Rechnung anzugeben.*							
274	Dauertropfinfusion, intravenös, von mehr als 6 Stunden Dauer – gegebenenfalls einschließlich Infusionsplan und Bilanzierung –	320	18,65	42,90	65,28	22,38	22,09	27,49
	Neben der Leistung nach Nummer 274 sind die Leistungen nach den Nummern 271 bis 273, 275 und/oder 276 nicht berechnungsfähig.							
275	Dauertropfinfusion von Zytostatika, von mehr als 90 Minuten Dauer	360	20,98	48,26	73,44	25,18	24,85	30,92
276	Dauertropfinfusion von Zytostatika, von mehr als 6 Stunden Dauer	540	31,48	72,39	110,16	37,77	37,27	46,38
277	Infusion, intraarteriell, bis zu 30 Minuten Dauer	180	10,49	24,13	36,72	12,59	12,42	15,46
278	Infusion, intraarteriell, von mehr als 30 Minuten Dauer	240	13,99	32,17	48,96	16,79	16,57	20,62
279	Infusion in das Knochenmark	180	10,49	24,13	36,72	12,59	12,42	15,46

Nrn. 280–285   – C II –   GOÄ/UV-GOÄ

Nr.	Leistung	GOÄ Punktzahl	GOÄ 1fach €	GOÄ 2,3fach €	GOÄ 3,5fach €	GOÄ 1,2fach €	UV Allg. €	UV Bes. €
280	Transfusion der ersten Blutkonserve (auch Frischblut) oder des ersten Blutbestandteilpräparats – einschließlich Identitätssicherung im AB0-System (bedside-test) und Dokumentation der Konserven- bzw. Chargen-Nummer –	330	19,23	44,24	67,32	23,08	22,78	28,35
	Die Infusion von Albumin oder von Präparaten, die als einzigen Blutbestandteil Albumin enthalten, ist nicht nach der Leistung nach Nummer 280 berechnungsfähig.							
281	Transfusion der ersten Blutkonserve (auch Frischblut) oder des ersten Blutbestandteilpräparats bei einem Neugeborenen – einschließlich Nabelvenenkatheterismus, Identitätssicherung im AB0-System (bedside-test) und Dokumentation der Konserven- bzw. Chargen-Nummer –	450	26,23	60,33	91,80	31,48	31,06	38,65
	Die Infusion von Albumin oder von Präparaten, die als einzigen Blutbestandteil Albumin enthalten, ist nicht nach der Leistung nach Nummer 281 berechnungsfähig.							
282	Transfusion jeder weiteren Blutkonserve (auch Frischblut) oder jedes weiteren Blutbestandteilpräparats im Anschluß an die Leistungen nach den Nummern 280 oder 281 – einschließlich Identitätssicherung im AB0-System (bedside-test) und Dokumentation der Konserven- bzw. Chargen-Nummer –	150	8,74	20,11	30,60	10,49	10,35	12,88
	Die Infusion von Albumin oder von Präparaten, die als einzigen Blutbestandteil Albumin enthalten, ist nicht nach der Leistung nach Nummer 282 berechnungsfähig.							
283	Infusion in die Aorta bei einem Neugeborenen mittels transumbilikalem Aortenkatheter – einschließlich der Anlage des Katheters –	500	29,14	67,03	102,00	34,97	34,51	42,95
284	Eigenbluteinspritzung – einschließlich Blutentnahme –	90	5,25	12,07	18,36	6,30	6,21	7,73
285	Aderlaß aus der Vene oder Arterie mit Entnahme von mindestens 200 Milliliter Blut – gegebenenfalls einschließlich Verband –	110	6,41	14,75	22,44	7,69	7,59	9,45

Nr.	Leistung	GOÄ Punktzahl	GOÄ 1fach €	GOÄ 2,3fach €	GOÄ 3,5fach €	GOÄ 1,2fach €	UV Allg. €	UV Bes. €
286	Reinfusion der ersten Einheit (mindestens 200 Milliliter) Eigenblut oder Eigenplasma – einschließlich Identitätssicherung im AB0-System (bedside-test) –	220	12,82	29,49	44,88	15,39	15,19	18,90
286 a	Reinfusion jeder weiteren Einheit (mindestens 200 Milliliter) Eigenblut oder Eigenplasma im Anschluß an die Leistung nach der Nummer 286 – einschließlich Identitätssicherung im AB0-System (bedside-test) –	100	5,83	13,41	20,40	6,99	6,90	8,59
287	Blutaustauschtransfusion (z. B. bei schwerster Intoxikation)	800	46,63	107,25	163,20	55,96	55,22	68,72
288	Präoperative Entnahme einer Einheit Eigenblut (mindestens 400 Milliliter) zur späteren Retransfusion bei Aufbewahrung als Vollblutkonserve – gegebenenfalls einschließlich Konservierung –	230	13,41	30,83	46,92	16,09	15,88	19,76
289	Präoperative Entnahme einer Einheit Eigenblut (mindestens 400 Milliliter) zur späteren Retransfusion – einschließlich Auftrennung des Patientenblutes in ein Erythrozytenkonzentrat und eine Frischplasmakonserve, Versetzen des Erythrozytenkonzentrats mit additiver Lösung und anschließender Aufbewahrung bei + 2 °C bis + 6 °C sowie Schockgefrieren des Frischplasmas und anschließender Aufbewahrung bei –30 °C oder darunter –	350	20,40	46,92	71,40	24,48	24,16	30,06
290	Infiltration gewebehärtender Mittel ...	120	6,99	16,09	24,48	8,39	8,28	10,31
291	Implantation von Hormonpreßlingen .	70	4,08	9,38	14,28	4,90	4,83	6,01
297	Entnahme und Aufbereitung von Abstrichmaterial zur zytologischen Untersuchung – gegebenenfalls einschließlich Fixierung –	45	2,62	6,03	9,18	3,15	3,11	3,87
	Mit der Gebühr sind die Kosten abgegolten.							
298	Entnahme und gegebenenfalls Aufbereitung von Abstrichmaterial zur mikrobiologischen Untersuchung – gegebenenfalls einschließlich Fixierung –	40	2,33	5,36	8,16	2,80	2,76	3,44
	Mit der Gebühr sind die Kosten abgegolten.							

III. Punktionen (GOÄ/UV-GOÄ)

Allgemeine Bestimmung

Zum Inhalt der Leistungen für Punktionen gehören die damit im Zusammenhang stehenden Injektionen, Instillationen, Spülungen sowie Entnahmen z. B. von Blut, Liquor, Gewebe.

Nr.	Leistung	GOÄ Punktzahl	GOÄ 1fach €	GOÄ 2,3fach €	GOÄ 3,5fach €	GOÄ 1,2fach €	UV Allg. €	UV Bes. €
300	Punktion eines Gelenks	120	6,99	16,09	24,48	8,39	8,28	10,31
301	Punktion eines Ellenbogen-, Knie- oder Wirbelgelenks	160	9,33	21,45	32,64	11,19	11,04	13,74
302	Punktion eines Schulter- oder Hüftgelenks	250	14,57	33,52	51,00	17,49	17,26	21,47
303	Punktion einer Drüse, eines Schleimbeutels, Ganglions, Seroms, Hygroms, Hämatoms oder Abszesses oder oberflächiger Körperteile	80	4,66	10,72	16,32	5,60	5,52	6,87
304	Punktion der Augenhöhle	160	9,33	21,45	32,64	11,19	11,04	13,74
305	Punktion der Liquorräume (Subokzipital- oder Lumbalpunktion)	350	20,40	46,92	71,40	24,48	24,16	30,06
305 a	Punktion der Liquorräume durch die Fontanelle	250	14,57	33,52	51,00	17,49	17,26	21,47
306	Punktion der Lunge – auch Abszeß- oder Kavernenpunktion in der Lunge – oder Punktion des Gehirns bei vorhandener Trepanationsöffnung	500	29,14	67,03	102,00	34,97	34,51	42,95
307	Punktion des Pleuraraums oder der Bauchhöhle	250	14,57	33,52	51,00	17,49	17,26	21,47
308	Gewebeentnahme aus der Pleura – gegebenenfalls einschließlich Punktion –	350	20,40	46,92	71,40	24,48	24,16	30,06
310	Punktion des Herzbeutels	350	20,40	46,92	71,40	24,48	24,16	30,06
311	Punktion des Knochenmarks – auch Sternalpunktion –	200	11,66	26,81	40,80	13,99	13,80	17,18
312	Knochenstanze – gegebenenfalls einschließlich Entnahme von Knochenmark –	300	17,49	40,22	61,20	20,98	20,71	25,77
314	Punktion der Mamma oder Punktion eines Lymphknotens	120	6,99	16,09	24,48	8,39	8,28	10,31
315	Punktion eines Organs (z. B. Leber, Milz, Niere, Hoden)	250	14,57	33,52	51,00	17,49	17,26	21,47
316	Punktion des Douglasraums	250	14,57	33,52	51,00	17,49	17,26	21,47
317	Punktion eines Adnextumors – auch einschließlich Douglaspunktion –	350	20,40	46,92	71,40	24,48	24,16	30,06
318	Punktion der Harnblase oder eines Wasserbruchs	120	6,99	16,09	24,48	8,39	8,28	10,31

Nr.	Leistung	GOÄ Punktzahl	GOÄ 1fach €	GOÄ 2,3fach €	GOÄ 3,5fach €	GOÄ 1,2fach €	UV Allg. €	UV Bes. €
319	Punktion der Prostata oder Punktion der Schilddrüse	200	11,66	26,81	40,80	13,99	13,81	17,18
321	Untersuchung von natürlichen Gängen oder Fisteln mittels Sonde oder Einführung eines Fistelkatheters – gegebenenfalls einschließlich anschließender Injektion oder Instillation – ...	50	2,91	6,70	10,20	3,50	3,45	4,29

IV. Kontrastmitteleinbringungen (GOÄ/UV-GOÄ)

Allgemeine Bestimmungen

Die zur Einbringung des Kontrastmittels erforderlichen Maßnahmen wie Sondierungen, Injektionen, Punktionen, Gefäßkatheterismus oder Probeinjektionen und gegebenenfalls anschließende Wundnähte und Entfernung(en) des Kontrastmittels sind Bestandteile der Leistungen und nicht gesondert berechnungsfähig. Dies gilt auch für gegebenenfalls notwendige Durchleuchtungen zur Kontrolle der Lage eines Katheters oder einer Punktionsnadel.

Nr.	Leistung	GOÄ Punktzahl	GOÄ 1fach €	GOÄ 2,3fach €	GOÄ 3,5fach €	GOÄ 1,2fach €	UV Allg. €	UV Bes. €
340	Einbringung des Kontrastmittels in die zerebralen und spinalen Liquorräume	400	23,31	53,62	81,60	27,98	27,61	34,36
344	Intravenöse Einbringung des Kontrastmittels mittels Injektion oder Infusion, bis zu 10 Minuten Dauer	100	5,83	13,41	20,40	6,99	6,90	8,59
345	Intravenöse Einbringung des Kontrastmittels mittels Injektion oder Infusion, von mehr als 10 Minuten Dauer	130	7,58	17,43	26,52	9,09	8,97	11,17
346	Intravenöse Einbringung des Kontrastmittels mittels Hochdruckinjektion	300	17,49	40,22	61,20	20,98	20,71	25,77
347	Ergänzung für jede weitere intravenöse Kontrastmitteleinbringung mittels Hochdruckinjektion bei bestehendem Zugang – im Zusammenhang mit der Leistung nach Nummer 346 –	150	8,74	20,11	30,60	10,49	10,35	12,88
350	Intraarterielle Einbringung des Kontrastmittels	150	8,74	20,11	30,60	10,49	10,35	12,88
351	Einbringung des Kontrastmittels zur Angiographie von Gehirnarterien, je Halsschlagader	500	29,14	67,03	102,00	34,97	34,51	42,95

Die Leistung nach Nummer 351 ist je Sitzung nicht mehr als zweimal berechnungsfähig.

Nrn. 353–356 – C IV – GOÄ/UV-GOÄ

Nr.	Leistung	GOÄ Punktzahl	GOÄ 1fach €	GOÄ 2,3fach €	GOÄ 3,5fach €	GOÄ 1,2fach €	UV Allg. €	UV Bes. €
353 UV-GOÄ	Einbringung des Kontrastmittels mittels intraarterieller Hochdruckinjektion zur selektiven Arteriographie (z. B. Nierenarterie), einschließlich Röntgenkontrolle und ggf. einschließlich fortlaufender EKG-Kontrolle						34,51	42,95
	Die Leistung nach Nummer 353 ist je Sitzung nicht mehr als zweimal berechenbar.							
355 GOÄ	Herzkatheter-Einbringung(en) und anschließende intrakardiale bzw. intraarterielle Einbringung(en) des Kontrastmittels mittels Hochdruckinjektion zur Darstellung des Herzens und der herznahen Gefäße (Aorta ascendens, Arteria pulmonalis) – einschließlich Röntgenkontrolle und fortlaufender EKG-Kontrolle –, je Sitzung	600	34,97	80,44	122,40	41,97		
	Die Leistung nach Nummer 355 ist neben den Leistungen nach den Nummern 626 und/oder 627 nicht berechnungsfähig. *Wird die Leistung nach Nummer 355 im zeitlichen Zusammenhang mit der Leistung nach Nummer 360 erbracht, ist die Leistung nach Nummer 355 nur mit dem einfachen Gebührensatz berechnungsfähig.*							
355 UV-GOÄ	Herzkatheter-Einbringung(en) und anschließende intrakardiale bzw. intraarterielle Einbringung(en) des Kontrastmittels mittels Hochdruckinjektion zur Darstellung des Herzens und der herznahen Gefäße (Aorta ascendens, Arteria pulmonalis) – einschließlich Röntgenkontrolle und fortlaufender EKG-Kontrolle –, je Sitzung						41,41	51,54
	Die Leistung nach Nummer 355 ist neben den Leistungen nach den Nummern 626 und/oder 627 nicht berechnungsfähig.							
355 a UV-GOÄ	Leistung nach Nummer 355, jedoch im zeitlichen Zusammenhang mit der Leistung nach Nummer 360						34,97	34,97
356 GOÄ	Zuschlag zu der Leistung nach Nummer 355 bei Herzkatheter-Einbringung(en) zur Untersuchung sowohl des linken als auch des rechten Herzens über jeweils gesonderte Gefäßzugänge während einer Sitzung	400	23,31	53,62	81,60	27,98		
	Die Leistung nach Nummer 356 ist neben den Leistungen nach den Nummern 626 und/oder 627 nicht berechnungsfähig.							

GOÄ/UV-GOÄ – C IV – Nrn. 356–357 a

Nr.	Leistung	GOÄ Punktzahl	GOÄ 1fach €	GOÄ 2,3fach €	GOÄ 3,5fach €	GOÄ 1,2fach €	UV Allg. €	UV Bes. €
	Wird die Leistung nach Nummer 356 im zeitlichen Zusammenhang mit der Leistung nach Nummer 360 erbracht, ist die Leistung nach Nummer 356 nur mit dem einfachen Gebührensatz berechnungsfähig.							
356 UV-GOÄ	Zuschlag zu der Leistung nach Nummer 355 bei Herzkatheter-Einbringung(en) zur Untersuchung sowohl des linken als auch des rechten Herzens über jeweils gesonderte Gefäßzugänge während einer Sitzung						27,61	34,36
	Die Leistung nach Nummer 356 ist neben den Leistungen nach den Nummern 626 und/oder 627 nicht berechnungsfähig.							
356 a UV-GOÄ	Leistung nach Nummer 356, jedoch im zeitlichen Zusammenhang mit der Leistung nach Nummer 360						23,31	23,31
357 GOÄ	Intraarterielle Einbringung(en) des Kontrastmittels über einen Katheter mittels Hochdruckinjektion zur Übersichtsangiographie der Brust- und/oder Bauchaorta – einschließlich Röntgenkontrolle und gegebenenfalls einschließlich fortlaufender EKG-Kontrolle –, je Sitzung	500	29,14	67,03	102,00	34,97		
	Wird die Leistung nach Nummer 357 im Zusammenhang mit der Leistung nach Nummer 351 erbracht, ist die Leistung nach Nummer 357 nur mit dem einfachen Gebührensatz berechnungsfähig.							
357 UV-GOÄ	Intraarterielle Einbringung(en) des Kontrastmittels über einen Katheter mittels Hochdruckinjektion zur Übersichtsangiographie der Brust- und/oder Bauchaorta – einschließlich Röntgenkontrolle und gegebenenfalls einschließlich fortlaufender EKG-Kontrolle –, je Sitzung						34,51	42,95
357 a UV-GOÄ	Leistung nach Nummer 357, jedoch im Zusammenhang mit der Leistung nach Nummer 351						29,14	29,14

Nrn. 360–374 – C IV – GOÄ/UV-GOÄ

Nr.	Leistung	GOÄ Punktzahl	GOÄ 1fach €	GOÄ 2,3fach €	GOÄ 3,5fach €	GOÄ 1,2fach €	UV Allg. €	UV Bes. €
360	Herzkatheter-Einbringung(en) und anschließende intraarterielle Einbringung(en) des Kontrastmittels nach selektiver arterieller Katheterplazierung zur selektiven Koronarangiographie – einschließlich Röntgenkontrolle und fortlaufender EKG-Kontrolle –, je Sitzung	1000	58,29	134,06	204,01	69,94	69,02	85,90
	Die Leistung nach Nummer 360 kann je Sitzung nur einmal berechnet werden. *Die Leistung nach Nummer 360 ist neben den Leistungen nach den Nummern 626 und/oder 627 nicht berechnungsfähig.*							
361	Intraarterielle Einbringung(en) des Kontrastmittels nach erneuter Einbringung eines Herzkatheters zur Sondierung eines weiteren Gefäßes – im Anschluß an die Leistung nach Nummer 360 –	600	34,97	80,44	122,40	41,97	41,41	51,54
	Die Leistung nach Nummer 361 ist je Sitzung nicht mehr als zweimal berechnungsfähig.							
365	Einbringung des Kontrastmittels zur Lymphographie, je Extremität	400	23,31	53,62	81,60	27,98	27,61	34,36
368	Einbringung des Kontrastmittels zur Bronchographie	400	23,31	53,62	81,60	27,98	27,61	34,36
370	Einbringung des Kontrastmittels zur Darstellung natürlicher, künstlicher oder krankhaft entstandener Gänge, Gangsysteme, Hohlräume oder Fisteln – gegebenenfalls intraoperativ –	200	11,66	26,81	40,80	13,99	13,80	17,18
372	Einbringung des Kontrastmittels in einen Zwischenwirbelraum	280	16,32	37,54	57,12	19,58	19,33	24,05
373	Einbringung des Kontrastmittels in ein Gelenk	250	14,57	33,52	51,00	17,49	17,26	21,47
374	Einbringung des Kontrastmittels in den Dünndarm mittels im Dünndarm endender Sonde	150	8,74	20,11	30,60	10,49	10,35	12,88

V. Impfungen und Testungen (GOÄ/UV-GOÄ)

Allgemeine Bestimmungen (GOÄ)

1. Als Behandlungsfall gilt für die Behandlung derselben Erkrankung der Zeitraum eines Monats nach der jeweils ersten Inanspruchnahme des Arztes.
2. Erforderliche Nachbeobachtungen am Tag der Impfung oder Testung sind in den Leistungsansätzen enthalten und nicht gesondert berechnungsfähig.
3. Neben den Leistungen nach den Nummern 376 bis 378 sind die Leistungen nach den Nummern 1 und 2 und die gegebenenfalls erforderliche Eintragung in den Impfpaß nicht berechnungsfähig.
4. Mit den Gebühren für die Leistungen nach den Nummern 380 bis 382, 385 bis 391 sowie 395 und 396 sind die Kosten abgegolten.
5. Mit den Gebühren für die Leistungen nach den Nummern 393, 394, 397 und 398 sind die Kosten für serienmäßig lieferbare Testmittel abgegolten.

Allgemeine Bestimmungen (UV-GOÄ)

1. Als Behandlungsfall gilt für die Behandlung derselben Erkrankung der Zeitraum von 3 Monaten nach der jeweils ersten Inanspruchnahme des Arztes.
2. Erforderliche Nachbeobachtungen am Tag der Impfung oder Testung sind in den Leistungsansätzen enthalten und nicht gesondert berechnungsfähig.
3. Neben den Leistungen nach den Nummern 376–378 ist die ggf. erforderliche Eintragung in den Impfpaß nicht berechnungsfähig.
4. Mit den Gebühren für die Leistungen nach den Nummern 380 bis 382, 385 bis 391 sowie 395 und 396 sind die Kosten abgegolten.
5. Mit den Gebühren für die Leistungen nach den Nummern 393, 394, 397 und 398 sind die Kosten für serienmäßig lieferbare Testmittel abgegolten.
6. Für die Anfertigung und Übersendung von Kopien der Hauttestprotokolle wird ein Betrag in Höhe von € 2,66, zuzüglich Porto, erstattet.

Nr.	Leistung	GOÄ Punktzahl	GOÄ 1fach €	GOÄ 2,3fach €	GOÄ 3,5fach €	GOÄ 1,2fach €	UV Allg. €	UV Bes. €
375	Schutzimpfung (intramuskulär, subkutan) – gegebenenfalls einschließlich Eintragung in den Impfpaß –	80	4,66	10,72	16,32	5,60	3,45	4,29
376	Schutzimpfung (oral) – einschließlich beratendem Gespräch –	80	4,66	10,72	16,32	5,60	5,52	6,87
377	Zusatzinjektion bei Parallelimpfung ..	50	2,91	6,70	10,20	3,50	3,45	4,29
378	Simultanimpfung (gleichzeitige passive und aktive Impfung gegen Wundstarrkrampf)	120	6,99	16,09	24,48	8,39	8,28	10,31
380	Epikutantest, je Test (1. bis 30. Test je Behandlungsfall)	30	1,75	4,02	6,12	2,10	2,07	2,58
381	Epikutantest, je Test (31. bis 50. Test je Behandlungsfall)	20	1,17	2,68	4,08	1,40	1,38	1,72
382	Epikutantest, je Test (51. bis 100. Test je Behandlungsfall)	15	0,87	2,01	3,06	1,05	1,04	1,29
	Mehr als 100 Epikutantests sind je Behandlungsfall nicht berechnungsfähig.							

Nrn. 383–398 – C V – GOÄ/UV-GOÄ

Nr.	Leistung	GOÄ Punktzahl	GOÄ 1fach €	GOÄ 2,3fach €	GOÄ 3,5fach €	GOÄ 1,2fach €	UV Allg. €	UV Bes. €
383	Kutane Testung (z. B. von Pirquet, Moro)	30	1,75	4,02	6,12	2,10	2,07	2,58
384	Tuberkulinstempeltest, Mendel-Mantoux-Test oder Stempeltest mit mehreren Antigenen (sog. Batterietests) ..	40	2,33	5,36	8,16	2,80	2,76	3,44
385	Pricktest, je Test (1. bis 20. Test je Behandlungsfall)	45	2,62	6,03	9,18	3,15	3,11	3,87
386	Pricktest, je Test (21. bis 40. Test je Behandlungsfall)	30	1,75	4,02	6,12	2,10	2,07	2,58
387	Pricktest, je Test (41. bis 80. Test je Behandlungsfall)	20	1,17	2,68	4,08	1,40	1,38	1,72
	Mehr als 80 Pricktests sind je Behandlungsfall nicht berechnungsfähig.							
388	Reib-, Scratch- oder Skarifikationstest, je Test (bis zu 10 Tests je Behandlungsfall)	35	2,04	4,69	7,14	2,45	2,42	3,01
389	Reib-, Scratch- oder Skarifikationstest, jeder weitere Test	25	1,46	3,35	5,10	1,75	1,73	2,15
390	Intrakutantest, je Test (1. bis 20. Test je Behandlungsfall)	60	3,50	8,04	12,24	4,20	4,14	5,15
391	Intrakutantest, jeder weitere Test	40	2,33	5,36	8,16	2,80	2,76	3,44
	Mehr als 80 Intrakutantests sind je Behandlungsfall nicht berechnungsfähig.							
393	Beidseitiger nasaler oder konjunktivaler Provokationstest zur Ermittlung eines oder mehrerer auslösender Allergene mit Einzel- oder Gruppenextrakt, je Test	100	5,83	13,41	20,40	6,99	6,90	8,59
394	Höchstwert für Leistungen nach Nummer 393, je Tag	300	17,49	40,22	61,20	20,98	20,71	25,77
395	Nasaler Schleimhautprovokationstest (auch beidseitig) mit mindestens dreimaliger apparativer Registrierung zur Ermittlung eines oder mehrerer auslösender Allergene mit Einzel- oder Gruppenextrakt, je Test	280	16,32	37,54	57,12	19,58	19,33	24,05
396	Höchstwert für Leistungen nach Nummer 395, je Tag	560	32,64	75,07	114,24	39,17	38,65	48,10
397	Bronchialer Provokationstest zur Ermittlung eines oder mehrerer auslösender Allergene mit Einzel- oder Gruppenextrakt mit apparativer Registrierung, je Test	380	22,15	50,94	77,52	26,58	26,23	32,64
398	Höchstwert für Leistungen nach Nummer 397, je Tag	760	44,30	101,89	155,04	53,16	52,46	65,28

Nr.	Leistung	GOÄ Punktzahl	GOÄ 1fach €	GOÄ 2,3fach €	GOÄ 3,5fach €	GOÄ 1,2fach €	UV Allg. €	UV Bes. €
399	Oraler Provokationstest, auch Expositionstest bei Nahrungsmittel- oder Medikamentenallergien – einschließlich Überwachung zur Erkennung von Schockreaktionen –	200	11,66	26,81	40,80	13,99	13,80	17,18

VI. Sonographische Leistungen (GOÄ/UV-GOÄ)

Allgemeine Bestimmungen (GOÄ)

1. Die Zuschläge nach den Nummern 401 sowie 404 bis 406 sind nur mit dem einfachen Gebührensatz berechnungsfähig.
2. Die Zuschläge bzw. Leistungen nach den Nummern 401 bis 418 sowie 422 bis 424 sind je Sitzung jeweils nur einmal berechnungsfähig.
3. Die Zuschläge bzw. Leistungen nach den Nummern 410 bis 418 sind nicht nebeneinander berechnungsfähig.
4. Die Leistungen nach den Nummern 422 bis 424 sind nicht nebeneinander berechnungsfähig.
5. Mit den Gebühren für die Zuschläge bzw. Leistungen nach den Nummern 401 bis 424 ist die erforderliche Bilddokumentation abgegolten.
6. Als Organe im Sinne der Leistungen nach den Nummern 410 und 420 gelten neben den anatomisch definierten Organen auch der Darm, Gelenke als Funktionseinheiten sowie Muskelgruppen, Lymphknoten und/oder Gefäße einer Körperregion.
   Als Organ gilt die jeweils untersuchte Körperregion unabhängig davon, ob nur Gefäße oder nur Lymphknoten oder Gefäße und Lymphknoten bzw. Weichteile untersucht werden.
   Die Darstellung des Darms gilt als eine Organuntersuchung unabhängig davon, ob der gesamte Darm, mehrere Darmabschnitte oder nur ein einziger Darmabschnitt untersucht werden.
7. Die sonographische Untersuchung eines Organs erfordert die Differenzierung der Organstrukturen in mindestens zwei Ebenen und schließt gegebenenfalls die Untersuchung unterschiedlicher Funktionszustände und die mit der gezielten Organuntersuchung verbundene Darstellung von Nachbarorganen mit ein.

Allgemeine Bestimmungen (UV-GOÄ)

1. Die Leistungen nach den Nummern 401 bis 418 sowie 422 bis 424 sind je Sitzung jeweils nur einmal berechnungsfähig.
2. Die Leistungen nach den Nummern 410 bis 418 sind nicht nebeneinander berechnungsfähig.
3. Die Leistungen nach den Nummern 422 bis 424 sind nicht nebeneinander berechnungsfähig.
4. Mit den Gebühren für die Leistungen nach den Nummern 401 bis 424 ist die erforderliche Bilddokumentation abgegolten.
5. Als Organe im Sinne der Leistungen nach den Nummern 410 und 420 gelten neben den anatomisch definierten Organen auch der Darm, Gelenke als Funktionseinheiten sowie Muskelgruppen, Lymphknoten und/oder Gefäße einer Körperregion.
   Als Organ gilt die jeweils untersuchte Körperregion unabhängig davon, ob nur Gefäße oder nur Lymphknoten oder Gefäße und Lymphknoten bzw. Weichteile untersucht werden.
   Die Darstellung des Darms gilt als eine Organuntersuchung unabhängig davon, ober der gesamte Darm, mehrere Darmabschnitte oder nur ein einziger Darmabschnitt untersucht werden.
6. Die sonographische Untersuchung eines Organs erfordert die Differenzierung der Organstrukturen in mindestens zwei Ebenen und schließt gegebenenfalls die Untersuchung unterschiedlicher Funktionszustände und die mit der gezielten Organuntersuchung verbundene Darstellung von Nachbarorganen mit ein.

Nrn. 401–410 – C VI – GOÄ/UV-GOÄ

Nr.	Leistung	GOÄ Punktzahl	GOÄ 1fach €	GOÄ 2,3-/1,8fach €	GOÄ 3,5-/2,5fach €	GOÄ 1,2fach €	UV Allg. €	UV Bes. €
401	Zuschlag zu den sonographischen Leistungen nach den Nummern 410 bis 418 bei zusätzlicher Anwendung des Duplex-Verfahrens – gegebenenfalls einschließlich Farbkodierung –	400	23,31	–	–	–	23,31	23,31
	Der Zuschlag nach Nummer 401 ist neben den Leistungen nach den Nummern 406, 422 bis 424, 644, 645, 649 und/oder 1754 nicht berechnungsfähig.							
402*	Zuschlag zu den sonographischen Leistungen bei transösophagealer Untersuchung	250	14,57	26,23	36,43	14,57**	17,26	21,47
	Der Zuschlag nach Nummer 402 ist neben den Leistungen nach den Nummern 403 sowie 676 bis 692 nicht berechnungsfähig.							
403*	Zuschlag zu den sonographischen Leistungen bei transkavitärer Untersuchung	150	8,74	15,74	21,86	8,74**	10,35	12,88
	Der Zuschlag nach Nummer 403 ist neben den Leistungen nach den Nummern 402 sowie 676 bis 692 nicht berechnungsfähig.							
404	Zuschlag zu Doppler-sonographischen Leistungen bei zusätzlicher Frequenzspektrumanalyse — einschließlich graphischer oder Bilddokumentation –	250	14,57	–	–	–	14,57	14,57
	Der Zuschlag nach Nummer 404 ist neben den Leistungen nach den Nummern 422, 423, 644, 645, 649 und/oder 1754 nicht berechnungsfähig.							
405	Zuschlag zu der Leistung nach Nummer 424 – bei zusätzlicher Untersuchung mit cw-Doppler –	200	11,66	–	–	–	11,66	11,66
406	Zuschlag zu der Leistung nach Nummer 424 – bei zusätzlicher Farbkodierung	200	11,66	–	–	–	11,66	11,66
408	Transluminale Sonographie von einem oder mehreren Blutgefäß(en) nach Einbringung eines Gefäßkatheters, je Sitzung	200	11,66	26,81	40,80	13,99	13,80	17,18
410	Ultraschalluntersuchung eines Organs	200	11,66	26,81	40,80	13,99	13,80	17,18
	Das untersuchte Organ ist in der Rechnung anzugeben.							

* Reduzierter Gebührenrahmen
** 1,0fach

GOÄ/UV-GOÄ – C VI, VII – Nrn. 412–428

Nr.	Leistung	GOÄ Punktzahl	GOÄ 1fach €	GOÄ 2,3fach €	GOÄ 3,5fach €	GOÄ 1,2fach €	UV Allg. €	UV Bes. €
412	Ultraschalluntersuchung des Schädels bei einem Säugling oder Kleinkind bis zum vollendeten 2. Lebensjahr	280	16,32	37,54	57,12	19,58	19,33	24,05
413	Ultraschalluntersuchung der Hüftgelenke bei einem Säugling oder Kleinkind bis zum vollendeten 2. Lebensjahr ...	280	16,32	37,54	57,12	19,58	19,33	24,05
415 GOÄ	Ultraschalluntersuchung im Rahmen der Mutterschaftsvorsorge – gegebenenfalls einschließlich Biometrie und Beurteilung der Organentwicklung – .	300	17,49	40,22	61,20	20,98	–	–
417	Ultraschalluntersuchung der Schilddrüse	210	12,24	28,15	42,84	14,69	14,50	18,04
418	Ultraschalluntersuchung einer Brustdrüse – gegebenenfalls einschließlich der regionalen Lymphknoten –	210	12,24	28,15	42,84	14,69	14,50	18,04
420	Ultraschalluntersuchung von bis zu drei weiteren Organen im Anschluß an eine der Leistung nach den Nummern 410 bis 418, je Organ	80	4,66	10,72	16,32	5,60	5,52	6,87
	Die untersuchten Organe sind in der Rechnung anzugeben. *Die Leistung nach Nummer 420 kann je Sitzung höchstens dreimal berechnet werden.*							
422	Eindimensionale echokardiographische Untersuchung mittels Time-Motion-Diagramm, mit Bilddokumentation – gegebenenfalls einschließlich gleichzeitiger EKG-Kontrolle –	200	11,66	26,81	40,80	13,99	13,80	17,18
423	Zweidimensionale echokardiographische Untersuchung mittels Real-Time-Verfahren (B-Mode), mit Bilddokumentation – einschließlich der Leistung nach Nummer 422 –	500	29,14	67,03	102,00	34,97	34,51	42,95
424	Zweidimensionale Doppler-echokardiographische Untersuchung mit Bilddokumentation – einschließlich der Leistung nach Nummer 423 – (Duplex-Verfahren)	700	40,80	93,84	142,80	48,96	48,32	60,13

VII. Intensivmedizinische und sonstige Leistungen (GOÄ/UV-GOÄ)

Nr.	Leistung	GOÄ Punktzahl	GOÄ 1fach €	GOÄ 2,3fach €	GOÄ 3,5fach €	GOÄ 1,2fach €	UV Allg. €	UV Bes. €
427	Assistierte und/oder kontrollierte apparative Beatmung durch Saug-Druck-Verfahren bei vitaler Indikation, bis zu 12 Stunden Dauer	150	8,74	20,11	30,60	10,49	10,35	12,89
428	Assistierte und/oder kontrollierte apparative Beatmung durch Saug-Druck-Verfahren bei vitaler Indikation, bei mehr als 12 Stunden Dauer, je Tag ..	220	12,82	29,49	44,88	15,39	15,19	18,90

Nrn. 428–435 – C VII – GOÄ/UV-GOÄ

Nr.	Leistung	GOÄ Punktzahl	GOÄ 1fach €	GOÄ 2,3fach €	GOÄ 3,5fach €	GOÄ 1,2fach €	UV Allg. €	UV Bes. €
	Neben den Leistungen nach den Nummern 427 und 428 sind die Leistungen nach Nummern 462, 463 und/oder 501 nicht berechnungsfähig.							
429	Wiederbelebungsversuch – einschließlich künstlicher Beatmung und extrathorakaler indirekter Herzmassage, gegebenenfalls einschließlich Intubation –	400	23,31	53,62	81,60	27,98	27,61	34,36
430	Extra- oder intrathorakale Elektro-Defibrillation und/oder -Stimulation des Herzens	400	23,31	53,62	81,60	27,98	27,61	34,36
	Die Leistung nach Nummer 430 ist auch bei mehrfacher Verabfolgung von Stromstößen in engem zeitlichen Zusammenhang zur Erreichung der Defibrillation nur einmal berechnungsfähig.							
431	Elektrokardioskopie im Notfall	100	5,83	13,41	20,40	6,99	6,90	8,59
433	Ausspülung des Magens – auch mit Sondierung der Speiseröhre und des Magens und/oder Spülung des Duodenums –	140	8,16	18,77	28,56	9,79	9,66	12,03
435 GOÄ	Stationäre intensivmedizinische Überwachung und Behandlung eines Patienten auf einer dafür eingerichteten gesonderten Betteneinheit eines Krankenhauses mit spezieller Personal- und Geräteausstattung – einschließlich aller im Rahmen der Intensivbehandlung erbrachten Leistungen, soweit deren Berechnungsfähigkeit nachfolgend ausgeschlossen ist –, bis zu 24 Stunden Dauer	900	52,46	120,65	183,60	62,95	–	–
	Neben der Leistung nach Nummer 435 sind für die Dauer der stationären intensivmedizinischen Überwachung und Behandlung Leistungen nach den Abschnitten C III und M, sowie die Leistungen nach den Nummern 1 bis 56, 61 bis 96, 200 bis 211, 247, 250 bis 268, 270 bis 286 a, 288 bis 298, 401 bis 424, 427 bis 433, 483 bis 485, 488 bis 490, 500, 501, 505, 600 bis 609, 634 bis 648, 650 bis 657, 659 bis 661, 665 bis 672, 1529 bis 1532, 1728 bis 1733 und 3055 nicht berechnungsfähig. *Diese Leistungen dürfen auch nicht anstelle der Leistung nach Nummer 435 berechnet werden.*							

Nr.	Leistung	GOÄ Punktzahl	GOÄ 1fach €	GOÄ 1,15fach €	GOÄ 1,3fach €	GOÄ 0,9fach €	UV Allg. €	UV Bes. €
	Teilleistungen sind auch dann mit der Gebühr abgegolten, wenn sie von verschiedenen Ärzten erbracht werden. Die Leistung nach Nummer 60 kann nur von dem Arzt berechnet werden, der die Leistung nach Nummer 435 nicht berechnet. *Mit der Gebühr für die Leistung nach Nummer 435 sind Leistungen zur Untersuchung und/oder Behandlung von Störungen der Vitalfunktionen, der zugrundeliegenden Erkrankung und/oder sonstiger Erkrankungen abgegolten.*							
437* GOÄ	Laboratoriumsuntersuchungen im Rahmen einer Intensivbehandlung nach Nummer 435, bis zu 24 Stunden Dauer	500	29,14	33,52	37,89	26,23	–	–
	Neben der Leistung nach Nummer 437 sind Leistungen nach Abschnitt M – mit Ausnahme von Leistungen nach den Abschnitten M III 13 (Blutgruppenmerkmale, HLA-System) und M IV (Untersuchungen zum Nachweis und zur Charakterisierung von Krankheitserregern) – nicht berechnungsfähig.							

VIII. Zuschläge zu ambulanten Operations- und Anästhesieleistungen (GOÄ)

Allgemeine Bestimmungen

1. Bei ambulanter Durchführung von Operations- und Anästhesieleistungen in der Praxis niedergelassener Ärzte oder in Krankenhäusern können für die erforderliche Bereitstellung von Operationseinrichtungen und Einrichtungen zur Vor- und Nachsorge (z. B. Kosten für Operations- oder Aufwachräume oder Gebühren bzw. Kosten für wiederverwendbare Operationsmaterialien bzw. -geräte) Zuschläge berechnet werden. Für die Anwendung eines Operationsmikroskops oder eines Lasers, im Zusammenhang mit einer ambulanten operativen Leistung können Zuschläge berechnet werden, wenn die Anwendung eines Operationsmikroskops oder eines Lasers in der Leistungsbeschreibung der Gebührennummer für die operative Leistung nicht beinhaltet ist.
2. Die Zuschläge nach den Nummern 440 bis 449 sind nur mit dem einfachen Gebührensatz berechnungsfähig.
3. Die Zuschläge nach den Nummern 440, 441, 442, 443, 444 und 445 sind operativen Leistungen
   – nach den Nummern 679, 695, 700, 701, 765 in Abschnitt F,
   – nach den Nummern 1011, 1014, 1041, 1043 bis 1045, 1048, 1052, 1055, 1056, 1060, 1085, 1086, 1089, 1097 bis 1099, 1104, 1111 bis 1113, 1120 bis 1122, 1125, 1126, 1129, 1131, 1135 bis 1137, 1140, 1141, 1145, 1155, 1156, 1159, 1160 in Abschnitt H,
   – nach den Nummern 1283 bis 1285, 1292, 1299, 1301, 1302, 1304 bis 1306, 1310, 1311, 1321, 1326, 1330 bis 1333, 1341, 1345, 1346, 1348 bis 1361, 1365, 1366, 1367, 1369 bis 1371, 1374, 1375, 1377, 1382, 1384, 1386 in Abschnitt I,
   – nach den Nummern 1428, 1438, 1441, 1445 bis 1448, 1455, 1457, 1467 bis 1472, 1485, 1486, 1493, 1497, 1513, 1519, 1520, 1527, 1528, 1534, 1535, 1576, 1586, 1588, 1595, 1597, 1598, 1601, 1610 bis 1614, 1622, 1628, 1635 bis 1637 in Abschnitt J,

---

* Reduzierter Gebührenrahmen wie Kap. M

Nrn. 440–441 – C VIII – GOÄ

– nach den Nummern 1713, 1738, 1740, 1741, 1753, 1755, 1756, 1760, 1761, 1763 bis 1769, 1782, 1797, 1800, 1802, 1815, 1816, 1827, 1851 in Abschnitt K
– oder nach den Nummern 2010, 2040, 2041, 2042 bis 2045, 2050 bis 2052, 2062, 2064 bis 2067, 2070, 2072 bis 2076, 2080 bis 2084, 2087 bis 2089, 2091, 2092, 2100 bis 2102, 2105, 2106, 2110 bis 2112, 2117 bis 2122, 2130, 2131, 2133 bis 2137, 2140, 2141, 2156 bis 2158, 2170 bis 2172, 2189 bis 2191, 2193, 2210, 2213, 2216, 2219, 2220, 2223 bis 2225, 2230, 2235, 2250, 2253, 2254, 2256, 2257, 2260, 2263, 2268, 2269, 2273, 2279, 2281 bis 2283, 2291, 2293 bis 2297, 2325, 2339, 2340, 2344, 2345, 2347 bis 2350, 2354 bis 2356, 2380 bis 2386, 2390, 2392 bis 2394, 2396, 2397, 2402, 2404, 2405, 2407, 2408, 2410 bis 2412, 2414 bis 2421, 2427, 2430 bis 2432, 2440 bis 2442, 2454, 2540, 2541, 2570, 2580, 2581, 2583, 2584, 2586 bis 2589, 2597, 2598, 2620, 2621, 2625, 2627, 2640, 2642, 2650, 2651, 2655 bis 2658, 2660, 2670, 2671, 2675 bis 2677, 2682, 2687, 2688, 2690, 2692 bis 2695, 2698, 2699, 2701, 2705, 2706, 2710, 2711, 2730, 2732, 2751 bis 2754, 2800, 2801, 2803, 2809, 2823, 2881 bis 2883, 2887, 2890, 2891, 2895 bis 2897, 2950 bis 2952, 2970, 2990 bis 2993, 3095 bis 3097, 3120, 3156, 3173, 3200, 3208, 3219 bis 3224, 3237, 3240, 3241, 3283 bis 3286, 3300 in Abschnitt L zuzuordnen.

Die Zuschläge nach den Nummern 446 und 447 sind anästhesiologischen Leistungen des Abschnitts D zuzuordnen.

Die Zuschläge nach den Nummern 448 und 449 dürfen nur im Zusammenhang mit einer an einen Zuschlag nach den Nummern 442 bis 445 gebundenen ambulanten Operation und mit einer an einen Zuschlag nach den Nummern 446 bis 447 gebundenen Anästhesie bzw. Narkose berechnet werden.

Die Zuschläge sind in der Rechnung unmittelbar im Anschluß an die zugeordnete operative bzw. anästhesiologische Leistung aufzuführen.

4. Maßgeblich für den Ansatz eines Zuschlages nach den Nummern 442 bis 445 sowie 446 oder 447 ist die erbrachte Operations- bzw. Anästhesieleistung mit der höchsten Punktzahl. Eine Zuordnung des Zuschlags nach den Nummern 442 bis 445 sowie 446 bis 447 zu der Summe der jeweils ambulant erbrachten einzelnen Operations- bzw. Anästhesieleistungen ist nicht möglich.

5. Die Leistungen nach den Nummern 448 und 449 sind im Zusammenhang mit derselben Operation nur von einem der an dem Eingriff beteiligten Ärzte und nur entweder neben den Leistungen nach den Nummern 442 bis 445 oder den Leistungen nach den Nummern 446 bis 447 berechnungsfähig. Neben den Leistungen nach den Nummern 448 oder 449 darf die Leistung nach Nummer 56 nicht berechnet werden.

6. Die Zuschläge nach den Nummern 442 bis 449 sind nicht berechnungsfähig, wenn der Patient an demselben Tag wegen derselben Erkrankung in stationäre Krankenhausbehandlung aufgenommen wird; das gilt nicht, wenn die stationäre Behandlung wegen unvorhersehbarer Komplikationen während oder nach der ambulanten Operation notwendig und entsprechend begründet wird.

Nr.	Leistung	GOÄ Punktzahl	GOÄ 1fach €
440 GOÄ	Zuschlag für die Anwendung eines Operationsmikroskops bei ambulanten operativen Leistungen	400	23,31
	Der Zuschlag nach Nummer 440 ist je Behandlungstag nur einmal berechnungsfähig.		
441 GOÄ	Zuschlag für die Anwendung eines Lasers bei ambulanten operativen Leistungen, je Sitzung Der Zuschlag nach Nummer 441 beträgt 100 v.H. des einfachen Gebührensatzes der betreffenden Leistung, jedoch nicht mehr als 132,– Deutsche Mark (67,49 Euro)* Der Zuschlag nach Nummer 441 ist je Behandlungstag nur einmal berechnungsfähig		

Nr.	Leistung	GOÄ Punktzahl	GOÄ 1fach €
442 GOÄ	Zuschlag bei ambulanter Durchführung von operativen Leistungen, die mit Punktzahlen von 250 bis 499 Punkten bewertet sind	400	23,31
	Der Zuschlag nach Nummer 442 ist je Behandlungstag nur einmal berechnungsfähig. Der Zuschlag nach Nummer 442 ist neben den Zuschlägen nach den Nummern 443 bis 445 nicht berechnungsfähig.		
443 GOÄ	Zuschlag bei ambulanter Durchführung von operativen Leistungen, die mit Punktzahlen von 500 bis 799 Punkten bewertet sind	750	43,72
	Der Zuschlag nach Nummer 443 ist je Behandlungstag nur einmal berechnungsfähig. Der Zuschlag nach Nummer 443 ist neben den Zuschlägen nach den Nummern 442, 444 und/ oder 445 nicht berechnungsfähig.		
444 GOÄ	Zuschlag bei ambulanter Durchführung von operativen Leistungen, die mit Punktzahlen von 800 bis 1199 Punkten bewertet sind	1300	75,77
	Der Zuschlag nach Nummer 444 ist je Behandlungstag nur einmal berechnungsfähig. Der Zuschlag nach Nummer 444 ist neben den Zuschlägen nach den Nummern 442, 443 und/ oder 445 nicht berechnungsfähig.		
445 GOÄ	Zuschlag bei ambulanter Durchführung von operativen Leistungen, die mit Punktzahlen von 1200 und mehr Punkten bewertet sind	2200	128,23
	Der Zuschlag nach Nummer 445 ist je Behandlungstag nur einmal berechnungsfähig. Der Zuschlag nach Nummer 445 ist neben den Zuschlägen nach den Nummern 442 bis 444 nicht berechnungsfähig.		
446 GOÄ	Zuschlag bei ambulanter Durchführung von Anästhesieleistungen, die mit Punktzahlen von 200 bis 399 Punkten bewertet sind	300	17,49
	Der Zuschlag nach Nummer 446 ist je Behandlungstag nur einmal berechnungsfähig. Der Zuschlag nach Nummer 446 ist neben dem Zuschlag nach Nummer 447 nicht berechnungsfähig.		

Nr.	Leistung	GOÄ Punktzahl	GOÄ 1fach €
447 GOÄ	Zuschlag bei ambulanter Durchführung von Anästhesieleistungen, die mit 400 und mehr Punkten bewertet sind	650	37,89
	Der Zuschlag nach Nummer 447 ist je Behandlungstag nur einmal berechnungsfähig. Der Zuschlag nach Nummer 447 ist neben dem Zuschlag nach Nummer 446 nicht berechnungsfähig.		
448 GOÄ	Beobachtung und Betreuung eines Kranken über mehr als zwei Stunden während der Aufwach- und/oder Erholungszeit bis zum Eintritt der Transportfähigkeit nach zuschlagsberechtigten ambulanten operativen Leistungen bei Durchführung unter zuschlagsberechtigten ambulanten Anästhesien bzw. Narkosen	600	34,97
	Der Zuschlag nach Nummer 448 ist je Behandlungstag nur einmal berechnungsfähig. Der Zuschlag nach Nummer 448 ist neben den Leistungen nach den Nummern 1 bis 8 und 56 sowie dem Zuschlag nach Nummer 449 nicht berechnungsfähig.		
449 GOÄ	Beobachtung und Betreuung eines Kranken über mehr als vier Stunden während der Aufwach- und/oder Erholungszeit bis zum Eintritt der Transportfähigkeit nach zuschlagsberechtigten ambulanten operativen Leistungen bei Durchführung unter zuschlagsberechtigten ambulanten Anästhesien bzw. Narkosen	900	52,46
	Der Zuschlag nach Nummer 449 ist je Behandlungstag nur einmal berechnungsfähig. Der Zuschlag nach Nummer 449 ist neben den Leistungen nach den Nummern 1–8 und 56 sowie dem Zuschlag nach Nummer 448 nicht berechnungsfähig.		

VIII. Zuschläge zu ambulanten Operations- und Anästhesieleistungen (UV-GOÄ)

Allgemeine Bestimmungen

1. Grundsätze Ambulantes Operieren in der gesetzlichen Unfallversicherung (GUV)
   1.1. Anwendung des Kataloges ambulant durchführbarer Operationen und stationsersetzender Eingriffe
   Zur Entscheidung, ob eine Operation unter ambulanten oder stationären Bedingungen durchzuführen ist, wird der „Katalog ambulant durchführbarer Operationen und stationsersetzender Eingriffe" nach Anlage 1 des Vertrages nach § 115b Abs. 1 SGB V – Ambulantes Operieren und stationsersetzende Eingriffe im Krankenhaus – (Stand: 01.01.2004) für Versicherte der gesetzlichen Unfallversicherung entsprechend zu Grunde gelegt.
   1.2 Vorrang der ambulanten Leistungserbringung
   Die in dem Katalog mit * gekennzeichneten Leistungen sollen im Regelfall ambulant erbracht werden. Wird die Leistung stationär erbracht, ist dies gesondert zu begründen. Die Entscheidung obliegt dem Durchgangsarzt, dem H-Arzt, dem Handchirurgen nach § 37 Abs. 3 des Vertrages Ärzte/UVTr. nach Art oder Schwere der Verletzung, bzw. dem entsprechenden Facharzt bei Augen- und/oder HNO-Verletzungen und ggf. dem nach § 25 des Vertrages Ärzte/UVTr. hinzugezogenen Facharzt auf seinem Fachgebiet. Die Besonderheiten des Verletzungsartenverfahrens (siehe Pt. 1.4) sind zu beachten.
   Eine stationäre Leistungserbringung kann insbesondere in Betracht kommen, wenn die in Anlage 2 zum Vertrag nach § 115b Abs. 1 SGB V (Stand: 01.01.2004) genannten „Allgemeinen Tatbestände" erfüllt sind. Bei der Entscheidung ist darüber hinaus die Gesamtkonstellation der Verletzungsfolgen und deren Auswirkungen auf die individuelle Situation und den Gesundheitszustand des Patienten zu berücksichtigen.
   1.3 Anwendung des Vertrages Ärzte/UV-Träger
   Die allgemeinen und besonderen Regelungen für die Heilbehandlung bei Arbeitsunfällen nach dem Vertrag Ärzte/UV-Träger, insbesondere über Vorstellungspflichten beim Durchgangsarzt, die Hinzuziehung anderer Ärzte durch den Durchgangsarzt oder H-Arzt sowie Unterstützungs- und Berichtspflichten, bleiben unberührt.
   1.4 Besonderheiten des Verletzungsartenverfahrens
   Handelt es sich um eine Verletzung des Verletzungsartenverzeichnisses, hat der behandelnde Arzt dafür zu sorgen, dass der Patient unverzüglich in ein von den Landesverbänden der gewerblichen Berufsgenossenschaften am Verletzungsartenverfahren beteiligtes Krankenhaus überwiesen wird. Der an diesem Krankenhaus tätige Durchgangsarzt entscheidet nach Art oder Schwere der Verletzung, ob eine stationäre oder ambulante Behandlung erforderlich ist. Er kann die Behandlung ambulant durchführen oder einen anderen qualifizierten Arzt mit der ambulanten Behandlung beauftragen.
   Eine Überweisung in ein beteiligtes Krankenhaus ist in den Fällen der Ziffer 8 des Verletzungsartenverzeichnisses dann nicht erforderlich, wenn es sich bei dem behandelnden Arzt um einen Handchirurgen handelt, der zur Behandlung Unfallverletzter von einem Landesverband der gewerblichen Berufsgenossenschaften zugelassen ist (§ 37 Vertrag Ärzte/UV-Träger).
   1.5 Berechtigung zur Durchführung ambulanter Operations- und Anästhesieleistungen
   Zur Durchführung ambulanter Operations- und Anästhesieleistungen in der GUV berechtigt sind in Praxis niedergelassene oder an Krankenhäusern tätige Durchgangsärzte und H-Ärzte bzw. Augen- und HNO-Ärzte und Handchirurgen nach § 37 Abs. 3 des Vertrages Ärzte/UVTr. bei Verletzungen auf dem jeweiligen Fachgebiet und Ärzte für Anästhesie, wenn sie hierzu von der zuständigen Kassenärztlichen Vereinigung zugelassen sind und/oder die Erklärungen nach § 3 der „Vereinbarung von Qualitätssicherungsmaßnahmen bei ambulanten Operationen und bei sonstigen stationsersetzenden Leistungen gemäß § 15 des Vertrages nach § 115b Abs. 1 SGB V" (Stand 01.01.2004) abgegeben haben, die fachlichen und räumlich-apparativen Voraussetzungen erfüllen und die notwendigen Pflichten anerkennen. Durchgangs- und H-Ärzte sind berechtigt, Arbeitsunfallverletzte an Ärzte, die zum ambulanten Operieren in der vertragsärztlichen Versorgung berechtigt sind, zur ambulanten Leistungserbringung zu überweisen (§§ 25 und 34 Vertrag Ärzte/UV-Träger).
   In Zweifelsfällen ist die Erfüllung der Anforderungen gegenüber dem zuständigen Landesverband der gewerblichen Berufsgenossenschaften nachzuweisen. Der Landesverband kann verlangen, dass der Arzt/das Krankenhaus die abgegebenen Erklärungen zur Einsichtnahme zur Verfügung stellt.
   Der Arzt/das Krankenhaus ermöglicht dem Landesverband, jederzeit die Erfüllung der Anforderungen zu überprüfen.

2. Bei ambulanter Durchführung von Operations- und Anästhesieleistungen in der Praxis niedergelassener Ärzte oder in Krankenhäusern können für die erforderliche Bereitstellung von Operationseinrichtungen und Einrichtungen zur Vor- und Nachsorge (z.B. Kosten für Operations- und Aufwachräume oder Gebühren bzw. Kosten für wieder verwendbare Operationsmaterialien bzw. -geräte) Zuschläge berechnet werden. Für die Anwendung eines Operationsmikroskops oder eines Lasers im Zusammenhang mit einer ambulanten operativen Leistung können Zuschläge dann berechnet werden, wenn die Anwendung eines Operationsmikroskops oder eines Lasers in der Leistungsbeschreibung der Gebührennummer für die operative Leistung nicht beinhaltet ist.

3. Die Leistungen nach den Nummern 448 und 449 dürfen nur im Zusammenhang mit einer an einen Zuschlag nach Nummern 442 bis 445 gebundenen ambulanten Operation und mit einer an einen Zuschlag nach Nummern 446 bis 447 gebundenen Anästhesie bzw. Narkose berechnet werden. Die Leistungen sind in der Rechnung unmittelbar im Anschluss an die zugeordnete operative bzw. anästhesiologische Leistung aufzuführen.

4. Maßgeblich für den Ansatz eines Zuschlags nach den Nummern 442 bis 445 sowie 446 oder 447 ist die erbrachte Operations- bzw. Anästhesieleistung mit der höchsten Bewertung.

5. Die Leistungen nach den Nummern 448 und 449 sind im Zusammenhang mit derselben Operation nur von einem der an dem Eingriff beteiligten Ärzte und nur entweder neben den Leistungen nach den Nummern 442 bis 445 oder den Leistungen nach den Nummern 446 bis 447 berechnungsfähig. Neben den Leistungen nach den Nummern 448 oder 449 darf die Leistung nach Nummern 56 und 57 nicht berechnet werden.

6. Die Zuschläge/Leistungen nach den Nummern 442 bis 449 sind nicht berechnungsfähig, wenn der Patient an demselben Tag wegen derselben Erkrankung in stationäre Krankenhausbehandlung aufgenommen wird; das gilt nicht, wenn die stationäre Behandlung wegen unvorhersehbarer Komplikationen während oder nach der ambulanten Operation notwendig und entsprechend begründet wird.

Nr.	Leistung	Gebühr in €
440 UV-GOÄ	Zuschlag für die Anwendung eines Operationsmikroskops bei ambulanten operativen Leistungen Der Zuschlag nach Nummer 440 ist je Behandlungstag nur einmal berechnungsfähig.	27,60
441 UV-GOÄ	Zuschlag für die Anwendung eines Lasers bei ambulanten operativen Leistungen, je Sitzung Der Zuschlag nach Nr. 441 ist je Behandlungstag nur einmal berechnungsfähig.	Nr. 441 beträgt 100% des Gebührensatzes für die allgemeine Heilbehandlung der betreffenden Leistungen, jedoch höchstens 79,92 €

Nr.	Leistung	Gebühr in €
442 UV-GOÄ	Zuschlag bei ambulanter Durchführung von operativen Leistungen nach den Gebühren-Nrn. 695, 1011, 1014, 1044, 1085, 1086, 1089, 1097, 1098, 1112, 1113, 1131, 1140, 1292, 1301, 1321, 1356, 1357, 1377, 1428, 1438, 1441, 1445, 1457, 1467, 1468, 1493, 1513, 1527, 1534, 1576, 1586, 1713, 1740, 1741, 1755, 1767, 1816, 2010, 2062, 2065, 2066, 2072, 2080, 2084, 2100, 2122, 2158, 2170, 2250, 2256, 2293, 2295, 2347, 2380, 2381, 2402, 2405, 2430, 2431, 2441, 2660, 2671, 2694, 2800, 2890, 3120, 3220, 3237.	27,60
	Der Zuschlag nach Nr. 442 ist je Behandlungstag nur einmal berechnungsfähig. Der Zuschlag nach Nr. 442 ist neben den Zuschlägen nach den Nummern 443 bis 445 nicht berechnungsfähig.	
443 UV-GOÄ	Zuschlag bei ambulanter Durchführung von operativen Leistungen nach den Gebühren-Nrn. 1043, 1052, 1099, 1104, 1111, 1120, 1122, 1129, 1135, 1141, 1283, 1299, 1305, 1330, 1331, 1333, 1359, 1446, 1455, 1519, 1528, 1535, 1588, 1622, 1628, 1635, 1738, 1761, 1765, 1802, 2040, 2041, 2045, 2051, 2052, 2073, 2092, 2101, 2105, 2110, 2118, 2120, 2130, 2156, 2210, 2253, 2254, 2279, 2339, 2348, 2382, 2384, 2386, 2393, 2397, 2404, 2410, 2421, 2580, 2650, 2651, 2656, 2657, 2670, 2730, 2751, 2801, 3300.	51,77
	Der Zuschlag nach Nr. 443 ist je Behandlungstag nur einmal berechnungsfähig. Der Zuschlag nach Nr. 443 ist neben den Zuschlägen nach den Nummern 442, 444 und/oder 445 nicht berechnungsfähig.	

Nr.	Leistung	Gebühr in €
444 UV-GOÄ	Zuschlag bei ambulanter Durchführung von operativen Leistungen nach den Gebühren-Nrn. 700, 701, 1041, 1045, 1055, 1060, 1121, 1125, 1155, 1156, 1284, 1302, 1304, 1306, 1311, 1332, 1348, 1353, 1355, 1358, 1360, 1365, 1366, 1384, 1485, 1497, 1597, 1612, 1636, 1756, 1815, 2064, 2074, 2075, 2076, 2081, 2087, 2088, 2091, 2106, 2111, 2134, 2140, 2213, 2273, 2296, 2297, 2349, 2353, 2355, 2383, 2392, 2392a, 2396, 2417, 2418, 2420, 2440, 2442, 2583, 2655, 2675, 2881, 3096, 3241, 3283.	89,73
	Der Zuschlag nach Nr. 444 ist je Behandlungstag nur einmal berechnungsfähig. Der Zuschlag nach Nr. 444 ist neben den Zuschlägen nach den Nummern 442, 443 und/oder 445 nicht berechnungsfähig.	
445 UV-GOÄ	Zuschlag bei ambulanter Durchführung von operativen Leistungen nach den Gebühren-Nrn. 1048, 1056, 1126, 1137, 1145, 1159, 1160, 1285, 1346, 1349, 1350, 1351, 1352, 1354, 1361, 1367, 1374, 1375, 1382, 1383, 1447, 1448, 1471, 1595, 1611, 1613, 1614, 1625, 1626, 1637, 1638, 1766, 1768, 1769, 1800, 1827, 1851, 2043, 2044, 2067, 2070, 2082, 2083, 2089, 2112, 2117, 2119, 2121, 2135, 2189, 2190, 2191, 2193, 2260, 2263, 2268, 2269, 2281, 2282, 2354, 2356, 2385, 2390, 2394, 2419, 2570, 2584, 2586, 2587, 2588, 2589, 2682, 2687, 2695, 2699, 2701, 2823, 2882, 2883, 2895, 2896, 2897, 3095, 3097, 3284, 3285.	151,85
	Der Zuschlag nach Nr. 445 ist je Behandlungstag nur einmal berechnungsfähig. Der Zuschlag nach Nr. 445 ist neben den Zuschlägen nach den Nummern 442 bis 444 nicht berechnungsfähig.	
446 UV-GOÄ	Zuschlag bei ambulanter Durchführung von Anästhesieleistungen nach den Nummern 453, 469, 476, 478, 480, 497, 498 im Zusammenhang mit ambulanten Operationen.	20,71
	Der Zuschlag nach Nr. 446 ist je Behandlungstag nur einmal berechnungsfähig. Der Zuschlag nach Nummer 446 ist neben dem Zuschlag nach Nummer 447 nicht berechnungsfähig.	

Nr.	Leistung	Gebühr in €
447 UV-GOÄ	Zuschlag bei ambulanter Durchführung von Anästhesieleistungen nach den Nummern 460, 462, 470, 471, 472, 473, 474, 481 im Zusammenhang mit ambulanten Operationen.	44,87
	Der Zuschlag nach Nr. 447 ist je Behandlungstag nur einmal berechnungsfähig. Der Zuschlag nach Nummer 447 ist neben dem Zuschlag nach Nummer 446 nicht berechnungsfähig.	
448 UV-GOÄ	Beobachtung und Betreuung eines Kranken über mehr als zwei Stunden während der Aufwach- und/oder Erholungszeit bis zum Eintritt der Transportfähigkeit nach zuschlagsberechtigten ambulanten operativen Leistungen bei Durchführung unter zuschlagsberechtigten ambulanten Anästhesien bzw. Narkosen	41,41
	Die Leistung nach Nummer 448 ist je Behandlungstag nur einmal berechnungsfähig. Die Leistung nach Nr. 448 ist neben Leistungen nach Nummern 1 bis 10, 56 und 57 sowie der Leistung nach Nummer 449 nicht berechnungsfähig.	
449 UV-GOÄ	Beobachtung und Betreuung eines Kranken über mehr als vier Stunden während der Aufwach- und/oder Erholungszeit bis zum Eintritt der Transportfähigkeit nach zuschlagsberechtigten ambulanten operativen Leistungen bei Durchführung unter zuschlagsberechtigten ambulanten Anästhesien bzw. Narkosen	62,12
	Die Leistung nach Nummer 449 ist je Behandlungstag nur einmal berechnungsfähig. Die Leistung nach Nr. 449 ist neben Leistungen nach Nummern 1 bis 10, 56 und 57 sowie der Leistung nach Nummer 448 nicht berechnungsfähig.	

D. Anästhesieleistungen (GOÄ/UV-GOÄ)

Allgemeine Bestimmungen

Bei der Anwendung mehrerer Narkose- oder Anästhesieverfahren nebeneinander ist nur die jeweils höchstbewertete dieser Leistungen berechnungsfähig; eine erforderliche Prämedikation ist Bestandteil dieser Leistung. Als Narkosedauer gilt die Dauer von zehn Minuten vor Operationsbeginn bis zehn Minuten nach Operationsende.

Nr.	Leistung	GOÄ Punktzahl	GOÄ 1fach €	GOÄ 2,3fach €	GOÄ 3,5fach €	GOÄ 1,2fach €	UV Allg. €	UV Bes. €
450	Rauschnarkose – auch mit Lachgas –	76	4,43	10,19	15,50	5,32	5,25	6,53
451	Intravenöse Kurznarkose	121	7,05	16,22	24,68	8,46	8,35	10,39
452	Intravenöse Narkose (mehrmalige Verabreichung des Narkotikums)	190	11,07	25,47	38,76	13,29	13,11	16,32
453	Vollnarkose	210	12,24	28,15	42,84	14,69	14,50	18,04
460	Kombinationsnarkose mit Maske, Gerät – auch Insufflationsnarkose –, bis zu einer Stunde	404	23,55	54,16	82,42	28,26	27,89	34,70
461	Kombinationsnarkose mit Maske, Gerät – auch Insufflationsnarkose –, jede weitere angefangene halbe Stunde	202	11,77	27,08	41,21	14,13	13,94	17,35
462	Kombinationsnarkose mit endotrachealer Intubation, bis zu einer Stunde	510	29,73	68,37	104,04	35,67	35,20	43,81
463	Kombinationsnarkose mit endotrachealer Intubation, jede weitere angefangene halbe Stunde	348	20,28	46,65	70,99	24,34	24,02	29,89
469	Kaudalanästhesie	250	14,57	33,52	51,00	17,49	17,26	21,47
470	Einleitung und Überwachung einer einzeitigen subarachnoidalen Spinalanästhesie (Lumbalanästhesie) oder einzeitigen periduralen (epiduralen) Anästhesie, bis zu einer Stunde Dauer	400	23,31	53,62	81,60	27,98	27,61	34,36
471	Einleitung und Überwachung einer einzeitigen subarachnoidalen Spinalanästhesie (Lumbalanästhesie) oder einzeitigen periduralen (epiduralen) Anästhesie, bis zu zwei Stunden Dauer	600	34,97	80,44	122,40	41,97	41,41	51,54
472	Einleitung und Überwachung einer einzeitigen subarachnoidalen Spinalanästhesie (Lumbalanästhesie) oder einzeitigen periduralen (epiduralen) Anästhesie, bei mehr als zwei Stunden Dauer	800	46,63	107,25	163,20	55,96	55,22	68,72

GOÄ-UV-GOÄ – D – Nrn. 473–489

Nr.	Leistung	GOÄ Punktzahl	GOÄ 1fach €	GOÄ 2,3fach €	GOÄ 3,5fach €	GOÄ 1,2fach €	UV Allg. €	UV Bes. €
473	Einleitung und Überwachung einer kontinuierlichen subarachnoidalen Spinalanästhesie (Lumbalanästhesie) oder periduralen (epiduralen) Anästhesie mit Katheter, bis zu fünf Stunden Dauer	600	34,97	80,44	122,40	41,97	41,41	51,54
474	Einleitung und Überwachung einer kontinuierlichen subarachnoidalen Spinalanästhesie (Lumbalanästhesie) oder periduralen (epiduralen) Anästhesie mit Katheter, bei mehr als fünf Stunden Dauer	900	52,46	120,65	183,60	62,95	62,12	77,31
475	Überwachung einer kontinuierlichen subarachnoidalen Spinalanästhesie (Lumbalanästhesie) oder periduralen (epiduralen) Anästhesie mit Katheter, zusätzlich zur Leistung nach Nummer 474 für den zweiten und jeden weiteren Tag, je Tag	450	26,23	60,33	91,80	31,48	31,06	38,65
476	Einleitung und Überwachung einer supraklavikulären oder axillären Armplexus- oder Paravertebralanästhesie, bis zu einer Stunde Dauer	380	22,15	50,94	77,52	26,58	26,23	32,64
477	Überwachung einer supraklavikulären oder axillären Armplexus- oder Paravertebralanästhesie, jede weitere angefangene Stunde	190	11,07	25,47	38,76	13,29	13,11	16,32
478	Intravenöse Anästhesie einer Extremität, bis zu einer Stunde Dauer	230	13,41	30,83	46,92	16,09	15,88	19,76
479	Intravenöse Anästhesie einer Extremität, jede weitere angefangene Stunde	115	6,70	15,42	23,46	8,04	7,94	9,88
480	Kontrollierte Blutdrucksenkung während der Narkose	222	12,94	29,76	45,29	15,53	15,32	19,07
481	Kontrollierte Hypothermie während der Narkose	475	27,69	63,68	96,90	33,22	32,79	40,80
483	Lokalanästhesie der tieferen Nasenabschnitte – gegebenenfalls einschließlich des Rachens –, auch beidseitig	46	2,68	6,17	9,38	3,22	3,18	3,95
484	Lokalanästhesie des Kehlkopfes	46	2,68	6,17	9,38	3,22	3,18	3,95
485	Lokalanästhesie des Trommelfells und/oder der Paukenhöhle	46	2,68	6,17	9,38	3,22	3,18	3,95
488	Lokalanästhesie der Harnröhre und/oder Harnblase	46	2,68	6,17	9,38	3,22	3,18	3,95
489	Lokalanästhesie des Bronchialgebietes – gegebenenfalls einschließlich des Kehlkopfes und des Rachens –	145	8,45	19,44	29,58	10,14	10,01	12,46

Nrn. 490–498 – D – GOÄ/UV-GOÄ

Nr.	Leistung	GOÄ Punktzahl	GOÄ 1fach €	GOÄ 2,3fach €	GOÄ 3,5fach €	GOÄ 1,2fach €	UV Allg. €	UV Bes. €
490	Infiltrationsanästhesie kleiner Bezirke	61	3,56	8,18	12,44	4,27	4,21	5,24
491	Infiltrationsanästhesie großer Bezirke auch – Parazervikalanästhesie –	121	7,05	16,22	24,68	8,46	8,35	10,39
493	Leitungsanästhesie, perineural – auch nach Oberst –	61	3,56	8,18	12,44	4,27	4,21	5,24
494	Leitungsanästhesie, endoneural – auch Pudendusanästhesie –	121	7,05	16,22	24,68	8,46	8,35	10,39
495	Leitungsanästhesie, retrobulbär	121	7,05	16,22	24,68	8,46	8,35	10,39
496 *UV-GOÄ*	Drei-in-eins-Block, Knie- oder Fußblock						26,23	32,64
497	Blockade des Truncus sympathicus (lumbaler Grenzstrang oder Ganglion stellatum) mittels Anästhetika	220	12,82	29,49	44,88	15,39	15,19	18,90
498	Blockade des Truncus sympathicus (thorakaler Grenzstrang oder Plexus solaris) mittels Anästhetika	300	17,49	40,22	61,20	20,98	20,71	25,77

E. Physikalisch-medizinische Leistungen (GOÄ/UV-GOÄ)

Allgemeine Bestimmungen

In den Leistungen des Abschnitts E sind alle Kosten enthalten mit Ausnahme der für Inhalationen sowie für die Photochemotherapie erforderlichen Arzneimittel.

Nr.	Leistung	GOÄ Punktzahl	GOÄ 1fach €	GOÄ 1,8fach €	GOÄ 2,5fach €	GOÄ 1,0fach €	UV Allg. €	UV Bes. €

I. Inhalationen

Nr.	Leistung	Punktzahl	1fach	1,8fach	2,5fach	1,0fach	UV Allg.	UV Bes.
500*	Inhalationstherapie – auch mittels Ultraschallvernebelung –	38	2,21	3,99	5,54	2,21	2,62	3,26
501*	Inhalationstherapie mit intermittierender Überdruckbeatmung (z. B. Bird-Respirator)	86	5,01	9,02	12,53	5,01	5,94	7,39

Neben der Leistung nach Nummer 501 sind die Leistungen nach den Nummern 500 und 505 nicht berechnungsfähig.

II. Krankengymnastik und Übungsbehandlungen

Nr.	Leistung	Punktzahl	1fach	1,8fach	2,5fach	1,0fach	UV Allg.	UV Bes.
505*	Atmungsbehandlung – einschließlich aller unterstützenden Maßnahmen – .	85	4,95	8,92	12,39	4,95	5,87	7,30
506*	Krankengymnastische Ganzbehandlung als Einzelbehandlung – einschließlich der erforderlichen Massage(n) –	120	6,99	12,59	17,49	6,99	8,28	10,31
507*	Krankengymnastische Teilbehandlung als Einzelbehandlung – einschließlich der erforderlichen Massage(n) –	80	4,66	8,39	11,66	4,66	5,52	6,87
508*	Krankengymnastische Ganzbehandlung als Einzelbehandlung im Bewegungsbad	110	6,41	11,54	16,03	6,41	7,59	9,45
509*	Krankengymnastik in Gruppen (Orthopädisches Turnen) – auch im Bewegungsbad –, bei mehr als drei bis acht Teilnehmern, je Teilnehmer	38	2,21	3,99	5,54	2,21	2,62	3,26
510*	Übungsbehandlung, auch mit Anwendung medikomechanischer Apparate, je Sitzung	70	4,08	7,34	10,20	4,08	4,83	6,01

Neben der Leistung nach Nummer 510 ist die Leistung nach Nummer 521 nicht berechnungsfähig.

| 514* | Extensionsbehandlung kombiniert mit Wärmetherapie und Massage mittels Gerät .... | 105 | 6,12 | 11,02 | 15,30 | 6,12 | 7,25 | 9,02 |

---

* Reduzierter Gebührenrahmen

Nrn. 515–529 – E II, III, IV – GOÄ/UV-GOÄ

Nr.	Leistung	GOÄ Punktzahl	GOÄ 1fach €	GOÄ 1,8fach €	GOÄ 2,5fach €	GOÄ 1,0fach €	UV Allg. €	UV Bes. €
515*	Extensionsbehandlung (z. B. Glissonschlinge)	38	2,21	3,99	5,54	2,21	2,62	3,26
516*	Extensionsbehandlung mit Schrägbett, Extensionstisch, Perlgerät	65	3,79	6,82	9,47	3,79	4,49	5,58
518*	Prothesengebrauchsschulung des Patienten – gegebenenfalls einschließlich seiner Betreuungsperson –, auch Fremdkraftprothesenschulung, Mindestdauer 20 Minuten, je Sitzung	120	6,99	12,59	17,49	6,99	8,28	10,31

III. Massagen

Nr.	Leistung	GOÄ Punktzahl	GOÄ 1fach €	GOÄ 1,8fach €	GOÄ 2,5fach €	GOÄ 1,0fach €	UV Allg. €	UV Bes. €
520*	Teilmassage (Massage einzelner Körperteile)	45	2,62	4,72	6,56	2,62	3,11	3,87
521*	Großmassage (z. B. Massage beider Beine, beider Arme, einer Körperseite, des Schultergürtels, eines Armes und eines Beines, des Rückens und eines Beines, des Rückens und eines Armes, beider Füße, beider Hände, beider Knie, beider Schultergelenke und ähnliche Massagen mehrerer Körperteile), je Sitzung	65	3,79	6,82	9,47	3,79	4,49	5,58
523*	Massage im extramuskulären Bereich (z. B. Bindegewebsmassage, Periostmassage, manuelle Lymphdrainage)	65	3,79	6,82	9,47	3,79	4,49	5,58
525*	Intermittierende apparative Kompressionstherapie an einer Extremität, je Sitzung	35	2,04	3,67	5,10	2,04	2,42	3,01
526*	Intermittierende apparative Kompressionstherapie an mehreren Extremitäten, je Sitzung	55	3,21	5,77	8,01	3,21	3,80	4,72
527*	Unterwasserdruckstrahlmassage (Wanneninhalt mindestens 400 Liter, Leistung der Apparatur mindestens 4 bar)	94	5,48	9,86	13,70	5,48	6,49	8,07
528 UV-GOÄ	Warmpackung oder Teilbäder eines oder mehrere Körperabschnitte mit Paraffinen bzw. Paraffin-Peloid-Gemischen (Behandlungszeit 20 Minuten)						9,19	11,44
529 UV-GOÄ	Warmpackung mit natürlichen Peloiden (Moor, Fango, Schlick, Pelose), Teilpackung, ein Körperabschnitt (Arm, Bein, Schulter, Nacken), auch Fangokneten (Behandlungszeit 20 Minuten)						12,33	15,34

* Reduzierter Gebührenrahmen

Nr.	Leistung	GOÄ Punktzahl	GOÄ 1fach €	GOÄ 1,8fach €	GOÄ 2,5fach €	GOÄ 1,0fach €	UV Allg. €	UV Bes. €

IV. Hydrotherapie und Packungen

Nr.	Leistung	Pkt.	1f	1,8f	2,5f	1,0f	UV Allg.	UV Bes.
530*	Kalt- oder Heißpackung(en) oder heiße Rolle, je Sitzung	35	2,04	3,67	5,10	2,04	2,42	3,01
531*	Leitung eines ansteigenden Teilbades	46	2,68	4,83	6,70	2,68	3,18	3,95
532*	Leitung eines ansteigenden Vollbades (Überwärmungsbad)	76	4,43	7,97	11,07	4,43	5,25	6,53
533*	Subaquales Darmbad	150	8,74	15,74	21,86	8,74	10,35	12,88

V. Wärmebehandlung

Nr.	Leistung	Pkt.	1f	1,8f	2,5f	1,0f	UV Allg.	UV Bes.
535*	Heißluftbehandlung eines Körperteils (z. B. Kopf oder Arm)	33	1,92	3,46	4,81	1,92	2,28	2,83
536*	Heißluftbehandlung mehrerer Körperteile (z. B. Rumpf oder Beine)	51	2,97	5,35	7,43	2,97	3,52	4,38
538*	Infrarotbehandlung, je Sitzung	40	2,33	4,20	5,83	2,33	2,76	3,44
539*	Ultraschallbehandlung	44	2,56	4,62	6,41	2,56	3,04	3,78

VI. Elektrotherapie

Nr.	Leistung	Pkt.	1f	1,8f	2,5f	1,0f	UV Allg.	UV Bes.
548*	Kurzwellen-, Mikrowellenbehandlung (Anwendung hochfrequenter Ströme) .	37	2,16	3,88	5,39	2,16	2,55	3,18
549*	Kurzwellen-, Mikrowellenbehandlung (Anwendung hochfrequenter Ströme) bei Behandlung verschiedener Körperregionen in einer Sitzung	55	3,21	5,77	8,01	3,21	3,80	4,72
551*	Reizstrombehandlung (Anwendung niederfrequenter Ströme) – auch bei wechselweiser Anwendung verschiedener Impuls- oder Stromformen und gegebenenfalls unter Anwendung von Saugelektroden –	48	2,80	5,04	6,99	2,80	3,31	4,12

Wird Reizstrombehandlung nach Nummer 551 gleichzeitig neben einer Leistung nach den Nummern 535, 536, 538, 539, 548, 549, 552 oder 747 an demselben Körperteil oder an denselben Körperteilen verabreicht, so ist nur die höherbewertete Leistung berechnungsfähig; dies gilt auch bei Verwendung eines Apparatesystems an mehreren Körperteilen.

Nr.	Leistung	Pkt.	1f	1,8f	2,5f	1,0f	UV Allg.	UV Bes.
552*	Iontophorese	44	2,56	4,62	6,41	2,56	3,04	3,78
553*	Vierzellenbad	46	2,68	4,83	6,70	2,68	3,18	3,95
554*	Hydroelektrisches Vollbad (Kataphoretisches Bad, Stanger-Bad)	91	5,30	9,55	13,26	5,30	6,28	7,82

* Reduzierter Gebührenrahmen

Nrn. 555–569 – E VII – GOÄ/UV-GOÄ

Nr.	Leistung	GOÄ Punktzahl	GOÄ 1fach €	GOÄ 1,8fach €	GOÄ 2,5fach €	GOÄ 1,0fach €	UV Allg. €	UV Bes. €
555*	Gezielte Niederfrequenzbehandlung bei spastischen und/oder schlaffen Lähmungen, je Sitzung	120	6,99	12,59	17,49	6,99	8,28	10,31
558*	Apparative isokinetische Muskelfunktionstherapie, je Sitzung	120	6,99	12,59	17,49	6,99	8,28	10,31

VII. Lichttherapie

Nr.	Leistung	GOÄ Punktzahl	GOÄ 1fach €	GOÄ 1,8fach €	GOÄ 2,5fach €	GOÄ 1,0fach €	UV Allg. €	UV Bes. €
560*	Behandlung mit Ultraviolettlicht in einer Sitzung	31	1,81	3,25	4,52	1,81	2,14	2,66
	Werden mehrere Kranke gleichzeitig mit Ultraviolettlicht behandelt, so darf die Nummer 560 nur einmal berechnet werden.							
561*	Reizbehandlung eines umschriebenen Hautbezirkes mit Ultraviolettlicht	31	1,81	3,25	4,52	1,81	2,14	2,66
562*	Reizbehandlung mehrerer umschriebener Hautbezirke mit Ultraviolettlicht in einer Sitzung	46	2,68	4,83	6,70	2,68	3,18	3,95
	Die Leistungen nach den Nummern 538, 560, 561 und 562 sind nicht nebeneinander berechnungsfähig.							
563*	Quarzlampendruckbestrahlung eines Feldes	46	2,68	4,83	6,70	2,68	3,18	3,95
564*	Quarzlampendruckbestrahlung mehrerer Felder in einer Sitzung	91	5,30	9,55	13,26	5,30	6,28	7,82
565*	Photochemotherapie, je Sitzung	120	6,99	12,59	17,49	6,99	8,28	10,31
566*	Phototherapie eines Neugeborenen, je Tag	500	29,14	52,46	72,86	29,14	34,51	42,95
567*	Phototherapie mit selektivem UV-Spektrum, je Sitzung	91	5,30	9,55	13,26	5,30	6,28	7,82
569*	Photo-Patch-Test (belichteter Läppchentest), bis zu drei Tests je Sitzung, je Test	30	1,75	3,15	4,37	1,75	2,07	2,58

* Reduzierter Gebührenrahmen

F. Innere Medizin, Kinderheilkunde, Dermatologie (GOÄ/UV-GOÄ)

Nr.	Leistung	GOÄ Punktzahl	GOÄ 1fach €	GOÄ 2,3-/ 1,8fach €	GOÄ 3,5-/ 2,5fach €	GOÄ 1,2fach €	UV Allg. €	UV Bes. €
600	Herzfunktionsprüfung nach Schellong einschließlich graphischer Darstellung	73	4,25	9,79	14,89	5,11	5,04	6,27
601	Hyperventilationsprüfung	44	2,56	5,90	8,98	3,08	3,04	3,78
602*	Oxymetrische Untersuchung(en) (Bestimmung der prozentualen Sauerstoffsättigung im Blut) – gegebenenfalls einschließlich Bestimmung(en) nach Belastung –	152	8,86	15,95	22,15	8,86**	10,49	13,06
603	Bestimmung des Atemwegwiderstandes (Resistance) nach der Oszillationsmethode oder der Verschlußdruckmethode – gegebenenfalls einschließlich fortlaufender Registrierung –	90	5,25	12,07	18,36	6,30	6,21	7,73
	Neben der Leistung nach Nummer 603 ist die Leistung nach Nummer 608 nicht berechnungsfähig.							
604	Bestimmung des Atemwegwiderstandes (Resistance) nach der Oszillationsmethode oder der Verschlußdruckmethode vor und nach Applikation pharmakodynamisch wirksamer Substanzen – gegebenenfalls einschließlich Phasenwinkelbestimmung und gegebenenfalls einschließlich fortlaufender Registrierung –	160	9,33	21,45	32,64	11,19	11,04	13,74
	Mit der Gebühr sind die Kosten abgegolten. *Neben der Leistung nach der Nummer 604 sind die Leistungen nach den Nummern 603 und 608 nicht berechnungsfähig.*							
605*	Ruhespirographische Untersuchung (im geschlossenen oder offenen System) mit fortlaufend registrierenden Methoden	242	14,11	25,39	35,26	14,11**	16,70	20,79
605 a*	Darstellung der Flußvolumenkurve bei spirographischen Untersuchungen – einschließlich graphischer Registrierung und Dokumentation –	140	8,16	14,69	20,40	8,16**	9,66	12,03
606*	Spiroergometrische Untersuchung – einschließlich vorausgegangener Ruhespirographie und gegebenenfalls einschließlich Oxymetrie –	379	22,09	39,76	55,23	22,09**	26,16	32,55

* Reduzierter Gebührenrahmen
** 1,0fach

Nrn. 607–615 – F – GOÄ/UV-GOÄ

Nr.	Leistung	GOÄ Punktzahl	GOÄ 1fach €	GOÄ 1,8fach €	GOÄ 2,5fach €	GOÄ 1,0fach €	UV Allg. €	UV Bes. €
607*	Residualvolumenbestimmung (Fremdgasmethode)	242	14,11	25,39	35,26	14,11	16,70	20,79
608*	Ruhespirographische Teiluntersuchung (z. B. Bestimmung des Atemgrenzwertes, Atemstoßtest), insgesamt	76	4,43	7,97	11,07	4,43	5,25	6,53
609*	Bestimmung der absoluten und relativen Sekundenkapazität vor und nach Inhalation pharmakodynamisch wirksamer Substanzen	182	10,61	19,09	26,52	10,61	12,56	15,64
	Mit der Gebühr sind die Kosten abgegolten.							
610*	Ganzkörperplethysmographische Untersuchung (Bestimmung des intrathorakalen Gasvolumens und des Atemwegwiderstandes) – gegebenenfalls mit Bestimmung der Lungendurchblutung –	605	35,26	63,47	88,16	35,26	41,76	51,97
	Neben der Leistung nach Nummer 610 sind die Leistungen nach den Nummern 605 und 608 nicht berechnungsfähig.							
611*	Bestimmung der Lungendehnbarkeit (Compliance) – einschließlich Einführung des Ösophaguskatheters –	605	35,26	63,47	88,16	35,26	41,76	51,97
612*	Ganzkörperplethysmographische Bestimmung der absoluten und relativen Sekundenkapazität und des Atemwegwiderstandes vor und nach Applikation pharmakodynamisch wirksamer Substanzen	757	44,12	79,42	110,31	44,12	52,25	65,03
	Mit der Gebühr sind die Kosten abgegolten. *Neben der Leistung nach Nummer 612 sind die Leistungen nach den Nummern 605, 608, 609 und 610 nicht berechnungsfähig.*							
614*	Transkutane Messung(en) des Sauerstoffpartialdrucks	150	8,74	15,74	21,86	8,74	10,35	12,88
615*	Untersuchung der CO-Diffusionskapazität mittels Ein-Atemzugmethode (single-breath)	227	13,23	23,82	33,08	13,23	15,67	19,50

* Reduzierter Gebührenrahmen

Nr.	Leistung	GOÄ Punktzahl	GOÄ 1fach €	GOÄ 1,8fach €	GOÄ 2,5fach €	GOÄ 1,0fach €	UV Allg. €	UV Bes. €
616*	Untersuchung der CO-Diffusionskapazität als fortlaufende Bestimmung (steady state) in Ruhe oder unter Belastung ...	303	17,66	31,79	44,15	17,66	20,91	26,03
	Neben der Leistung nach Nummer 616 ist die Leistung nach Nummer 615 nicht berechnungsfähig.							
617*	Gasanalyse in der Exspirationsluft mittels kontinuierlicher Bestimmung mehrerer Gase	341	19,88	35,78	49,69	19,88	23,54	29,29
618 UV-GOÄ	H2-Atemtest (z. B. Laktosetoleranztest), einschließlich Verabreichung der Testsubstanz, Probeentnahmen und Messungen der H2-Konzentration, einschließlich Kosten						23,54	29,29
620*	Rheographische Untersuchung der Extremitäten	152	8,86	15,95	22,15	8,86	10,49	13,06
	Mit der Gebühr sind die Kosten abgegolten.							
621*	Mechanisch-oszillographische Untersuchung (Gesenius-Keller)	127	7,40	13,32	18,51	7,40	8,77	10,91
622*	Akrale infraton-oszillographische Untersuchung	182	10,61	19,09	26,52	10,61	12,56	15,63
623*	Temperaturmessung(en) an der Hautoberfläche (z. B. der Brustdrüse) mittels Flüssig-Kristall-Thermographie (Plattenthermographie) einschließlich der notwendigen Aufnahmen	140	8,16	14,69	20,40	8,16	9,66	12,03
	Die Leistung nach Nummer 623 zur Temperaturmessung an der Hautoberfläche der Brustdrüse ist nur bei Vorliegen eines abklärungsbedürftigen mammographischen Röntgenbefundes berechnungsfähig.							
624*	Thermographische Untersuchung mittels elektronischer Infrarotmessung mit Schwarzweiß-Wiedergabe und Farbthermogramm einschließlich der notwendigen Aufnahmen, je Sitzung .	330	19,23	34,62	48,09	19,23	22,78	28,35
	Neben der Leistung nach Nummer 624 ist die Leistung nach Nummer 623 nicht berechnungsfähig.							

* Reduzierter Gebührenrahmen

Nrn. 626–629 – F – GOÄ/UV-GOÄ

Nr.	Leistung	GOÄ Punktzahl	GOÄ 1fach €	GOÄ 2,3fach €	GOÄ 3,5fach €	GOÄ 1,2fach €	UV Allg. €	UV Bes. €
626	Rechtsherzkatheterismus – einschließlich Druckmessungen und oxymetrischer Untersuchungen sowie fortlaufender EKG- und Röntgenkontrolle	1000	58,29	134,06	204,01	69,94	69,02	85,90
	Die Leistung nach Nummer 626 ist je Sitzung nur einmal berechnungsfähig. Neben der Leistung nach Nummer 626 sind die Leistungen nach den Nummern 355, 356, 360, 361, 602, 648, 650, 651, 3710 und 5295 nicht berechnungsfähig.							
627	Linksherzkatheterismus – einschließlich Druckmessungen und oxymetrischer Untersuchungen sowie fortlaufender EKG- und Röntgenkontrolle –	1500	87,43	201,09	306,01	104,92	103,54	128,85
	Die Leistung nach Nummer 627 ist je Sitzung nur einmal berechnungsfähig. Neben der Leistung nach Nummer 627 sind die Leistungen nach den Nummern 355, 356, 360, 361, 602, 648, 650, 651, 3710 und 5295 nicht berechnungsfähig.							
628	Herzkatheterismus mit Druckmessungen und oxymetrischen Untersuchungen – einschließlich fortlaufender EKG- und Röntgenkontrolle – im zeitlichen Zusammenhang mit Leistungen nach den Nummern 355 und/oder 360	800	46,63	107,25	163,20	55,96	55,22	68,72
	Die Leistung nach Nummer 628 ist je Sitzung nur einmal berechnungsfähig. Neben der Leistung nach Nummer 628 sind die Leistungen nach den Nummern 602, 648, 650, 651, 3710 und 5295 nicht berechnungsfähig.							
629	Transseptaler Linksherzkatheterismus – einschließlich Druckmessungen und oxymetrischer Untersuchungen sowie fortlaufender EKG- und Röntgenkontrolle	2000	116,57	268,12	408,01	139,89	138,05	171,79
	Die Leistung nach Nummer 629 ist je Sitzung nur einmal berechnungsfähig. Neben der Leistung nach Nummer 629 sind die Leistungen nach den Nummern 355, 356, 602, 648, 650, 651, 3710 und 5295 nicht berechnungsfähig.							

GOÄ/UV-GOÄ – F – Nrn. 630–638

Nr.	Leistung	GOÄ Punktzahl	GOÄ 1fach €	GOÄ 2,3-/1,8fach €	GOÄ 3,5-/2,5fach €	GOÄ 1,2fach €	UV Allg. €	UV Bes. €
630	Mikro-Herzkatheterismus unter Verwendung eines Einschwemmkatheters – einschließlich Druckmessungen nebst fortlaufender EKG-Kontrolle – .	908	52,92	121,73	185,24	63,51	62,67	77,99
	Neben der Leistung nach Nummer 630 sind die Leistungen nach den Nummern 355, 356, 360, 361, 602, 648, 650, 651, 3710 und 5295 nicht berechnungsfähig. *Die Kosten für den Einschwemmkatheter sind mit der Gebühr abgegolten.*							
631	Anlegung eines transvenösen temporären Schrittmachers – einschließlich Venenpunktion, Elektrodeneinführung, Röntgendurchleuchtung des Brustkorbs und fortlaufender EKG-Kontrolle –	1110	64,70	148,81	226,45	77,64	76,62	95,35
632	Mikro-Herzkatheterismus unter Verwendung eines Einschwemmkatheters – einschließlich Druckmessungen und oxymetrischer Untersuchungen nebst fortlaufender EKG-Kontrolle, gegebenenfalls auch unter Röntgen-Kontrolle –	1210	70,53	162,21	246,85	84,63	83,52	103,94
	Die Kosten für den Einschwemmkatheter sind mit der Gebühr abgegolten. *Neben der Leistung nach Nummer 632 sind die Leistungen nach den Nummern 355, 356, 360, 361, 602, 648, 650, 651, 3710 und 5295 nicht berechnungsfähig.*							
634	Lichtreflex-Rheographie	120	6,99	16,09	24,48	8,39	8,28	10,31
635*	Photoelektrische Volumenpulsschreibung an mindestens vier Punkten ...	227	13,23	23,82	33,08	13,23**	15,67	19,50
636*	Photoelektrische Volumenpulsschreibung mit Kontrolle des reaktiven Verhaltens der peripheren Arterien nach Belastung (z. B. mit Temperaturreizen)	379	22,09	39,76	55,23	22,09**	26,16	32,55
637*	Pulswellenlaufzeitbestimmung – gegebenenfalls einschließlich einer elektrokardiographischen Kontrollableitung – .	227	13,23	23,82	33,08	13,23**	15,67	19,50
638*	Punktuelle Arterien- und/oder Venenpulsschreibung	121	7,05	12,69	17,63	7,05**	8,35	10,39

* Reduzierter Gebührenrahmen
** 1,0fach

Nrn. 639–649 – F – GOÄ/UV-GOÄ

Nr.	Leistung	GOÄ Punktzahl	GOÄ 1fach €	GOÄ 2,3-/ 1,8fach €	GOÄ 3,5-/ 2,5fach €	GOÄ 1,2fach €	UV Allg. €	UV Bes. €
639*	Prüfung der spontanen und reaktiven Vasomotorik (photoplethysmographische Registrierung der Blutfüllung und photoplethysmographische Simultanregistrierung der Füllungsschwankungen peripherer Arterien an mindestens vier peripheren Gefäßabschnitten sowie gleichzeitige Registrierung des Volumenpulsbandes) ..	454	26,46	47,63	66,16	26,46**	31,34	39,00
640*	Phlebodynamometrie	650	37,89	68,20	94,72	37,89**	44,87	55,83
641*	Venenverschluß-plethysmographische Untersuchung	413	24,07	43,33	60,18	24,07**	28,51	35,48
642*	Venenverschluß-plethysmographische Untersuchung mit reaktiver Hyperämiebelastung	554	32,29	58,12	80,73	32,29**	38,24	47,59
643*	Periphere Arterien- bzw. Venendruck- und/oder Strömungsmessung	120	6,99	12,59	17,49	6,99**	8,28	10,31
644*	Untersuchung der Strömungsverhältnisse in den Extremitätenarterien bzw. -venen mit direktionaler Ultraschall-Doppler-Technik – einschließlich graphischer Registrierung –	180	10,49	18,89	26,23	10,49**	12,42	15,46
645*	Untersuchung der Strömungsverhältnisse in den hirnversorgenden Arterien und den Periorbitalarterien mit direktionaler Ultraschall-Doppler-Technik – einschließlich graphischer Registrierung –	650	37,89	68,20	94,72	37,89**	44,87	55,83
646*	Hypoxietest (Simultanregistrierung des Atemvolumens und des Gasaustausches, der Arterialisation sowie der peripheren Vasomotorik mit gasanalytischen und photoelektrischen Verfahren)......	605	35,26	63,47	88,16	35,26**	41,76	51,97
647*	Kardiologische und/oder hepatologische Kreislaufzeitmessung(en) mittels Indikatorverdünnungsmethoden – einschließlich Kurvenschreibung an verschiedenen Körperstellen mit Auswertung und einschließlich Applikation der Testsubstanz –	220	12,82	23,08	32,06	12,82**	15,19	18,90
648	Messung(en) des zentralen Venen- oder Arteriendrucks, auch unter Belastung – einschließlich Venen- oder Arterienpunktion, Kathetereinführung(en) und gegebenenfalls Röntgenkontrolle –	605	35,26	81,11	123,42	42,32	41,76	51,97
649	Transkranielle, Doppler-sonographische Untersuchung – einschließlich graphischer Registrierung –	650	37,89	87,14	132,60	45,46	44,87	55,83

*   Reduzierter Gebührenrahmen
** 1,0fach

GOÄ/UV-GOÄ – F – Nrn. 650–660

Nr.	Leistung	GOÄ Punktzahl	GOÄ 1fach €	GOÄ 2,3-/ 1,8fach €	GOÄ 3,5-/ 2,5fach €	GOÄ 1,2fach €	UV Allg. €	UV Bes. €
650*	Elektrokardiographische Untersuchung zur Feststellung einer Rhythmusstörung und/oder zur Verlaufskontrolle – gegebenenfalls als Notfall-EKG –	152	8,86	15,95	22,15	8,86**	10,49	13,06
651*	Elektrokardiographische Untersuchung in Ruhe – auch gegebenenfalls nach Belastung – mit Extremitäten- und Brustwandableitungen (mindestens neun Ableitungen)	253	14,75	26,54	36,87	14,75**	17,46	21,73
652	Elektrokardiographische Untersuchung unter fortschreibender Registrierung (mindestens 9 Ableitungen) in Ruhe und bei physikalisch definierter und reproduzierbarer Belastung (Ergometrie) – gegebenenfalls auch Belastungsänderung –	445	25,94	59,66	90,78	31,13	30,72	38,22
653*	Elektrokardiographische Untersuchung auf telemetrischem Wege	253	14,75	26,54	36,87	14,75**	17,46	21,73

Die Leistungen nach den Nummern 650 bis 653 sind nicht nebeneinander berechnungsfähig.

Nr.	Leistung	GOÄ Punktzahl	GOÄ 1fach €	GOÄ 2,3-/ 1,8fach €	GOÄ 3,5-/ 2,5fach €	GOÄ 1,2fach €	UV Allg. €	UV Bes. €
654*	Langzeitblutdruckmessung von mindestens 18 Stunden Dauer – einschließlich Aufzeichnung und Auswertung – ..	150	8,74	15,74	21,86	8,74**	10,35	12,88
655	Elektrokardiographische Untersuchung mittels Ösophagusableitung – einschließlich Einführen der Elektrode – zusätzlich zu den Nummern 651 oder 652	152	8,86	20,38	31,01	10,63	10,49	13,06
656	Elektrokardiographische Untersuchung mittels intrakavitärer Ableitung am Hisschen Bündel einschließlich Röntgenkontrolle	1820	106,08	243,99	371,29	127,30	125,62	156,33
657*	Vektorkardiographische Untersuchung	253	14,75	26,54	36,87	14,75**	17,46	21,73
659*	Elektrokardiographische Untersuchung über mindestens 18 Stunden (Langzeit-EKG) – gegebenenfalls einschließlich gleichzeitiger Registrierung von Puls und Atmung –, mit Auswertung ..	400	23,31	41,97	58,29	23,31**	27,61	34,36
660*	Phonokardiographische Untersuchung mit mindestens zwei verschiedenen Ableitpunkten in mehreren Frequenzbereichen – einschließlich einer elektrokardiographischen Kontrollableitung sowie gegebenenfalls mit Karotispulskurve und/oder apexkardiographischer Untersuchung –	303	17,66	31,79	44,15	17,66**	20,91	26,03

* Reduzierter Gebührenrahmen
** 1,0fach

Nrn. 661–680 – F – GOÄ/UV-GOÄ

Nr.	Leistung	GOÄ Punktzahl	GOÄ 1fach €	GOÄ 2,3-/ 1,8fach €	GOÄ 3,5-/ 2,5fach €	GOÄ 1,2fach €	UV Allg. €	UV Bes. €
661*	Impulsanalyse und EKG zur Überwachung eines implantierten Schrittmachers – gegebenenfalls mit Magnettest –	530	30,89	55,61	77,23	30,89**	36,58	45,53
665*	Grundumsatzbestimmung mittels Stoffwechselapparatur ohne Kohlensäurebestimmung	121	7,05	12,69	17,63	7,05**	8,35	10,39
666*	Grundumsatzbestimmung mittels Stoffwechselapparatur mit Kohlensäurebestimmung	227	13,23	23,82	33,08	13,23**	15,67	19,50
669	Ultraschallechographie des Gehirns (Echoenzephalographie)	212	12,36	28,42	43,25	14,83	14,63	18,21
670	Einführung einer Magenverweilsonde zur enteralen Ernährung oder zur Druckentlastung	120	6,99	16,09	24,48	8,39	8,28	10,31
671	Fraktionierte Aushebung des Magensaftes – auch nach Probefrühstück oder Probemahlzeit –	120	6,99	16,09	24,48	8,39	8,28	10,31
672	Aushebung des Duodenalsaftes – auch mit Gallenreflex oder Duodenalspülung, gegebenenfalls fraktioniert –	120	6,99	16,09	24,48	8,39	8,28	10,31
674	Anlage eines Pneumothorax – gegebenenfalls einschließlich Röntgendurchleuchtungen vor und nach der Füllung –	370	21,57	49,60	75,48	25,88	25,54	31,78
675	Pneumothoraxfüllung – gegebenenfalls einschließlich Röntgendurchleuchtungen vor und nach der Füllung –	275	16,03	36,87	56,10	19,23	18,98	23,62
676	Magenuntersuchung unter Sichtkontrolle (Gastroskopie) mittels endogastral anzuwendender Kamera einschließlich Aufnahmen	800	46,63	107,25	163,20	55,96	55,22	68,72
	Mit der Gebühr sind die Kosten abgegolten.							
677	Bronchoskopie oder Thorakoskopie ..	600	34,97	80,44	122,40	41,97	41,41	51,54
678	Bronchoskopie mit zusätzlichem operativem Eingriff (z. B. Probeexzision, Katheterbiopsie, periphere Lungenbiopsie, Segmentsondierungen) – gegebenenfalls einschließlich Lavage –.	900	52,46	120,65	183,60	62,95	62,12	77,31
679	Mediastinoskopie – gegebenenfalls einschließlich Skaleoskopie und/oder Probeexzision und/oder Probepunktion – ..	1100	64,12	147,47	224,41	76,94	75,93	94,49
680	Ösophagoskopie – gegebenenfalls einschließlich Probeexzision und/oder Probepunktion –	550	32,06	73,73	112,20	38,47	37,96	47,24

* Reduzierter Gebührenrahmen
** 1,0fach

GOÄ/UV-GOÄ – F –   Nrn. 681–691

Nr.	Leistung	GOÄ Punktzahl	GOÄ 1fach €	GOÄ 2,3fach €	GOÄ 3,5fach €	GOÄ 1,2fach €	UV Allg. €	UV Bes. €
681	Ösophagoskopie mit zusätzlichem operativem Eingriff (z. B. Fremdkörperentfernung) – gegebenenfalls einschließlich Probeexzision und/oder Probepunktion –	825	48,09	110,60	168,30	57,70	56,95	70,87
682	Gastroskopie unter Einsatz vollflexibler optischer Instrumente – gegebenenfalls einschließlich Probeexzision und/oder Probepunktion –	850	49,54	113,95	173,40	59,45	58,67	73,01
683	Gastroskopie einschließlich Ösophagoskopie unter Einsatz vollflexibler optischer Instrumente – gegebenenfalls einschließlich Probeexzision und/oder Probepunktion –	1000	58,29	134,06	204,01	69,94	69,02	85,90
684	Bulboskopie – gegebenenfalls einschließlich Ösophago- und Gastroskopie, Probeexzision und/oder Probepunktion –	1200	69,94	160,87	244,81	83,93	82,83	103,08
685	Duodeno-/Jejunoskopie – gegebenenfalls einschließlich einer vorausgegangenen Ösophago-/Gastro-/Bulboskopie, Probeexzision und/oder Probepunktion –	1350	78,69	180,98	275,41	94,43	93,18	115,96
686	Duodenoskopie mit Sondierung der Papilla Vateri zwecks Einbringung von Kontrastmittel und/oder Entnahme von Sekret – gegebenenfalls einschließlich Probeexzision und/oder Probepunktion –	1500	87,43	201,09	306,01	104,92	103,54	128,85
687	Hohe Koloskopie bis zum Coecum – gegebenenfalls einschließlich Probeexzision und/oder Probepunktion –	1500	87,43	201,09	306,01	104,92	103,54	128,85
688	Partielle Koloskopie – gegebenenfalls einschließlich Rektoskopie, Probeexzision und/oder Probepunktion –	900	52,46	120,65	183,60	62,95	62,12	77,31
689	Sigmoidoskopie unter Einsatz vollflexibler optischer Instrumente – einschließlich Rektoskopie sowie gegebenenfalls einschließlich Probeexzision und/oder Probepunktion –	700	40,80	93,84	142,80	48,96	48,32	60,13
690	Rektoskopie – gegebenenfalls einschließlich Probeexzision und/oder Probepunktion –	350	20,40	46,92	71,40	24,48	24,16	30,06
691	Ösophago-/Gastro-/Bulboskopie mit nachfolgender Sklerosierung von Ösophagusvarizen – gegebenenfalls einschließlich Probeexzision und/oder Probepunktion –	1400	81,60	187,69	285,61	97,92	96,63	120,26

Nr.	Leistung	GOÄ Punktzahl	GOÄ 1fach €	GOÄ 2,3fach €	GOÄ 3,5fach €	GOÄ 1,2fach €	UV Allg. €	UV Bes. €
692	Duodenoskopie mit Sondierung der Papilla Vateri zwecks Einbringung von Kontrastmittel und/oder Entnahme von Sekret – gegebenenfalls einschließlich Probeexzision und/oder Probepunktion – mit Papillotomie (Hochfrequenzelektroschlinge) und Steinentfernung	1900	110,75	254,72	387,61	132,90	131,15	163,20
692 a	Plazierung einer Drainage in den Gallen- oder Pankreasgang – zusätzlich zu einer Leistung nach den Nummern 685, 686 oder 692 –	400	23,31	53,62	81,60	27,98	27,61	34,36
693	Langzeit-pH-metrie des Ösophagus – einschließlich Sondeneinführung – ...	300	17,49	40,22	61,20	20,98	20,71	25,77
694	Manometrische Untersuchung des Ösophagus	500	29,14	67,03	102,00	34,97	34,51	42,95
695	Entfernung eines oder mehrerer Polypen oder Schlingenbiopsie mittels Hochfrequenzelektroschlinge – gegebenenfalls einschließlich Probeexzision und/oder Probepunktion – zusätzlich zu den Nummern 682 bis 685 und 687 bis 689 –	400	23,31	53,62	81,60	27,98	27,61	34,36
696	Entfernung eines oder mehrerer Polypen oder Schlingenbiopsie mittels Hochfrequenzelektroschlinge – gegebenenfalls einschließlich Probeexzision und/oder Probepunktion – zusätzlich zu Nummer 690 –	200	11,66	26,81	40,80	13,99	13,80	17,18
697	Saugbiopsie des Dünndarms – gegebenenfalls einschließlich Röntgenkontrolle, Probeexzision und/oder Probepunktion –	400	23,31	53,62	81,60	27,98	27,61	34,36
698	Kryochirurgischer Eingriff im Enddarmbereich	200	11,66	26,81	40,80	13,99	13,80	17,18
699	Infrarotkoagulation im Enddarmbereich, je Sitzung	120	6,99	16,09	24,48	8,39	8,28	10,31
700	Laparoskopie (mit Anlegung eines Pneumoperitoneums) oder Nephroskopie – gegebenenfalls einschließlich Probeexzision und/oder Probepunktion –	800	46,63	107,25	163,20	55,96	55,22	68,72
701	Laparoskopie (mit Anlegung eines Pneumoperitoneums) mit intraabdominalem Eingriff – gegebenenfalls einschließlich Probeexzision und/oder Probepunktion –	1050	61,20	140,76	214,21	73,44	72,48	90,19

GOÄ/UV-GOÄ – F – Nrn. 703–719

Nr.	Leistung	GOÄ Punktzahl	GOÄ 1fach €	GOÄ 2,3fach €	GOÄ 3,5fach €	GOÄ 1,2fach €	UV Allg. €	UV Bes. €
703	Ballonsondentamponade bei blutenden Ösophagus- und/oder Fundusvarizen	500	29,14	67,03	102,00	34,97	34,51	42,95
705	Proktoskopie	152	8,86	20,38	31,01	10,63	10,49	13,06
706	Licht- oder Laserkoagulation(en) zur Beseitigung von Stenosen oder zur Blutstillung bei endoskopischen Eingriffen, je Sitzung	600	34,97	80,44	122,40	41,97	41,41	51,54
714	Neurokinesiologische Diagnostik nach Vojta (Lagereflexe) sowie Prüfung des zerebellaren Gleichgewichtes und der Statomotorik	180	10,49	24,13	36,72	12,59	12,42	15,46
715	Prüfung der kindlichen Entwicklung bezüglich der Grobmotorik, der Feinmotorik, der Sprache und des sozialen Verhaltens nach standardisierten Skalen mit Dokumentation des entsprechenden Entwicklungsstandes ..	220	12,82	29,49	44,88	15,39	15,19	18,90
	Neben der Leistung nach Nummer 715 sind die Leistungen nach den Nummern 8 und 26 nicht berechnungsfähig.							
716	Prüfung der funktionellen Entwicklung bei einem Säugling oder Kleinkind (z. B. Bewegungs- und Wahrnehmungsvermögen) nach standardisierten Methoden mit Dokumentation des entsprechenden Entwicklungsstandes, je Untersuchungsgang	69	4,02	9,25	14,08	4,83	4,76	5,93
717	Prüfung der funktionellen Entwicklung bei einem Kleinkind (z. B. Sprechvermögen, Sprachverständnis, Sozialverhalten) nach standardisierten Methoden mit Dokumentation des entsprechenden Entwicklungsstandes, je Untersuchungsgang	110	6,41	14,75	22,44	7,69	7,59	9,45
718	Höchstwert bei den Untersuchungen nach den Nummern 716 und 717, auch bei deren Nebeneinanderberechnung	251	14,63	33,65	51,21	17,56	17,33	21,56
	Bei Berechnung des Höchstwertes sind die Arten der Untersuchungen anzugeben.							
719	Funktionelle Entwicklungstherapie bei Ausfallerscheinungen in der Motorik, im Sprachbereich und/oder Sozialverhalten, als Einzelbehandlung, Dauer mindestens 45 Minuten	251	14,63	33,65	51,21	17,56	17,33	21,56

Nrn. 725–744 – F – GOÄ/UV-GOÄ

Nr.	Leistung	GOÄ Punktzahl	GOÄ 1fach €	GOÄ 2,3-/ 1,8fach €	GOÄ 3,5-/ 2,5fach €	GOÄ 1,2fach €	UV Allg. €	UV Bes. €
725*	Systematische sensomotorische Entwicklungs- und Übungsbehandlung von Ausfallerscheinungen am Zentralnervensystem als zeitaufwendige Einzelbehandlung – gegebenenfalls einschließlich individueller Beratung der Betreuungsperson –, Dauer mindestens 45 Minuten	300	17,49	31,48	43,72	17,49**	20,71	25,77
	Neben der Leistung nach Nummer 725 sind die Leistungen nach den Nummern 505 bis 527, 535 bis 555, 719, 806, 846, 847, 849, 1559 und 1560 nicht berechnungsfähig.							
726*	Systematische sensomotorische Behandlung von zentralbedingten Sprachstörungen – einschließlich aller dazugehörender psychotherapeutischer, atemgymnastischer, physikalischer und sedierender Maßnahmen sowie gegebenenfalls auch Dämmerschlaf – als zeitaufwendige Einzelbehandlung, Dauer mindestens 45 Minuten	300	17,49	31,48	43,72	17,49**	20,71	25,77
	Neben der Leistung nach Nummer 726 sind die Leistungen nach den Nummern 719, 849, 1559 und 1560 nicht berechnungsfähig. Die Leistung nach Nummer 726 ist neben der Leistung nach Nummer 725 an demselben Tage nur berechnungsfähig, wenn beide Behandlungen zeitlich getrennt voneinander mit einer Dauer von jeweils mindestens 45 Minuten erbracht werden.							
740	Kryotherapie der Haut, je Sitzung ...	71	4,14	9,52	14,48	4,97	4,90	6,10
741	Verschorfung mit heißer Luft oder heißen Dämpfen, je Sitzung	76	4,43	10,19	15,50	5,32	5,25	6,53
742	Epilation von Haaren im Gesicht durch Elektrokoagulation bei generalisiertem krankhaftem Haarwuchs infolge Endokrinopathie (z. B. Hirsutismus), je Sitzung	165	9,62	22,12	33,66	11,54	11,39	14,17
743	Schleifen und Schmirgeln und/oder Fräsen von Bezirken der Haut oder der Nägel, je Sitzung	75	4,37	10,05	15,30	5,25	5,18	6,44
744	Stanzen der Haut, je Sitzung	80	4,66	10,72	16,32	5,60	5,52	6,87

* Reduzierter Gebührenrahmen
** 1,0fach

GOÄ/UV-GOÄ – F – Nrn. 745–763

Nr.	Leistung	GOÄ Punktzahl	GOÄ 1fach €	GOÄ 2,3-/ 1,8fach €	GOÄ 3,5-/ 2,5fach €	GOÄ 1,2fach €	UV Allg. €	UV Bes. €
745	Auskratzen von Wundgranulationen oder Entfernung von jeweils bis zu drei Warzen mit dem scharfen Löffel	46	2,68	6,17	9,38	3,22	3,18	3,95
746	Elektrolyse oder Kauterisation, als selbständige Leistung	46	2,68	6,17	9,38	3,22	3,18	3,95
747	Setzen von Schröpfköpfen, Blutegeln oder Anwendung von Saugapparaten, je Sitzung	44	2,56	5,90	8,98	3,08	3,04	3,78
748	Hautdrainage	76	4,43	10,19	15,50	5,32	5,25	6,53
750	Auflichtmikroskopie der Haut (Dermatoskopie), je Sitzung	120	6,99	16,09	24,48	8,39	8,28	10,31
752	Bestimmung des Elektrolytgehalts im Schweiß durch Widerstandsmessung – einschließlich Stimulation der Schweißsekretion –	150	8,74	20,11	30,60	10,49	10,35	12,88
755	Hochtouriges Schleifen von Bezirken der Haut bei schweren Entstellungen durch Naevi, narbigen Restzuständen nach Akne vulgaris und ähnlichen Indikationen, je Sitzung	240	13,99	32,17	48,96	16,79	16,57	20,62
756	Chemochirurgische Behandlung spitzer Kondylome, auch in mehreren Sitzungen	121	7,05	16,22	24,68	8,46	8,35	10,39
757	Chemochirurgische Behandlung einer Präkanzerose – gegebenenfalls in mehreren Sitzungen	150	8,74	20,11	30,60	10,49	10,35	12,88
758	Sticheln oder Öffnen und Ausquetschen von Aknepusteln, je Sitzung ..	75	4,37	10,05	15,30	5,25	5,18	6,44
759*	Bestimmung der Alkalineutralisationszeit	76	4,43	7,97	11,07	4,43**	5,25	6,53
760*	Alkaliresistenzbestimmung (Tropfmethode)	121	7,05	12,69	17,63	7,05**	8,35	10,39
761*	UV-Erythemschwellenwertbestimmung – einschließlich Nachschau – ..	76	4,43	7,97	11,07	4,43**	5,25	6,53
762	Entleerung des Lymphödems an Arm oder Bein durch Abwicklung mit Gummischlauch	130	7,58	17,43	26,52	9,09	8,97	11,17
763	Spaltung oberflächlich gelegener Venen an einer Extremität oder von Hämorrhoidalknoten mit Thrombus-Expressionen – gegebenenfalls einschließlich Naht –	148	8,63	19,84	30,19	10,35	10,22	12,71

* Reduzierter Gebührenrahmen
** 1,0fach

Nrn. 764–792 – F – GOÄ/UV-GOÄ

Nr.	Leistung	GOÄ Punktzahl	GOÄ 1fach €	GOÄ 2,3fach €	GOÄ 3,5fach €	GOÄ 1,2fach €	UV Allg. €	UV Bes. €
764	Verödung (Sklerosierung) von Krampfadern oder Hämorrhoidalknoten, je Sitzung	190	11,07	25,47	38,76	13,29	13,11	16,32
765	Operative Entfernung hypertropher zirkumanaler Hautfalten (Marisquen)	280	16,32	37,54	57,12	19,58	19,33	24,05
766	Ligaturbehandlung von Hämorrhoiden einschließlich Proktoskopie, je Sitzung	225	13,11	30,16	45,90	15,74	15,53	19,33
768	Ätzung im Enddarmbereich, als selbständige Leistung	50	2,91	6,70	10,20	3,50	3,45	4,29
770	Ausräumung des Mastdarms mit der Hand	140	8,16	18,77	28,56	9,79	9,66	12,03
780	Apparative Dehnung (Sprengung) eines Kardiospasmus	242	14,11	32,44	49,37	16,93	16,70	20,79
781	Bougierung der Speiseröhre, je Sitzung	76	4,43	10,19	15,50	5,32	5,25	6,53
784	Erstanlegen einer externen Medikamentenpumpe – einschließlich Einstellung sowie Beratung und Schulung des Patienten – gegebenenfalls in mehreren Sitzungen –	275	16,03	36,87	56,10	19,23	18,98	23,62
785	Anlage und Überwachung einer Peritonealdialyse einschließlich der ersten Spülung	330	19,23	44,24	67,32	23,08	22,78	28,35
786	Peritonealdialyse bei liegendem Katheter einschließlich Überwachung, jede (weitere) Spülung	55	3,21	7,37	11,22	3,85	3,80	4,72
790	Ärztliche Betreuung bei Hämodialyse als Training des Patienten und gegebenenfalls seines Dialysepartners zur Vorbereitung auf Heim- oder Limited-Care-Dialysen, auch als Hämofiltration, je Dialyse	500	29,14	67,03	102,00	34,97	34,51	42,95
791	Ärztliche Betreuung eines Patienten bei Hämodialyse als Heimdialyse oder Limited-Care-Dialyse, auch als Hämofiltration, je Dialyse	320	18,65	42,90	65,28	22,38	22,09	27,49
792	Ärztliche Betreuung eines Patienten bei Hämodialyse als Zentrums- oder Praxisdialyse (auch als Feriendialyse) – auch als Hämofiltration oder bei Plasmapherese –, je Dialyse bzw. Sitzung	440	25,65	58,99	89,76	30,78	30,37	37,79

Nr.	Leistung	GOÄ Punktzahl	GOÄ 1fach €	GOÄ 2,3fach €	GOÄ 3,5fach €	GOÄ 1,2fach €	UV Allg. €	UV Bes. €
793 GOÄ	Ärztliche Betreuung eines Patienten bei kontinuierlicher ambulanter Peritonealdialyse (CAPD), je Tag	115	6,70	15,42	23,46	8,04		

Der Leistungsinhalt der Nummern 790 bis 793 umfaßt insbesondere die ständige Bereitschaft von Arzt und gegebenenfalls Dialysehilfspersonal, die regelmäßigen Beratungen und Untersuchungen des Patienten, die Anfertigung und Auswertung der Dialyseprotokolle sowie die regelmäßigen Besuche bei Heimdialyse Patienten mit Gerätekontrollen im Abstand von mindestens drei Monaten.
Bei der Zentrums- und Praxisdialyse ist darüber hinaus die ständige Anwesenheit des Arztes während der Dialyse erforderlich.
Leistungen nach den Abschnitten B und C (mit Ausnahme der Leistung nach Nummer 50 in Verbindung mit einem Zuschlag nach den Buchstaben E, F, G und/oder H) sowie die Leistungen nach den Nummern 3550, 3555, 3557, 3558, 3562.H1, 3565.H1, 3574, 3580.H1, 3584.H1, 3585.H1, 3587.H1, 3592.H1, 3594.H1, 3595.H1, 3620, 3680, 3761 und 4381, die in ursächlichem Zusammenhang mit der Dialysebehandlung erbracht werden, sind nicht gesondert berechnungsfähig.
Dies gilt auch für Auftragsleistungen.

Nr.	Leistung	UV Allg. €	UV Bes. €
793 UV-GOÄ	Ärztliche Betreuung eines Patienten bei kontinuierlicher ambulanter Peritonealdialyse (CAPD), je Tag	7,94	9,88
	Der Leistungsinhalt der Nummern 790 bis 793 umfaßt insbesondere die ständige Bereitschaft von Arzt und gegebenenfalls Dialysehilfespersonal, die regelmäßigen Beratungen und Untersuchungen des Patienten, die Anfertigung und Auswertung der Dialyseprotokolle sowie die regelmäßigen Besuche bei Heimdialyse-Patienten mit Gerätekontrollen im Abstand von mindestens drei Monaten. *Bei der Zentrums- und Praxisdialyse ist darüber hinaus die ständige Anwesenheit des Arztes während der Dialyse erforderlich.* *Leistungen nach den Abschnitten B und C (mit Ausnahme der Leistung nach Nummern 50a bis 50e) sowie die Leistungen nach den Nummern 3550, 3555, 3557, 3558, 3562.H1, 3565.H1, 3574, 3580.H1, 3584.H1, 3585.H1, 3587.H1, 3592.H1, 3594.H1, 3595.H1, 3620, 3680, 3761 und 4381, die in ursächlichem Zusammenhang mit der Dialysebehandlung erbracht werden, sind nicht gesondert berechnungsfähig. Dies gilt auch für Auftragsleistungen.*		
796 UV-GOÄ	Ergometrische Funktionsprüfung mittels Fahrrad- oder Laufbandergometer (physikalisch definierte und reproduzierbare Belastungsstufen), einschließlich Dokumentation	10,49	13,06

G. Neurologie, Psychiatrie und Psychotherapie (GOÄ/UV-GOÄ)

Nr.	Leistung	GOÄ Punktzahl	GOÄ 1fach €	GOÄ 2,3fach €	GOÄ 3,5fach €	GOÄ 1,2fach €	UV Allg. €	UV Bes. €
800 GOÄ	Eingehende neurologische Untersuchung – gegebenenfalls einschließlich der Untersuchung des Augenhintergrundes –	195	11,37	26,14	39,78	13,64		
	Neben der Leistung nach Nummer 800 sind die Leistungen nach den Nummern 8, 26, 825, 826, 830 und 1400 nicht berechnungsfähig.							
800 UV-GOÄ	Eingehende neurologische Untersuchung – gegebenenfalls einschließlich der Untersuchung des Augenhintergrundes –						13,46	16,75
	Die Leistung ist nur für Nervenärzte, Neurologen und Neurochirurgen berechnungsfähig und im Behandlungsfall nicht mehr als dreimal berechenbar. Neben der Leistung nach Nummer 800 sind die Leistungen nach den Nummern 6 bis 10, 825, 826, 830 und 1400 nicht berechnungsfähig.							
801 GOÄ	Eingehende psychiatrische Untersuchung – gegebenenfalls unter Einschaltung der Bezugs- und/oder Kontaktperson –	250	14,57	33,52	51,00	17,49		
	Neben der Leistung nach Nummer 801 sind die Leistungen nach den Nummern 4, 8, 715 bis 718, 825, 826, 830 und 1400 nicht berechnungsfähig.							
801 UV-GOÄ	Eingehende psychiatrische Untersuchung – gegebenenfalls unter Einschaltung der Bezugs- und/oder Kontaktperson –						17,26	21,47
	Neben der Leistung nach Nummer 801 sind die Leistungen nach den Nummern 6 bis 10, 715 bis 718, 825, 826, 830 und 1400 nicht berechnungsfähig.							
804	Psychiatrische Behandlung durch eingehendes therapeutisches Gespräch – auch mit gezielter Exploration – ...	150	8,74	20,11	30,60	10,49	10,35	12,88

Nrn. 806–826 – G – GOÄ/UV-GOÄ

Nr.	Leistung	GOÄ Punktzahl	GOÄ 1fach €	GOÄ 2,3fach €	GOÄ 3,5fach €	GOÄ 1,2fach €	UV Allg. €	UV Bes. €
806	Psychiatrische Behandlung durch gezielte Exploration und eingehendes therapeutisches Gespräch, auch in akuter Konfliktsituation – gegebenenfalls unter Einschluß eines eingehenden situationsregulierenden Kontaktgesprächs mit Dritten –, Mindestdauer 20 Minuten	250	14,57	33,52	51,00	17,49	17,26	21,47
807	Erhebung einer biographischen psychiatrischen Anamnese bei Kindern oder Jugendlichen unter Einschaltung der Bezugs- und Kontaktpersonen mit schriftlicher Aufzeichnung, auch in mehreren Sitzungen	400	23,31	53,62	81,60	27,98	27,61	34,36
	Die Leistung nach Nummer 807 ist im Behandlungsfall nur einmal berechnungsfähig.							
808	Einleitung oder Verlängerung der tiefenpsychologisch fundierten oder der analytischen Psychotherapie – einschließlich Antrag auf Feststellung der Leistungspflicht im Rahmen des Gutachterverfahrens, gegebenenfalls einschließlich Besprechung mit dem nichtärztlichen Psychotherapeuten – .	400	23,31	53,62	81,60	27,98	27,61	34,36
812	Psychiatrische Notfallbehandlung bei Suizidversuch und anderer psychischer Dekompensation durch sofortige Intervention und eingehendes therapeutisches Gespräch	500	29,14	67,03	102,00	34,97	34,51	42,95
816	Neuropsychiatrische Behandlung eines Anfallkranken mit Kontrolle der Anfallaufzeichnung – gegebenenfalls mit medikamentöser Ein- oder Umstellung und auch mit Einschaltung von Kontaktpersonen –	180	10,49	24,13	36,72	12,59	12,42	15,46
817	Eingehende psychiatrische Beratung der Bezugsperson psychisch gestörter Kinder oder Jugendlicher anhand erhobener Befunde und Erläuterung geplanter therapeutischer Maßnahmen	180	10,49	24,13	36,72	12,59	12,42	15,46
825	Genaue Geruchs- und/oder Geschmacksprüfung zur Differenzierung von Störungen der Hirnnerven, als selbständige Leistung	83	4,84	11,13	16,93	5,81	5,73	7,13
826	Gezielte neurologische Gleichgewichts- und Koordinationsprüfung – gegebenenfalls einschließlich kalorisch-otologischer Prüfung –	99	5,77	13,27	20,20	6,92	6,83	8,50

Nr.	Leistung	GOÄ Punktzahl	GOÄ 1fach €	GOÄ 2,3fach €	GOÄ 3,5fach €	GOÄ 1,2fach €	UV Allg. €	UV Bes. €
	Neben der Leistung nach Nummer 826 ist die Leistung nach Nummer 1412 nicht berechnungsfähig.							
827	Elektroenzephalographische Untersuchung – auch mit Standardprovokationen –	605	35,26	81,11	123,42	42,32	41,76	51,97
827 a	Langzeit-elektroenzephalographische Untersuchung von mindestens 18 Stunden Dauer – einschließlich Aufzeichnung und Auswertung	950	55,37	127,36	193,81	66,45	65,57	81,60
828	Messung visuell, akustisch oder somatosensorisch evozierter Hirnpotentiale (VEP, AEP, SSP)	605	35,26	81,11	123,42	42,32	41,76	51,97
829	Sensible Elektroneurographie mit Oberflächenelektroden – gegebenenfalls einschließlich Bestimmung der Rheobase und der Chronaxie –	160	9,33	21,45	32,64	11,19	11,04	13,74
830	Eingehende Prüfung auf Aphasie, Apraxie, Alexie, Agraphie, Agnosie und Körperschemastörungen	80	4,66	10,72	16,32	5,60	5,52	6,87
831	Vegetative Funktionsdiagnostik – auch unter Anwendung pharmakologischer Testmethoden (z. B. Minor) einschließlich Wärmeanwendung und/oder Injektionen –	80	4,66	10,72	16,32	5,60	5,52	6,87
832	Befunderhebung am Nervensystem durch Faradisation und/oder Galvanisation	158	9,21	21,18	32,23	11,05	10,91	13,57
833	Begleitung eines psychisch Kranken bei Überführung in die Klinik – einschließlich Ausstellung der notwendigen Bescheinigungen –	285	16,61	38,21	58,14	19,93	19,67	24,48
	Verweilgebühren sind nach Ablauf einer halben Stunde zusätzlich berechnungsfähig.							
835	Einmalige, nicht in zeitlichem Zusammenhang mit einer eingehenden Untersuchung durchgeführte Erhebung der Fremdanamnese über einen psychisch Kranken oder über ein verhaltensgestörtes Kind	64	3,73	8,58	13,06	4,48	4,42	5,50
836	Intravenöse Konvulsionstherapie	190	11,07	25,47	38,76	13,29	13,11	16,32
837	Elektrische Konvulsionstherapie	273	15,91	36,60	55,69	19,09	18,84	23,45
838	Elektromyographische Untersuchung zur Feststellung peripherer Funktionsstörungen der Nerven und Muskeln ..	550	32,06	73,73	112,20	38,47	37,96	47,24

Nr.	Leistung	GOÄ Punktzahl	GOÄ 1fach €	GOÄ 2,3-/ 1,8fach €	GOÄ 3,5-/ 2,5fach €	GOÄ 1,2fach €	UV Allg. €	UV Bes. €
839	Elektromyographische Untersuchung zur Feststellung peripherer Funktionsstörungen der Nerven und Muskeln mit Untersuchung der Nervenleitungsgeschwindigkeit	700	40,80	93,84	142,80	48,96	48,32	60,13
840	Sensible Elektroneurographie mit Nadelelektroden – gegebenenfalls einschließlich Bestimmung der Rheobase und der Chronaxie –	700	40,80	93,84	142,80	48,96	48,32	60,13
842	Apparative isokinetische Muskelfunktionsdiagnostik	500	29,14	67,03	102,00	34,97	34,51	42,95
	Die Leistung nach Nummer 842 ist im Behandlungsfall nur einmal berechnungsfähig.							
845	Behandlung einer Einzelperson durch Hypnose	150	8,74	20,11	30,60	10,49	10,35	12,88
846	Übende Verfahren (z. B. autogenes Training) in Einzelbehandlung, Dauer mindestens 20 Minuten	150	8,74	20,11	30,60	10,49	10,35	12,88
847	Übende Verfahren (z. B. autogenes Training) in Gruppenbehandlung mit höchstens zwölf Teilnehmern, Dauer mindestens 20 Minuten, je Teilnehmer	45	2,62	6,03	9,18	3,15	3,11	3,87
849	Psychotherapeutische Behandlung bei psychoreaktiven, psychosomatischen oder neurotischen Störungen, Dauer mindestens 20 Minuten	230	13,41	30,83	46,92	16,09	15,88	19,76
855*	Anwendung und Auswertung projektiver Testverfahren (z. B. Rorschach-Test, TAT) mit schriftlicher Aufzeichnung, insgesamt	722	42,08	75,75	105,21	42,08**	49,84	62,02
856*	Anwendung und Auswertung standardisierter Intelligenz- und Entwicklungstests (Staffeltests oder HAWIE(K), IST/Amthauer, Bühler-Hetzer, Binet-Simon, Kramer) mit schriftlicher Aufzeichnung, insgesamt	361	21,04	37,88	52,60	21,04**	24,92	31,01
	Neben der Leistung nach Nummer 856 sind die Leistungen nach den Nummern 715 bis 718 nicht berechnungsfähig.							

* Reduzierter Gebührenrahmen
** 1,0fach

Nr.	Leistung	GOÄ Punktzahl	GOÄ 1fach €	GOÄ 2,3-/ 1,8fach €	GOÄ 3,5-/ 2,5fach €	GOÄ 1,2fach €	UV Allg. €	UV Bes. €
857*	Anwendung und Auswertung orientierender Testuntersuchungen (z. B. Fragebogentest nach Eysenck, MPQ oder MPI, Raven-Test, Sceno-Test, Wartegg-Zeichentest, Haus-Baum-Mensch, mit Ausnahme des sogenannten Lüscher-Tests), insgesamt ..	116	6,76	12,17	16,90	6,76**	8,01	9,96
	Neben der Leistung nach Nummer 857 sind die Leistungen nach den Nummern 716 und 717 nicht berechnungsfähig.							
860	Erhebung einer biographischen Anamnese unter neurosenpsychologischen Gesichtspunkten mit schriftlicher Aufzeichnung zur Einleitung und Indikationsstellung bei tiefenpsychologisch fundierter und analytischer Psychotherapie, auch in mehreren Sitzungen	920	53,62	123,34	187,69	64,35	63,50	79,03
	Die Nummer 860 ist im Behandlungsfall nur einmal berechnungsfähig. Neben der Leistung nach Nummer 860 sind die Leistungen nach Nummern 807 und 835 nicht berechnungsfähig.							
861	Tiefenpsychologisch fundierte Psychotherapie, Einzelbehandlung, Dauer mindestens 50 Minuten	690	40,22	92,50	140,76	48,26	47,63	59,27
862	Tiefenpsychologisch fundierte Psychotherapie, Gruppenbehandlung mit einer Teilnehmerzahl von höchstens acht Personen, Dauer mindestens 100 Minuten, je Teilnehmer	345	20,11	46,25	70,38	24,13	23,81	29,63
863	Analytische Psychotherapie, Einzelbehandlung, Dauer mindestens 50 Minuten	690	40,22	92,50	140,76	48,26	47,63	59,27
864	Analytische Psychotherapie, Gruppenbehandlung mit einer Teilnehmerzahl von höchstens acht Personen, Dauer mindestens 100 Minuten, je Teilnehmer	345	20,11	46,25	70,38	24,13	23,81	29,63
865	Besprechung mit dem nichtärztlichen Psychotherapeuten über die Fortsetzung der Behandlung	345	20,11	46,25	70,38	24,13	23,81	29,63

* Reduzierter Gebührenrahmen
** 1,0fach

Nrn. 870–887 – G – GOÄ/UV-GOÄ

Nr.	Leistung	GOÄ Punktzahl	GOÄ 1fach €	GOÄ 2,3fach €	GOÄ 3,5fach €	GOÄ 1,2fach €	UV Allg. €	UV Bes. €
870	Verhaltenstherapie, Einzelbehandlung, Dauer mindestens 50 Minuten – gegebenenfalls Unterteilung in zwei Einheiten von jeweils mindestens 25 Minuten –	750	43,72	100,55	153,00	52,46	51,77	64,42
871	Verhaltenstherapie, Gruppenbehandlung mit einer Teilnehmerzahl von höchstens 8 Personen, Dauer mindestens 50 Minuten, je Teilnehmer	150	8,74	20,11	30,60	10,49	10,35	12,88
	Bei einer Sitzungsdauer von mindestens 100 Minuten kann die Leistung nach Nummer 871 zweimal berechnet werden.							
885	Eingehende psychiatrische Untersuchung bei Kindern oder Jugendlichen unter auch mehrfacher Einschaltung der Bezugs- und/oder Kontaktperson(en) unter Berücksichtigung familienmedizinischer und entwicklungspsychologischer Bezüge	500	29,14	67,03	102,00	34,97	34,51	42,95
886	Psychiatrische Behandlung bei Kindern und/oder Jugendlichen unter Einschaltung der Bezugs- und/oder Kontaktperson(en) unter Berücksichtigung familienmedizinischer und entwicklungspsychologischer Bezüge, Dauer mindestens 40 Minuten	700	40,80	93,84	142,80	48,96	48,32	60,13
887	Psychiatrische Behandlung in Gruppen bei Kindern und/oder Jugendlichen, Dauer mindestens 60 Minuten, bei einer Teilnehmerzahl von höchstens zehn Personen, je Teilnehmer .	200	11,66	26,81	40,80	13,99	13,80	17,18

H. Geburtshilfe und Gynäkologie (GOÄ/UV-GOÄ)

Allgemeine Bestimmungen

Werden mehrere Eingriffe in der Bauchhöhle in zeitlichem Zusammenhang durchgeführt, die jeweils in der Leistung die Eröffnung der Bauchhöhle enthalten, so darf diese nur einmal berechnet werden; die Vergütungssätze der weiteren Eingriffe sind deshalb um den Vergütungssatz nach Nummer 3135 zu kürzen.

Nr.	Leistung	GOÄ Punktzahl	GOÄ 1fach €	GOÄ 2,3-/ 1,8fach €	GOÄ 3,5-/ 2,5fach €	GOÄ 1,2fach €	UV Allg. €	UV Bes. €
1001*	Tokographische Untersuchung	120	6,99	12,59	17,49	6,99**	8,28	10,31
1002*	Externe kardiotokographische Untersuchung	200	11,66	20,98	29,14	11,66**	13,80	17,18
1003	Interne kardiotokographische Untersuchung – gegebenenfalls einschließlich einer im zeitlichen Zusammenhang des Geburtsvorganges vorausgegangenen externen Kardiotokographie –	379	22,09	50,81	77,32	26,51	26,16	32,55
	Neben den Leistungen nach den Nummern 1002 und 1003 ist die Leistung nach Nummer 1001 nicht berechnungsfähig.							
1010	Amnioskopie	148	8,63	19,84	30,19	10,35	10,22	12,71
1011	Amniozentese – einschließlich Fruchtwasserentnahme –	266	15,50	35,66	54,27	18,61	18,36	22,85
1012	Blutentnahme beim Fetus	74	4,31	9,92	15,10	5,18	5,11	6,36
1013	Blutentnahme beim Fetus – einschließlich pH-Messung(en) im Blut –	178	10,38	23,86	36,31	12,45	12,29	15,29
1014	Blutentnahme beim Fetus mittels Amnioskopie – einschließlich pH-Messung(en) im Blut –	296	17,25	39,68	60,39	20,70	20,43	25,43
1020	Erweiterung des Gebärmutterhalses durch Dehnung im Zusammenhang mit einer Geburt – gegebenenfalls einschließlich Eipollösung –	148	8,63	19,84	30,19	10,35	10,22	12,71
1021	Beistand von mindestens zwei Stunden Dauer bei einer Geburt, die auf natürlichem Wege nicht beendet werden kann, ausschließlich Kunsthilfe ..	266	15,50	35,66	54,27	18,61	18,36	22,85
1022	Beistand bei einer Geburt, auch Risikogeburt, regelwidriger Kindslage, Mehrlingsgeburt, ausschließlich Kunsthilfe, sofern der Arzt die Geburt auf natürlichem Wege bis zur Beendigung geleitet hat	1300	75,77	174,28	265,21	90,93	89,73	111,67

* Reduzierter Gebührenrahmen
** 1,0fach

Nrn. 1025–1044 – H – GOÄ/UV-GOÄ

Nr.	Leistung	GOÄ Punktzahl	GOÄ 1fach €	GOÄ 2,3fach €	GOÄ 3,5fach €	GOÄ 1,2fach €	UV Allg. €	UV Bes. €
1025	Entbindung durch Manualextraktion am Beckenende	554	32,29	74,27	113,02	38,75	38,24	47,59
1026	Entbindung durch Vakuumextraktion .	832	48,50	111,54	169,73	58,19	57,43	71,47
1027	Entbindung durch Zange	832	48,50	111,54	169,73	58,19	57,43	71,47
1028	Äußere Wendung	370	21,57	49,60	75,48	25,88	25,54	31,78
1029	Innere oder kombinierte Wendung – auch mit Extraktion –	1110	64,70	148,81	226,45	77,64	76,62	95,35
1030	Entbindung bei vorliegendem Mutterkuchen, zusätzlich	370	21,57	49,60	75,48	25,88	25,54	31,78
	Neben den Leistungen nach den Nummern 1025 bis 1030 kann jeweils eine Leistung nach der Nummer 1021 oder 1022 zusätzlich berechnet werden.							
1031	Entbindung durch Perforation oder Embryotomie, mit Extraktion	1950	113,66	261,42	397,81	136,39	134,60	167,50
1032	Schnittentbindung von der Scheide oder von den Bauchdecken aus	2310	134,64	309,68	471,25	161,57	159,45	198,42
1035	Operation der Uterusruptur ohne Uterusexstirpation	2030	118,32	272,14	414,13	141,99	140,12	174,37
1036	Operation der Uterusruptur mit Uterusexstirpation	2770	161,46	371,35	565,10	193,75	191,20	237,94
1040	Reanimation eines asphyktischen Neugeborenen durch apparative Beatmung – auch mit Intubation und gegebenenfalls einschließlich extrathorakaler indirekter Herzmassage – ...	350	20,40	46,92	71,40	24,48	24,16	30,06
1041	Entfernung der Nachgeburt oder von Resten durch inneren Eingriff mit oder ohne Kürettement	824	48,03	110,47	168,10	57,63	56,88	70,78
1042	Behandlung einer Blutung nach der Geburt durch innere Eingriffe	554	32,29	74,27	113,02	38,75	38,24	47,59
1043	Naht des Gebärmutterhalses – einschließlich der vorangegangenen Erweiterung durch Schnitt oder Naht eines frischen Mutterhalsrisses –	620	36,14	83,12	126,48	43,37	42,80	53,26
1044	Naht der weichen Geburtswege – auch nach vorangegangener künstlicher Erweiterung – und/oder Naht eines Dammrisses I. oder II. Grades und/oder Naht eines Scheidenrisses .	420	24,48	56,31	85,68	29,38	28,99	36,08
	Neben der Leistung nach Nummer 1044 ist die Leistung nach Nummer 1096 nicht berechnungsfähig.							

GOÄ/UV-GOÄ – H – Nrn. 1045–1070

Nr.	Leistung	GOÄ Punktzahl	GOÄ 1fach €	GOÄ 2,3fach €	GOÄ 3,5fach €	GOÄ 1,2fach €	UV Allg. €	UV Bes. €
1045	Naht eines vollkommenen Dammrisses (III. Grades)	924	53,86	123,87	188,50	64,63	63,78	79,37
	Neben der Leistung nach Nummer 1045 ist die Leistung nach Nummer 1044 nicht berechnungsfähig.							
1048	Operation einer Extrauterinschwangerschaft	2310	134,64	309,68	471,25	161,57	159,45	198,42
1049	Aufrichtung der eingeklemmten Gebärmutter einer Schwangeren – auch mit Einlage eines Ringes –	296	17,25	39,68	60,39	20,70	20,43	25,43
1050	Instrumentale Einleitung einer Geburt oder Fehlgeburt, als selbständige Leistung	296	17,25	39,68	60,39	20,70	20,43	25,43
1051	Beistand bei einer Fehlgeburt ohne operative Hilfe	185	10,78	24,80	37,74	12,94	12,77	15,89
1052	Beistand bei einer Fehlgeburt und deren Beendigung durch inneren Eingriff	739	43,07	99,07	150,76	51,69	51,01	63,48
1055[1]	Abbruch einer Schwangerschaft bis einschließlich 12. Schwangerschaftswoche – gegebenenfalls einschließlich Erweiterung des Gebärmutterhalskanals –	800	46,63	107,25	163,20	55,96	55,22	68,72
1056	Abbruch einer Schwangerschaft ab der 13. Schwangerschaftswoche – gegebenenfalls einschließlich Erweiterung des Gebärmutterhalskanals – ..	1200	69,94	160,87	244,81	83,93	82,83	103,08
	Neben den Leistungen nach den Nummern 1055 und 1056 ist die intravaginale oder intrazervikale Applikation von Prostaglandin-Gel nicht gesondert berechnungsfähig.							
1060	Ausräumung einer Blasenmole oder einer missed abortion	924	53,86	123,87	188,50	64,63	63,78	79,37
1061	Abtragung des Hymens oder Eröffnung eines Hämatokolpos	185	10,78	24,80	37,74	12,94	12,77	15,89
1062	Vaginoskopie bei einer Virgo	178	10,38	23,86	36,31	12,45	12,29	15,29
1063	Vaginoskopie bei einem Kind bis zum vollendeten 10. Lebensjahr	240	13,99	32,17	48,96	16,79	16,57	20,62
1070	Kolposkopie	73	4,25	9,79	14,89	5,11	5,04	6,27

---

[1] § 5 a GOÄ: in den Fällen des § 218 a Abs. 1 StGB Begrenzung auf den 1,8fachen Satz (83,93 €)

Nrn. 1075–1098 – H – GOÄ/UV-GOÄ

Nr.	Leistung	GOÄ Punktzahl	GOÄ 1fach €	GOÄ 2,3fach €	GOÄ 3,5fach €	GOÄ 1,2fach €	UV Allg. €	UV Bes. €
1075	Vaginale Behandlung – auch einschließlich Einbringung von Arzneimitteln in die Gebärmutter, Ätzung des Gebärmutterhalses und/oder Behandlung von Portioerosionen –	45	2,62	6,03	9,18	3,15	3,11	3,87
1080	Entfernung eines Fremdkörpers aus der Scheide eines Kindes	106	6,18	14,21	21,62	7,41	7,32	9,11
1081	Ausstopfung der Scheide zur Blutstillung, als selbständige Leistung	59	3,44	7,91	12,04	4,13	4,07	5,07
1082	Ausstopfung der Gebärmutter – gegebenenfalls einschließlich Scheide – zur Blutstillung, als selbständige Leistung	178	10,38	23,86	36,31	12,45	12,29	15,29
1083	Kauterisation an der Portio und/oder der Zervix, als selbständige Leistung	70	4,08	9,38	14,28	4,90	4,83	6,01
1084	Thermokoagulation an der Portio und/oder der Zervix, als selbständige Leistung	118	6,88	15,82	24,07	8,25	8,14	10,14
1085	Kryochirurgischer Eingriff im Vaginalbereich, als selbständige Leistung ...	296	17,25	39,68	60,39	20,70	20,43	25,43
1086	Konisation der Portio	296	17,25	39,68	60,39	20,70	20,43	25,43
1087	Einlegen oder Wechseln eines Ringes oder Anlegen eines Portio-Adapters .	55	3,21	7,37	11,22	3,85	3,80	4,72
1088	Lageverbesserung der Gebärmutter mit Einlegen eines Ringes	93	5,42	12,47	18,97	6,50	6,42	7,99
1089	Operative Entfernung eines eingewachsenen Ringes aus der Scheide .	463	26,99	62,07	94,45	32,38	31,96	39,77
1090	Einlegen oder Wechseln eines Okklusivpessars	52	3,03	6,97	10,61	3,64	3,59	4,47
1091	Einlegen oder Wechseln eines Intrauterinpessars	106	6,18	14,21	21,62	7,41	7,32	9,11
1092	Entfernung eines Intrauterinpessars ..	52	3,03	6,97	10,61	3,64	3,59	4,47
1095	Operative Reposition der umgestülpten Gebärmutter	2310	134,64	309,68	471,25	161,57	159,45	198,42
1096	Erweiterung des Gebärmutterhalses durch Dehnung	148	8,63	19,84	30,19	10,35	10,22	12,71
1097	Erweiterung des Gebärmutterhalses durch Schnitt – gegebenenfalls einschließlich Naht –	296	17,25	39,68	60,39	20,70	20,43	25,43
1098	Durchtrennung oder Sprengung eines stenosierenden Narbenstranges der Scheide	296	17,25	39,68	60,39	20,70	20,43	25,43

GOÄ/UV-GOÄ – H – Nrn. 1099–1122

Nr.	Leistung	GOÄ Punktzahl	GOÄ 1fach €	GOÄ 2,3fach €	GOÄ 3,5fach €	GOÄ 1,2fach €	UV Allg. €	UV Bes. €
1099	Operative Behandlung der Hämato- oder Pyometra	647	37,71	86,74	131,99	45,25	44,66	55,58
1102	Entfernung eines oder mehrerer Polypen und/oder Abrasio aus dem Gebärmutterhals oder dem Muttermund	148	8,63	19,84	30,19	10,35	10,22	12,71
1103	Probeexzision aus dem Gebärmutterhals und/oder dem Muttermund und/oder der Vaginalwand – gegebenenfalls einschließlich Abrasio und auch einschließlich Entfernung eines oder mehrerer Polypen –	185	10,78	24,80	37,74	12,94	12,77	15,89
1104	Ausschabung und/oder Absaugung der Gebärmutterhöhle einschließlich Ausschabung des Gebärmutterhalses – gegebenenfalls auch mit Probeexzision aus Gebärmutterhals und/oder Muttermund und/oder Vaginalwand sowie gegebenenfalls einschließlich Entfernung eines oder mehrerer Polypen –	647	37,71	86,74	131,99	45,25	44,66	55,58
1105	Gewinnung von Zellmaterial aus der Gebärmutterhöhle und Aufbereitung zur zytologischen Untersuchung – einschließlich Kosten –	180	10,49	24,13	36,72	12,59	12,42	15,46
1110	Hyseroskopie	444	25,88	59,52	90,58	31,06	30,65	38,14
1111	Hysteroskopie mit zusätzlichem(n) operativem(n) Eingriff(en)	739	43,07	99,07	150,76	51,69	51,01	63,48
1112	Tubendurchblasung	296	17,25	39,68	60,39	20,70	20,43	25,43
1113	Tubendurchblasung mit Druckschreibung	420	24,48	56,31	85,68	29,38	28,99	36,08
1114	Insemination – auch einschließlich Konservierung und Aufbereitung des Samens –	370	21,57	49,60	75,48	25,88	25,54	31,78
1120	Operation eines alten unvollkommenen Dammrisses – auch einschließlich Naht von Einrissen der Vulva und/oder Vagina –	647	37,71	86,74	131,99	45,25	44,66	55,58
1121	Operation eines alten vollkommenen Dammrisses	1660	96,76	222,54	338,65	116,11	114,58	142,59
	Neben der Leistung nach Nummer 1121 ist die Leistung nach Nummer 1126 nicht berechnungsfähig.							
1122	Operation eines alten Gebärmutterhalsrisses	739	43,07	99,07	150,76	51,69	51,01	63,48

Nrn. 1123–1141 – H – GOÄ/UV-GOÄ

Nr.	Leistung	GOÄ Punktzahl	GOÄ 1fach €	GOÄ 2,3fach €	GOÄ 3,5fach €	GOÄ 1,2fach €	UV Allg. €	UV Bes. €
1123	Plastische Operation bei teilweisem Verschluß der Scheide	2770	161,46	371,35	565,10	193,75	191,20	237,94
1123 a	Plastische Operation zur Öffnung der Scheide bei anogenitaler Fehlbildung im Kindesalter	2270	132,31	304,32	463,09	158,77	156,69	194,99
1124	Plastische Operation bei gänzlichem Fehlen der Scheide	3700	215,66	496,02	754,82	258,80	255,39	317,82
1125	Vordere Scheidenplastik	924	53,86	123,87	188,50	64,63	63,78	79,37
1126	Hintere Scheidenplastik mit Beckenbodenplastik	1290	75,19	172,94	263,17	90,23	89,04	110,81
1127	Vordere und hintere Scheidenplastik mit Beckenbodenplastik	1660	96,76	222,54	338,65	116,11	114,58	142,59
1128	Scheiden- und Portioplastik – gegebenenfalls auch mit Zervixamputation mit Elevation des Uterus auf vaginalem Wege (z. B. Manchester-Fothergill, Interposition), auch mit Beckenbodenplastik –	2220	129,40	297,61	452,89	155,28	153,23	190,69
1129	Plastische Operation am Gebärmutterhals und/oder operative Korrektur einer Isthmusinsuffizienz des Uterus (z. B. nach Shirodkar)	739	43,07	99,07	150,76	51,69	51,01	63,48
1131	Operative Entfernung eines Stützbandes oder einer Metallnaht nach Isthmusinsuffizienzoperation	379	22,09	50,81	77,32	26,51	26,16	32,55
1135	Zervixamputation	554	32,29	74,27	113,02	38,75	38,24	47,59
1136	Vordere und/oder hintere Kolpozöliotomie – auch Eröffnung eines Douglas-Abszesses –, als selbständige Leistung	379	22,09	50,81	77,32	26,51	26,16	32,55
1137	Vaginale Myomenukleation	1290	75,19	172,94	263,17	90,23	89,04	110,81
1138	Vaginale oder abdominale Totalexstirpation des Uterus ohne Adnexentfernung	2770	161,46	371,35	565,10	193,75	191,20	237,93
1139	Vaginale oder abdominale Totalexstirpation des Uterus mit Adnexentfernung	3330	194,10	446,42	679,34	232,92	229,85	286,04
1140	Operative Behandlung einer konservativ unstillbaren Nachblutung nach vaginaler Uterusoperation	333	19,41	44,64	67,93	23,29	22,99	28,60
1141	Operation im Vaginal- oder Vulvabereich (z. B. Exstirpation von Vaginalzysten oder Bartholinischen Zysten oder eines Scheidenseptums)	554	32,29	74,27	113,02	38,75	38,24	47,59

GOÄ/UV-GOÄ – H – Nrn. 1145–1163

Nr.	Leistung	GOÄ Punktzahl	GOÄ 1fach €	GOÄ 2,3fach €	GOÄ 3,5fach €	GOÄ 1,2fach €	UV Allg. €	UV Bes. €
1145	Ovarektomie, Ovariotomie, Salpingektomie, Salpingotomie, Salpingolyse und/oder Neoostomie durch vaginale oder abdominale Eröffnung der Bauchhöhle, einseitig	1660	96,76	222,54	338,65	116,11	114,58	142,59
1146	Ovarektomie, Ovariotomie, Salpingektomie, Salpingotomie, Salpingolyse und/oder Neoostomie durch vaginale oder abdominale Eröffnung der Bauchhöhle, beidseitig	2220	129,40	297,61	452,89	155,28	153,23	190,69
1147	Antefixierende Operation des Uterus mit Eröffnung der Bauchhöhle	1480	86,27	198,41	301,93	103,52	102,16	127,13
1148	Plastische Operation bei Tubensterilität (z. B. Implantation, Anastomose), einseitig	2500	145,72	335,15	510,01	174,86	172,56	214,74
1149	Plastische Operation bei Tubensterilität (z. B. Implantation, Anastomose), beidseitig	3500	204,01	469,21	714,02	244,81	241,59	300,64
1155	Pelviskopie mit Anlegen eines druckkontrollierten Pneumoperitoneums und Anlegen eines Portioadapters – gegebenenfalls einschließlich Probeexzision und/oder Probepunktion –	800	46,63	107,25	163,20	55,96	55,22	68,72
1156	Pelviskopie mit Anlegen eines druckkontrollierten Pneumoperitoneums und Anlegen eines Portioadapters einschließlich Durchführung intraabdominaler Eingriffe – gegebenenfalls einschließlich Probeexzision und/oder Probepunktion –	1050	61,20	140,76	214,21	73,44	72,48	90,19
1158	Kuldoskopie – auch mit operativen Eingriffen –	739	43,07	99,07	150,76	51,69	51,01	63,48
1159	Abtragung großer Geschwülste der äußeren Geschlechtsteile – auch Vulvektomie –	1660	96,76	222,54	338,65	116,11	114,58	142,59
1160	Operative Beseitigung von Uterusmißbildungen (z. B. Uterus bicornis, Uterus subseptus)	2770	161,46	371,35	565,10	193,75	191,20	237,93
1161	Uterusamputation, supravaginal	1480	86,27	198,41	301,93	103,52	102,16	127,13
1162	Abdominale Myomenukleation	1850	107,83	248,01	377,41	129,40	127,70	158,91
1163	Fisteloperation an den Geschlechtsteilen – gegebenenfalls einschließlich der Harnblase und/oder Operation einer Darmscheiden- oder Darmharnröhrenfistel auch mit hinterer Scheidenplastik und Beckenbodenplastik –	2770	161,46	371,35	565,10	193,75	191,20	237,93

Nrn. 1165–1168 – H – GOÄ/UV-GOÄ

Nr.	Leistung	GOÄ Punktzahl	GOÄ 1fach €	GOÄ 2,3fach €	GOÄ 3,5fach €	GOÄ 1,2fach €	UV Allg. €	UV Bes. €
1165	Radikaloperation des Scheiden- und Vulvakrebses	3140	183,02	420,95	640,58	219,63	216,74	269,72
1166	Radikaloperation des Zervixkrebses, vaginal oder abdominal, mit Entfernung der regionären Lymphknoten ..	4620	269,29	619,36	942,51	323,14	318,89	396,84
1167	Radikaloperation des Zervixkrebses, abdominal, mit Entfernung der Lymphstromgebiete, auch paraaortal	4900	285,61	656,90	999,63	342,73	338,22	420,90
1168	Exenteration des kleinen Beckens ...	5900	343,90	790,96	1203,63	412,67	407,24	506,79

I. Augenheilkunde (GOÄ/UV-GOÄ)

Nr.	Leistung	GOÄ Punktzahl	GOÄ 1fach €	GOÄ 2,3fach €	GOÄ 3,5fach €	GOÄ 1,2fach €	UV Allg. €	UV Bes. €
1200	Subjektive Refraktionsbestimmung mit sphärischen Gläsern	59	3,44	7,91	12,04	4,13	4,07	5,07
1201	Subjektive Refraktionsbestimmung mit sphärisch-zylindrischen Gläsern	89	5,19	11,93	18,16	6,23	6,14	7,64
1202	Objektive Refraktionsbestimmung mittels Skiaskopie oder Anwendung eines Refraktometers	74	4,31	9,92	15,10	5,18	5,11	6,36
1203	Messung der Maximal- oder Gebrauchsakkommodation mittels Akkommodometer oder Optometer	60	3,50	8,04	12,24	4,20	4,14	5,15
1204	Messung der Hornhautkrümmungsradien	45	2,62	6,03	9,18	3,15	3,11	3,87
1207	Prüfung von Mehrstärken- oder Prismenbrillen mit Bestimmung der Fern- und Nahpunkte bei subjektiver Brillenunverträglichkeit	70	4,08	9,38	14,28	4,90	4,83	6,01
1209	Nachweis der Tränensekretionsmenge (z. B. Schirmer-Test)	20	1,17	2,68	4,08	1,40	1,38	1,72
	Mit der Gebühr sind die Kosten abgegolten.							
1210	Erstanpassung und Auswahl der Kontaktlinse (Haftschale) für ein Auge zum Zwecke der Verordnung – einschließlich objektiver Refraktionsbestimmung, Messung der Hornhautradien und der Spaltlampenmikroskopie –	228	13,29	30,57	46,51	15,95	15,74	19,58
1211	Erstanpassung und Auswahl der Kontaktlinsen (Haftschalen) für beide Augen zum Zwecke der Verordnung – einschließlich objektiver Refraktionsbestimmung, Messung der Hornhautradien und der Spaltlampenmikroskopie –	300	17,49	40,22	61,20	20,98	20,71	25,77
1212	Prüfung auf Sitz und Funktion der verordneten Kontaktlinse (Haftschale) für ein Auge und gegebenenfalls Anpassung einer anderen Kontaktlinse (Haftschale) – einschließlich objektiver Refraktionsbestimmung, Messung der Hornhautradien und der Spaltlampenmikroskopie –	132	7,69	17,70	26,93	9,23	9,11	11,34

Nrn. 1213–1217 – I – GOÄ/UV-GOÄ

Nr.	Leistung	GOÄ Punktzahl	GOÄ 1fach €	GOÄ 2,3fach €	GOÄ 3,5fach €	GOÄ 1,2fach €	UV Allg. €	UV Bes. €
1213 GOÄ	Prüfung auf Sitz und Funktion der verordneten Kontaktlinsen (Haftschalen) für beide Augen und gegebenenfalls Anpassung anderer Kontaktlinsen (Haftschalen) – einschließlich objektiver Refraktionsbestimmung, Messung der Hornhautradien und der Spaltlampenmikroskopie –	198	11,54	26,54	40,39	13,85		
	Neben den Leistungen nach den Nummern 1210 bis 1213 sind die Leistungen nach den Nummern 5 und/oder 6 nicht berechnungsfähig. Wurden harte Kontaktlinsen (Haftschalen) nicht vertragen und müssen deshalb weiche Kontaktlinsen angepaßt werden, sind die Leistungen nach der Nummer 1210 oder 1211 nicht erneut, sondern lediglich die Leistungen nach der Nummer 1212 oder 1213 berechnungsfähig.							
1213 UV-GOÄ	Prüfung auf Sitz und Funktion der verordneten Kontaktlinsen (Haftschalen) für beide Augen und gegebenenfalls Anpassung anderer Kontaktlinsen (Haftschalen) – einschließlich objektiver Refraktionsbestimmung, Messung der Hornhautradien und der Spaltlampenmikroskopie –						13,67	17,01
	Neben den Leistungen nach den Nummern 1210 bis 1213 sind die Leistungen nach den Nummern 6 bis 10 nicht berechnungsfähig. Wurden harte Kontaktlinsen (Haftschalen) nicht vertragen und müssen deshalb weiche Kontaktlinsen angepaßt werden, sind die Leistungen nach der Nummer 1210 oder 1211 nicht erneut, sondern lediglich die Leistungen nach der Nummer 1212 oder 1213 berechnungsfähig.							
1215	Bestimmung von Fernrohrbrillen oder Lupenbrillen, je Sitzung	121	7,05	16,22	24,68	8,46	8,35	10,39
1216	Untersuchung auf Heterophorie bzw. Strabismus gegebenenfalls einschließlich qualitativer Untersuchung des binokularen Sehaktes –	91	5,30	12,20	18,56	6,36	6,28	7,82
1217 GOÄ	Qualitative und quantitative Untersuchung des binokularen Sehaktes	242	14,11	32,44	49,37	16,93		
	Neben der Leistung nach Nummer 1217 sind die Leistungen nach den Nummern 5 und/oder 6 nicht berechnungsfähig.							

Nr.	Leistung	GOÄ Punktzahl	GOÄ 1fach €	GOÄ 2,3fach €	GOÄ 3,5fach €	GOÄ 1,2fach €	UV Allg. €	UV Bes. €
1217 *UV-GOÄ*	Qualitative und quantitative Untersuchung des binokularen Sehaktes						16,70	20,79
	Neben der Leistung nach Nummer 1217 sind die Leistungen nach den Nummern 6 bis 10 nicht berechnungsfähig.							
1218	Differenzierende Analyse und graphische Darstellung des Bewegungsablaufs beider Augen bei Augenmuskelstörungen, mindestens 36 Blickrichtungen pro Auge	700	40,80	93,84	142,80	48,96	48,32	60,13
1225	Kampimetrie (z. B. Bjerrum) – auch Perimetrie nach Förster –	121	7,05	16,22	24,68	8,46	8,35	10,39
1226	Projektionsperimetrie mit Marken verschiedener Reizwerte	182	10,61	24,40	37,13	12,73	12,56	15,63
1227	Quantitativ abgestufte (statische) Profilperimetrie	248	14,46	33,25	50,59	17,35	17,12	21,30
1228	Farbsinnprüfung mit Pigmentproben (z. B. Farbtafeln)	61	3,56	8,18	12,44	4,27	4,21	5,24
1229	Farbsinnprüfung mit Anomaloskop ...	182	10,61	24,40	37,13	12,73	12,56	15,63
1233	Vollständige Untersuchung des zeitlichen Ablaufs der Adaptation	484	28,21	64,89	98,74	33,85	33,41	41,57
	Neben der Leistung nach Nummer 1233 ist die Leistung nach Nummer 1234 nicht berechnungsfähig.							
1234	Untersuchung des Dämmerungssehens ohne Blendung	91	5,30	12,20	18,56	6,36	6,28	7,82
1235	Untersuchung des Dämmerungssehens während der Blendung	91	5,30	12,20	18,56	6,36	6,28	7,82
1236	Untersuchung des Dämmerungssehens nach der Blendung (Readaptation).....	91	5,30	12,20	18,56	6,36	6,28	7,82
1237	Elektroretinographische Untersuchung (ERG) und/oder elektrookulographische Untersuchung (EOG)	600	34,97	80,44	122,40	41,97	41,41	51,54
1240	Spaltlampenmikroskopie der vorderen und mittleren Augenabschnitte – gegebenenfalls einschließlich der binokularen Untersuchung des hinteren Poles (z. B. Hruby-Linse) –	74	4,31	9,92	15,10	5,18	5,11	6,36
1241	Gonioskopie	152	8,86	20,38	31,01	10,63	10,49	13,06

Nrn. 1242–1257 – I – GOÄ/UV-GOÄ

Nr.	Leistung	GOÄ Punktzahl	GOÄ 1fach €	GOÄ 2,3-/ 1,8fach €	GOÄ 3,5-/ 2,5fach €	GOÄ 1,2fach €	UV Allg. €	UV Bes. €
1242	Binokulare Untersuchung des Augenhintergrundes einschließlich der äußeren Peripherie (z. B. Dreispiegelkontaktglas, Schaepens) – gegebenenfalls einschließlich der Spaltlampenmikroskopie der vorderen und mittleren Augenabschnitte und/oder diasklerale Durchleuchtung –	152	8,86	20,38	31,01	10,63	10,49	13,06
1243	Diasklerale Durchleuchtung	61	3,56	8,18	12,44	4,27	4,21	5,24
1244	Exophthalmometrie	50	2,91	6,70	10,20	3,50	3,45	4,29
1248	Fluoreszenzuntersuchung der terminalen Strombahn am Augenhintergrund – einschließlich Applikation des Teststoffes –	242	14,11	32,44	49,37	16,93	16,70	20,79
1249	Fluoreszenzangiographische Untersuchung der terminalen Strombahn am Augenhintergrund – einschließlich Aufnahmen und Applikation des Teststoffes –	484	28,21	64,89	98,74	33,85	33,41	41,57
	Mit den Gebühren für die Leistungen nach den Nummern 1248 und 1249 sind die Kosten abgegolten.							
1250	Lokalisation eines Fremdkörpers nach Comberg oder Vogt	273	15,91	36,60	55,69	19,09	18,84	23,45
1251	Lokalisation einer Netzhautveränderung als Voraussetzung für einen gezielten intraokularen Eingriff	273	15,91	36,60	55,69	19,09	18,84	23,45
1252	Fotografische Verlaufskontrolle intraokularer Veränderungen mittels Spaltlampenfotografie	100	5,83	13,41	20,40	6,99	6,90	8,59
1253	Fotografische Verlaufskontrolle von Veränderungen des Augenhintergrunds mittels Fundusfotografie ...	150	8,74	20,11	30,60	10,49	10,35	12,88
1255*	Tonometrische Untersuchung mit Anwendung des Impressionstonometers	70	4,08	7,34	10,20	4,08**	4,83	6,01
1256*	Tonometrische Untersuchung mit Anwendung des Applanationstonometers	100	5,83	10,49	14,57	5,83**	6,90	8,59
1257*	Tonometrische Untersuchung (mehrfach in zeitlichem Zusammenhang zur Anfertigung tonometrischer Kurven, mindestens vier Messungen) – auch fortlaufende Tonometrie zur Ermittlung des Abflußwiderstandes –	242	14,11	25,39	35,26	14,11**	16,70	20,79

* Reduzierter Gebührenrahmen
** 1,0fach

GOÄ/UV-GOÄ – I – Nrn. 1259–1278

Nr.	Leistung	GOÄ Punktzahl	GOÄ 1fach €	GOÄ 2,3-/1,8fach €	GOÄ 3,5-/2,5fach €	GOÄ 1,2fach €	UV Allg. €	UV Bes. €
1259*	Pupillographie	242	14,11	25,39	35,26	14,11**	16,70	20,79
1260*	Elektromyographie der äußeren Augenmuskeln	560	32,64	58,75	81,60	32,64**	38,65	48,10
1262*	Ophthalmodynamometrie – gegebenenfalls einschließlich Tonometrie –, erste Messung	242	14,11	25,39	35,26	14,11**	16,70	20,79
1263*	Ophthalmodynamometrie – gegebenenfalls einschließlich Tonometrie –, jede weitere Messung	152	8,86	15,95	22,15	8,86**	10,49	13,06
1268*	Aktive Behandlung der Schwachsichtigkeit (Pleoptik) mittels Spezial-Ophthalmoskop, Mindestdauer 20 Minuten	152	8,86	15,95	22,15	8,86**	10,49	13,06
1269*	Behandlung der gestörten Binokularfunktion (Orthoptik) mit Geräten nach dem Prinzip des Haploskops (z. B. Synoptophor, Amblyoskop), Mindestdauer 20 Minuten	152	8,86	15,95	22,15	8,86**	10,49	13,06
1270*	Unterstützende oder ergänzende pleoptische oder orthoptische Behandlung an optischen Zusatz- oder Übungsgeräten, Mindestdauer 20 Minuten	54	3,15	5,67	7,87	3,15**	3,73	4,64
1271	Auswahl und Einprobieren eines künstlichen Auges	46	2,68	6,17	9,38	3,22	3,18	3,95
1275	Entfernung von oberflächlichen Fremdkörpern von der Bindehaut und/oder der Hornhaut	37	2,16	4,96	7,55	2,59	2,56	3,18
1276	Instrumentelle Entfernung von Fremdkörpern von der Hornhautoberfläche, aus der Lederhaut und/oder von eingebrannten Fremdkörpern aus der Bindehaut und/oder der Hornhaut	74	4,31	9,92	15,10	5,18	5,11	6,36
1277	Entfernung von eisenhaltigen eingebrannten Fremdkörpern aus der Hornhaut mit Ausfräsen des Rostringes	152	8,86	20,38	31,01	10,63	10,49	13,06
1278	Entfernung von eingespießten Fremdkörpern aus der Hornhaut mittels Präparation	278	16,20	37,27	56,71	19,44	19,19	23,88

* Reduzierter Gebührenrahmen
** 1,0fach

Nrn. 1279–1298 – I – GOÄ/UV-GOÄ

Nr.	Leistung	GOÄ Punktzahl	GOÄ 1fach €	GOÄ 2,3fach €	GOÄ 3,5fach €	GOÄ 1,2fach €	UV Allg. €	UV Bes. €
1279	Entfernung von Korneoskleralfäden ..	100	5,83	13,41	20,40	6,99	6,90	8,59
1280	Entfernung von eisenhaltigen Fremdkörpern aus dem Augeninnern mit Hilfe des Magneten – einschließlich Eröffnung des Augapfels –	1290	75,19	172,94	263,17	90,23	89,04	110,81
1281	Entfernung von nichtmagnetischen Fremdkörpern oder einer Geschwulst aus dem Augeninnern	2220	129,40	297,61	452,89	155,28	153,23	190,69
1282	Entfernung einer Geschwulst oder von Kalkinfarkten aus den Lidern eines Auges oder aus der Augapfelbindehaut	152	8,86	20,38	31,01	10,63	10,49	13,06
1283	Entfernung von Fremdkörpern oder einer Geschwulst aus der Augenhöhle ohne Resektion der Orbitalwand und ohne Muskelablösung	554	32,29	74,27	113,02	38,75	38,24	47,59
1284	Entfernung von Fremdkörpern oder einer Geschwulst aus der Augenhöhle ohne Resektion der Orbitalwand mit Muskelablösung	924	53,86	123,87	188,50	64,63	63,78	79,37
1285	Entfernung von Fremdkörpern oder einer Geschwulst aus der Augenhöhle mit Resektion der Orbitalwand	1480	86,27	198,41	301,93	103,52	102,16	127,13
1290	Vorbereitende operative Maßnahmen zur Rekonstruktion einer Orbita unter Verwendung örtlichen Materials, ausgenommen das knöcherne Gerüst ...	1500	87,43	201,09	306,01	104,92	103,54	128,85
1291	Wiederherstellungsoperation an der knöchernen Augenhöhle (z. B. nach Fraktur)	1850	107,83	248,01	377,41	129,40	127,70	158,91
1292	Operation der Augenhöhlen- oder Tränensackphlegmone	278	16,20	37,27	56,71	19,44	19,19	23,88
1293	Dehnung, Durchspülung, Sondierung, Salbenfüllung oder Kaustik der Tränenwege, auch beidseitig	74	4,31	9,92	15,10	5,18	5,11	6,36
1294	Sondierung des Tränennasengangs bei Säuglingen und Kleinkindern, auch beidseitig	130	7,58	17,43	26,52	9,09	8,97	11,17
1297	Operation des evertierten Tränenpünktchens	152	8,86	20,38	31,01	10,63	10,49	13,06
1298	Spaltung von Strikturen des Tränennasenkanals	132	7,69	17,70	26,93	9,23	9,11	11,34

Nr.	Leistung	GOÄ Punktzahl	GOÄ 1fach €	GOÄ 2,3fach €	GOÄ 3,5fach €	GOÄ 1,2fach €	UV Allg. €	UV Bes. €
1299	Tränensackexstirpation	554	32,29	74,27	113,02	38,75	38,24	47,59
1300	Tränensackoperation zur Wiederherstellung des Tränenabflusses zur Nase mit Knochenfensterung	1220	71,11	163,55	248,89	85,33	84,21	104,79
1301	Exstirpation oder Verödung der Tränendrüse	463	26,99	62,07	94,45	32,38	31,96	39,77
1302	Plastische Korrektur der verengten oder erweiterten Lidspalte oder des Epikanthus	924	53,86	123,87	188,50	64,63	63,78	79,37
1303	Vorübergehende Spaltung der verengten Lidspalte	230	13,41	30,83	46,92	16,09	15,88	19,76
1304	Plastische Korrektur des Ektropiums oder Entropiums, der Trichiasis oder Distichiasis	924	53,86	123,87	188,50	64,63	63,78	79,37
1305	Operation der Lidsenkung (Ptosis)	739	43,07	99,07	150,76	51,69	51,01	63,48
1306	Operation der Lidsenkung (Ptosis) mit direkter Lidheberverkürzung	1110	64,70	148,81	226,45	77,64	76,62	95,35
1310	Augenlidplastik mittels freien Hauttransplantates	1480	86,27	198,41	301,93	103,52	102,16	127,13
1311	Augenlidplastik mittels Hautlappenverschiebung aus der Umgebung	1110	64,70	148,81	226,45	77,64	76,62	95,35
1312	Augenlidplastik mittels Hautlappenverschiebung aus der Umgebung und freier Transplantation	1850	107,83	248,01	377,41	129,40	127,70	158,91
1313 GOÄ	Abreiben, Skarifizieren oder chemische Ätzung der Bindehaut, auch beidseitig	30	1,75	4,02	6,12	2,10	–	–
1318 GOÄ	Ausrollen oder Ausquetschen der Übergangsfalte	74	4,31	9,92	15,10	5,18	–	–
1319	Plastische Wiederherstellung des Bindehautsackes durch Transplantation von Lippenschleimhaut und/oder Bindehaut bei erhaltenem Augapfel – einschließlich Entnahme des Transplantates und gegebenenfalls einschließlich Maßnahmen am Lidknorpel –	1850	107,83	248,01	377,41	129,40	127,70	158,91
1320	Einspritzung unter die Bindehaut	52	3,03	6,97	10,61	3,64	3,59	4,47
1321	Operation des Flügelfells	296	17,25	39,68	60,39	20,70	20,43	25,43
1322	Operation des Flügelfells mit lamellierender Keratoplastik	1660	96,76	222,54	338,65	116,11	114,58	142,59
1323	Elektrolytische Epilation von Wimpernhaaren, je Sitzung	67	3,91	8,98	13,67	4,69	4,62	5,76

Nrn. 1325–1348 – I – GOÄ/UV-GOÄ

Nr.	Leistung	GOÄ Punktzahl	GOÄ 1fach €	GOÄ 2,3fach €	GOÄ 3,5fach €	GOÄ 1,2fach €	UV Allg. €	UV Bes. €
1325	Naht einer Bindehaut- oder nicht perforierenden Hornhaut- oder nicht perforierenden Lederhautwunde	230	13,41	30,83	46,92	16,09	15,88	19,76
1326	Direkte Naht einer perforierenden Hornhaut- oder Lederhautwunde – auch mit Reposition oder Abtragung der Regenbogenhaut und gegebenenfalls mit Bindehautdeckung –	1110	64,70	148,81	226,45	77,64	76,62	95,35
1327	Wiederherstellungsoperation bei perforierender Hornhaut- oder Lederhautverletzung mit Versorgung von Regenbogenhaut und Linse	1850	107,83	248,01	377,41	129,40	127,70	158,91
1328	Wiederherstellungsoperation bei schwerverletztem Augapfel, Zerschneidung von Hornhaut und Lederhaut, Beteiligung der Iris, der Linse, des Glaskörpers und der Netzhaut	3230	188,27	433,02	658,94	225,92	222,95	277,45
1330	Korrektur einer Schielstellung durch Eingriff an einem geraden Augenmuskel	739	43,07	99,07	150,76	51,69	51,01	63,48
1331	Korrektur einer Schielstellung durch Eingriff an jedem weiteren geraden Augenmuskel, zusätzlich zu Nummer 1330	554	32,29	74,27	113,02	38,75	38,24	47,59
1332	Korrektur einer Schielstellung durch Eingriff an einem schrägen Augenmuskel	1110	64,70	148,81	226,45	77,64	76,62	95,35
1333	Korrektur einer Schielstellung durch Eingriff an jedem weiteren schrägen Augenmuskel, zusätzlich zu Nummer 1332	739	43,07	99,07	150,76	51,69	51,01	63,48
1338	Chemische Ätzung der Hornhaut	56	3,26	7,51	11,42	3,92	3,87	4,81
1339	Abschabung der Hornhaut	148	8,63	19,84	30,19	10,35	10,22	12,71
1340	Thermo- oder Kryotherapie von Hornhauterkrankungen (z. B. Herpes ulcus) mit Epithelentfernung	185	10,78	24,80	37,74	12,94	12,77	15,89
1341	Tätowierung der Hornhaut	333	19,41	44,64	67,93	23,29	22,99	28,60
1345	Hornhautplastik	1660	96,76	222,54	338,65	116,11	114,58	142,59
1346	Hornhauttransplantation	2770	161,46	371,35	565,10	193,75	191,20	237,94
1347	Einpflanzung einer optischen Kunststoffprothese in die Hornhaut (Keratoprothesis)	3030	176,61	406,20	618,14	211,93	209,14	260,27
1348	Diszision der klaren oder getrübten Linse oder des Nachstars	832	48,50	111,54	169,73	58,19	57,43	71,47

GOÄ/UV-GOÄ – I – Nrn. 1349–1368

Nr.	Leistung	GOÄ Punktzahl	GOÄ 1fach €	GOÄ 2,3fach €	GOÄ 3,5fach €	GOÄ 1,2fach €	UV Allg. €	UV Bes. €
1349	Operation des weichen Stars (Saug-Spül-Vorgang) – gegebenenfalls mit Extraktion zurückgebliebener Linsenteile –	1850	107,83	248,01	377,41	129,40	127,70	158,91
1350	Staroperation – gegebenenfalls mit Iridektomie – einschließlich Nahttechnik	2370	138,14	317,72	483,49	165,77	163,59	203,58
1351	Staroperation mit Iridektomie und Einpflanzung einer intraokularen Kunststofflinse	2770	161,46	371,35	565,10	193,75	191,20	237,93
1352	Einpflanzung einer intraokularen Linse, als selbständige Leistung	1800	104,92	241,31	367,21	125,90	124,24	154,61
1353	Extraktion einer eingepflanzten Linse	832	48,50	111,54	169,73	58,19	57,43	71,47
1354	Extraktion der luxierten Linse	2220	129,40	297,61	452,89	155,28	153,23	190,69
1355	Partielle oder totale Extraktion des Nachstars	1110	64,70	148,81	226,45	77,64	76,62	95,35
1356	Eröffnung (Parazentese), Spülung oder Wiederherstellung der Augenvorderkammer, als selbständige Leistung	370	21,57	49,60	75,48	25,88	25,54	31,78
1357	Hintere Sklerotomie	370	21,57	49,60	75,48	25,88	25,54	31,78
1358	Zyklodialyse, Iridektomie	1000	58,29	134,06	204,01	69,94	69,02	85,90
1359	Zyklodiathermie-Operation oder Kryozyklothermie-Operation	500	29,14	67,03	102,00	34,97	34,51	42,95
1360	Laseroperation am Trabekelwerk des Auges bei Glaukom (Lasertrabekuloplastik)	1000	58,29	134,06	204,01	69,94	69,02	85,90
1361	Fistelbildende Operation und Eingriff an den kammerwasserabführenden Wegen bei Glaukom	1850	107,83	248,01	377,41	129,40	127,70	158,91
1362	Kombinierte Operation des Grauen Stars und bei Glaukom	3030	176,61	406,20	618,14	211,93	209,14	260,27
1365	Lichtkoagulation zur Verhinderung einer Netzhautablösung und/oder Netzhautblutung, je Sitzung	924	53,86	123,87	188,50	64,63	63,78	79,37
1366	Vorbeugende Operation zur Verhinderung einer Netzhautablösung oder operativer Eingriff bei vaskulären Netzhauterkrankungen	1110	64,70	148,81	226,45	77,64	76,62	95,35
1367	Operation einer Netzhautablösung mit eindellenden Maßnahmen	2220	129,40	297,61	452,89	155,28	153,23	190,69
1368	Operation einer Netzhautablösung mit eindellenden Maßnahmen und Glaskörperchirurgie	3030	176,61	406,20	618,14	211,93	209,14	260,27

Nrn. 1369–1386 – I – GOÄ/UV-GOÄ

Nr.	Leistung	GOÄ Punktzahl	GOÄ 1fach €	GOÄ 2,3fach €	GOÄ 3,5fach €	GOÄ 1,2fach €	UV Allg. €	UV Bes. €
1369	Koagulation oder Lichtkaustik eines Netz- oder Aderhauttumors	1850	107,83	248,01	377,41	129,40	127,70	158,91
1370	Operative Entfernung des Augapfels	924	53,86	123,87	188,50	64,63	63,78	79,37
1371	Operative Entfernung des Augapfels mit Einsetzung einer Plombe	1290	75,19	172,94	263,17	90,23	89,04	110,81
1372	Wiederherstellung eines prothesenfähigen Bindehautsackes mittels Transplantation	1850	107,83	248,01	377,41	129,40	127,70	158,91
1373	Operative Ausräumung der Augenhöhle	1110	64,70	148,81	226,45	77,64	76,62	95,35
1374	Extrakapsuläre Operation des Grauen Stars mittels gesteuerten Saug-Spül-Verfahrens oder Linsenkernverflüssigung (Phakoemulsifikation) gegebenenfalls einschließlich Iridektomie – ..	3050	177,78	408,89	622,22	213,33	210,52	261,99
1375	Extrakapsuläre Operation des Grauen Stars mittels gesteuerten Saug-Spül-Verfahrens oder Linsenkernverflüssigung (Phakoemulsifikation) gegebenenfalls einschließlich Iridektomie –, mit Implantation einer intraokularen Linse	3500	204,01	469,21	714,02	244,81	241,59	300,64
1376	Rekonstruktion eines abgerissenen Tränenröhrchens	1480	86,27	198,41	301,93	103,52	102,16	127,13
1377	Entfernung einer Silikon-/Silastik-/Rutheniumplombe	280	16,32	37,54	57,12	19,58	19,33	24,05
1380	Operative Entfernung eines Iristumors	2000	116,57	268,12	408,01	139,89	138,05	171,79
1381	Operative Entfernung eines Iris-Ziliar-Aderhauttumors (Zyklektomie)	2770	161,46	371,35	565,10	193,75	191,20	237,93
1382	Goniotrepanation oder Trabekulektomie oder Trabekulotomie bei Glaukom	2500	145,72	335,15	510,01	174,86	172,56	214,74
1383	Vitrektomie, Glaskörperstrangdurchtrennung, als selbständige Leistung ..	2500	145,72	335,15	510,01	174,86	172,56	214,74
1384	Vordere Vitrektomie (Glaskörperentfernung aus der Augenvorderkammer), als selbständige Leistung	830	48,38	111,27	169,32	58,05	57,29	71,29
1386	Aufnähen einer Rutheniumplombe auf die Lederhaut	1290	75,19	172,94	263,17	90,23	89,04	110,81

J. Hals-, Nasen-, Ohrenheilkunde (GOÄ/UV-GOÄ)

Nr.	Leistung	GOÄ Punktzahl	GOÄ 1fach €	GOÄ 2,3-/ 1,8fach €	GOÄ 3,5-/ 2,5fach €	GOÄ 1,2fach €	UV Allg. €	UV Bes. €
1400	Genaue Hörprüfung mit Einschluß des Tongehörs (Umgangs- und Flüstersprache, Luft- und Knochenleitung)	76	4,43	10,19	15,50	5,32	5,25	6,53
1401*	Hörprüfung mittels einfacher audiologischer Testverfahren (mindestens fünf Frequenzen)	60	3,50	6,30	8,74	3,50**	4,14	5,15
1403* GOÄ	Tonschwellenaudiometrische Untersuchung, auch beidseitig, (Bestimmung der Hörschwelle mit 8 bis 12 Prüffrequenzen oder mittels kontinuierlicher Frequenzänderung im Hauptfrequenzbereich des menschlichen Gehörs, in Luft- und in Knochenleitung, auch mit Vertäubung) – auch mit Bestimmung der Intensitätsbreite und gegebenenfalls einschließlich überschwelliger audiometrischer Untersuchung –	158	9,21	16,58	23,02	9,21**		
1403 UV-GOÄ	Tonschwellenaudiometrische Untersuchung, auch beidseitig, (Bestimmung der Hörschwelle mit 8 bis 12 Prüffrequenzen oder mittels kontinuierlicher Frequenzänderung im Hauptfrequenzbereich des menschlichen Gehörs, in Luft- und in Knochenleitung, auch mit Vertäubung) – auch mit Bestimmung der Intensitätsbreite und gegebenenfalls einschließlich überschwelliger audiometrischer Untersuchung –						10,91	13,57
	Für Kopie und Versand von Tonschwellenaudiogrammen – auch beiderseits – wird ein Betrag in Höhe von € 2,66 zuzüglich Porto erstattet (Abrechnung als Geb.-Nr. 194).							
1404*	Sprachaudiometrische Untersuchung, auch beidseitig, (Ermittlung des Hörverlustes für Sprache und des Diskriminationsverlustes nach DIN-Norm, getrennt für das rechte und linke Ohr über Kopfhörer, erforderlichenfalls auch über Knochenleitung, gegebenenfalls einschließlich Prüfung des beidohrigen Satzverständnisses über Lautsprecher)	158	9,21	16,58	23,02	9,21**	10,91	13,57
	Neben den Leistungen nach den Nummern 1403 und 1404 sind die Leistungen nach den Nummern 1400 und 1401 nicht berechnungsfähig.							

* Reduzierter Gebührenrahmen
** 1,0fach

Nrn. 1405–1416 – J – GOÄ/UV-GOÄ

Nr.	Leistung	GOÄ Punktzahl	GOÄ 1fach €	GOÄ 2,3-/ 1,8fach €	GOÄ 3,5-/ 2,5fach €	GOÄ 1,2fach €	UV Allg. €	UV Bes. €
1405*	Sprachaudiometrische Untersuchung zur Kontrolle angepaßter Hörgeräte im freien Schallfeld	63	3,67	6,61	9,18	3,67**	4,35	5,41
1406*	Kinderaudiometrie (in der Regel bis zur Vollendung des 7. Lebensjahres) zur Ermittlung des Schwellengehörs (Knochen- und Luftleitung) mit Hilfe von bedingten und/oder Orientierungsreflexen – gegebenenfalls einschließlich überschwelliger audiometrischer Untersuchung und Messungen zur Hörgeräteanpassung – ..	182	10,61	19,09	26,52	10,61**	12,56	15,63
	Neben der Leistung nach Nummer 1406 sind die Leistungen nach den Nummern 1400, 1401, 1403 und 1404 nicht berechnungsfähig.							
1407	Impedanzmessung am Trommelfell und/oder an den Binnenohrmuskeln (z. B. Stapedius-Lautheitstest), auch beidseitig	182	10,61	24,40	37,13	12,73	12,56	15,63
1408	Audioelektroenzephalographische Untersuchung	888	51,76	119,05	181,16	62,11	61,29	76,28
1409	Messung otoakustischer Emissionen	400	23,31	53,62	81,60	27,98	27,61	34,36
	Die Leistung nach Nummer 1409 ist neben den Leistungen nach den Nummern 827 bis 829 nicht berechnungsfähig.							
1412	Experimentelle Prüfung des statischen Gleichgewichts (Drehversuch, kalorische Prüfung und Lagenystagmus)	91	5,30	12,20	18,56	6,36	6,28	7,82
1413	Elektronystagmographische Untersuchung	265	15,45	35,53	54,06	18,54	18,29	22,76
1414	Diaphanoskopie der Nebenhöhlen der Nase	42	2,45	5,63	8,57	2,94	2,90	3,61
1415	Binokularmikroskopische Untersuchung des Trommelfells und/oder der Paukenhöhle zwecks diagnostischer Abklärung, als selbständige Leistung	91	5,30	12,20	18,56	6,36	6,28	7,82
1416	Stroboskopische Untersuchung der Stimmbänder	121	7,05	16,22	24,68	8,46	8,35	10,39

* Reduzierter Gebührenrahmen
** 1,0fach

Nr.	Leistung	GOÄ Punktzahl	GOÄ 1fach €	GOÄ 2,3fach €	GOÄ 3,5fach €	GOÄ 1,2fach €	UV Allg. €	UV Bes. €
1417	Rhinomanometrische Untersuchung	100	5,83	13,41	20,40	6,99	6,90	8,59
1418	Endoskopische Untersuchung der Nasenhaupthöhlen und/oder des Nasenrachenraums – gegebenenfalls einschließlich der Stimmbänder – ...	180	10,49	24,13	36,72	12,59	12,42	15,46
	Neben der Leistung nach Nummer 1418 ist die Leistung nach Nummer 1466 nicht berechnungsfähig.							
1425	Ausstopfung der Nase von vorn, als selbständige Leistung	50	2,91	6,70	10,20	3,50	3,45	4,29
1426	Ausstopfung der Nase von vorn und hinten, als selbständige Leistung	100	5,83	13,41	20,40	6,99	6,90	8,59
1427	Entfernung von Fremdkörpern aus dem Naseninnern, als selbständige Leistung	95	5,54	12,74	19,38	6,64	6,56	8,16
1428	Operativer Eingriff zur Entfernung festsitzender Fremdkörper aus der Nase	370	21,57	49,60	75,48	25,88	25,54	31,78
1429	Kauterisation im Naseninnern, je Sitzung	76	4,43	10,19	15,50	5,32	5,25	6,53
1430	Operativer Eingriff in der Nase, wie Muschelfrakturierung, Muschelquetschung, Kaltkaustik der Muscheln, Synechielösung und/oder Probeexzision	119	6,94	15,95	24,28	8,32	8,21	10,22
1435	Stillung von Nasenbluten mittels Ätzung und/oder Tamponade und/oder Kauterisation, auch beidseitig	91	5,30	12,20	18,56	6,36	6,28	7,82
1436	Gezielte Anbringung von Ätzmitteln im hinteren Nasenraum unter Spiegelbeleuchtung oder Ätzung des Seitenstranges, auch beidseitig	36	2,10	4,83	7,34	2,52	2,48	3,09
1438	Teilweise oder vollständige Abtragung einer Nasenmuschel	370	21,57	49,60	75,48	25,88	25,54	31,78
1439	Teilweise oder vollständige Abtragung von Auswüchsen der Nasenscheidewand einer Seite	370	21,57	49,60	75,48	25,88	25,54	31,78
1440	Operative Entfernung einzelner Nasenpolypen oder anderer Neubildungen einer Nasenseite	130	7,58	17,43	26,52	9,09	8,97	11,17
1441	Operative Entfernung mehrerer Nasenpolypen oder schwieriger zu operierender Neubildungen einer Nasenseite, auch in mehreren Sitzungen ...	296	17,25	39,68	60,39	20,70	20,43	25,43

Nrn. 1445–1465 – J – GOÄ/UV-GOÄ

Nr.	Leistung	GOÄ Punktzahl	GOÄ 1fach €	GOÄ 2,3fach €	GOÄ 3,5fach €	GOÄ 1,2fach €	UV Allg. €	UV Bes. €
1445	Submuköse Resektion an der Nasenscheidewand	463	26,99	62,07	94,45	32,38	31,96	39,77
1446	Submuköse Resektion an der Nasenscheidewand mit Resektion der ausgedehnten knöchernen Leiste	739	43,07	99,07	150,76	51,69	51,01	63,48
1447	Plastische Korrektur am Nasenseptum und an den Weichteilen zur funktionellen Wiederherstellung der Nasenatmung – gegebenenfalls einschließlich der Leistungen nach den Nummern 1439, 1445, 1446 und 1456 –, auch in mehreren Sitzungen	1660	96,76	222,54	338,65	116,11	114,58	142,59
1448	Plastische Korrektur am Nasenseptum und an den Weichteilen und am knöchernen Nasengerüst zur funktionellen Wiederherstellung der Nasenatmung – gegebenenfalls einschließlich der Leistungen nach den Nummern 1439, 1445, 1446 und 1456 –, auch in mehreren Sitzungen	2370	138,14	317,72	483,49	165,77	163,59	203,58
1449	Plastische Operation bei rekonstruierender Teilplastik der äußeren Nase, auch in mehreren Sitzungen	3700	215,66	496,02	754,82	258,80	255,39	317,82
1450	Rekonstruierende Totalplastik der äußeren Nase, auch in mehreren Sitzungen	7400	431,33	992,05	1509,64	517,59	510,78	635,64
1452	Umfangreiche operative Teilentfernung der äußeren Nase	800	46,63	107,25	163,20	55,96	55,22	68,72
1453	Operative Entfernung der gesamten Nase	1100	64,12	147,47	224,41	76,94	75,93	94,49
1455	Plastische Operation zum Verschluß einer Nasenscheidewandperforation .	550	32,06	73,73	112,20	38,47	37,96	47,24
1456	Operative Verschmälerung des Nasensteges	232	13,52	31,10	47,33	16,23	16,01	19,93
1457	Operative Korrektur eines Nasenflügels	370	21,57	49,60	75,48	25,88	25,54	31,78
1458	Beseitigung eines knöchernen Choanenverschlusses	1290	75,19	172,94	263,17	90,23	89,04	110,81
1459	Eröffnung eines Abszesses der Nasenscheidewand	74	4,31	9,92	15,10	5,18	5,11	6,36
1465	Punktion einer Kieferhöhle – gegebenenfalls einschließlich Spülung und/oder Instillation von Medikamenten – .	119	6,94	15,95	24,28	8,32	8,21	10,22

GOÄ/UV-GOÄ – J – Nrn. 1466–1486

Nr.	Leistung	GOÄ Punktzahl	GOÄ 1fach €	GOÄ 2,3fach €	GOÄ 3,5fach €	GOÄ 1,2fach €	UV Allg. €	UV Bes. €
1466	Endoskopische Untersuchung der Kieferhöhle (Antroskopie) – gegebenenfalls einschließlich der Leistung nach Nummer 1465 –	178	10,38	23,86	36,31	12,45	12,29	15,29
1467	Operative Eröffnung einer Kieferhöhle vom Mundvorhof aus – einschließlich Fensterung –	407	23,72	54,56	83,03	28,47	28,09	34,96
1468	Operative Eröffnung einer Kieferhöhle von der Nase aus	296	17,25	39,68	60,39	20,70	20,43	25,43
1469	Keilbeinhöhlenoperation oder Ausräumung der Siebbeinzellen von der Nase aus	554	32,29	74,27	113,02	38,75	38,24	47,59
1470	Keilbeinhöhlenoperation oder Ausräumung der Siebbeinzellen von der Nase aus – einschließlich teilweiser oder vollständiger Abtragung einer Nasenmuschel oder von Auswüchsen der Nasenscheidewand –	739	43,07	99,07	150,76	51,69	51,01	63,48
1471	Operative Eröffnung der Stirnhöhle – gegebenenfalls auch der Siebbeinzellen – vom Naseninnern aus	1480	86,27	198,41	301,93	103,52	102,16	127,13
1472	Anbohrung der Stirnhöhle von außen	222	12,94	29,76	45,29	15,53	15,32	19,07
1473	Plastische Rekonstruktion der Stirnhöhlenvorderwand, auch in mehreren Sitzungen	2220	129,40	297,61	452,89	155,28	153,23	190,69

Neben der Leistung nach Nummer 1473 ist die Nummer 1485 nicht berechnungsfähig.

Nr.	Leistung	GOÄ Punktzahl	GOÄ 1fach €	GOÄ 2,3fach €	GOÄ 3,5fach €	GOÄ 1,2fach €	UV Allg. €	UV Bes. €
1478	Sondierung und/oder Bougierung der Stirnhöhle vom Naseninnern aus – gegebenenfalls einschließlich Spülung und/oder Instillation von Arzneimitteln –	178	10,38	23,86	36,31	12,45	12,29	15,29
1479	Ausspülung der Kiefer-, Keilbein-, Stirnhöhle von der natürlichen oder künstlichen Öffnung aus – auch Spülung mehrerer dieser Höhlen, auch einschließlich Instillation von Arzneimitteln –	59	3,44	7,91	12,04	4,13	4,07	5,07
1480	Absaugen der Nebenhöhlen	45	2,62	6,03	9,18	3,15	3,11	3,87
1485	Operative Eröffnung und Ausräumung der Stirnhöhle oder der Kieferhöhle oder der Siebbeinzellen von außen ..	924	53,86	123,87	188,50	64,63	63,78	79,37
1486	Radikaloperation der Kieferhöhle	1110	64,70	148,81	226,45	77,64	76,62	95,35

Nrn. 1487–1510 – J – GOÄ/UV-GOÄ

Nr.	Leistung	GOÄ Punktzahl	GOÄ 1fach €	GOÄ 2,3fach €	GOÄ 3,5fach €	GOÄ 1,2fach €	UV Allg. €	UV Bes. €
1487	Radikaloperation einer Stirnhöhle einschließlich der Siebbeinzellen von außen	1480	86,27	198,41	301,93	103,52	102,16	127,13
1488	Radikaloperation sämtlicher Nebenhöhlen einer Seite	1850	107,83	248,01	377,41	129,40	127,10	158,91
1492	Osteoplastische Operation zur Verengung der Nase bei Ozaena	1290	75,19	172,94	263,17	90,23	89,04	110,81
1493	Entfernung der vergrößerten Rachenmandel (Adenotomie)	296	17,25	39,68	60,39	20,70	20,43	25,43
1495	Entfernung eines Nasenrachenfibroms	1110	64,70	148,81	226,45	77,64	76,62	95,35
1496	Eröffnung des Türkensattels vom Naseninnern aus	2220	129,40	297,61	452,89	155,28	153,23	190,69
1497	Tränensackoperation vom Naseninnern aus	1110	64,70	148,81	226,45	77,64	76,62	95,35
1498	Konservative Behandlung der Gaumenmandeln (z. B. Schlitzung, Saugung)	44	2,56	5,90	8,98	3,08	3,04	3,78
1499	Ausschälung und Resektion einer Gaumenmandel mit der Kapsel (Tonsillektomie)	463	26,99	62,07	94,45	32,38	31,96	39,77
1500	Ausschälung und Resektion beider Gaumenmandeln mit den Kapseln (Tonsillektomie)	739	43,07	99,07	150,76	51,69	51,01	63,48
1501	Operative Behandlung einer konservativ unstillbaren Nachblutung nach Tonsillektomie	333	19,41	44,64	67,93	23,29	22,99	28,60
1505	Eröffnung eines peritonsillären Abszesses	148	8,63	19,84	30,19	10,35	10,22	12,71
1506	Eröffnung eines retropharyngealen Abszesses	185	10,78	24,80	37,74	12,94	12,77	15,89
1507	Wiedereröffnung eines peritonsillären Abszesses	56	3,26	7,51	11,42	3,92	3,87	4,81
1508	Entfernung von eingespießten Fremdkörpern aus dem Rachen oder Mund	93	5,42	12,47	18,97	6,50	6,42	7,99
1509	Operative Behandlung einer Mundbodenphlegmone	463	26,99	62,07	94,45	32,38	31,96	39,77
1510	Schlitzung des Parotis- oder Submandibularis-Ausführungsganges – gegebenenfalls einschließlich Entfernung von Stenosen –	190	11,07	25,47	38,76	13,29	13,11	16,32

GOÄ/UV-GOÄ – J – Nrn. 1511–1533

Nr.	Leistung	GOÄ Punktzahl	GOÄ 1fach €	GOÄ 2,3fach €	GOÄ 3,5fach €	GOÄ 1,2fach €	UV Allg. €	UV Bes. €
1511	Eröffnung eines Zungenabszesses ..	185	10,78	24,80	37,74	12,94	12,77	15,89
1512	Teilweise Entfernung der Zunge – gegebenenfalls einschließlich Unterbindung der Arteria lingualis –	1110	64,70	148,81	226,45	77,64	76,62	95,35
1513	Keilexzision aus der Zunge	370	21,57	49,60	75,48	25,88	25,54	31,78
1514	Entfernung der Zunge mit Unterbindung der Arteriae linguales	2220	129,40	297,61	452,89	155,28	153,23	190,69
1518	Operation einer Speichelfistel	739	43,07	99,07	150,76	51,69	51,01	63,48
1519	Operative Entfernung von Speichelstein(en)	554	32,29	74,27	113,02	38,75	38,24	47,59
1520	Exstirpation der Unterkiefer- und/oder Unterzungenspeicheldrüse(n)	900	52,46	120,65	183,60	62,95	62,12	77,31
1521	Speicheldrüsentumorexstirpation einschließlich Ausräumung des regionären Lymphstromgebietes	1850	107,83	248,01	377,41	129,40	127,70	158,91
1522	Parotisexstirpation mit Präparation des Nervus facialis – gegebenenfalls einschließlich Ausräumung des regionären Lymphstromgebietes –	2000	116,57	268,12	408,01	139,89	138,05	171,79
1525	Einbringung von Arzneimitteln in den Kehlkopf unter Spiegelbeleuchtung ..	46	2,68	6,17	9,38	3,22	3,18	3,95
1526	Chemische Ätzung im Kehlkopf	76	4,43	10,19	15,50	5,32	5,25	6,53
1527	Galvanokaustik oder Elektrolyse oder Kürettement im Kehlkopf	370	21,57	49,60	75,48	25,88	25,54	31,78
1528	Fremdkörperentfernung aus dem Kehlkopf	554	32,29	74,27	113,02	38,75	38,24	47,59
1529	Intubation oder Einführung von Dehnungsinstrumenten in den Kehlkopf, als selbständige Leistung	152	8,86	20,38	31,01	10,63	10,49	13,06
1530	Untersuchung des Kehlkopfes mit dem Laryngoskop	182	10,61	24,40	37,13	12,73	12,56	15,63
1532	Endobronchiale Behandlung mit weichem Rohr	182	10,61	24,40	37,13	12,73	12,56	15,63
	Die Leistung nach Nummer 1532 ist im Zusammenhang mit einer Intubationsnarkose nicht berechnungsfähig.							
1533	Schwebe- oder Stützlaryngoskopie, jeweils als selbständige Leistung	500	29,14	67,03	102,00	34,97	34,51	42,95

Nrn. 1534–1555 – J – GOÄ/UV-GOÄ

Nr.	Leistung	GOÄ Punktzahl	GOÄ 1fach €	GOÄ 2,3fach €	GOÄ 3,5fach €	GOÄ 1,2fach €	UV Allg. €	UV Bes. €
1534	Probeexzision aus dem Kehlkopf	463	26,99	62,07	94,45	32,38	31,96	39,77
1535	Entfernung von Polypen oder anderen Geschwülsten aus dem Kehlkopf	647	37,71	86,74	131,99	45,25	44,66	55,58
1540	Endolaryngeale Resektion oder frontolaterale Teilresektion eines Stimmbandes	1850	107,83	248,01	377,41	129,40	127,70	158,91
1541	Operative Beseitigung einer Stenose im Glottisbereich	1390	81,02	186,34	283,57	97,22	95,94	119,40
1542	Kehlkopfplastik mit Stimmbandverlagerung	1850	107,83	248,01	377,41	129,40	127,70	158,91
1543	Teilweise Entfernung des Kehlkopfes	1650	96,17	221,20	336,61	115,41	113,89	141,73
1544	Teilweise Entfernung des Kehlkopfes – einschließlich Zungenbeinresektion und Pharynxplastik –	1850	107,83	248,01	377,41	129,40	127,70	158,91
1545	Totalexstirpation des Kehlkopfes	2220	129,40	297,61	452,89	155,28	153,23	190,69
1546	Totalexstirpation des Kehlkopfes – einschließlich Ausräumung des regionären Lymphstromgebietes und gegebenenfalls von benachbarten Organen –	3700	215,66	496,02	754,82	258,80	255,39	317,82
1547	Kehlkopfstenosenoperation mit Thyreochondrotomie – einschließlich plastischer Versorgung und gegebenenfalls Verlagerung eines Aryknorpels –	2770	161,46	371,35	565,10	193,75	191,20	237,93
1548	Einführung einer Silastikendoprothese im Larynxbereich	2060	120,07	276,17	420,25	144,09	142,19	176,95
1549	Fensterung des Schildknorpels zur Spickung mit Radionukliden	1200	69,94	160,87	244,81	83,93	82,83	103,08
1550	Spickung des Kehlkopfes mit Radionukliden bei vorhandener Fensterung des Schildknorpels	300	17,49	40,22	61,20	20,98	20,71	25,77
1551	Operative Versorgung einer Trümmerverletzung des Kehlkopfes und/oder der Trachea – gegebenenfalls mit Haut- und/oder Schleimhautplastik, auch mit Sternotomie –	3000	174,86	402,18	612,02	209,83	207,07	257,69
1555	Untersuchung der Sprache nach standardisierten Verfahren (Prüfung der Sprachentwicklung, der Artikulation, der Satzstruktur, des Sprachverständnisses, der zentralen Sprachverarbeitung und des Redeflusses)	119	6,94	15,95	24,28	8,32	8,21	10,22

Neben der Leistung nach Nummer 1555 sind die Leistungen nach den Nummern 715 und 717 nicht berechnungsfähig.

Nr.	Leistung	GOÄ Punktzahl	GOÄ 1fach €	GOÄ 2,3-/ 1,8fach €	GOÄ 3,5-/ 2,5fach €	GOÄ 1,2fach €	UV Allg. €	UV Bes. €
1556	Untersuchung der Stimme nach standardisierten Verfahren (Prüfung der Atmung, des Stimmklanges, des Stimmeinsatzes, der Tonhaltedauer, des Stimmumfanges und der Sprachstimmlage, gegebenenfalls auch mit Prüfung der Stimme nach Belastung)	119	6,94	15,95	24,28	8,32	8,21	10,22
1557	Elektroglottographische Untersuchung	106	6,18	14,21	21,62	7,41	7,32	9,11
1558*	Stimmtherapie bei Kehlkopflosen (Speiseröhrenersatzstimme oder elektronische Ersatzstimme), je Sitzung	148	8,63	15,53	21,57	8,63**	10,22	12,71
1559*	Sprachübungsbehandlung – einschließlich aller dazu gehörender Maßnahmen (z. B. Artikulationsübung, Ausbildung fehlender Laute, Satzstrukturübung, Redeflußübung, gegebenenfalls auch mit Atemtherapie und physikalischen Maßnahmen) –, als Einzelbehandlung, Dauer mindestens 30 Minuten	207	12,07	21,72	30,16	12,07**	14,29	17,78
1560*	Stimmübungsbehandlung – einschließlich aller dazu gehörender Maßnahmen (z. B. Stimmeinsatz, Stimmhalteübungen und -entspannungsübungen, gegebenenfalls auch mit Atemtherapie und physikalischen Maßnahmen) –, als Einzelbehandlung, Dauer mindestens 30 Minuten	207	12,07	21,72	30,16	12,07**	14,29	17,78
1565	Entfernung von obturierenden Ohrenschmalzpfröpfen, auch beidseitig	45	2,62	6,03	9,18	3,15	3,11	3,87
1566	Ausspülung des Kuppelraumes	45	2,62	6,03	9,18	3,15	3,11	3,87
1567	Spaltung von Furunkeln im äußeren Gehörgang	74	4,31	9,92	15,10	5,18	5,11	6,36
1568	Operation im äußeren Gehörgang (z. B. Entfernung gutartiger Hautneubildungen)	185	10,78	24,80	37,74	12,94	12,77	15,89
1569	Entfernung eines nicht festsitzenden Fremdkörpers aus dem Gehörgang oder der Paukenhöhle	74	4,31	9,92	15,10	5,18	5,11	6,36
1570	Entfernung eines festsitzenden Fremdkörpers aus dem Gehörgang oder der Paukenhöhle	148	8,63	19,84	30,19	10,35	10,22	12,71
1575	Inzision des Trommelfells (Parazentese)	130	7,58	17,43	26,52	9,09	8,97	11,17

*   Reduzierter Gebührenrahmen
** 1,0fach

Nrn. 1576–1596 – J – GOÄ/UV-GOÄ

Nr.	Leistung	GOÄ Punktzahl	GOÄ 1fach €	GOÄ 2,3fach €	GOÄ 3,5fach €	GOÄ 1,2fach €	UV Allg. €	UV Bes. €
1576	Anlage einer Paukenhöhlendauerdrainage (Inzision des Trommelfells mit Entleerung der Paukenhöhle und Einlegen eines Verweilröhrchens)	320	18,65	42,90	65,28	22,38	22,09	27,49
1577	Einsetzen oder Auswechseln einer Trommelfellprothese oder Wiedereinlegen eines Verweilröhrchens	45	2,62	6,03	9,18	3,15	3,11	3,87
1578	Gezielte chemische Ätzung im Gehörgang unter Spiegelbeleuchtung, auch beidseitig	40	2,33	5,36	8,16	2,80	2,76	3,44
1579	Chemische Ätzung in der Paukenhöhle – gegebenenfalls einschließlich der Ätzung im Gehörgang –	70	4,08	9,38	14,28	4,90	4,83	6,01
1580	Galvanokaustik im Gehörgang oder in der Paukenhöhle	89	5,19	11,93	18,16	6,23	6,14	7,64
1585	Entfernung einzelner Granulationen vom Trommelfell und/oder aus der Paukenhöhle unter Anwendung des scharfen Löffels oder ähnliche kleinere Eingriffe	130	7,58	17,43	26,52	9,09	8,97	11,17
1586	Entfernung eines oder mehrerer größerer Polypen oder ähnlicher Gebilde aus dem Gehörgang oder der Paukenhöhle, auch in mehreren Sitzungen	296	17,25	39,68	60,39	20,70	20,43	25,43
1588	Hammer-Amboß-Extraktion oder ähnliche schwierige Eingriffe am Mittelohr vom Gehörgang aus (z. B. operative Deckung eines Trommelfelldefektes)	554	32,29	74,27	113,02	38,75	38,24	47,59
1589	Dosierte luftdruck-kontrollierte Insufflation der Eustachischen Röhre unter Verwendung eines manometerbestückten Druckkompressors	30	1,75	4,02	6,12	2,10	2,07	2,58
1590	Katheterismus der Ohrtrompete – auch mit Bougierung und/oder Einbringung von Arzneimitteln und gegebenenfalls einschließlich Luftdusche –, auch beidseitig	74	4,31	9,92	15,10	5,18	5,11	6,36
1591	Vibrationsmassage des Trommelfells oder Anwendung der Drucksonde, auch beidseitig	40	2,33	5,36	8,16	2,80	2,76	3,44
1595	Operative Beseitigung einer Stenose im äußeren Gehörgang	1850	107,83	248,01	377,41	129,40	127,70	158,91
1596	Plastische Herstellung des äußeren Gehörganges bei Atresie	1480	86,27	198,41	301,93	103,52	102,16	127,13

Nr.	Leistung	GOÄ Punktzahl	GOÄ 1fach €	GOÄ 2,3fach €	GOÄ 3,5fach €	GOÄ 1,2fach €	UV Allg. €	UV Bes. €
1597	Operative Eröffnung des Warzenfortsatzes	1110	64,70	148,81	226,45	77,64	76,62	95,35
1598	Aufmeißelung des Warzenfortsatzes mit Freilegung sämtlicher Mittelohrräume (Radikaloperation)	1660	96,76	222,54	338,65	116,11	114,58	142,59
1600	Eröffnung der Schädelhöhle mit Operation einer Sinus- oder Bulbusthrombose, des Labyrinthes oder eines Hirnabszesses gegebenenfalls mit Aufmeißelung des Warzenfortsatzes und Freilegung sämtlicher Mittelohrräume	2770	161,46	371,35	565,10	193,75	191,20	237,93
1601	Operation eines gutartigen Mittelohrtumors, auch Cholesteatom – gegebenenfalls einschließlich der Leistungen nach Nummer 1597 oder Nummer 1598 –	1660	96,76	222,54	338,65	116,11	114,58	142,59
1602	Operation eines destruktiv wachsenden Mittelohrtumors – gegebenenfalls einschließlich der Leistungen nach Nummer 1597, Nummer 1598 oder Nummer 1600 –	2770	161,46	371,35	565,10	193,75	191,20	237,93
1610	Tympanoplastik mit Interposition, zusätzlich zu den Leistungen nach den Nummern 1598, 1600 bis 1602	1480	86,27	198,41	301,93	103,52	102,16	127,13
1611	Myringoplastik vom Gehörgang aus	1480	86,27	198,41	301,93	103,52	102,16	127,13
1612	Eröffnung der Paukenhöhle durch temporäre Trommelfellaufklappung, als selbständige Leistung	1110	64,70	148,81	226,45	77,64	76,62	95,35
1613	Tympanoplastik mit Interposition, als selbständige Leistung	2350	136,98	315,04	479,41	164,37	162,21	201,86
1614	Tympanoplastik – einschließlich Interposition und Aufbau der Gehörknöchelchenkette –	3140	183,02	420,95	640,58	219,63	216,74	269,72
1620	Fensterungsoperation – einschließlich Eröffnung des Warzenfortsatzes –	2350	136,98	315,04	479,41	164,37	162,21	201,86
1621	Plastische Rekonstruktion der hinteren Gehörgangswand, als selbständige Leistung	1110	64,70	148,81	226,45	77,64	76,62	95,35
1622	Plastische Rekonstruktion der hinteren Gehörgangswand im Zusammenhang mit anderen Operationen	700	40,80	93,84	142,80	48,96	48,32	60,13
1623	Otoskleroseoperation vom Gehörgang aus (Fußplattenresektion) – gegebenenfalls einschließlich Interposition –	2350	136,98	315,04	479,41	164,37	162,21	201,86

Nrn. 1624–1639 – J – GOÄ/UV-GOÄ

Nr.	Leistung	GOÄ Punktzahl	GOÄ 1fach €	GOÄ 2,3fach €	GOÄ 3,5fach €	GOÄ 1,2fach €	UV Allg. €	UV Bes. €
1624	Dekompression des Saccus endolymphaticus oder des Innenohres mit Eröffnung des Sacculus	2350	136,98	315,04	479,41	164,37	162,21	201,86
1625	Fazialisdekompression, als selbständige Leistung	2220	129,40	297,61	452,89	155,28	153,23	190,69
1626	Fazialisdekompression, im Zusammenhang mit anderen operativen Leistungen	1330	77,52	178,30	271,33	93,03	91,80	114,24
1628	Plastischer Verschluß einer retroaurikulären Öffnung oder einer Kieferhöhlenfistel	739	43,07	99,07	150,76	51,69	51,01	63,48
1629	Extraduraler oder transtympanaler operativer Eingriff im Bereich des inneren Gehörganges	3700	215,66	496,02	754,82	258,80	255,39	317,82
1635	Operative Korrektur eines abstehenden Ohres (z. B. durch einfache Ohrmuschelanlegeplastik mit Knorpelexzision)	739	43,07	99,07	150,76	51,69	51,01	63,48
1636	Plastische Operation zur Korrektur der Ohrmuschelform	887	51,70	118,91	180,95	62,04	61,22	76,19
1637	Plastische Operation zur Korrektur von Form, Größe und Stellung der Ohrmuschel	1400	81,60	187,69	285,61	97,92	96,63	120,26
1638	Plastische Operation zum Aufbau einer Ohrmuschel bei Aplasie oder Ohrmuschelverlust, auch in mehreren Sitzungen	4500	262,29	603,27	918,02	314,75	310,61	386,54
1639	Unterbindung der Vena jugularis	554	32,29	74,27	113,02	38,75	38,24	47,59

K. Urologie (GOÄ/UV-GOÄ)

Allgemeine Bestimmungen

Werden mehrere Eingriffe in der Brust- oder Bauchhöhle in zeitlichem Zusammenhang durchgeführt, die jeweils in der Leistung die Eröffnung dieser Körperhöhlen enthalten, so darf diese nur einmal berechnet werden; die Vergütungssätze der weiteren Eingriffe sind deshalb um den Vergütungssatz nach Nummer 2990 oder 3135 zu kürzen.

Nr.	Leistung	GOÄ Punktzahl	GOÄ 1fach €	GOÄ 2,3fach €	GOÄ 3,5fach €	GOÄ 1,2fach €	UV Allg. €	UV Bes. €
1700	Spülung der männlichen Harnröhre und/oder Instillation von Arzneimitteln	45	2,62	6,03	9,18	3,15	3,11	3,87
1701	Dehnung der männlichen Harnröhre – auch einschließlich Spülung und/oder Instillation von Arzneimitteln –, je Sitzung	74	4,31	9,92	15,10	5,18	5,11	6,36
1702	Dehnung der männlichen Harnröhre mit filiformen Bougies und/oder Bougies mit Leitsonde – auch einschließlich Spülung und/oder Instillation von Arzneimitteln –, erste Sitzung	178	10,38	23,86	36,31	12,45	12,29	15,29
1703	Unblutige Fremdkörperentfernung aus der männlichen Harnröhre	148	8,63	19,84	30,19	10,35	10,22	12,71
1704	Operative Fremdkörperentfernung aus der männlichen Harnröhre	554	32,29	74,27	113,02	38,75	38,24	47,59
1708	Kalibrierung der männlichen Harnröhre	75	4,37	10,05	15,30	5,25	5,18	6,44
1709	Kalibrierung der weiblichen Harnröhre	60	3,50	8,04	12,24	4,20	4,14	5,15
1710	Dehnung der weiblichen Harnröhre – auch einschließlich Spülung und/oder Instillation von Arzneimitteln –, je Sitzung	59	3,44	7,91	12,04	4,13	4,07	5,07
1711	Unblutige Fremdkörperentfernung aus der weiblichen Harnröhre	74	4,31	9,92	15,10	5,18	5,11	6,36
1712	Endoskopie der Harnröhre (Urethroskopie)	119	6,94	15,95	24,28	8,32	8,21	10,22
1713	Endoskopie der Harnröhre (Urethroskopie) mit operativem Eingriff (z. B. Papillomkoagulation, Erstbougierung und/oder Spaltung einer Striktur)	296	17,25	39,68	60,39	20,70	20,43	25,43
1714	Entfernung einer oder mehrerer Geschwülste an der Harnröhrenmündung	230	13,41	30,83	46,92	16,09	15,88	19,76
1715	Spaltung einer Harnröhrenstriktur nach Otis	300	17,49	40,22	61,20	20,98	20,71	25,77
1720	Anlegen einer Harnröhrenfistel am Damm	554	32,29	74,27	113,02	38,75	38,24	47,59

Nrn. 1721–1738 – K – GOÄ/UV-GOÄ

Nr.	Leistung	GOÄ Punktzahl	GOÄ 1fach €	GOÄ 2,3fach €	GOÄ 3,5fach €	GOÄ 1,2fach €	UV Allg. €	UV Bes. €
1721	Verschluß einer Harnröhrenfistel durch Naht	554	32,29	74,27	113,02	38,75	38,24	47,59
1722	Verschluß einer Harnröhrenfistel durch plastische Operation	1110	64,70	148,81	226,45	77,64	76,62	95,35
1723	Operative Versorgung einer Harnröhren- und/oder Harnblasenverletzung .	1660	96,76	222,54	338,65	116,11	114,58	142,59
1724	Plastische Operation zur Beseitigung einer Striktur der Harnröhre oder eines Harnröhrendivertikels, je Sitzung	1660	96,76	222,54	338,65	116,11	114,58	142,59
1728	Katheterisierung der Harnblase beim Mann	59	3,44	7,91	12,04	4,13	4,07	5,07
1729	Spülung der Harnblase beim Mann und/oder Instillation von Arzneimitteln – einschließlich Katheterisierung und gegebenenfalls auch Ausspülung von Blutkoagula –	104	6,06	13,94	21,22	7,27	7,18	8,93
1730 GOÄ	Katheterisierung der Harnblase bei der Frau	37	2,16	4,96	7,55	2,59		
	Wird eine Harnblasenkatheterisierung lediglich ausgeführt, um eine gynäkologische Untersuchung nach Nummer 7 zu erleichtern, so ist sie neben der Leistung nach Nummer 7 nicht berechnungsfähig.							
1730 UV-GOÄ	Katheterisierung der Harnblase bei der Frau						2,55	3,18
1731	Spülung der Harnblase bei der Frau und/oder Instillation von Medikamenten – einschließlich Katheterisierung und gegebenenfalls auch Ausspülung von Blutkoagula –	74	4,31	9,92	15,10	5,18	5,11	6,36
1732	Einlegung eines Verweilkatheters – gegebenenfalls einschließlich der Leistungen nach Nummer 1728 oder Nummer 1730 –	74	4,31	9,92	15,10	5,18	5,11	6,36
	Neben der Leistung nach Nummer 1732 ist die Leistung nach Nummer 1733 nicht berechnungsfähig.							
1733	Spülung der Harnblase und/oder Instillation bei liegendem Verweilkatheter	40	2,33	5,36	8,16	2,80	2,76	3,44
1737	Meatomie	74	4,31	9,92	15,10	5,18	5,11	6,36
1738	Plastische Versorgung einer Meatusstriktur	554	32,29	74,27	113,02	38,75	38,24	47,59

Nr.	Leistung	GOÄ Punktzahl	GOÄ 1fach €	GOÄ 2,3fach €	GOÄ 3,5fach €	GOÄ 1,2fach €	UV Allg. €	UV Bes. €
1739	Unblutige Beseitigung einer Paraphimose und/oder Lösung einer Vorhautverklebung	60	3,50	8,04	12,24	4,20	4,14	5,15
1740	Operative Beseitigung einer Paraphimose	296	17,25	39,68	60,39	20,70	20,43	25,43
1741	Phimoseoperation	370	21,57	49,60	75,48	25,88	25,54	31,78
1742	Operative Durchtrennung des Frenulum praeputii	85	4,95	11,40	17,34	5,95	5,87	7,30
1745	Operative Aufrichtung des Penis als Voroperation zu Nummer 1746	554	32,29	74,27	113,02	38,75	38,24	47,59
1746	Operation einer Epispadie oder Hypospadie	1110	64,70	148,81	226,45	77,64	76,62	95,35
1747	Penisamputation	554	32,29	74,27	113,02	38,75	38,24	47,59
1748	Penisamputation mit Skrotumentfernung und Ausräumung der Leistendrüsen – einschließlich Verlagerung der Harnröhre –	2220	129,40	297,61	452,89	155,28	153,23	190,69
1749	Anlage einer einseitigen Gefäßanastomose bei Priapismus	2500	145,72	335,15	510,01	174,86	172,56	214,74
1750	Anlage einer beidseitigen Gefäßanastomose bei Priapismus	3200	186,52	428,99	652,82	223,82	220,88	274,87
1751	Transkutane Fistelbildung durch Punktionen und Stanzungen der Glans penis und Corpora cavernosa bei Priapismus	924	53,86	123,87	188,50	64,63	63,78	79,37
1752	Operative Implantation einer hydraulisch regulierbaren Penis-Stützprothese	2500	145,72	335,15	510,01	174,86	172,56	214,74
1753	Entfernen einer Penisprothese	550	32,06	73,73	112,20	38,47	37,96	47,24
1754	Direktionale Doppler-sonographische Untersuchung der Strömungsverhältnisse in den Penisgefäßen und/oder Skrotalfächern – einschließlich graphischer Registrierung –	180	10,49	24,13	36,72	12,59	12,42	15,46
1755	Unterbindung eines Samenleiters – auch mit Teilresektion –, als selbständige Leistung	463	26,99	62,07	94,45	32,38	31,96	39,77
1756	Unterbindung beider Samenleiter – auch mit Teilresektion(en) –, als selbständige Leistung	832	48,50	111,54	169,73	58,19	57,43	71,47
1757	Unterbindung beider Samenleiter, in Verbindung mit einer anderen Operation	554	32,29	74,27	113,02	38,75	38,24	47,59

Nrn. 1758–1779 – K – GOÄ/UV-GOÄ

Nr.	Leistung	GOÄ Punktzahl	GOÄ 1fach €	GOÄ 2,3fach €	GOÄ 3,5fach €	GOÄ 1,2fach €	UV Allg. €	UV Bes. €
1758	Operative Wiederherstellung der Durchgängigkeit eines Samenleiters .	1110	64,70	148,81	226,45	77,64	76,62	95,35
1759	Transpenile oder transskrotale Venenembolisation	2800	163,20	375,37	571,22	195,85	193,27	240,51
1760	Varikozelenoperation mit hoher Unterbindung der Vena spermatica (Bauchschnitt)	1480	86,27	198,41	301,93	103,52	102,16	127,13
1761	Operation eines Wasserbruchs	739	43,07	99,07	150,76	51,69	51,01	63,48
1762	Inguinale Lymphknotenausräumung, als selbständige Leistung	1200	69,94	160,87	244,81	83,93	82,83	103,08
1763	Einlegen einer Hodenprothese	740	43,13	99,20	150,96	51,76	51,08	63,56
1764	Entfernen einer Hodenprothese	460	26,81	61,67	93,84	32,17	31,75	39,51
1765	Hodenentfernung – gegebenenfalls einschließlich Nebenhodenentfernung derselben Seite –, einseitig	739	43,07	99,07	150,76	51,69	51,01	63,48
1766	Hodenentfernung – gegebenenfalls einschließlich Nebenhodenentfernung(en) –, beidseitig	1200	69,94	160,87	244,81	83,93	82,83	103,08
1767	Operative Freilegung eines Hodens mit Entnahme von Gewebematerial ..	463	26,99	62,07	94,45	32,38	31,96	39,77
1768	Operation eines Leistenhodens, einseitig	1200	69,94	160,87	244,81	83,93	82,83	103,08
1769	Operation eines Leistenhodens, beidseitig	1480	86,27	198,41	301,93	103,52	102,16	127,13
1771	Entfernung eines Nebenhodens, als selbständige Leistung	924	53,86	123,87	188,50	64,63	63,78	79,37
1772	Entfernung beider Nebenhoden, als selbständige Leistung	1480	86,27	198,41	301,93	103,52	102,16	127,13
1775	Behandlung der Prostata mittels physikalischer Heilmethoden (auch Massage) – gegebenenfalls mit Gewinnung von Prostata-Exprimat –	45	2,62	6,03	9,18	3,15	3,11	3,87
1776	Eröffnung eines Prostataabszesses vom Damm aus	370	21,57	49,60	75,48	25,88	25,54	31,78
1777	Elektro- oder Kryo-(Teil-)resektion der Prostata.......................	924	53,86	123,87	188,50	64,63	63,78	79,37
1778	Operative Entfernung eines Prostataadenoms, auch transurethral	1850	107,83	248,01	377,41	129,40	127,70	158,91
1779	Totale Entfernung der Prostata einschließlich der Samenblasen	2590	150,96	347,22	528,37	181,16	178,77	222,47

GOÄ/UV-GOÄ − K − Nrn. 1780–1794

Nr.	Leistung	GOÄ Punktzahl	GOÄ 1fach €	GOÄ 2,3fach €	GOÄ 3,5fach €	GOÄ 1,2fach €	UV Allg. €	UV Bes. €
1780	Plastische Operation zur Behebung der Harninkontinenz	1850	107,83	248,01	377,41	129,40	127,70	158,91
1781	Operative Behandlung der Harninkontinenz mittels Implantation eines künstlichen Schließmuskels	2770	161,46	371,35	565,10	193,75	191,20	237,93
1782	Transurethrale Resektion des Harnblasenhalses bei der Frau	1110	64,70	148,81	226,45	77,64	76,62	95,35
1783	Pelvine Lymphknotenausräumung, als selbständige Leistung	1850	107,83	248,01	377,41	129,40	127,70	158,91
1784	Totale Entfernung der Prostata und der Samenblasen einschließlich pelviner Lymphknotenentfernung	3500	204,01	469,21	714,02	244,81	241,59	300,64
1785	Zystoskopie	207	12,07	27,75	42,23	14,48	14,29	17,78
1786	Zystoskopie einschließlich Entnahme von Gewebematerial	355	20,69	47,59	72,42	24,83	24,51	30,49
1787	Kombinierte Zystourethroskopie	252	14,69	33,78	51,41	17,63	17,39	21,65
1788	Zystoskopie mit Harnleitersondierung	296	17,25	39,68	60,39	20,70	20,43	25,43
1789	Chromozystoskopie − einschließlich intravenöser Injektion −	325	18,94	43,57	66,30	22,73	22,43	27,92
1790	Zystoskopie mit Harnleitersondierung(en) − einschließlich Einbringung von Medikamenten und/oder Kontrastmitteln in das Nierenbecken − ...	370	21,57	49,60	75,48	25,88	25,54	31,78
1791	Tonographische Untersuchung der Harnblase und/oder Funktionsprüfung des Schließmuskels einschließlich Katheterisierung	148	8,63	19,84	30,19	10,35	10,22	12,71
1792	Uroflowmetrie einschließlich Registrierung	212	12,36	28,42	43,25	14,83	14,63	18,21
1793	Manometrische Untersuchung der Harnblase mit fortlaufender Registrierung − einschließlich physikalischer Provokationstests −	400	23,31	53,62	81,60	27,98	27,61	34,36
	Die Injektion von pharmakodynamisch wirksamen Substanzen ist gesondert berechnungsfähig.							
1794	Simultane, elektromanometrische Blasen- und Abdominaldruckmessung mit fortlaufender Registrierung − einschließlich physikalischer Provokationstests −	680	39,64	91,16	138,72	47,56	46,94	58,41
	Die Injektion von pharmakodynamisch wirksamen Substanzen ist gesondert berechnungsfähig.							

Nrn. 1794–1804 – K – GOÄ/UV-GOÄ

Nr.	Leistung	GOÄ Punktzahl	GOÄ 1fach €	GOÄ 2,3fach €	GOÄ 3,5fach €	GOÄ 1,2fach €	UV Allg. €	UV Bes. €
	Neben der Leistung nach Nummer 1794 ist die Leistung nach Nummer 1793 nicht berechnungsfähig.							
1795	Anlegung einer perkutanen Harnblasenfistel durch Punktion einschließlich Kathetereinlegung	273	15,91	36,60	55,69	19,09	18,84	23,45
1796	Anlegung einer Harnblasenfistel durch Operation	739	43,07	99,07	150,76	51,69	51,01	63,48
1797	Ausräumung einer Bluttamponade der Harnblase, als selbständige Leistung .	355	20,69	47,59	72,42	24,83	24,50	30,49
1798	Urethradruckprofilmessung mit fortlaufender Registrierung – einschließlich physikalischer Provokationstests – ...	550	32,06	73,73	112,20	38,47	37,96	47,24
	Neben den Leistungen nach den Nummern 1793, 1794 und 1798 sind die Leistungen nach den Nummern 1700, 1701, 1710, 1728, 1729, 1730, 1731, 1732 und 1733 nicht berechnungsfähig.							
1799	Nierenbeckendruckmessung	150	8,74	20,11	30,60	10,49	10,35	12,88
1800	Zertrümmerung und Entfernung von Blasensteinen unter endoskopischer Kontrolle, je Sitzung	1480	86,27	198,41	301,93	103,52	102,16	127,13
1801	Operative Eröffnung der Harnblase zur Entfernung von Steinen und/oder Fremdkörpern und/oder Koagulation von Geschwülsten – gegebenenfalls einschließlich Anlegung eines Fistelkatheters –	1480	86,27	198,41	301,93	103,52	102,16	127,13
1802	Transurethrale Eingriffe in der Harnblase (z. B. Koagulation kleiner Geschwülste und/oder Blutungsherde und/oder Fremdkörperentfernung) unter endoskopischer Kontrolle – auch einschließlich Probeexzision –	739	43,07	99,07	150,76	51,69	51,01	63,48
1803	Transurethrale Resektion von großen Harnblasengeschwülsten unter endoskopischer Kontrolle, je Sitzung	1110	64,70	148,81	226,45	77,64	76,62	95,35
	Neben der Leistung nach Nummer 1803 ist die Leistung nach Nummer 1802 nicht berechnungsfähig.							
1804	Operation von Harnblasendivertikel(n), als selbständige Leistung	1850	107,83	248,01	377,41	129,40	127,70	158,91

GOÄ/UV-GOÄ – K – Nrn. 1805–1825

Nr.	Leistung	GOÄ Punktzahl	GOÄ 1fach €	GOÄ 2,3fach €	GOÄ 3,5fach €	GOÄ 1,2fach €	UV Allg. €	UV Bes. €
1805	Operation einer Harnblasengeschwulst mit Teilresektion	1850	107,83	248,01	377,41	129,40	127,70	158,91
1806	Operation einer Harnblasengeschwulst mit Teilresektion und Verpflanzung eines Harnleiters	2220	129,40	297,61	452,89	155,28	153,23	190,69
1807	Operative Bildung einer Harnblase aus Ileum oder Kolon	4070	237,23	545,63	830,30	284,68	280,93	349,60
1808	Totale Exstirpation der Harnblase mit Verpflanzung der Harnleiter – gegebenenfalls einschließlich Prostata-, Harnröhren- und/oder Samenblasenentfernung	4800	279,78	643,49	979,23	335,73	331,32	412,31
1809	Totale retroperitoneale Lymphadenektomie	4610	268,70	618,02	940,47	322,45	318,20	395,99
1812	Anlegen einer Ureterverweilschiene bzw. eines Ureterkatheters	340	19,82	45,58	69,36	23,78	23,47	29,20
	Die Kosten für die Schiene bzw. den Katheter sind gesondert berechnungsfähig.							
1814	Harnleiterbougierung	900	52,46	120,65	183,60	62,95	62,12	77,31
1815	Schlingenextraktion oder Versuch der Extraktion von Harnleitersteinen – gegebenenfalls einschließlich Schlitzung des Harnleiterostiums –	1110	64,70	148,81	226,45	77,64	76,62	95,35
	Die Kosten für die Schlinge sind nicht gesondert berechnungsfähig.							
1816	Schlitzung des Harnleiterostiums, als selbständige Leistung	481	28,04	64,48	98,13	33,64	33,20	41,32
1817	Operative Entfernung eines oder mehrerer Harnleitersteine(s)	2220	129,40	297,61	452,89	155,28	153,23	190,69
1818	Ureterektomie – gegebenenfalls einschließlich Blasenmanschette –	2770	161,46	371,35	565,10	193,75	191,20	237,93
1819	Resektion eines Harnleitersegments mit End-zu-End-Anastomose	3750	218,58	502,73	765,02	262,29	258,84	322,11
1823	Verpflanzung eines Harnleiters in Harnblase oder Darm oder Haut einschließlich Antirefluxplastik, einseitig	2590	150,96	347,22	528,37	181,16	178,77	222,47
1824	Verpflanzung beider Harnleiter in Harnblase oder Darm oder Haut einschließlich Antirefluxplastik, beidseitig	3330	194,10	446,42	679,34	232,92	229,85	286,04
1825	Harnleiterplastik (z. B. durch Harnblasenlappen) einschließlich Antirefluxplastik	2770	161,46	371,35	565,10	193,75	191,20	237,93

Nrn. 1826–1839 – K – GOÄ/UV-GOÄ

Nr.	Leistung	GOÄ Punktzahl	GOÄ 1fach €	GOÄ 2,3fach €	GOÄ 3,5fach €	GOÄ 1,2fach €	UV Allg. €	UV Bes. €
1826	Eröffnung eines paranephritischen Abszesses	463	26,99	62,07	94,45	32,38	31,96	39,77
1827	Ureterorenoskopie mit Harnleiterbougierung – gegebenenfalls einschließlich Stein- und/oder Tumorentfernung –, zusätzlich zu den Leistungen nach den Nummern 1785, 1786 oder 1787	1500	87,43	201,09	306,01	104,92	103,54	128,85
1828	Ureterpyeloskopie – gegebenenfalls einschließlich Gewebeentnahme/Steinentfernung –	1500	87,43	201,09	306,01	104,92	103,54	128,85
1829	Harnleiterfreilegung (Ureterolyse bei retroperitonealer Fibrose und gegebenenfalls intraperitonealen Verwachsungen des Harnleiters)	2590	150,96	347,22	528,37	181,16	178,77	222,47
1829 a	Ureterolyse, als selbständige Leistung	1110	64,70	148,81	226,45	77,64	76,62	95,35
	Die Leistungen nach den Nummern 1829 und 1829 a sind nicht nebeneinander berechnungsfähig.							
1830	Operative Freilegung einer Niere – gegebenenfalls mit Gewebeentnahme, Punktion und/oder Eröffnung eines paranephritischen Abszesses –	1110	64,70	148,81	226,45	77,64	76,62	95,35
1831	Dekapsulation einer Niere und/oder Senknierenoperation (Nephropexie), als selbständige Leistung	1480	86,27	198,41	301,93	103,52	102,16	127,13
1832	Anlage einer Nierenfistel, als selbständige operative Leistung	1660	96,76	222,54	338,65	116,11	114,58	142,59
1833	Wechsel eines Nierenfistelkatheters einschließlich Spülung und Verband .	237	13,81	31,77	48,35	16,58	16,36	20,36
1834	Operation eines aberrierenden Nierengefäßes – ohne Eröffnung des Nierenbeckens –, als selbständige Leistung	1480	86,27	198,41	301,93	103,52	102,16	127,13
1835	Trennung der Hufeisenniere	3230	188,27	433,02	658,94	225,92	222,95	277,45
1836	Nierenpolresektion, als selbständige Leistung	2770	161,46	371,35	565,10	193,75	191,20	237,93
1837	Nierenpolresektion in Verbindung mit einer anderen Operation	1660	96,76	222,54	338,65	116,11	114,58	142,59
1838	Nierensteinentfernung durch Pyelotomie	2220	129,40	297,61	452,89	155,28	153,23	190,69
1839	Nierenausgußsteinentfernung durch Nephrotomie	2770	161,46	371,35	565,10	193,75	191,20	237,93

Nr.	Leistung	GOÄ Punktzahl	GOÄ 1fach €	GOÄ 2,3fach €	GOÄ 3,5fach €	GOÄ 1,2fach €	UV Allg. €	UV Bes. €
1840	Nierenbeckenplastik	2770	161,46	371,35	565,10	193,75	191,20	237,93
1841	Nephrektomie	2220	129,40	297,61	452,89	155,28	153,23	190,69
1842	Nephrektomie – einschließlich Entfernung eines infiltrativ wachsenden Tumors (auch transabdominal oder transthorakal) –	3230	188,27	433,02	658,94	225,92	222,95	277,45
1843	Nephrektomie – einschließlich Entfernung eines infiltrativ wachsenden Tumors mit Entfernung des regionären Lymphstromgebietes (auch transabdominal oder transthorakal)	4160	242,48	557,69	848,66	290,97	287,14	357,33
1845	Implantation einer Niere	4990	290,85	668,96	1017,99	349,02	344,43	428,63
1846	Doppelseitige Nephrektomie bei einem Lebenden	4160	242,48	557,69	848,66	290,97	287,14	357,33
1847	Explantation einer Niere bei einem Lebenden zur Transplantation	3230	188,27	433,02	658,94	225,92	222,95	277,45
1848	Explantation einer Niere an einem Toten zur Transplantation	2220	129,40	297,61	452,89	155,28	153,23	190,69
1849	Explantation beider Nieren an einem Toten zur Transplantation	3500	204,01	469,21	714,02	244,81	241,59	300,64
1850	Explantation, plastische Versorgung und Replantation einer Niere	6500	378,87	871,40	1326,04	454,64	448,66	558,33
1851	Perkutane Anlage einer Nierenfistel – gegebenenfalls einschließlich Spülung, Katheterfixation und Verband –	1250	72,86	167,58	255,01	87,43	86,28	107,37
1852	Transkutane Pyeloskopie – einschließlich Bougierung der Nierenfistel –	700	40,80	93,84	142,80	48,96	48,32	60,13
1853	Transkutane pyeloskopische Stein- bzw. Tumorentfernung	1200	69,94	160,87	244,81	83,93	82,83	103,08
	Neben der Leistung nach Nummer 1853 ist die Leistung nach Nummer 1852 nicht berechnungsfähig.							
1858	Operative Entfernung einer Nebenniere	3230	188,27	433,02	658,94	225,92	222,95	277,45
1859	Operative Entfernung beider Nebennieren	4160	242,48	557,69	848,66	290,97	287,14	357,33
1860	Extrakorporale Stoßwellenlithotripsie – einschließlich Probeortung, Grob- und/oder Feineinstellung, Dokumentation und Röntgenkontrolle –, je Sitzung	6000	349,72	804,36	1224,03	419,67	414,15	515,38

L. Chirurgie, Orthopädie (GOÄ/UV-GOÄ)

Allgemeine Bestimmungen

Zur Erbringung der in Abschnitt L aufgeführten typischen operativen Leistungen sind in der Regel mehrere operative Einzelschritte erforderlich. Sind diese Einzelschritte methodisch notwendige Bestandteile der in der jeweiligen Leistungsbeschreibung genannten Zielleistung, so können sie nicht gesondert berechnet werden.

Werden mehrere Eingriffe in der Brust- oder Bauchhöhle in zeitlichem Zusammenhang durchgeführt, die jeweils in der Leistung die Eröffnung dieser Körperhöhlen enthalten, so darf diese nur einmal berechnet werden; die Vergütungssätze der weiteren Eingriffe sind deshalb um den Vergütungssatz nach Nummer 2990 oder Nummer 3135 zu kürzen.

I. Wundversorgung, Fremdkörperentfernung

Nr.	Leistung	GOÄ Punktzahl	GOÄ 1fach €	GOÄ 2,3fach €	GOÄ 3,5fach €	GOÄ 1,2fach €	UV Allg. €	UV Bes. €
2000	Erstversorgung einer kleinen Wunde	70	4,08	9,38	14,28	4,90	4,83	6,01
2001	Versorgung einer kleinen Wunde einschließlich Naht	130	7,58	17,43	26,52	9,09	8,97	11,17
2002	Versorgung einer kleinen Wunde einschließlich Umschneidung und Naht .	160	9,33	21,45	32,64	11,19	11,04	13,74
2003	Erstversorgung einer großen und/oder stark verunreinigten Wunde	130	7,58	17,43	26,52	9,09	8,97	11,17
2004	Versorgung einer großen Wunde einschließlich Naht	240	13,99	32,17	48,96	16,79	16,57	20,62
2005	Versorgung einer großen und/oder stark verunreinigten Wunde einschließlich Umschneidung und Naht .	400	23,31	53,62	81,60	27,98	27,61	34,36
	Neben den Leistungen nach den Nummern 2000 bis 2005 ist die Leistung nach Nummer 2033 nicht berechnungsfähig, wenn die Extraktion des Nagels Bestandteil der Wundversorgung ist.							
2006	Behandlung einer Wunde, die nicht primär heilt oder Entzündungserscheinungen oder Eiterungen aufweist – auch Abtragung von Nekrosen an einer Wunde –	63	3,67	8,45	12,85	4,41	4,35	5,41
2007	Entfernung von Fäden oder Klammern	40	2,33	5,36	8,16	2,80	2,76	3,44
2008	Wund- oder Fistelspaltung	90	5,25	12,07	18,36	6,30	6,21	7,73
2009	Entfernung eines unter der Oberfläche der Haut oder der Schleimhaut gelegenen fühlbaren Fremdkörpers ..	100	5,83	13,41	20,40	6,99	6,90	8,59
2010	Entfernung eines tiefsitzenden Fremdkörpers auf operativem Wege aus Weichteilen und/oder Knochen	379	22,09	50,81	77,32	26,51	26,16	32,55

Nr.	Leistung	GOÄ Punktzahl	GOÄ 1fach €	GOÄ 2,3fach €	GOÄ 3,5fach €	GOÄ 1,2fach €	UV Allg. €	UV Bes. €
2015	Anlegen einer oder mehrerer Redondrainage(n) in Gelenke, Weichteile oder Knochen über einen gesonderten Zugang – gegebenenfalls einschließlich Spülung –	60	3,50	8,04	12,24	4,20	4,14	5,15
2016 UV-GOÄ	Wundreinigungsbad – mit und ohne Zusatz						3,18	3,95

II. Extremitätenchirurgie

Nr.	Leistung	GOÄ Punktzahl	GOÄ 1fach €	GOÄ 2,3fach €	GOÄ 3,5fach €	GOÄ 1,2fach €	UV Allg. €	UV Bes. €
2029	Anlegen einer pneumatischen Blutleere oder Blutsperre an einer Extremität	50	2,91	6,70	10,20	3,50	3,45	4,29
2030	Eröffnung eines subkutanen Panaritiums oder der Paronychie – gegebenenfalls einschließlich Extraktion eines Finger- oder Zehennagels – ...	130	7,58	17,43	26,52	9,09	8,97	11,17
2031	Eröffnung eines ossalen oder Sehnenscheidenpanaritiums einschließlich örtlicher Drainage	189	11,02	25,34	38,56	13,22	13,05	16,23
2032	Anlage einer proximal gelegenen Spül- und/oder Saugdrainage	250	14,57	33,52	51,00	17,49	17,26	21,47
2033	Extraktion eines Finger- oder Zehennagels	57	3,32	7,64	11,63	3,99	3,94	4,90
2034	Ausrottung eines Finger- oder Zehennagels mit Exzision der Nagelwurzel	114	6,64	15,28	23,26	7,97	7,87	9,79
2035	Plastische Operation am Nagelwall eines Fingers oder einer Zehe – auch mit Defektdeckung –	180	10,49	24,13	36,72	12,59	12,42	15,46
2036	Anlegen einer Finger- oder Zehennagelspange	45	2,62	6,03	9,18	3,15	3,11	3,87
2040	Exstirpation eines Tumors der Fingerweichteile (z. B. Hämangiom)	554	32,29	74,27	113,02	38,75	38,24	47,59
2041	Operative Beseitigung einer Schnürfurche an einem Finger mit Z-Plastik	700	40,80	93,84	142,80	48,96	48,32	60,13
2042	Kreuzlappenplastik an einem Finger einschließlich Trennung	1100	64,12	147,47	224,41	76,94	75,93	94,49
2043	Operation der Syndaktylie mit Vollhautdeckung ohne Osteotomie	1450	84,52	194,39	295,81	101,42	100,09	124,55
2044	Operation der Syndaktylie mit Vollhautdeckung einschließlich Osteotomie	1700	99,09	227,90	346,81	118,91	117,34	146,02
2045	Operation der Doppelbildung an einem Fingergelenk	600	34,97	80,44	122,40	41,97	41,41	51,54
2050	Fingerverlängerung mittels Knochentransplantation einschließlich Fernlappenplastik	1800	104,92	241,31	367,21	125,90	124,24	154,61

Nrn. 2051–2072 – L II – GOÄ/UV-GOÄ

Nr.	Leistung	GOÄ Punktzahl	GOÄ 1fach €	GOÄ 2,3fach €	GOÄ 3,5fach €	GOÄ 1,2fach €	UV Allg. €	UV Bes. €
2051	Operation eines Ganglions (Hygroms) an einem Hand- oder Fußgelenk	600	34,97	80,44	122,40	41,97	41,41	51,54
2052	Operation eines Ganglions an einem Fingergelenk	554	32,29	74,27	113,02	38,75	38,24	47,59
2053	Replantation eines Fingers einschließlich Gefäß-, Muskel-, Sehnen- und Knochenversorgung	2400	139,89	321,75	489,61	167,87	165,66	206,15
2054	Plastischer Daumenersatz durch Fingertransplantation einschließlich aller Maßnahmen oder Daumen-Zeigefingerbildung bei Daumenhypoplasie	2400	139,89	321,75	489,61	167,87	165,66	206,15
2055	Replantation einer Hand im Mittelhandbereich, Handwurzelbereich oder Unterarmbereich	7000	408,01	938,43	1428,04	489,61	483,17	601,28
2056	Replantation eines Armes oder eines Beines	8000	466,30	1072,49	1632,04	559,56	552,20	687,18
2060	Drahtstiftung zur Fixierung eines kleinen Gelenks (Finger-, Zehengelenk) .	230	13,41	30,83	46,92	16,09	15,88	19,76
2061	Entfernung einer Drahtstiftung nach Nummer 2060	74	4,31	9,92	15,10	5,18	5,11	6,36
2062	Drahtstiftung zur Fixierung von mehreren kleinen Gelenken, Drahtstiftung an der Daumenbasis oder an der Mittelhand oder am Mittelfuß mittels gekreuzter Drähte	370	21,57	49,60	75,48	25,88	34,51	42,95
2063	Entfernung einer Drahtstiftung nach Nummer 2062	126	7,34	16,89	25,70	8,81	8,70	10,82
2064	Sehnen-, Faszien- oder Muskelverlängerung oder plastische Ausschneidung	924	53,86	123,87	188,50	64,63	63,78	79,37
2065	Abtragung ausgedehnter Nekrosen im Hand- oder Fußbereich, je Sitzung ..	250	14,57	33,52	51,00	17,49	17,26	21,47
2066	Eröffnung der Hohlhandphlegmone ..	450	26,23	60,33	91,80	31,48	31,06	38,65
2067	Operation einer Hand- oder Fußmißbildung (gleichzeitig an Knochen, Sehnen und/oder Bändern)	1660	96,76	222,54	338,65	116,11	114,58	142,59
2070	Muskelkanalbildung(en) oder Operation des Karpal- oder Tarsaltunnelsyndroms mit Dekompression von Nerven	1660	96,76	222,54	338,65	116,11	114,58	142,59
2071	Umbildung des Unterarmstumpfes zum Greifapparat	1850	107,83	248,01	377,41	129,40	127,70	158,91
2072	Offene Sehnen- oder Muskeldurchschneidung	463	26,99	62,07	94,45	32,38	31,96	39,77

Nr.	Leistung	GOÄ Punktzahl	GOÄ 1fach €	GOÄ 2,3fach €	GOÄ 3,5fach €	GOÄ 1,2fach €	UV Allg. €	UV Bes. €
2073	Sehnen-, Muskel- und/oder Fasziennaht – gegebenenfalls einschließlich Versorgung einer frischen Wunde – ..	650	37,89	87,14	132,60	45,46	44,87	55,83
2074	Verpflanzung einer Sehne oder eines Muskels	1100	64,12	147,47	224,41	76,94	75,93	94,49
2075	Sehnenverkürzung oder -raffung	924	53,86	123,87	188,50	64,63	63,78	79,37
2076	Operative Lösung von Verwachsungen um eine Sehne, als selbständige Leistung	950	55,37	127,36	193,81	66,45	65,57	81,60
2080	Stellungskorrektur der Hammerzehe mittels Sehnendurchschneidung	463	26,99	62,07	94,45	32,38	31,96	39,77
2081	Stellungskorrektur der Hammerzehe mit Sehnenverpflanzung und/oder plastischer Sehnenoperation – gegebenenfalls mit Osteotomie und/oder Resektion eines Knochenteils –	924	53,86	123,87	188,50	64,63	63,78	79,37
2082	Operative Herstellung eines Sehnenbettes – einschließlich einer alloplastischen Einlage an der Hand –	1650	96,17	221,20	336,61	115,41	113,89	141,73
2083	Freie Sehnentransplantation	1650	96,17	221,20	336,61	115,41	113,89	141,73
2084	Sehnenscheidenstenosenoperation – gegebenenfalls einschließlich Probeexzision –	407	23,72	54,56	83,03	28,47	28,10	34,96
2087	Operation einer Dupuytren'schen Kontraktur mit teilweiser Entfernung der Palmaraponeurose	924	53,86	123,87	188,50	64,63	63,78	79,37
2088	Operation einer Dupuytren'schen Kontraktur mit vollständiger Entfernung der Palmaraponeurose	1100	64,12	147,47	224,41	76,94	75,93	94,49
2089	Operation der Dupuytren'schen Kontraktur mit vollständiger Entfernung der Palmaraponeurose und mit Strangresektion an einzelnen Fingern – gegebenenfalls einschließlich Z- und/oder Zickzackplastiken –	1800	104,92	241,31	367,21	125,90	124,24	154,61
2090	Spülung bei eröffnetem Sehnenscheidenpanaritium, je Sitzung	63	3,67	8,45	12,85	4,41	4,35	5,41
2091	Sehnenscheidenradikaloperation (Tendosynovektomie) – gegebenenfalls mit Entfernung von vorspringenden Knochenteilen und Sehnenverlagerung –	924	53,86	123,87	188,50	64,63	63,78	79,37
2092	Operation der Tendosynovitis im Bereich eines Handgelenks oder der Anularsegmente eines Fingers	750	43,72	100,55	153,00	52,46	51,77	64,42
2093	Spülung bei liegender Drainage	50	2,91	6,70	10,20	3,50	3,45	4,29

III. Gelenkchirurgie

Allgemeine Bestimmungen

Werden Leistungen nach den Nummern 2102, 2104, 2112, 2113, 2117, 2119, 2136, 2189, 2190, 2191 und/oder 2193 an demselben Gelenk im Rahmen derselben Sitzung erbracht, so sind diese Leistungen nicht mehrfach und nicht nebeneinander berechnungsfähig.

Neben den Leistungen nach den Nummern 2189 bis 2196 sind die Leistungen nach den Nummern 300 bis 302 sowie 3300 nicht berechnungsfähig.

Die Leistungen nach den Nummern 2192, 2195 und/oder 2196 sind für operative Eingriffe an demselben Gelenk im Rahmen derselben Sitzung jeweils nur einmal berechnungsfähig.

Nr.	Leistung	GOÄ Punktzahl	GOÄ 1fach €	GOÄ 2,3fach €	GOÄ 3,5fach €	GOÄ 1,2fach €	UV Allg. €	UV Bes. €
2100	Naht der Gelenkkapsel eines Finger- oder Zehengelenks	278	16,20	37,27	56,71	19,44	19,19	23,88
2101	Naht der Gelenkkapsel eines Kiefer-, Hand- oder Fußgelenks	554	32,29	74,27	113,02	38,75	38,24	47,59
2102	Naht der Gelenkkapsel eines Schulter-, Ellenbogen-, Hüft- oder Kniegelenks oder eines Wirbelgelenks	1110	64,70	148,81	226,45	77,64	76,62	95,35
2103	Muskelentspannungsoperation am Hüftgelenk – gegebenenfalls einschließlich Abtragung oder Verpflanzung von Sehnenansatzstellen am Knochen –	1850	107,83	248,01	377,41	129,40	127,70	158,91
2104	Bandplastik des Kniegelenks (plastischer Ersatz von Kreuz- und/oder Seitenbändern)	2310	134,64	309,68	471,25	161,57	159,45	198,42
2105	Primäre Naht eines Bandes oder Bandplastik eines Finger- oder Zehengelenks	550	32,06	73,73	112,20	38,47	37,96	47,24
2106	Primäre Naht eines Bandes oder Bandplastik des Sprunggelenks oder Syndesmose	1110	64,70	148,81	226,45	77,64	76,62	95,35
2110	Synovektomie in einem Finger- oder Zehengelenk	750	43,72	100,55	153,00	52,46	51,77	64,42
2111	Synovektomie in einem Hand- oder Fußgelenk	1110	64,70	148,81	226,45	77,64	76,62	95,35
2112	Synovektomie in einem Schulter-, Ellenbogen- oder Kniegelenk	1480	86,27	198,41	301,93	103,52	102,16	127,13
2113	Synovektomie in einem Hüftgelenk	1850	107,83	248,01	377,41	129,40	127,70	158,91
2117	Meniskusoperation	1480	86,27	198,41	301,93	103,52	102,16	127,13
2118	Operative Fremdkörperentfernung aus einem Kiefer-, Finger-, Hand-, Zehen- oder Fußgelenk	463	26,99	62,07	94,45	32,38	44,87	55,83

Nr.	Leistung	GOÄ Punktzahl	GOÄ 1fach €	GOÄ 2,3fach €	GOÄ 3,5fach €	GOÄ 1,2fach €	UV Allg. €	UV Bes. €
2119	Operative Entfernung freier Gelenkkörper oder Fremdkörperentfernung aus dem Schulter-, Ellenbogen- oder Kniegelenk	1480	86,27	198,41	301,93	103,52	102,16	127,13
2120	Denervation eines Finger- oder Zehengelenks	650	37,89	87,14	132,60	45,46	44,87	55,83
2121	Denervation eines Hand-, Ellenbogen-, Fuß- oder Kniegelenks	1300	75,77	174,28	265,21	90,93	89,73	111,67
2122	Resektion eines Finger- oder Zehengelenks	407	23,72	54,56	83,03	28,47	38,24	47,59
2123	Resektion eines Kiefer-, Hand- oder Fußgelenks	1110	64,70	148,81	226,45	77,64	76,62	95,35
2124	Resektion eines Ellenbogen-, Schulter-, Hüft- oder Kniegelenks	1850	107,83	248,01	377,41	129,40	127,70	158,91
2125	Kopf-Halsresektion am Hüftgelenk ...	2220	129,40	297,61	452,89	155,28	153,23	190,69
2126	Kopf-Halsresektion am Hüftgelenk mit Osteotomie am koxalen Femurende – gegebenenfalls mit Osteosynthese –	2770	161,46	371,35	565,10	193,75	191,20	237,93
2130	Operative Versteifung eines Finger- oder Zehengelenks	650	37,89	87,14	132,60	45,46	44,87	55,83
2131	Operative Versteifung eines Hand- oder Fußgelenks	1300	75,77	174,28	265,21	90,93	89,73	111,67
2132	Operative Versteifung eines Hüftgelenks – auch einschließlich Fixation durch Knochenspäne oder alloplastisches Material –	2770	161,46	371,35	565,10	193,75	191,20	237,93
2133	Operative Versteifung eines Kniegelenks	2100	122,40	281,53	428,41	146,88	144,95	180,38
2134	Arthroplastik eines Finger- oder Zehengelenks	924	53,86	123,87	188,50	64,63	63,78	79,37
2135	Arthroplastik eines Kiefer-, Hand- oder Fußgelenks	1400	81,60	187,69	285,61	97,92	96,63	120,26
2136	Arthroplastik eines Ellenbogen- oder Kniegelenks	1660	96,76	222,54	338,65	116,11	114,58	142,59
2137	Arthroplastik eines Schultergelenks ..	2100	122,40	281,53	428,41	146,88	144,95	180,38
2140	Operativer Einbau eines künstlichen Finger- oder Zehengelenks oder einer Fingerprothese	1000	58,29	134,06	204,01	69,94	69,02	85,90
2141	Entfernung und erneuter operativer Einbau eines künstlichen Finger- oder Zehengelenks oder einer Fingerprothese	1800	104,92	241,31	367,21	125,90	124,24	154,61

Nrn. 2142–2157 – L III – GOÄ/UV-GOÄ

Nr.	Leistung	GOÄ Punktzahl	GOÄ 1fach €	GOÄ 2,3fach €	GOÄ 3,5fach €	GOÄ 1,2fach €	UV Allg. €	UV Bes. €
2142	Operativer Einbau eines künstlichen Hand- oder Fußgelenks	2700	157,38	361,96	550,81	188,85	186,37	231,92
2143	Entfernung und erneuter operativer Einbau eines künstlichen Hand- oder Fußgelenks	4860	283,28	651,54	991,47	339,93	335,46	417,46
2144	Operativer Einbau eines künstlichen Ellenbogen- oder Kniegelenks	3600	209,83	482,62	734,42	251,80	248,49	309,23
2145	Entfernung und erneuter operativer Einbau eines künstlichen Ellenbogen- oder Kniegelenks	6480	377,70	868,71	1321,96	453,24	447,28	556,61
2146	Operativer Einbau eines künstlichen Schultergelenks	1800	104,92	241,31	367,21	125,90	124,24	154,62
2147	Entfernung und erneuter operativer Einbau eines künstlichen Schultergelenks	3240	188,85	434,36	660,98	226,62	223,64	278,31
2148	Neubildung eines Hüftpfannendaches durch Beckenosteotomie – auch Pfannendachplastik –	2100	122,40	281,53	428,41	146,88	144,95	180,38
2149	Ersatz eines Hüftkopfes oder einer Hüftpfanne durch biologische oder alloplastische Transplantate	2770	161,46	371,35	565,10	193,75	191,20	237,93
2150	Entfernung und erneuter operativer Einbau eines künstlichen Hüftkopfes oder einer künstlichen Hüftpfanne	4980	290,27	667,62	1015,95	348,32	343,74	427,77
2151	Endoprothetischer Totalersatz von Hüftpfanne und Hüftkopf (Alloarthroplastik)	3700	215,66	496,02	754,82	258,80	255,39	317,82
2152	Entfernung und erneuter operativer Einbau eines endoprothetischen Totalersatzes von Hüftpfanne und Hüftkopf (Alloarthroplastik)	6660	388,19	892,84	1358,68	465,83	459,70	572,07
2153	Endoprothetischer Totalersatz eines Kniegelenks (Alloarthroplastik)	3700	215,66	496,02	754,82	258,80	255,39	317,82
2154	Entfernung und erneuter operativer Einbau eines endoprothetischen Totalersatzes eines Kniegelenks (Alloarthroplastik)	6660	388,19	892,84	1358,68	465,83	459,70	572,07
2155	Eröffnung eines vereiterten Finger- oder Zehengelenks	148	8,63	19,84	30,19	10,35	10,22	12,71
2156	Eröffnung eines vereiterten Kiefer-, Hand- oder Fußgelenks	463	26,99	62,07	94,45	32,38	44,87	55,83
2157	Eröffnung eines vereiterten Schulter- oder Ellenbogen- oder Hüft- oder Kniegelenks oder von Gelenken benachbarter Wirbel	924	53,86	123,87	188,50	64,63	63,78	79,37

GOÄ/UV-GOÄ − L III − Nrn. 2158–2181

Nr.	Leistung	GOÄ Punktzahl	GOÄ 1fach €	GOÄ 2,3fach €	GOÄ 3,5fach €	GOÄ 1,2fach €	UV Allg. €	UV Bes. €
2158	Exartikulation eines Fingers oder einer Zehe	370	21,57	49,60	75,48	25,88	25,54	31,78
2159	Exartikulation einer Hand oder eines Fußes	924	53,86	123,87	188,50	64,63	63,78	79,37
2160	Exartikulation in einem Ellenbogen- oder Kniegelenk	1110	64,70	148,81	226,45	77,64	76,62	95,35
2161	Exartikulation in einem Schultergelenk	1290	75,19	172,94	263,17	90,23	89,04	110,81
2162	Exartikulation in einem Hüftgelenk	1480	86,27	198,41	301,93	103,52	102,16	127,13
2163	Operative Entfernung einer Schultergürtelhälfte	1850	107,83	248,01	377,41	129,40	127,70	158,91
2164	Operative Entfernung einer Beckenhälfte einschließlich plastischer Deckung, auch in mehreren Sitzungen	3700	215,66	496,02	754,82	258,80	255,39	317,82
2165	Beckenosteotomie einschließlich Osteosynthese und/oder Spanverpflanzung einschließlich Entnahme des Spanmaterials – gegebenenfalls auch mit Reposition einer Hüftluxation –	6000	349,72	804,36	1224,03	419,67	414,15	515,38
2167	Ersatzlose Entfernung eines künstlichen Hüftgelenkes mit Ausräumung von nekrotischem Gewebe und Knochenzement	3200	186,52	428,99	652,82	223,82	220,88	274,87
2168	Operative Entfernung einer Kniegelenksendoprothese – einschließlich operativer Versteifung des Gelenks –	3200	186,52	428,99	652,82	223,82	220,88	274,87
2170	Amputation eines Fingers oder einer Zehe oder eines Finger- oder Zehengliedteils – einschließlich plastischer Deckung –	463	26,99	62,07	94,45	32,38	31,96	39,77
2171	Amputation eines Fingerstrahles in der Mittelhand oder eines Zehenstrahles im Mittelfuß oder Amputation nach Pirogow oder Gritti – einschließlich plastischer Deckung –	1110	64,70	148,81	226,45	77,64	76,62	95,35
2172	Amputation eines Mittelhand- oder Mittelfußknochens – einschließlich plastischer Deckung –	924	53,86	123,87	188,50	64,63	63,78	79,37
2173	Amputation im Unterarm-, Unterschenkel- oder Oberarmbereich – einschließlich plastischer Deckung –	1110	64,70	148,81	226,45	77,64	76,62	95,35
2174	Amputation im Oberschenkelbereich – einschließlich plastischer Deckung –	1290	75,19	172,94	263,17	90,23	89,04	110,81
2181	Gewaltsame Lockerung oder Streckung eines Kiefer-, Hand- oder Fußgelenks	227	13,23	30,43	46,31	15,88	15,67	19,50

Nrn. 2182–2193 – L III – GOÄ/UV-GOÄ

Nr.	Leistung	GOÄ Punktzahl	GOÄ 1fach €	GOÄ 2,3fach €	GOÄ 3,5fach €	GOÄ 1,2fach €	UV Allg. €	UV Bes. €
2182	Gewaltsame Lockerung oder Streckung eines Schulter-, Ellenbogen-, Hüft- oder Kniegelenks	379	22,09	50,81	77,32	26,51	26,16	32,55
2183	Operatives Anlegen einer Extension am Schädel bei Behandlung von Halswirbelverletzungen/-instabilitäten (z. B. Crutchfieldzange)	740	43,13	99,20	150,96	51,76	51,08	63,56
2184	Anlegen von Halo-Extensionen zur Vorbereitung der operativen Behandlung von Skoliosen und Kyphosen ...	1000	58,29	134,06	204,01	69,94	69,02	85,90
2189 GOÄ	Arthroskopische Operation mit Entfernung oder Teilresektion eines Meniskus im Kniegelenk – gegebenenfalls einschließlich Plicateilresektion, Teilresektion des Hoffa'schen Fettkörpers und/oder Entfernung freier Gelenkkörper –	1500	87,43	201,09	306,01	104,92		
2189 UV-GOÄ	Resezierende arthroskopische Operation eines Gelenkes mit z. B. Entfernung oder Teilresektion eines Meniskus – gegebenenfalls einschließlich Plicateilresektion, Teilresektion des Hoffaßchen Fettkörpers und/oder Entfernung freier Gelenkkörper						231,77	257,08
2190 GOÄ	Arthroskopische erhaltende Operation an einem Meniskus (z. B. Meniskusnaht, Refixation) in einem Kniegelenk	1800	104,92	241,31	367,21	125,90		
2190 UV-GOÄ	Arthroskopische erhaltende Operation in einem Gelenk (z. B. Meniskusnaht, Refixation)						252,48	282,85
2191	Arthroskopische Operation mit primärer Naht, Reinsertion, Rekonstruktion oder plastischem Ersatz eines Kreuz- oder Seitenbandes an einem Kniegelenk – einschließlich Kapselnaht – ...	2000	116,57	268,12	408,01	139,89	266,28	300,03
2192	Zuschlag zu der Leistung nach Nummer 2191 für die primäre Naht, Reinsertion, Rekonstruktion oder den plastischen Ersatz eines weiteren Bandes in demselben Kniegelenk im Rahmen derselben Sitzung	500	29,14	67,03	102,00	34,97	34,51	42,95
2193 GOÄ	Arthroskopische Operation mit Synovektomie an einem Knie- oder Hüftgelenk bei chronischer Gelenkentzündung – gegebenenfalls einschließlich Abtragung von Osteophyten –	1800	104,92	241,31	367,21	125,90		
2193 UV-GOÄ	Arthroskopische Operation mit Synovektomie an einem großen Gelenk bei chronischer Gelenkentzündung – gegebenenfalls einschließlich Abtragung von Osteophyten						252,48	282,85

GOÄ/UV-GOÄ – L IV – Nrn. 2195–2215

Nr.	Leistung	GOÄ Punktzahl	GOÄ 1fach €	GOÄ 2,3fach €	GOÄ 3,5fach €	GOÄ 1,2fach €	UV Allg. €	UV Bes. €
2195	Zuschlag für weitere operative Eingriffe an demselben Gelenk – zusätzlich zu den Leistungen nach den Nummern 2102, 2104, 2112, 2117, 2119, 2136, 2189 bis 2191 oder 2193 – ...	300	17,49	40,22	61,20	20,98	20,71	25,77
2196	Diagnostische Arthroskopie im direkten zeitlichen Zusammenhang mit arthroskopischen Operationen nach den Nummern 2189 bis 2191 sowie 2193.	250	14,57	33,52	51,00	17,49	17,26	21,47

IV. Gelenkluxationen

Allgemeine Bestimmungen

Bei Einrenkung von Luxationen sind Verbände Bestandteil der Leistung.

Nr.	Leistung	GOÄ Punktzahl	GOÄ 1fach €	GOÄ 2,3fach €	GOÄ 3,5fach €	GOÄ 1,2fach €	UV Allg. €	UV Bes. €
2203	Einrenkung der Luxationen von Wirbelgelenken im Durchhang	739	43,07	99,07	150,76	51,69	51,01	63,48
2204	Einrenkung alter Luxationen von Wirbelgelenken im Durchhang	1110	64,70	148,81	226,45	77,64	76,62	95,35
2205	Einrenkung der Luxation eines Finger- oder Zehengelenks	93	5,42	12,47	18,97	6,50	6,42	7,99
2206	Einrenkung der alten Luxation eines Finger- oder Zehengelenks	140	8,16	18,77	28,56	9,79	9,66	12,03
2207	Einrenkung der Luxation eines Daumengelenks	148	8,63	19,84	30,19	10,35	10,22	12,71
2208	Einrenkung der alten Luxation eines Daumengelenks	220	12,82	29,49	44,88	15,39	15,19	18,90
2209	Einrenkung der Luxation eines Daumengelenks mit Anlegen eines Drahtzuges	370	21,57	49,60	75,48	25,88	25,54	31,78
2210	Operative Einrenkung der Luxation eines Finger- oder Zehengelenks	407	23,72	54,56	83,03	28,47	41,41	51,54
2211	Einrenkung der Luxation eines Hand- oder Fußgelenks	278	16,20	37,27	56,71	19,44	19,19	23,88
2212	Einrenkung der alten Luxation eines Hand- oder Fußgelenks	420	24,48	56,31	85,68	29,38	28,99	36,08
2213	Operative Einrenkung der Luxation eines Hand- oder Fußgelenks	1110	64,70	148,81	226,45	77,64	76,62	95,35
2214	Einrenkung der Luxation eines Ellenbogen- oder Kniegelenks	370	21,57	49,60	75,48	25,88	25,54	31,78
2215	Einrenkung der alten Luxation eines Ellenbogen- oder Kniegelenks	540	31,48	72,39	110,16	37,77	37,27	46,38

Nr.	Leistung	GOÄ Punktzahl	GOÄ 1fach €	GOÄ 2,3fach €	GOÄ 3,5fach €	GOÄ 1,2fach €	UV Allg. €	UV Bes. €
2216	Operative Einrenkung der Luxation eines Ellenbogen- oder Kniegelenks	1850	107,83	248,01	377,41	129,40	127,70	158,91
2217	Einrenkung der Luxation eines Schultergelenks	370	21,57	49,60	75,48	25,88	25,54	31,78
2218	Einrenkung der alten Luxation eines Schultergelenks	540	31,48	72,39	110,16	37,77	37,27	46,38
2219	Operative Einrenkung der Luxation eines Schultergelenks	1850	107,83	248,01	377,41	129,40	127,70	158,91
2220	Operation der habituellen Luxation eines Schultergelenks mit Spanübertragung	2250	131,15	301,64	459,01	157,38	155,30	193,27
2221	Einrenkung der Luxation eines Schlüsselbeingelenks oder einer Kniescheibe	111	6,47	14,88	22,64	7,76	7,66	9,53
2222	Einrenkung der alten Luxation eines Schlüsselbeingelenks oder einer Kniescheibe	170	9,91	22,79	34,68	11,89	11,73	14,60
2223	Operative Einrenkung eines luxierten Schlüsselbeingelenks	400	23,31	53,62	81,60	27,98	27,61	34,36
2224	Operative Einrenkung eines luxierten Schlüsselbeingelenks mit Osteosynthese	800	46,63	107,25	163,20	55,96	55,22	68,72
2225	Operative Einrenkung eines luxierten Schlüsselbeingelenks mit Osteosynthese und Rekonstruktion des Bandapparates	1000	58,29	134,06	204,01	69,94	69,02	85,90
2226	Einrenkung eines eingeklemmten Meniskus, der Subluxation eines Radiusköpfchens (Chassaignac) oder der Luxation eines Sternoklavikulargelenks	120	6,99	16,09	24,48	8,39	8,28	10,31
2230	Operation der Luxation einer Kniescheibe	900	52,46	120,65	183,60	62,95	62,12	77,31
2231	Einrenkung der Luxation eines Hüftgelenks	739	43,07	99,07	150,76	51,69	51,01	63,48
2232	Einrenkung der alten Luxation eines Hüftgelenks	1110	64,70	148,81	226,45	77,64	76,62	95,35
2233	Einrenkung der angeborenen Luxation eines Hüftgelenks	550	32,06	73,73	112,20	38,47	37,96	47,24
2234	Stellungsänderung oder zweite und folgende einrenkende Behandlung im Verlauf der Therapie nach Nummer 2233	473	27,57	63,41	96,49	33,08	32,65	40,63
2235	Operation der habituellen Luxation eines Kniegelenks	1660	96,76	222,54	338,65	116,11	114,58	142,59

Nr.	Leistung	GOÄ Punktzahl	GOÄ 1fach €	GOÄ 2,3fach €	GOÄ 3,5fach €	GOÄ 1,2fach €	UV Allg. €	UV Bes. €
2236	Operative Einrichtung einer traumatischen Hüftgelenksluxation – einschließlich Rekonstruktion des Kapselbandapparates –	1850	107,83	248,01	377,41	129,40	127,70	158,91
2237	Operative Einrichtung einer traumatischen Hüftgelenksluxation mit Rekonstruktion des Kopfes und/oder der Hüftpfanne – einschließlich Osteosynthese und Rekonstruktion des Kapselbandapparates –	2770	161,46	371,35	565,10	193,75	191,20	237,93
2238	Operative Einrichtung einer traumatischen Hüftgelenksluxation nach Nummer 2237 – einschließlich Revision des Nervus ischiadicus und gegebenenfalls mit Naht desselben – ..	3230	188,27	433,02	658,94	225,92	222,95	277,45
2239	Operative Einrichtung einer angeborenen Hüftgelenksluxation	1480	86,27	198,41	301,93	103,52	102,16	127,13
2240	Operative Einrichtung einer angeborenen Hüftgelenksluxation mit Pfannendachplastik – auch mit Knocheneinpflanzung oder Beckenosteotomie – .	2770	161,46	371,35	565,10	193,75	191,20	237,93
2241	Operative Einrichtung einer angeborenen Hüftgelenksluxation mit Pfannendachplastik oder Beckenosteotomie und/oder Umstellungsosteotomie einschließlich Osteosynthese	4500	262,29	603,27	918,02	314,75	310,61	386,54

V. Knochenchirurgie

Nr.	Leistung	GOÄ Punktzahl	GOÄ 1fach €	GOÄ 2,3fach €	GOÄ 3,5fach €	GOÄ 1,2fach €	UV Allg. €	UV Bes. €
2250	Keilförmige oder lineare Osteotomie eines kleinen Knochens (Finger-, Zehen-, Mittelhand-, Mittelfußknochen) oder Probeausmeißelung aus einem Knochen	463	26,99	62,07	94,45	32,38	31,96	39,77
2251	Umstellungsosteotomie eines großen Knochens (Röhrenknochen des Oberarms, Unterarms, Oberschenkels, Unterschenkels) ohne Osteosynthese ..	1290	75,19	172,94	263,17	90,23	89,04	110,81
2252	Umstellungsosteotomie eines großen Knochens mit Osteosynthese	1850	107,83	248,01	377,41	129,40	127,70	158,91
2253	Knochenspanentnahme	647	37,71	86,74	131,99	45,25	44,66	55,58
2254	Implantation von Knochen	739	43,07	99,07	150,76	51,69	51,01	63,48
2255	Freie Verpflanzung eines Knochens oder von Knochenteilen (Knochenspäne)	1480	86,27	198,41	301,93	103,52	102,16	127,13
2256	Knochenaufmeißelung oder Nekrotomie bei kleinen Knochen	463	26,99	62,07	94,45	32,38	31,96	39,77
2257	Knochenaufmeißelung oder Nekrotomie an einem großen Röhrenknochen	800	46,63	107,25	163,20	55,96	55,22	68,72

Nrn. 2258–2281   – L V –   GOÄ/UV-GOÄ

Nr.	Leistung	GOÄ Punktzahl	GOÄ 1fach €	GOÄ 2,3fach €	GOÄ 3,5fach €	GOÄ 1,2fach €	UV Allg. €	UV Bes. €
2258	Knochenaufmeißelung oder Nekrotomie am Becken	1200	69,94	160,87	244,81	83,93	82,83	103,08
2259	Knochenaufmeißelung oder Nekrotomie am Schädeldach	1500	87,43	201,09	306,01	104,92	103,54	128,85
2260	Osteotomie eines kleinen Röhrenknochens – einschließlich Osteosynthese –	1850	107,83	248,01	377,41	129,40	127,70	158,91
2263	Resektion eines kleinen Knochens – auch einschließlich eines benachbarten Gelenkanteils – mit Knochen- oder Spanverpflanzung (z. B. bei Tumorexstirpation)	1660	96,76	222,54	338,65	116,11	114,58	142,59
2265	Resektion eines großen Knochens – auch einschließlich eines benachbarten Gelenks mit Knochen- oder Spanverpflanzung (z. B. bei Tumorexstirpation) –	2770	161,46	371,35	565,10	193,75	191,20	237,93
2266	Resektion eines Darmbeinknochens .	1850	107,83	248,01	377,41	129,40	127,70	158,91
2267	Knochenzerbrechung	463	26,99	62,07	94,45	32,38	31,96	39,77
2268	Operativer Ersatz des Os lunatum durch Implantat	1800	104,92	241,31	367,21	125,90	124,24	154,61
2269	Operation der Pseudarthrose des Os naviculare mit Spanentnahme vom Beckenkamm oder Verschraubung ..	1800	104,92	241,31	367,21	125,90	124,24	154,61
2273	Osteotomie eines kleinen Röhrenknochens – einschließlich Anbringens eines Distraktors –	924	53,86	123,87	188,50	64,63	63,78	79,37
2274	Osteotomie eines großen Röhrenknochens – einschließlich Anbringens eines Distraktors –	1850	107,83	248,01	377,41	129,40	127,70	158,91
2275	Inter- oder subtrochantere Umstellungsosteotomie	2310	134,64	309,68	471,25	161,57	159,45	198,42
2276	Inter- oder subtrochantere Umstellungsosteotomie mit Osteosynthese ..	2770	161,46	371,35	565,10	193,75	191,20	237,93
2277	Redressement einer Beinverkrümmung	567	33,05	76,01	115,67	39,66	39,14	48,70
2278	Autologe Tabula-externa-Osteoplastik mit Deckung eines Schädel- oder Stirnbeindefektes (Kranioplastik)	3500	204,01	469,21	714,02	244,81	241,59	300,64
2279	Chemonukleolyse	600	34,97	80,44	122,40	41,97	41,41	51,54
2280	Redressement des Rumpfes bei schweren Wirbelsäulenverkrümmungen	1135	66,16	152,16	231,55	79,39	78,34	97,49
2281	Perkutane Nukleotomie (z. B. Absaugen des Bandscheibengewebes im Hochdruckverfahren)	1400	81,60	187,69	285,61	97,92	96,63	120,26

Nr.	Leistung	GOÄ Punktzahl	GOÄ 1fach €	GOÄ 2,3fach €	GOÄ 3,5fach €	GOÄ 1,2fach €	UV Allg. €	UV Bes. €
2282	Operative Behandlung des Bandscheibenvorfalles mit einseitiger Wirbelbogenresektion oder -fensterung in einem Segment, Nervenwurzellösung, Prolapsabtragung und Bandscheibenausräumung	1480	86,27	198,41	301,93	103,52	102,16	127,13
2283	Operative Behandlung des Bandscheibenvorfalles in zwei oder drei Segmenten, ein- oder beidseitig, auch mit Resektion des ganzen Bogens (totale Laminektomie)	1850	107,83	248,01	377,41	129,40	127,70	158,91
2284	Stabilisierende operative Maßnahmen (z. B. Knochenspaneinpflanzung, Einpflanzung alloplastischen Materials), zusätzlich zu Nummer 2282 oder Nummer 2283	554	32,29	74,27	113,02	38,75	38,24	47,59
2285	Operative Versteifung eines Wirbelsäulenabschnittes – einschließlich Einpflanzung von Knochen oder alloplastischem Material, als alleinige Leistung –	1480	86,27	198,41	301,93	103,52	102,16	127,13
2286	Operative Behandlung von Wirbelsäulenverkrümmungen durch Spondylodese – einschließlich Implantation von autologem oder alloplastischem Material –	2500	145,72	335,15	510,01	174,86	172,56	214,74
2287	Operative Behandlung von Wirbelsäulenverkrümmungen nach Nummer 2286 mit zusätzlicher Implantation einer metallischen Aufspreiz- und Abstützvorrichtung	3700	215,66	496,02	754,82	258,80	255,39	317,82
2288	Osteotomien am Rippenbuckel, zusätzlich zu Nummer 2286 oder Nummer 2287	550	32,06	73,73	112,20	38,47	37,96	47,24
2289	Neueinpflanzung einer Aufspreiz- oder Abstützvorrichtung an der Wirbelsäule – einschließlich Entfernung der alten Vorrichtung –	4000	233,15	536,24	816,02	279,78	276,10	343,59
2290	Stellungskorrektur und Fusion eines oder mehrerer Wirbelsegmente an Brustwirbelsäule und/oder Lendenwirbelsäule bei ventralem Zugang – auch mit Knocheneinpflanzung –	2770	161,46	371,35	565,10	193,75	191,20	237,93
2291	Implantation eines Elektrostimulators zur Behandlung der Skoliose oder einer Pseudarthrose	920	53,62	123,34	187,69	64,35	63,50	79,03
2292	Eröffnung von Brust- oder Bauchhöhle bei vorderem Zugang, nur im Zusammenhang mit Leistungen nach den Nummern 2285, 2286, 2287, 2332 und 2333	1110	64,70	148,81	226,45	77,64	76,62	95,35

Nrn. 2293–2331 – L V, VI – GOÄ/UV-GOÄ

Nr.	Leistung	GOÄ Punktzahl	GOÄ 1fach €	GOÄ 2,3fach €	GOÄ 3,5fach €	GOÄ 1,2fach €	UV Allg. €	UV Bes. €
2293	Operation einer Steißbeinfistel	370	21,57	49,60	75,48	25,88	25,54	31,78
2294	Steißbeinresektion	554	32,29	74,27	113,02	38,75	38,24	47,59
2295	Exostosenabmeißelung bei Hallux valgus	463	26,99	62,07	94,45	32,38	31,96	39,77
2296	Exostosenabmeißelung bei Hallux valgus einschließlich Sehnenverpflanzung	924	53,86	123,87	188,50	64,63	63,78	79,37
2297	Operation des Hallux valgus mit Gelenkkopfresektion und anschließender Gelenkplastik und/oder Mittelfußosteotomie einschließlich der Leistungen nach den Nummern 2295 und 2296	1180	68,78	158,19	240,73	82,53	81,45	101,36

VI. Frakturbehandlung

Nr.	Leistung	GOÄ Punktzahl	GOÄ 1fach €	GOÄ 2,3fach €	GOÄ 3,5fach €	GOÄ 1,2fach €	UV Allg. €	UV Bes. €
2320	Einrichtung der gebrochenen knöchernen Nase einschließlich Tamponade – gegebenenfalls einschließlich Wundverband –	189	11,02	25,34	38,56	13,22	13,05	16,23
2321	Einrichtung eines gebrochenen Gesichtsknochens – gegebenenfalls einschließlich Wundverband –	227	13,23	30,43	46,31	15,88	15,67	19,50
2322	Aufrichtung gebrochener Wirbel im Durchhang	757	44,12	101,48	154,43	52,95	52,25	65,02
2323	Halswirbelbruchbehandlung durch Zugverband mit Klammer	757	44,12	101,48	154,43	52,95	52,25	65,02
2324	Einrichtung des gebrochenen Schlüsselbeins	152	8,86	20,38	31,01	10,63	10,49	13,06
2325	Einrichtung des gebrochenen Schlüsselbeins – einschließlich Nagelung und/oder Drahtung –	567	33,05	76,01	115,67	39,66	39,14	48,70
2326	Einrichtung eines gebrochenen Schulterblattes oder des Brustbeins	227	13,23	30,43	46,31	15,88	15,67	19,50
2327	Einrichtung eines gebrochenen Oberarmknochens	473	27,57	63,41	96,49	33,08	32,65	40,63
2328	Einrichtung gebrochener Unterarmknochen	341	19,88	45,71	69,57	23,85	23,54	29,29
2329	Einrichtung des gebrochenen Beckens	473	27,57	63,41	96,49	33,08	32,65	40,63
2330	Einrichtung eines gebrochenen Oberschenkelknochens	757	44,12	101,48	154,43	52,95	52,25	65,02
2331	Einrichtung gebrochener Knochen der Handwurzel oder der Mittelhand, der Fußwurzel oder des Mittelfußes	227	13,23	30,43	46,31	15,88	15,67	19,50

GOÄ/UV-GOÄ – L VI – Nrn. 2332–2349

Nr.	Leistung	GOÄ Punktzahl	GOÄ 1fach €	GOÄ 2,3fach €	GOÄ 3,5fach €	GOÄ 1,2fach €	UV Allg. €	UV Bes. €
2332	Operative Aufrichtung eines gebrochenen Wirbelkörpers und/oder operative Einrenkung einer Luxation eines Wirbelgelenkes mit stabilisierenden Maßnahmen	2500	145,72	335,15	510,01	174,86	172,56	214,74
2333	Operative Aufrichtung von zwei oder mehr gebrochenen Wirbelkörpern und/oder operative Einrenkung von zwei oder mehr Luxationen von Wirbelgelenken mit stabilisierenden Maßnahmen	3700	215,66	496,02	754,82	258,80	255,39	317,82
2334	Operative Stabilisierung einer Brustwandseite	2800	163,20	375,37	571,22	195,85	193,27	240,51
2335	Einrichtung einer gebrochenen Kniescheibe oder gebrochener Unterschenkelknochen	473	27,57	63,41	96,49	33,08	32,65	40,63
2336	Operative Einrichtung der gebrochenen Kniescheibe – auch mit Fremdmaterial –	650	37,89	87,14	132,60	45,46	44,87	55,83
2337	Einrichtung gebrochener Endgliedknochen von Fingern oder von gebrochenen Zehenknochen	76	4,43	10,19	15,50	5,32	5,25	6,53
2338	Einrichtung des gebrochenen Großzehenknochens oder von Frakturen an Grund- oder Mittelgliedern der Fingerknochen	152	8,86	20,38	31,01	10,63	10,49	13,06
2338 a	Operative Einrichtung des gebrochenen Endgliedknochens eines Fingers – einschließlich Fixation durch Osteosynthese –	185	10,78	24,80	37,74	12,94	12,77	15,89
2339	Einrichtung des gebrochenen Großzehenknochens oder von Frakturen an Grund- oder Mittelgliedknochen der Finger mit Osteosynthese	379	22,09	50,81	77,32	26,51	63,78	79,37
2340	Olekranonverschraubung oder Verschraubung des Innen- oder Außenknöchelbruches	554	32,29	74,27	113,02	38,75	38,24	47,59
2344	Osteosynthese der gebrochenen Kniescheibe bzw. Exstirpation der Kniescheibe oder Teilexstirpation	1110	64,70	148,81	226,45	77,64	76,62	95,35
2345	Tibiakopfverschraubung oder Verschraubung des Fersenbeinbruches .	924	53,86	123,87	188,50	64,63	63,78	79,37
2346	Beck'sche Bohrung	278	16,20	37,27	56,71	19,44	19,19	23,88
2347	Nagelung und/oder Drahtung eines gebrochenen kleinen Röhrenknochens (z. B. Mittelhand, Mittelfuß) ...	370	21,57	49,60	75,48	25,88	25,54	31,78
2348	Nagelung und/oder Drahtung eines kleinen Röhrenknochens (z. B. Mittelhand, Mittelfuß) bei offenem Knochenbruch	555	32,35	74,40	113,22	38,82	38,31	47,67
2349	Nagelung und/oder Drahtung und/oder Verschraubung (mit Metallplatten) eines gebrochenen großen Röhrenknochens	1110	64,70	148,81	226,45	77,64	76,62	95,35

Nr.	Leistung	GOÄ Punktzahl	GOÄ 1fach €	GOÄ 2,3fach €	GOÄ 3,5fach €	GOÄ 1,2fach €	UV Allg. €	UV Bes. €
2350	Nagelung und/oder Drahtung und/oder Verschraubung (mit Metallplatten) eines großen Röhrenknochens bei offenem Knochenbruch	1660	96,76	222,54	338,65	116,11	114,58	142,59
2351	Nagelung und/oder Verschraubung (mit Metallplatten) eines gebrochenen Schenkelhalses	1480	86,27	198,41	301,93	103,52	102,16	127,13
2352	Nagelung und/oder Verschraubung (mit Metallplatten) eines Schenkelhalses bei offenem Knochenbruch	2220	129,40	297,61	452,89	155,28	153,23	190,69
2353	Entfernung einer Nagelung und/oder Drahtung und/oder Verschraubung aus kleinen Röhrenknochen	185	10,78	24,80	37,74	12,94		
2353 UV-GOÄ	Entfernung einer Nagelung und/oder Drahtung und/oder Verschraubung aus kleinen Röhrenknochen – auch Stellschraubenentfernung aus großen Röhrenknochen – .... *Die Notwendigkeit der Leistung nach Nr. 6a ist auf der Rechnung zu begründen (z. B. ärztliche Versorgung von Schwerstverletzten und -erkrankten, Verdacht auf multiple Verletzungen).*						25,54	31,78
2354 UV-GOÄ	Entfernung einer Nagelung und/oder Drahtung und/oder Verschraubung (mit Metallplatten) aus großen Röhrenknochen .... *Die Stellschraubenentfernung ist nach Nr. 2353 zu berechnen.*						63,78	79,37
2354	Entfernung einer Nagelung und/oder Drahtung und/oder Verschraubung (mit Metallplatten) aus großen Röhrenknochen	370	21,57	49,60	75,48	25,88	63,78	79,37
2355	Operative Stabilisierung einer Pseudarthrose oder operative Korrektur eines in Fehlstellung verheilten Knochenbruchs	1110	64,70	148,81	226,45	77,64	76,62	95,35
2356	Operative Stabilisierung einer Pseudarthrose oder operative Korrektur eines in Fehlstellung verheilten Knochenbruchs nach Osteotomie mittels Nagelung, Verschraubung und/oder Metallplatten und/oder äußerem Spanner – auch zusätzliches Einpflanzen von Knochenspan –	1480	86,27	198,41	301,93	103,52	102,16	127,13
2357	Operative Wiederherstellung einer gebrochenen Hüftpfanne einschließlich Fragmentfixation	2770	161,46	371,35	565,10	193,75	191,20	237,93
2358	Osteosynthese gebrochener Beckenringknochen, der gesprengten Symphyse oder einer gesprengten Kreuzdarmbeinfuge	2100	122,40	281,53	428,41	146,88	144,95	180,38

VII. Chirurgie der Körperoberfläche

Nr.	Leistung	Punktzahl	GOÄ 1fach €	GOÄ 2,3fach €	GOÄ 3,5fach €	GOÄ 1,2fach €	UV Allg. €	UV Bes. €
2380	Überpflanzung von Epidermisstücken	310	18,07	41,56	63,24	21,68	21,40	26,63
2381	Einfache Hautlappenplastik	370	21,57	49,60	75,48	25,88	25,54	31,78
2382	Schwierige Hautlappenplastik oder Spalthauttransplantation	739	43,07	99,07	150,76	51,69	51,01	63,48
2383	Vollhauttransplantation – auch einschließlich plastischer Versorgung der Entnahmestelle –	1000	58,29	134,06	204,01	69,94	69,02	85,90
2384	Knorpeltransplantation (z. B. aus einem Ohr oder aus einer Rippe)	739	43,07	99,07	150,76	51,69	51,01	63,48
2385	Anlage eines haartragenden Hautimplantates oder eines Dermafett-Transplantates – auch einschließlich plastischer Versorgung der Entnahmestelle –	1200	69,94	160,87	244,81	83,93	82,83	103,08
2386	Schleimhauttransplantation – einschließlich operativer Unterminierung der Entnahmestelle und plastischer Deckung –	688	40,10	92,23	140,36	48,12	47,49	59,10
2390	Deckung eines über handflächengroßen, zusammenhängenden Hautdefektes mit speziell aufbereiteten freien Hauttransplantaten	1330	77,52	178,30	271,33	93,03	91,80	114,24
2391	Freie Verpflanzung eines Hautlappens mittels zwischenzeitlicher Stielbildung, in mehreren Sitzungen	1500	87,43	201,09	306,01	104,92	103,54	128,85
2392	Anlage eines Rundstiellappens	900	52,46	120,65	183,60	62,95	62,12	77,31
2392 a	Exzision einer großen, kontrakten und funktionsbehindernden Narbe – einschließlich plastischer Deckung – ...	1000	58,29	134,06	204,01	69,94	69,02	85,90
2393	Interimistische Implantation eines Rundstiellappens (Zwischentransport)	739	43,07	99,07	150,76	51,69	51,01	63,48
2394	Implantation eines Rundstiellappens – einschließlich Modellierung am Ort –	2200	128,23	294,93	448,81	153,88	151,85	188,97
2395	Gekreuzte Beinlappenplastik	2500	145,72	335,15	510,01	174,86	172,56	214,74
2396	Implantation eines Hautexpanders ...	900	52,46	120,65	183,60	62,95	62,12	77,31
2397	Operative Ausräumung eines ausgedehnten Hämatoms, als selbständige Leistung	600	34,97	80,44	122,40	41,97	41,42	51,54
2400	Öffnung eines Körperkanalverschlusses an der Körperoberfläche	111	6,47	14,88	22,64	7,76	7,66	9,53
2401	Probeexzision aus oberflächlich gelegenem Körpergewebe (z. B. Haut, Schleimhaut, Lippe)	133	7,75	17,83	27,13	9,30	9,18	11,42

Nrn. 2402–2419 – L VII – GOÄ/UV-GOÄ

Nr.	Leistung	GOÄ Punktzahl	GOÄ 1fach €	GOÄ 2,3fach €	GOÄ 3,5fach €	GOÄ 1,2fach €	UV Allg. €	UV Bes. €
2402	Probeexzision aus tiefliegendem Körpergewebe (z. B. Fettgewebe, Faszie, Muskulatur) oder aus einem Organ ohne Eröffnung einer Körperhöhle (z. B. Zunge)	370	21,57	49,60	75,48	25,88	25,54	31,78
2403	Exzision einer in oder unter der Haut oder Schleimhaut liegenden kleinen Geschwulst	133	7,75	17,83	27,13	9,30	9,18	11,42
2404	Exzision einer größeren Geschwulst (z. B. Ganglion, Fasziengeschwulst, Fettgeschwulst, Lymphdrüse, Neurom)	554	32,29	74,27	113,02	38,75	38,24	47,59
2405	Entfernung eines Schleimbeutels	370	21,57	49,60	75,48	25,88	25,54	31,78
2407	Exzision einer ausgedehnten, auch blutreichen Geschwulst – gegebenenfalls einschließlich ganzer Muskeln – und Ausräumung des regionären Lymphstromgebietes	2310	134,64	309,68	471,25	161,57	159,45	198,42
2408	Ausräumung des Lymphstromgebiets einer Axilla	1100	64,12	147,47	224,41	76,94	75,93	94,49
2410	Operation eines Mammatumors	739	43,07	99,07	150,76	51,69	51,01	63,48
2411	Absetzen einer Brustdrüse	924	53,86	123,87	188,50	64,63	63,78	79,37
2412	Absetzen einer Brustdrüse einschließlich Brustmuskulatur	1400	81,60	187,69	285,61	97,92	96,63	120,26
2413	Absetzen einer Brustdrüse mit Ausräumung der regionären Lymphstromgebiete (Radikaloperation)	2310	134,64	309,68	471,25	161,57	159,45	198,42
2414	Reduktionsplastik der Mamma	2800	163,20	375,37	571,22	195,85	193,27	240,51
2415	Aufbauplastik der Mamma einschließlich Verschiebeplastik – gegebenenfalls einschließlich Inkorporation einer Mammaprothese –	2000	116,57	268,12	408,01	139,89	138,05	171,79
2416	Aufbauplastik nach Mammaamputation – gegebenenfalls einschließlich Inkorporation einer Mammaprothese –	3000	174,86	402,18	612,02	209,83	207,07	257,69
2417	Operative Entnahme einer Mamille und interimistische Implantation an anderer Körperstelle	800	46,63	107,25	163,20	55,96	55,22	68,72
2418	Replantation einer verpflanzten Mamille	800	46,63	107,25	163,20	55,96	55,22	68,72
2419	Rekonstruktion einer Mamille aus einer großen Labie oder aus der Mamma der gesunden Seite, auch zusätzlich zur Aufbauplastik	1200	69,94	160,87	244,81	83,93	82,83	103,08

Nr.	Leistung	GOÄ Punktzahl	GOÄ 1fach €	GOÄ 2,3fach €	GOÄ 3,5fach €	GOÄ 1,2fach €	UV Allg. €	UV Bes. €
2420	Implantation oder operativer Austausch einer Mammaprothese, als selbständige Leistung	1100	64,12	147,47	224,41	76,94	75,93	94,49
2421	Implantation eines subkutanen, auffüllbaren Medikamentenreservoirs ...	600	34,97	80,44	122,40	41,97	41,41	51,54
2427	Tiefreichende, die Faszie und die darunterliegenden Körperschichten durchtrennende Entlastungsinzision(en) – auch mit Drainage(n) – ...	400	23,31	53,62	81,60	27,98	27,61	34,36
2428	Eröffnung eines oberflächlich unter der Haut oder Schleimhaut liegenden Abszesses oder eines Furunkels	80	4,66	10,72	16,32	5,60	5,52	6,87
2429	Eröffnungen disseminierter Abszeßbildungen der Haut (z. B. bei einem Säugling)	220	12,82	29,49	44,88	15,39	15,19	18,90
2430	Eröffnung eines tiefliegenden Abszesses	303	17,66	40,62	61,81	21,19	20,91	26,03
2431	Eröffnung eines Karbunkels – auch mit Exzision –	379	22,09	50,81	77,32	26,51	26,16	32,55
2432	Eröffnung einer Phlegmone	473	27,57	63,41	96,49	33,08	32,65	40,63
2440	Operative Entfernung eines Naevus flammeus, je Sitzung	800	46,63	107,25	163,20	55,96	55,22	68,72
2441	Operative Korrektur einer entstellenden Gesichtsnarbe	400	23,31	53,62	81,60	27,98	27,61	34,36
2442	Implantation alloplastischen Materials zur Weichteilunterfütterung, als selbständige Leistung	900	52,46	120,65	183,60	62,95	62,12	77,31
2443	Totale Entfernung des Narbengewebes im ehemaligen Augenlidgebiet als vorbereitende operative Maßnahme zur Rekonstruktion eines Augenlides	800	46,63	107,25	163,20	55,96	55,22	68,72
2444	Implantation eines Magnetkörpers in ein Augenlid	300	17,49	40,22	61,20	20,98	20,71	25,77
2450	Operation des Rhinophyms	600	34,97	80,44	122,40	41,97	41,42	51,54
2451	Wiederherstellungsoperation bei Fazialislähmung – einschließlich Muskelplastiken und/oder Aufhängung mittels Faszie –	2500	145,72	335,15	510,01	174,86	172,56	214,74
2452	Exstirpation einer Fettschürze – einschließlich plastischer Deckung des Grundes –	1400	81,60	187,69	285,61	97,92	96,63	120,26
2453	Operation des Lymphödems einer Extremität	2000	116,57	268,12	408,01	139,89	138,05	171,79
2454	Operative Entfernung von überstehendem Fettgewebe an einer Extremität	924	53,86	123,87	188,50	64,63	63,78	79,37

Nrn. 2500–2525   – L VIII –   GOÄ/UV-GOÄ

Nr.	Leistung	Punkt-zahl	GOÄ 1fach €	GOÄ 2,3fach €	GOÄ 3,5fach €	GOÄ 1,2fach €	UV Allg. €	UV Bes. €
VIII. Neurochirurgie								
2500	Hebung einer gedeckten Impressionsfraktur des Schädels	1850	107,83	248,01	377,41	129,40	127,70	158,91
2501	Operation einer offenen Impressions- oder Splitterfraktur des Schädels – einschließlich Reimplantation von Knochenstücken –	3100	180,69	415,59	632,42	216,83	213,98	266,28
2502	Operation eines epiduralen Hämatoms	2750	160,29	368,67	561,02	192,35	189,82	236,22
2503	Operation einer frischen Hirnverletzung mit akutem subduralem und/oder intrazerebralem Hämatom	5250	306,01	703,82	1071,03	367,21	362,38	450,96
2504	Operation einer offenen Hirnverletzung mit Dura- und/oder Kopfschwartenplastik	4500	262,29	603,27	918,02	314,75	310,61	386,54
2505	Operation des akuten subduralen Hygroms oder Hämatoms beim Säugling oder Kleinkind	3000	174,86	402,18	612,02	209,83	207,07	257,69
2506	Exstirpation eines chronischen subduralen Hämatoms einschließlich Kapselentfernung	3750	218,58	502,73	765,02	262,29	258,84	322,11
2507	Entleerung eines chronischen subduralen Hämatoms mittels Bohrlochtrepanation(en) – gegebenenfalls einschließlich Drainage –	1800	104,92	241,31	367,21	125,90	124,24	154,61
2508	Operative Versorgung einer frischen frontobasalen Schädelhirnverletzung	4500	262,29	603,27	918,02	314,75	310,61	386,54
2509	Totalexstirpation eines Hirnabszesses	3750	218,58	502,73	765,02	262,29	258,84	322,11
2510	Operation eines intrazerebralen, nicht traumatisch bedingten Hämatoms ...	4000	233,15	536,24	816,02	279,78	276,10	343,59
2515	Bohrlochtrepanation des Schädels ...	1000	58,29	134,06	204,01	69,94	69,02	85,90
2516	Osteoklastische Trepanation des Schädels über dem Großhirn	1500	87,43	201,09	306,01	104,92	103,54	128,85
2517	Osteoklastische Trepanation des Schädels über dem Großhirn – einschließlich Wiedereinpassung des Knochendeckels –	2250	131,15	301,64	459,01	157,38	155,30	193,27
2518	Eröffnung der hinteren Schädelgrube .	2700	157,38	361,96	550,81	188,85	186,37	231,92
2519	Trepanation bei Kraniostenose	2250	131,15	301,64	459,01	157,38	155,30	193,27
2525	Operation der prämaturen Schädelnahtsynostose (Kraniostenose) mit Einfassung der Knochenränder oder mit Duraschichtresektion beim Säugling oder Kleinkind	4000	233,15	536,24	816,02	279,78	276,10	343,59

GOÄ/UV-GOÄ – L VIII – Nrn. 2526–2555

Nr.	Leistung	GOÄ Punktzahl	GOÄ 1fach €	GOÄ 2,3fach €	GOÄ 3,5fach €	GOÄ 1,2fach €	UV Allg. €	UV Bes. €
2526	Exstirpation eines Konvexitätstumors des Großhirns	3750	218,58	502,73	765,02	262,29	258,84	322,11
2527	Exstirpation eines Großhirntumors mit Hirnlappenresektion	5250	306,01	703,82	1071,03	367,21	362,38	450,96
2528	Exstirpation eines Tumors der Mittellinie (Kraniopharyngeom, intraventrikulärer Tumor, Hypophysentumor) oder eines Schädelbasistumors	7500	437,15	1005,46	1530,04	524,59	517,68	644,23
2529	Operation einer intrakranialen Gefäßmißbildung (Aneurysma oder arteriovenöses Angiom)	8000	466,30	1072,49	1632,04	559,56	552,20	687,18
2530	Intrakraniale Embolektomie	7500	437,15	1005,46	1530,04	524,59	517,68	644,23
2531	Intrakraniale Gefäßanastomose oder Gefäßtransplantation	7500	437,15	1005,46	1530,04	524,59	517,68	644,23
2535	Resektion einer Gehirnhemisphäre	6000	349,72	804,36	1224,03	419,67	414,15	515,38
2536	Resektion eines Gehirnlappens	4500	262,29	603,27	918,02	314,75	310,61	386,54
2537	Durchschneidung von Nervenbahnen im Gehirn oder in der Medulla oblongata	6250	364,30	837,88	1275,03	437,15	431,40	536,86
2538	Operation einer Enzephalozele der Konvexität	3750	218,58	502,73	765,02	262,29	258,84	322,11
2539	Operation einer frontobasal gelegenen Enzephalozele	6250	364,30	837,88	1275,03	437,15	431,40	536,86
2540	Ventrikuläre intrakorporale Liquorableitung mittels Ventilsystem	4500	262,29	603,27	918,02	314,75	310,61	386,54
2541	Ventrikulozisternostomie	4500	262,29	603,27	918,02	314,75	310,61	386,54
2542	Ventrikuläre extrakorporale Liquorableitung	1800	104,92	241,31	367,21	125,90	124,24	154,61
2550	Exstirpation eines Kleinhirntumors	5000	291,44	670,30	1020,03	349,72	345,12	429,49
2551	Exstirpation eines Kleinhirnbrückenwinkel- oder Stammhirntumors	7500	437,15	1005,46	1530,04	524,59	517,68	644,23
2552	Exstirpation eines retrobulbären Tumors auf transfrontal-transorbitalem Zugangsweg	6250	364,30	837,88	1275,03	437,15	431,40	536,86
2553	Intrakraniale Operation einer basalen Liquorfistel mit plastischem Verschluß	6000	349,72	804,36	1224,03	419,67	414,15	515,38
2554	Plastischer Verschluß eines Knochendefekts im Bereich des Hirnschädels, als selbständige Leistung	1800	104,92	241,31	367,21	125,90	124,24	154,61
2555	Eröffnung des Spinalkanals durch einseitige Hemilaminektomie eines Wirbels/mehrerer Wirbel	1480	86,27	198,41	301,93	103,52	102,16	127,13

Nrn. 2556–2571 – L VIII – GOÄ/UV-GOÄ

Nr.	Leistung	GOÄ Punktzahl	GOÄ 1fach €	GOÄ 2,3fach €	GOÄ 3,5fach €	GOÄ 1,2fach €	UV Allg. €	UV Bes. €
2556	Eröffnung des Spinalkanals durch Laminektomie eines Wirbels/mehrerer Wirbel	1850	107,83	248,01	377,41	129,40	127,70	158,91
2557	Eröffnung des Spinalkanals durch Laminektomie eines Wirbels/mehrerer Wirbel – einschließlich Wiedereinpflanzung von Knochenteilen –	2400	139,89	321,75	489,61	167,87	165,66	206,15
2560	Stereotaktische Ausschaltung(en) am Zentralnervensystem	3750	218,58	502,73	765,02	262,29	258,84	322,11
2561	Stereotaktische Ausschaltung(en) am Zentralnervensystem oder Implantation von Reizelektroden zur Dauerstimulation im Zentralnervensystem mit Trepanation	4620	269,29	619,36	942,51	323,14	318,89	396,84
2562	Anatomische Vorausberechnungen (Zielpunktbestimmungen) zu den Leistungen nach den Nummern 2560 und 2561 – gegebenenfalls einschließlich erforderlicher Ultraschallmessungen im Schädelinnern –	2250	131,15	301,64	459,01	157,38	155,30	193,27
2563	Durchschneidung und/oder Zerstörung eines Nerven an der Schädelbasis	2310	134,64	309,68	471,25	161,57	159,45	198,42
2564	Offene Durchtrennung eines oder mehrerer Nerven am Rückenmark ...	4800	279,78	643,49	979,23	335,73	331,32	412,31
2565	Operativer Eingriff zur Dekompression einer oder mehrerer Nervenwurzel(n) im Zervikalbereich – einschließlich Foraminotomie – gegebenenfalls einschließlich der Leistungen nach Nummer 2282 oder Nummer 2283 –	4100	238,98	549,65	836,42	286,77	283,00	352,18
2566	Operativer Eingriff zur Dekompression einer oder mehrerer Nervenwurzel(n) im thorakalen oder lumbalen Bereich – gegebenenfalls einschließlich Foraminotomie und/oder der Leistungen nach Nummer 2282 oder Nummer 2283 –	3000	174,86	402,18	612,02	209,83	207,07	257,69
2570	Implantation von Reizelektroden zur Dauerstimulation des Rückenmarks – gegebenenfalls einschließlich Implantation des Empfangsgerätes –	4500	262,29	603,27	918,02	314,75	310,61	386,54
2571	Operation einer Mißbildung am Rückenmark oder an der Cauda equina oder Verschluß einer Myelomeningozele beim Neugeborenen oder Operation einer Meningozele	2650	154,46	355,26	540,61	185,35	182,91	227,63

GOÄ/UV-GOÄ – L VIII – Nrn. 2572–2588

Nr.	Leistung	GOÄ Punktzahl	GOÄ 1fach €	GOÄ 2,3fach €	GOÄ 3,5fach €	GOÄ 1,2fach €	UV Allg. €	UV Bes. €
2572	Operation einer Mißbildung am Rückenmark oder an der Cauda equina mit plastischer Rekonstruktion des Wirbelkanals und/oder Faszienplastik	3230	188,27	433,02	658,94	225,92	222,95	277,45
2573	Verschiebeplastik, zusätzlich zu den Leistungen nach den Nummern 2571, 2572 und 2584	500	29,14	67,03	102,00	34,97	34,51	42,95
2574	Entfernung eines raumbeengenden extraduralen Prozesses im Wirbelkanal	2750	160,29	368,67	561,02	192,35	189,82	236,22
2575	Entfernung eines raumbeengenden intraduralen Prozesses im Wirbelkanal	3500	204,01	469,21	714,02	244,81	241,59	300,64
2576	Mikrochirurgische Entfernung einer spinalen Gefäßmißbildung oder eines Tumors	4500	262,29	603,27	918,02	314,75	310,61	386,54
2577	Entfernung eines raumbeengenden intra- oder extraspinalen Prozesses ..	4000	233,15	536,24	816,02	279,78	276,10	343,59
2580	Freilegung und Durchtrennung oder Exhairese eines Nerven	554	32,29	74,27	113,02	38,75	38,24	47,59
2581	Freilegung und Exhairese eines peripheren Trigeminusastes	924	53,86	123,87	188,50	64,63	63,78	79,37
2582	Freilegung und Entnahme eines autologen peripheren Nerven zwecks Transplantation einschließlich Aufbereitung	1800	104,92	241,31	367,21	125,90	124,24	154,61
2583	Neurolyse, als selbständige Leistung	924	53,86	123,87	188,50	64,63	63,78	79,37
2584	Neurolyse mit Nervenverlagerung und Neueinbettung	1480	86,27	198,41	301,93	103,52	102,16	127,13
2585	Nervenersatzplastik durch Implantation eines peripheren Nerven im Hand-/Armbereich	2600	151,55	348,56	530,41	181,86	179,46	223,33
2586	End-zu-End-Naht eines Nerven im Zusammenhang mit einer frischen Verletzung – einschließlich Wundversorgung –	1350	78,69	180,98	275,41	94,43	93,18	115,96
2587	Frühe Sekundärnaht eines peripheren Nerven	1850	107,83	248,01	377,41	129,40	127,70	158,91
2588	Interfaszikuläre mikrochirurgische Nervennaht ohne Verwendung eines autologen Transplantats	2100	122,40	281,53	428,41	146,88	144,95	180,38

Nrn. 2589–2604 – L VIII – GOÄ/UV-GOÄ

Nr.	Leistung	GOÄ Punktzahl	GOÄ 1fach €	GOÄ 2,3fach €	GOÄ 3,5fach €	GOÄ 1,2fach €	UV Allg. €	UV Bes. €
2589	Interfaszikuläre mikrochirurgische Nervennaht mit Defektüberbrückung durch autologes Transplantat (ohne die Leistung nach Nummer 2582) ...	2400	139,89	321,75	489,61	167,87	165,66	206,15
2590	Naht eines Nervenplexus nach vollständiger Präparation und Neurolyse – auch einschließlich der etwa erforderlichen Foraminotomie oder Hemilaminektomie –	3000	174,86	402,18	612,02	209,83	207,07	257,69
2591	Interfaszikuläre Defektüberbrückung eines Nervenplexus nach vollständiger Präparation desselben mit autologen Transplantaten und perineuraler mikrochirurgischer Naht	6000	349,72	804,36	1224,03	419,67	414,15	515,38
2592	Mikrochirurgische interfaszikuläre Neurolyse, als selbständige Leistung	1800	104,92	241,31	367,21	125,90	124,24	154,61
2593	Mikrochirurgische interfaszikuläre Neurolyse mit Nervenverlagerung und Neueinbettung, als selbständige Leistung	2770	161,46	371,35	565,10	193,75	191,20	237,93
2594	Transposition eines Nerven mit interfaszikulärer mikrochirurgischer Nervennaht	3000	174,86	402,18	612,02	209,83	207,07	257,69
2595	Nervenpfropfung	1600	93,26	214,50	326,41	111,91	110,44	137,44
2596	Hirnnervenersatzplastik durch Implantation eines autologen peripheren Nerven	2400	139,89	321,75	489,61	167,87	165,66	206,15
2597	Verödung oder Verkochung des Ganglion Gasseri	700	40,80	93,84	142,80	48,96	48,32	60,13
2598	Stereotaktische Thermokoagulation des Ganglion Gasseri	1400	81,60	187,69	285,61	97,92	96,63	120,26
2599	Blockade eines Nerven im Bereich der Schädelbasis	225	13,11	30,16	45,90	15,74	15,53	19,33
2600	Exstirpation eines Ganglions im Bereich der Schädelbasis	1500	87,43	201,09	306,01	104,92	103,54	128,85
2601	Grenzstrangresektion im zervikalen Bereich	1000	58,29	134,06	204,01	69,94	69,02	85,90
2602	Abdomino-retroperitoneale lumbale Grenzstrangresektion	1480	86,27	198,41	301,93	103,52	102,16	127,13
2603	Kombinierte thorakolumbale Grenzstrangresektion	3000	174,86	402,18	612,02	209,83	207,07	257,69
2604	Splanchnikusdurchtrennung, peritoneal oder retroperitoneal	1480	86,27	198,41	301,93	103,52	102,16	127,13

Nr.	Leistung	Punkt-zahl	GOÄ 1fach €	GOÄ 2,3fach €	GOÄ 3,5fach €	GOÄ 1,2fach €	UV Allg. €	UV Bes. €

IX. Mund-, Kiefer- und Gesichtschirurgie

Nr.	Leistung	Punktzahl	GOÄ 1fach €	GOÄ 2,3fach €	GOÄ 3,5fach €	GOÄ 1,2fach €	UV Allg. €	UV Bes. €
2620	Operation der isolierten Lippenspalte	750	43,72	100,55	153,00	52,46	51,77	64,42
2621	Operation der breiten Lippen-Kieferspalte mit Naseneingangsplastik	1500	87,43	201,09	306,01	104,92	103,54	128,85
2622	Plastisch-chirurgische Behandlung einer kompletten Gesichtsspalte – einschließlich Osteotomien und Osteoplastiken –	9000	524,59	1206,55	1836,05	629,50	621,22	773,07
2625	Verschluß des weichen oder harten Gaumens oder Verschluß von perforierenden Defekten im Bereich von Gaumen oder Vestibulum	1250	72,86	167,58	255,01	87,43	86,28	107,37
2626	Velopharyngoplastik	2500	145,72	335,15	510,01	174,86	172,56	214,74
2627	Verschluß des harten und weichen Gaumens	2000	116,57	268,12	408,01	139,89	138,05	171,79
2630	Operative Rekonstruktion eines Mittelgesichts – einschließlich Osteotomie und/oder Osteoplastik –	6000	349,72	804,36	1224,03	419,67	414,15	515,38
2640	Operative Verlagerung des Oberkiefers bei Dysgnathie, je Kieferhälfte	1200	69,94	160,87	244,81	83,93	82,83	103,08
2642	Operative Verlagerung des Unterkiefers bei Dysgnathie, je Kieferhälfte	1850	107,83	248,01	377,41	129,40	127,70	158,91
2650	Entfernung eines extrem verlagerten oder retinierten Zahnes durch umfangreiche Osteotomie bei gefährdeten anatomischen Nachbarstrukturen	740	43,13	99,20	150,96	51,76	51,08	63,56
2651	Entfernung tiefliegender Fremdkörper oder Sequestrotomie durch Osteotomie aus dem Kiefer	550	32,06	73,73	112,20	38,47	37,96	47,24
2655	Operation einer ausgedehnten Kieferzyste – über mehr als drei Zähne oder vergleichbarer Größe im unbezahnten Bereich – durch Zystektomie	950	55,37	127,36	193,81	66,45	65,57	81,60
2656	Operation einer ausgedehnten Kieferzyste – über mehr als drei Zähne oder vergleichbarer Größe im unbezahnten Bereich – durch Zystektomie in Verbindung mit der Entfernung retinierter oder verlagerter Zähne und/oder Wurzelspitzenresektion	620	36,14	83,12	126,48	43,37	42,80	53,26
2657	Operation einer ausgedehnten Kieferzyste – über mehr als drei Zähne oder vergleichbarer Größe im unbezahnten Bereich – durch Zystostomie	760	44,30	101,89	155,04	53,16	52,46	65,28

Nr.	Leistung	GOÄ Punktzahl	GOÄ 1fach €	GOÄ 2,3fach €	GOÄ 3,5fach €	GOÄ 1,2fach €	UV Allg. €	UV Bes. €
2658	Operation einer ausgedehnten Kieferzyste – über mehr als drei Zähne oder vergleichbarer Größe im unbezahnten Bereich – durch Zystostomie in Verbindung mit der Entfernung retinierter oder verlagerter Zähne und/oder Wurzelspitzenresektion	500	29,14	67,03	102,00	34,97	34,51	42,95
2660	Operative Behandlung einer konservativ unstillbaren Blutung im Mund-Kieferbereich durch Freilegung und Abbinden oder Umstechung des Gefäßes oder durch Knochenbolzung, als selbständige Leistung	400	23,31	53,62	81,60	27,98	27,61	34,36
2670	Operative Entfernung eines Schlotterkammes oder einer Fibromatose, je Kieferhälfte oder Frontzahnbereich, als selbständige Leistung	500	29,14	67,03	102,00	34,97	34,51	42,95
2671	Operative Entfernung eines Schlotterkammes oder einer Fibromatose, je Kieferhälfte oder Frontzahnbereich, in Verbindung mit den Leistungen nach den Nummern 2675 oder 2676	300	17,49	40,22	61,20	20,98	20,71	25,77
2675	Partielle Vestibulum- oder Mundbodenplastik oder große Tuberplastik, je Kieferhälfte oder Frontzahnbereich ..	850	49,54	113,95	173,40	59,45	58,67	73,01
2676	Totale Mundboden- oder Vestibulumplastik zur Formung des Prothesenlagers mit partieller Ablösung der Mundbodenmuskulatur, je Kiefer	2200	128,23	294,93	448,81	153,88	151,85	188,97
2677	Submuköse Vestibulumplastik, je Kieferhälfte oder Frontzahnbereich, als selbständige Leistung	700	40,80	93,84	142,80	48,96	48,32	60,13
2680	Einrenkung der Luxation des Unterkiefers	100	5,83	13,41	20,40	6,99	6,90	8,59
2681	Einrenkung der alten Luxation des Unterkiefers	400	23,31	53,62	81,60	27,98	27,61	34,36
2682	Operative Einrenkung der Luxation eines Kiefergelenks	1400	81,60	187,69	285,61	97,92	96,63	120,26
2685	Reposition eines Zahnes	200	11,66	26,81	40,80	13,99	13,80	17,18
2686	Reposition eines zahntragenden Bruchstücks des Alveolarfortsatzes ..	300	17,49	40,22	61,20	20,98	20,71	25,77
2687	Allmähliche Reposition des gebrochenen Ober- oder Unterkiefers oder eines schwer einstellbaren oder verkeilten Bruchstücks des Alveolarfortsatzes	1300	75,77	174,28	265,21	90,93	89,73	111,67

Nr.	Leistung	GOÄ Punktzahl	GOÄ 1fach €	GOÄ 2,3fach €	GOÄ 3,5fach €	GOÄ 1,2fach €	UV Allg. €	UV Bes. €
2688	Fixation bei nicht dislozierter Kieferfraktur durch Osteosynthese oder Aufhängung	750	43,72	100,55	153,00	52,46	51,77	64,42
2690	Operative Reposition und Fixation durch Osteosynthese bei Unterkieferbruch, je Kieferhälfte	1000	58,29	134,06	204,01	69,94	69,02	85,90
2691	Operative Reposition und Fixation durch Osteosynthese bei Aussprengung des Oberkiefers an der Schädelbasis	3600	209,83	482,62	734,42	251,80	248,49	309,23
2692	Operative Reposition und Fixation durch Osteosynthese bei Kieferbruch im Mittelgesichtsbereich – gegebenenfalls einschließlich Jochbeinbruch und/oder Nasenbeinbruch –, je Kieferhälfte	1500	87,43	201,09	306,01	104,92	103,54	128,85
2693	Operative Reposition und Fixation einer isolierten Orbitaboden-, Jochbein- oder Jochbogenfraktur	1200	69,94	160,87	244,81	83,93	82,83	103,08
2694	Operative Entfernung von Osteosynthesematerial aus einem Kiefer- oder Gesichtsknochen, je Fraktur	450	26,23	60,33	91,80	31,48	31,06	38,65
2695	Einrichtung und Fixation eines gebrochenen Kiefers außerhalb der Zahnreihen durch intra- und extraorale Schienenverbände und Stützapparate	2700	157,38	361,96	550,81	188,85	186,37	231,92
2696	Drahtumschlingung des Unterkiefers oder orofaziale Drahtaufhängung, auch beidseitig	500	29,14	67,03	102,00	34,97	34,51	42,95
2697	Anlegen von Drahtligaturen, Drahthäkchen oder dergleichen, je Kieferhälfte oder Frontzahnbereich, als selbständige Leistung	350	20,40	46,92	71,40	24,48	24,16	30,06
2698	Anlegen und Fixation einer Schiene am unverletzten Ober- oder Unterkiefer	1500	87,43	201,09	306,01	104,92	103,54	128,85
2699	Anlegen und Fixation einer Schiene am gebrochenen Ober- oder Unterkiefer	2200	128,23	294,93	448,81	153,88	151,85	188,97
2700	Anlegen von Stütz-, Halte- oder Hilfsvorrichtungen (z. B. Verbandsplatte, Pelotte) am Ober- oder Unterkiefer oder bei Kieferklemme	350	20,40	46,92	71,40	24,48	24,16	30,06

Nr.	Leistung	GOÄ Punktzahl	GOÄ 1fach €	GOÄ 2,3fach €	GOÄ 3,5fach €	GOÄ 1,2fach €	UV Allg. €	UV Bes. €
2701	Anlegen von extraoralen Stütz-, Halte- oder Hilfsvorrichtungen, einer Verbands- oder Verschlußplatte, Pelotte oder dergleichen – im Zusammenhang mit plastischen Operationen oder zur Verhütung oder Behandlung von Narbenkontrakturen –	1800	104,92	241,31	367,21	125,90	124,24	154,61
2702	Wiederanbringung einer gelösten Apparatur oder kleine Änderungen, teilweise Erneuerung von Schienen oder Stützapparaten – auch Entfernung von Schienen oder Stützapparaten –, je Kiefer	300	17,49	40,22	61,20	20,98	20,71	25,77
2705	Osteotomie nach disloziert verheilter Fraktur im Mittelgesicht – einschließlich Osteosynthese –	1700	99,09	227,90	346,81	118,91	117,34	146,02
2706	Osteotomie nach disloziert verheilter Fraktur im Unterkiefer – einschließlich Osteosynthese –	1300	75,77	174,28	265,21	90,93	89,73	111,67
2710	Partielle Resektion des Ober- oder Unterkiefers – auch Segmentosteotomie –, als selbständige Leistung	1100	64,12	147,47	224,41	76,94	75,93	94,49
2711	Partielle Resektion des Ober- oder Unterkiefers – auch Segmentosteotomie –, in Verbindung mit den Leistungen nach den Nummern 2640 oder 2642	750	43,72	100,55	153,00	52,46	51,77	64,42
2712	Halbseitenresektion des Ober- oder Unterkiefers	3000	174,86	402,18	612,02	209,83	207,07	257,69
2715	Suprahyoidale Lymphknotenausräumung einer Seite – einschließlich Darstellung und gegebenenfalls Entfernung von Muskeln, Nerven und Gefäßen –	2000	116,57	268,12	408,01	139,89	138,05	171,79
2716	Radikale Halslymphknotenausräumung einer Seite – einschließlich Darstellung und gegebenenfalls Entfernung von Muskeln, Nerven und Gefäßen –	5000	291,44	670,30	1020,03	349,72	345,12	429,49
2720	Osteotomie im Zusammenhang mit operativen Eingriffen am Mundboden – einschließlich Osteosynthese –	800	46,63	107,25	163,20	55,96	55,22	68,72
2730	Operative Maßnahmen zur Lagerbildung beim Aufbau des Alveolarfortsatzes, je Kieferhälfte oder Frontzahnbereich	500	29,14	67,03	102,00	34,97	34,51	42,95
2732	Operation zur Lagerbildung für Knochen oder Knorpel bei ausgedehnten Kieferdefekten	2000	116,57	268,12	408,01	139,89	138,05	171,79

GOÄ/UV-GOÄ – L X, XI – Nrn. 2750–2805

Nr.	Leistung	Punkt-zahl	GOÄ 1fach €	GOÄ 2,3fach €	GOÄ 3,5fach €	GOÄ 1,2fach €	UV Allg. €	UV Bes. €

X. Halschirurgie

Nr.	Leistung	Punktzahl	GOÄ 1fach €	GOÄ 2,3fach €	GOÄ 3,5fach €	GOÄ 1,2fach €	UV Allg. €	UV Bes. €
2750	Eröffnung des Schlundes durch Schnitt	1110	64,70	148,81	226,45	77,64	76,62	95,35
2751	Tracheotomie	554	32,29	74,27	113,02	38,75	38,24	47,59
2752	Exstirpation eines Ductus thyreoglossus oder einer medialen Halszyste – gegebenenfalls einschließlich Teilresektion des Zungenbeins –	1350	78,69	180,98	275,41	94,43	93,18	115,96
2753	Divertikelresektion im Halsbereich	1660	96,76	222,54	338,65	116,11	114,58	142,59
2754	Operation einer Kiemengangfistel	1660	96,76	222,54	338,65	116,11	114,58	142,59
2755	Entfernung der Kropfgeschwulst oder Teilresektion der Schilddrüse	1850	107,83	248,01	377,41	129,40	127,70	158,91
2756	Ausschälung der Nebenschilddrüse (Parathyreoektomie)	2200	128,23	294,93	448,81	153,88	151,85	188,97
2757	Radikaloperation der bösartigen Schilddrüsengeschwulst – einschließlich Ausräumung der regionären Lymphstromgebiete und gegebenenfalls der Nachbarorgane –	3700	215,66	496,02	754,82	258,80	255,39	317,82
2760	Ausräumung des regionären Lymphstromgebietes einer Halsseite, als selbständige Leistung	1200	69,94	160,87	244,81	83,93	82,83	103,08

XI. Gefäßchirurgie

1. Allgemeine Verrichtungen

Nr.	Leistung	Punktzahl	GOÄ 1fach €	GOÄ 2,3fach €	GOÄ 3,5fach €	GOÄ 1,2fach €	UV Allg. €	UV Bes. €
2800	Venaesectio	275	16,03	36,87	56,10	19,23	18,98	23,62
2801	Freilegung und/oder Unterbindung eines Blutgefäßes an den Gliedmaßen, als selbständige Leistung	463	26,99	62,07	94,45	32,38	44,87	55,83
2802	Freilegung und/oder Unterbindung eines Blutgefäßes in der Brust- oder Bauchhöhle, als selbständige Leistung	2220	129,40	297,61	452,89	155,28	153,23	190,69
2803	Freilegung und/oder Unterbindung eines Blutgefäßes am Hals, als selbständige Leistung	1480	86,27	198,41	301,93	103,52	102,16	127,13
2804	Druckmessung(en) am freigelegten Blutgefäß	253	14,75	33,92	51,61	17,70	17,46	21,73
2805	Flußmessung(en) am freigelegten Blutgefäß	350	20,40	46,92	71,40	24,48	24,16	30,06

Nr.	Leistung	GOÄ Punktzahl	GOÄ 1fach €	GOÄ 2,3fach €	GOÄ 3,5fach €	GOÄ 1,2fach €	UV Allg. €	UV Bes. €
2807	Operative Entnahme einer Arterie zum Gefäßersatz	739	43,07	99,07	150,76	51,69	51,01	63,48
2808	Operative Entnahme einer Vene zum Gefäßersatz	400	23,31	53,62	81,60	27,98	27,61	34,36
2809	Naht eines verletzten Blutgefäßes (traumatisch) an den Gliedmaßen – einschließlich Wundversorgung –	740	43,13	99,20	150,96	51,76	51,08	63,56
2810	Rekonstruktiver Eingriff an der Vena cava superior oder inferior (z. B. bei erweiterter Tumorchirurgie mit Cavaresektion und Ersatz durch eine Venenprothese) – gegebenenfalls einschließlich Anlegen einer temporären arterio-venösen Fistel –	5000	291,44	670,30	1020,03	349,72	345,12	429,49

2. Arterienchirurgie

Nr.	Leistung	GOÄ Punktzahl	GOÄ 1fach €	GOÄ 2,3fach €	GOÄ 3,5fach €	GOÄ 1,2fach €	UV Allg. €	UV Bes. €
2820	Rekonstruktive Operation einer extrakranialen Hirnarterie	3140	183,02	420,95	640,58	219,63	216,74	269,72
2821	Rekonstruktive Operation einer extrakranialen Hirnarterie mit Anlegen eines Shunts	4200	244,81	563,06	856,82	293,77	289,90	360,77
2822	Rekonstruktive Operation einer Armarterie	2300	134,06	308,34	469,21	160,87	158,76	197,56
2823	Rekonstruktive Operation einer Finger- oder Zehenarterie	1850	107,83	248,01	377,41	129,40	127,70	158,91
2824	Operation des offenen Ductus Botalli oder einer anderen abnormen Gefäßmißbildung im Thorax durch Verschluß	3000	174,86	402,18	612,02	209,83	207,07	257,69
2825	Operation einer abnormen Gefäßmißbildung im Thorax durch Rekonstruktion	6500	378,87	871,40	1326,04	454,64	448,66	558,33
2826	Operative Beseitigung einer erworbenen Stenose oder eines Verschlusses an den großen Gefäßen im Thorax durch Rekonstruktion	6500	378,87	871,40	1326,04	454,64	448,66	558,33
2827	Operation eines Aneurysmas an einem großen Gefäß im Thorax	7500	437,15	1005,46	1530,04	524,59	517,68	644,23
2828	Operative Versorgung einer intrathorakalen Gefäßverletzung durch direkte Naht	3000	174,86	402,18	612,02	209,83	207,07	257,69
2829	Operative Versorgung einer intrathorakalen Gefäßverletzung durch Gefäßersatz	5200	303,09	697,12	1060,83	363,71	358,93	446,66

GOÄ/UV-GOÄ − L XI − Nrn. 2834–2886

Nr.	Leistung	GOÄ Punktzahl	GOÄ 1fach €	GOÄ 2,3fach €	GOÄ 3,5fach €	GOÄ 1,2fach €	UV Allg. €	UV Bes. €
2834	Operative(r) Eingriff(e) an einem oder mehreren Gefäß(en) der Nieren, als selbständige Leistung	1480	86,27	198,41	301,93	103,52	102,16	127,13
2835	Rekonstruktive Operation an der Aorta abdominalis bei Stenose oder Verschluß	4500	262,29	603,27	918,02	314,75	310,61	386,54
2836	Rekonstruktive Operation an der Aorta abdominalis bei Aneurysma	5000	291,44	670,30	1020,03	349,72	345,12	429,49
2837	Rekonstruktive Operation an einem Viszeralgefäß	5000	291,44	670,30	1020,03	349,72	345,12	429,49
2838	Rekonstruktive Operation einer Nierenarterie	4300	250,64	576,46	877,22	300,76	296,80	369,36
2839	Rekonstruktive Operation an den Beckenarterien, einseitig	3000	174,86	402,18	612,02	209,83	207,07	257,69
2840	Rekonstruktive Operation an den Arterien eines Oberschenkels – auch Anlegung einer Gefäßprothese oder axillo-femorale Umleitung oder femoro-femorale Umleitung –	3000	174,86	402,18	612,02	209,83	207,07	257,69
2841	Rekonstruktive Operation einer Kniekehlenarterie	2000	116,57	268,12	408,01	139,89	138,05	171,79
2842	Rekonstruktive Operation der Arterien des Unterschenkels	3700	215,66	496,02	754,82	258,80	255,39	317,82
2843	Rekonstruktive Operation einer arteriovenösen Fistel an den Extremitäten oder im Halsbereich	3700	215,66	496,02	754,82	258,80	255,39	317,82
2844	Rekonstruktive Operation einer arteriovenösen Fistel im Brust- oder Bauchraum	5500	320,58	737,33	1122,03	384,70	379,63	472,43

3. Venenchirurgie

Nr.	Leistung	GOÄ Punktzahl	GOÄ 1fach €	GOÄ 2,3fach €	GOÄ 3,5fach €	GOÄ 1,2fach €	UV Allg. €	UV Bes. €
2880	Inzision eines Varixknotens	148	8,63	19,84	30,19	10,35	10,22	12,71
2881	Varizenexhairese, einseitig	1110	64,70	148,81	226,45	77,64	76,62	95,35
2882	Varizenexhairese mit Unterbrechung der Vv. perforantes, einseitig	1850	107,83	248,01	377,41	129,40	127,70	158,91
2883	Crossektomie der Vena saphena magna oder parva und Exstirpation mehrerer Seitenäste	1200	69,94	160,87	244,81	83,93	82,83	103,08
2885	Entfernung einer kleinen Blutadergeschwulst	1110	64,70	148,81	226,45	77,64	76,62	95,35
2886	Entfernung einer großen Blutadergeschwulst	2770	161,46	371,35	565,10	193,75	191,20	237,93

Nr.	Leistung	GOÄ Punktzahl	GOÄ 1fach €	GOÄ 2,3fach €	GOÄ 3,5fach €	GOÄ 1,2fach €	UV Allg. €	UV Bes. €
2887	Thrombektomie	2000	116,57	268,12	408,01	139,89	138,05	171,79
2888	Veno-venöse Umleitung (z. B. nach Palma) ohne Anlage eines arteriovenösen Shunts	3140	183,02	420,95	640,58	219,63	216,74	269,72
2889	Veno-venöse Umleitung (z. B. nach Palma) mit Anlage eines arteriovenösen Shunts	3700	215,66	496,02	754,82	258,80	255,39	317,82
2890	Isolierte Seitenastexstirpation und/oder Perforansdissektion und/oder Perforansligatur	350	20,40	46,92	71,40	24,48	24,16	30,06
2891	Rekonstruktive Operation an den Körpervenen unter Ausschluß der Hohlvenen (Thrombektomie, Transplantatersatz, Bypassoperation) – gegebenenfalls einschließlich Anlegen einer temporären arterio-venösen Fistel – .	3000	174,86	402,18	612,02	209,83	207,07	257,69
2895	Anlage eines arteriovenösen Shunts zur Hämodialyse	1480	86,27	198,41	301,93	103,52	102,16	127,13
2896	Anlage eines arteriovenösen Shunts zur Hämodialyse mit freiem Transplantat	2100	122,40	281,53	428,41	146,88	144,95	180,38
2897	Beseitigung eines arteriovenösen Shunts	1200	69,94	160,87	244,81	83,93	82,83	103,08
2898	Unterbrechung der Vena cava caudalis durch Filterimplantation	1500	87,43	201,09	306,01	104,92	103,54	128,85
2899	Unterbrechung der Vena cava caudalis nach Freilegung	2220	129,40	297,61	452,89	155,28	153,23	190,69
2900	Operation bei portalem Hochdruck durch Dissektion	3140	183,02	420,95	640,58	219,63	216,74	269,72
2901	Operation bei portalem Hochdruck durch venöse Anastomose	3700	215,66	496,02	754,82	258,80	255,39	317,82
2902	Operation bei portalem Hochdruck durch venöse Anastomose und Arterialisation	4620	269,29	619,36	942,51	323,14	318,89	396,84

4. Sympathikuschirurgie

Nr.	Leistung	GOÄ Punktzahl	GOÄ 1fach €	GOÄ 2,3fach €	GOÄ 3,5fach €	GOÄ 1,2fach €	UV Allg. €	UV Bes. €
2920	Thorakale Sympathektomie	2000	116,57	268,12	408,01	139,89	138,05	171,79
2921	Lumbale Sympathektomie	1480	86,27	198,41	301,93	103,52	102,16	127,13

Nr.	Leistung	Punktzahl	GOÄ 1fach €	GOÄ 2,3fach €	GOÄ 3,5fach €	GOÄ 1,2fach €	UV Allg. €	UV Bes. €

XII. Thoraxchirurgie

Nr.	Leistung	Punktzahl	GOÄ 1fach €	GOÄ 2,3fach €	GOÄ 3,5fach €	GOÄ 1,2fach €	UV Allg. €	UV Bes. €
2950	Resektion einer Rippe, als selbständige Leistung	739	43,07	99,07	150,76	51,69	51,01	63,48
2951	Resektion mehrerer benachbarter Rippen, als selbständige Leistung	1110	64,70	148,81	226,45	77,64	76,62	95,35
2952	Resektion einer Halsrippe oder der 1. Rippe	1110	64,70	148,81	226,45	77,64	76,62	95,35
2953	Thorakoplastik	3140	183,02	420,95	640,58	219,63	216,74	269,72
2954	Thorakoplastik mit Höhleneröffnung – auch Jalousieplastik –	4620	269,29	619,36	942,51	323,14	318,89	396,84
2955	Thorakoplastik mit Entschwartung – gegebenenfalls einschließlich Muskelimplantation und Entnahme des Implantates –	5000	291,44	670,30	1020,03	349,72	345,12	429,49
2956	Brustwandteilresektion	2100	122,40	281,53	428,41	146,88	144,95	180,38
2957	Brustwandteilresektion mit plastischer Deckung	3000	174,86	402,18	612,02	209,83	207,07	257,69
2959	Korrekturthorakoplastik mit Entschwartung – gegebenenfalls einschließlich Muskelimplantation und Entnahme des Implantates –	5100	297,27	683,71	1040,43	356,72	352,02	438,07
2960	Operation einer Brustkorbdeformität (z. B. Trichterbrust)	3000	174,86	402,18	612,02	209,83	207,07	257,69
2970	Anlage einer Pleuradrainage (z. B. Bülausche Heberdrainage)	554	32,29	74,27	113,02	38,75	38,24	47,59
2971	Spülung des Pleuraraumes bei liegender Drainage – gegebenenfalls einschließlich Einbringung von Arzneimitteln –	148	8,63	19,84	30,19	10,35	10,22	12,71
2972	Entnahme von Pleuragewebe nach operativer Freilegung der Pleura, als selbständige Leistung	666	38,82	89,28	135,87	46,58	45,97	57,21
2973	Pleurektomie, einseitig, als selbständige Leistung	2220	129,40	297,61	452,89	155,28	153,23	190,69
2974	Pleurektomie mit Resektion(en) am Perikard und/oder Zwerchfell	3140	183,02	420,95	640,58	219,63	216,74	269,72
2975	Dekortikation der Lunge	4800	279,78	643,49	979,23	335,73	331,32	412,31
2976	Ausräumung eines Hämatothorax	2000	116,57	268,12	408,01	139,89	138,05	171,79
2977	Thorakokaustik bei Spontanpneumothorax	739	43,07	99,07	150,76	51,69	51,01	63,48

Nrn. 2979–3013 – L XII – GOÄ/UV-GOÄ

Nr.	Leistung	GOÄ Punktzahl	GOÄ 1fach €	GOÄ 2,3fach €	GOÄ 3,5fach €	GOÄ 1,2fach €	UV Allg. €	UV Bes. €
2979	Operative Entfernung eines Pleuraempyems – gegebenenfalls einschließlich Rippenresektion(en) – ...	1110	64,70	148,81	226,45	77,64	76,62	95,35
2985	Thorakaler Eingriff am Zwerchfell	2220	129,40	297,61	452,89	155,28	153,23	190,69
2990	Thorakotomie zu diagnostischen Zwecken	1110	64,70	148,81	226,45	77,64	76,62	95,35
2991	Thorakotomie mit Herzmassage	1480	86,27	198,41	301,93	103,52	102,16	127,13
2992	Thorakotomie mit Entnahme von Pleura- und/oder Lungengewebe für die histologische und/oder bakteriologische Untersuchung, als selbständige Leistung	1290	75,19	172,94	263,17	90,23	89,04	110,81
2993	Thorakotomie mit Gewebsentnahme und intrathorakalen Präparationen ...	1480	86,27	198,41	301,93	103,52	102,16	127,13
2994	Operative Eingriffe an der Lunge (z. B. Keilexzision, Herdenukleation, Ausschälung von Zysten)	2770	161,46	371,35	565,10	193,75	191,20	237,93
2995	Lob- oder Pneumonektomie	3140	183,02	420,95	640,58	219,63	216,74	269,72
2996	Lungensegmentresektion(en)	4000	233,15	536,24	816,02	279,78	276,10	343,59
2997	Lobektomie und Lungensegmentresektion(en)	5100	297,27	683,71	1040,43	356,72	352,02	438,07
2998	Bilobektomie	4800	279,78	643,49	979,23	335,73	331,32	412,31
2999	Pneumonektomie mit intraperikardialer Gefäßversorgung und/oder Ausräumung mediastinaler Lymphknoten .	5600	326,41	750,74	1142,43	391,69	386,54	481,02
3000	Bronchotomie zur Entfernung von Fremdkörpern oder Tumoren	2770	161,46	371,35	565,10	193,75	191,20	237,93
3001	Thorakale Eingriffe am Tracheobronchialsystem wie Resektion und/oder Anastomose und/oder Versteifung und/oder plastischer Ersatz	5800	338,07	777,55	1183,23	405,68	400,34	498,20
3002	Operative Kavernen- oder Lungenabszeßeröffnung	4800	279,78	643,49	979,23	335,73	331,32	412,31
3010	Sternotomie, als selbständige Leistung	1110	64,70	148,81	226,45	77,64	76,62	95,35
3011	Entfernung eines Mediastinaltumors, transpleural oder transsternal	4000	233,15	536,24	816,02	279,78	276,10	343,59
3012	Drainage des Mediastinums	554	32,29	74,27	113,02	38,75	38,24	47,59
3013	Intrathorakaler Eingriff am Lymphgefäßsystem	4000	233,15	536,24	816,02	279,78	276,10	343,59

XIII. Herzchirurgie

Nr.	Leistung	Punktzahl	GOÄ 1fach €	GOÄ 2,3fach €	GOÄ 3,5fach €	GOÄ 1,2fach €	UV Allg. €	UV Bes. €
3050	Operative Maßnahmen in Verbindung mit der Herz-Lungen-Maschine zur Herstellung einer extrakorporalen Zirkulation	1850	107,83	248,01	377,41	129,40	127,70	158,91
3051	Perfusion der Hirnarterien, zusätzlich zur Leistung nach Nummer 3050	1290	75,19	172,94	263,17	90,23	89,04	110,81
3052	Perfusion der Koronararterien, zusätzlich zur Leistung nach Nummer 3050 .	1110	64,70	148,81	226,45	77,64	76,62	95,35
3053	Perfusion von Arterien eines anderen Organs, zusätzlich zur Leistung nach Nummer 3050	1110	64,70	148,81	226,45	77,64	76,62	95,35
3054	Operative extrathorakale Anlage einer assistierenden Zirkulation	1850	107,83	248,01	377,41	129,40	127,70	158,91
3055	Überwachung einer assistierenden Zirkulation, je angefangene Stunde . .	554	32,29	74,27	113,02	38,75	38,24	47,59

Die Leistung nach Nummer 3055 ist nur während einer Operation berechnungsfähig.

Nr.	Leistung	Punktzahl	GOÄ 1fach €	GOÄ 2,3fach €	GOÄ 3,5fach €	GOÄ 1,2fach €	UV Allg. €	UV Bes. €
3060	Intraoperative Funktionsmessungen am und/oder im Herzen	554	32,29	74,27	113,02	38,75	38,24	47,59
3065	Operation am Perikard, als selbständige Leistung	2000	116,57	268,12	408,01	139,89	138,05	171,79
3066	Operation der Pericarditis constrictiva	3140	183,02	420,95	640,58	219,63	216,74	269,72
3067	Myokardbiopsie unter Freilegung des Herzens, als selbständige Leistung . .	1480	86,27	198,41	301,93	103,52	102,16	127,13
3068	Anlage einer künstlichen Pulmonalisstammstenose	3140	183,02	420,95	640,58	219,63	216,74	269,72
3069	Shuntoperation an herznahen Gefäßen	3000	174,86	402,18	612,02	209,83	207,07	257,69
3070	Operative Anlage eines Vorhofseptumdefektes	3000	174,86	402,18	612,02	209,83	207,07	257,69
3071	Naht einer Myokardverletzung	3000	174,86	402,18	612,02	209,83	207,07	257,69
3072	Operativer Verschluß des Vorhofseptumdefektes vom Sekundum-Typ	3000	174,86	402,18	612,02	209,83	207,07	257,69
3073	Operativer Verschluß von Vorhofseptumdefekten anderen Typs (z. B. Sinus venosus) – auch Korrektur einer isolierten Lungenvenenfehlmündung –	4000	233,15	536,24	816,02	279,78	276,10	343,59

Nrn. 3074–3097   – L XIII –   GOÄ/UV-GOÄ

Nr.	Leistung	Punkt-zahl	GOÄ 1fach €	GOÄ 2,3fach €	GOÄ 3,5fach €	GOÄ 1,2fach €	UV Allg. €	UV Bes. €
3074	Komplette intraatriale Blutumleitung (totale Lungenvenenfehlmündung oder unkomplizierte Transposition der großen Arterien)	6500	378,87	871,40	1326,04	454,64	448,66	558,33
3075	Entfernung eines Fremdkörpers aus dem Herzen oder aus einem herznahen Gefäß – auch Thromb- oder Embolektomie –	3000	174,86	402,18	612,02	209,83	207,07	257,69
3076	Operative Entfernung eines Herztumors oder eines Herzwandaneurysmas oder eines Herzdivertikels	4800	279,78	643,49	979,23	335,73	331,32	412,31
3077	Operativer Verschluß eines Herzkammerscheidewanddefektes mittels direkter Naht	3000	174,86	402,18	612,02	209,83	207,07	257,69
3078	Operativer Verschluß eines Herzkammerscheidewanddefektes mittels Prothese	4000	233,15	536,24	816,02	279,78	276,10	343,59
3079	Resektion intrakardial stenosierender Muskulatur	3000	174,86	402,18	612,02	209,83	207,07	257,69
3084	Valvuloplastik einer Herzklappe	3300	192,35	442,40	673,22	230,82	227,78	283,46
3085	Operative Korrektur einer Herzklappe	3140	183,02	420,95	640,58	219,63	216,74	269,72
3086	Operativer Ersatz einer Herzklappe ..	5600	326,41	750,74	1142,43	391,69	386,54	481,02
3087	Operative Korrektur und/oder Ersatz mehrerer Herzklappen	7500	437,15	1005,46	1530,04	524,59	517,68	644,23
3088	Operation zur direkten myokardialen Revaskularisation eines Versorgungsabschnittes	5600	326,41	750,74	1142,43	391,69	386,54	481,02
3089	Operation zur direkten myokardialen Revaskularisation mehrerer Versorgungsabschnitte	7500	437,15	1005,46	1530,04	524,59	517,68	644,23
3090	Operation von Anomalien der Koronararterien	4000	233,15	536,24	816,02	279,78	276,10	343,59
3091	Operation am Reizleitungssystem (Korrektur von Rhythmusstörungen – ausschließlich der Schrittmacherbehandlung –)	4500	262,29	603,27	918,02	314,75	310,61	386,54
3095	Schrittmacher-Erstimplantation	2770	161,46	371,35	565,10	193,75	191,20	237,93
3096	Schrittmacher-Aggregatwechsel	1110	64,70	148,81	226,45	77,64	76,62	95,35
3097	Schrittmacher-Korrektureingriff – auch Implantation von myokardialen Elektroden –	2770	161,46	371,35	565,10	193,75	191,20	237,93

GOÄ/UV-GOÄ – L XIV – Nrn. 3120–3148

Nr.	Leistung	Punktzahl	GOÄ 1fach €	GOÄ 2,3fach €	GOÄ 3,5fach €	GOÄ 1,2fach €	UV Allg. €	UV Bes. €

XIV. Ösophaguschirurgie, Abdominalchirurgie

Nr.	Leistung	Punktzahl	GOÄ 1fach	GOÄ 2,3fach	GOÄ 3,5fach	GOÄ 1,2fach	UV Allg.	UV Bes.
3120	Diagnostische Peritonealspülung, als selbständige Leistung	300	17,49	40,22	61,20	20,98	20,71	25,77
3121	Choledochoskopie während einer intraabdominalen Operation	500	29,14	67,03	102,00	34,97	34,51	42,95
3122	Intraoperative Manometrie an den Gallenwegen (Prüfung des Papillenwiderstandes)	375	21,86	50,27	76,50	26,23	25,88	32,21
3125	Eröffnung des Ösophagus vom Halsgebiet aus	1110	64,70	148,81	226,45	77,64	76,62	95,35
3126	Intrathorakaler Eingriff am Ösophagus	4000	233,15	536,24	816,02	279,78	276,10	343,59
3127	Extrapleurale Operation der Ösophagusatresie beim Kleinkind	5000	291,44	670,30	1020,03	349,72	345,12	429,49
3128	Operative Beseitigung einer angeborenen ösophagotrachealen Fistel	3000	174,86	402,18	612,02	209,83	207,07	257,69
3129	Operativer Eingriff am terminalen Ösophagus bei abdominalem Zugang	3000	174,86	402,18	612,02	209,83	207,07	257,69
3130	Operativer Eingriff am Ösophagus bei abdominalthorakalem Zugang	5000	291,44	670,30	1020,03	349,72	345,12	429,49
3135	Eröffnung der Bauchhöhle zu diagnostischen Zwecken – gegebenenfalls einschließlich Gewebeentnahme – ...	1110	64,70	148,81	226,45	77,64	76,62	95,35
3136	Eröffnung eines subphrenischen Abszesses	1110	64,70	148,81	226,45	77,64	76,62	95,35
3137	Eröffnung von Abszessen im Bauchraum	1110	64,70	148,81	226,45	77,64	76,62	95,35
3138	Anlage einer Magenfistel mit oder ohne Schrägkanalbildung	1600	93,26	214,50	326,41	111,91	110,44	137,44
3139	Eröffnung des Bauchraumes bei Peritonitis mit ausgedehnter Revision, Spülung und Drainage	2770	161,46	371,35	565,10	193,75	191,20	237,93
3144	Naht der Magen- und/oder Darmwand nach Perforation oder nach Verletzung – einschließlich Spülung des Bauchraumes –	1900	110,75	254,72	387,61	132,90	131,15	163,20
3145	Teilresektion des Magens	2770	161,46	371,35	565,10	193,75	191,20	237,93
3146	Kardiaresektion	4000	233,15	536,24	816,02	279,78	276,10	343,59
3147	Totale Magenentfernung	4800	279,78	643,49	979,23	335,73	331,32	412,31
3148	Resektion des Ulcus pepticum	4000	233,15	536,24	816,02	279,78	276,10	343,59

Nr.	Leistung	GOÄ Punktzahl	GOÄ 1fach €	GOÄ 2,3fach €	GOÄ 3,5fach €	GOÄ 1,2fach €	UV Allg. €	UV Bes. €
3149	Umwandlungsoperation am Magen (z. B. Billroth II in Billroth I, Interposition)	5250	306,01	703,82	1071,03	367,21	362,38	450,96
3150	Gastrotomie	1600	93,26	214,50	326,41	111,91	110,44	137,44
3151	Operative Einbringung eines Tubus in Ösophagus und/oder Magen als Notoperation	2700	157,38	361,96	550,81	188,85	186,37	231,92
3152	Spaltung des Pylorus (z. B. bei Pylorospasmus)	1900	110,75	254,72	387,61	132,90	131,15	163,20
3153	Pyloroplastik	3000	174,86	402,18	612,02	209,83	207,07	257,69
3154	Vagotomie am Magen	3000	174,86	402,18	612,02	209,83	207,07	257,69
3155	Vagotomie am Magen mit zusätzlichen Drainageverfahren (z. B. Anastomose, Pyloruserweiterung einschließlich Plastik)	4500	262,29	603,27	918,02	314,75	310,61	386,54
3156	Endoskopische Entfernung von Fäden nach Magenoperation oder von Fremdkörpern, zusätzlich zur Gastroskopie	450	26,23	60,33	91,80	31,48	31,06	38,65
3157	Magenteilresektion mit Dickdarmteilresektion	4620	269,29	619,36	942,51	323,14	318,89	396,84
3158	Gastroenterostomie	2220	129,40	297,61	452,89	155,28	153,23	190,69
3165	Operative Beseitigung von Atresien, Stenosen (Septen) und/oder Divertikeln des Duodenums	4000	233,15	536,24	816,02	279,78	276,10	343,59
3166	Operative Beseitigung der Atresien, Stenosen (Septen) und/oder Divertikeln des Jejunums oder des Ileums ..	3000	174,86	402,18	612,02	209,83	207,07	257,69
3167	Anastomose im Dünndarmgebiet – auch mit Teilresektion –	2220	129,40	297,61	452,89	155,28	153,23	190,69
3168	Jejuno-Zökostomie	2600	151,55	348,56	530,41	181,86	179,46	223,33
3169	Teilresektion des Kolons – auch mit Anastomose –	3750	218,58	502,73	765,02	262,29	258,84	322,11
3170	Kolektomie, auch subtotal – mit Ileostomie –	5250	306,01	703,82	1071,03	367,21	362,38	450,96
3171	Operative Beseitigung von Lageanomalien innerhalb des Magen-Darmtraktes oder des Volvulus (auch im Säuglings- und Kleinkindalter) oder der Darminvagination	2500	145,72	335,15	510,01	174,86	172,56	214,74
3172	Operative Darmmobilisation bei Verwachsungen, als selbständige Leistung	1600	93,26	214,50	326,41	111,91	110,44	137,44

Nr.	Leistung	Punktzahl	GOÄ 1fach €	GOÄ 2,3fach €	GOÄ 3,5fach €	GOÄ 1,2fach €	UV Allg. €	UV Bes. €
3173	Operative Entfernung des Meckel'schen Divertikels	1480	86,27	198,41	301,93	103,52	102,16	127,13
3174	Operative Beseitigung einer Darmduplikatur	2700	157,38	361,96	550,81	188,85	186,37	231,92
3175	Operation des Mekoniumileus	2700	157,38	361,96	550,81	188,85	186,37	231,92
3176	Transposition eines Darmteils innerhalb des Abdomens	3500	204,01	469,21	714,02	244,81	241,59	300,64
3177	Transposition eines Darmteils und/oder des Magens aus dem Abdomen heraus	5000	291,44	670,30	1020,03	349,72	345,12	429,49
3179	Faltung sämtlicher Dünndarmschlingen bei rezidivierendem Ileus	4000	233,15	536,24	816,02	279,78	276,10	343,59
3181	Langstreckige Resektion, auch ganzer Konvolute, vom Dünndarm – gegebenenfalls einschließlich vom Dickdarm – mit Anastomose	3500	204,01	469,21	714,02	244,81	241,59	300,64
3183	Kombinierte Entfernung des gesamten Dick- und Mastdarmes mit Ileostoma	6500	378,87	871,40	1326,04	454,64	448,66	558,33
3184	Lebertransplantation	7500	437,15	1005,46	1530,04	524,59	517,68	644,23
3185	Operation an der Leber (z. B. Teilresektion oder Exzision eines Tumors)	3000	174,86	402,18	612,02	209,83	207,07	257,69
3186	Exstirpation der Gallenblase	2500	145,72	335,15	510,01	174,86	172,56	214,74
3187	Operation an den Gallengängen – gegebenenfalls einschließlich Exstirpation der Gallenblase –	3250	189,43	435,70	663,02	227,32	224,33	279,17
3188	Biliodigestive Anastomose mit Interposition eines Darmabschnittes	4200	244,81	563,06	856,82	293,77	289,90	360,77
3189	Operative Beseitigung von Atresien und/oder Stenosen der Gallengänge beim Säugling oder Kleinkind	4000	233,15	536,24	816,02	279,78	276,10	343,59
3190	Papillenexstirpation oder -spaltung mit Eröffnung des Duodenums	2700	157,38	361,96	550,81	188,85	186,37	231,92
3192	Milzrevision, als selbständige Leistung	2000	116,57	268,12	408,01	139,89	138,05	171,79
3194	Präparation einer Pankreaszyste und Drainage derselben durch Interposition eines Darmabschnittes	3700	215,66	496,02	754,82	258,80	255,39	317,82
3195	Resektion des Kopfteils vom Pankreas	4620	269,29	619,36	942,51	323,14	318,89	396,84
3196	Resektion des Schwanzteils vom Pankreas	2220	129,40	297,61	452,89	155,28	153,23	190,69

Nrn. 3197–3220 – L XIV – GOÄ/UV-GOÄ

Nr.	Leistung	Punkt-zahl	GOÄ 1fach €	GOÄ 2,3fach €	GOÄ 3,5fach €	GOÄ 1,2fach €	UV Allg. €	UV Bes. €
3197	Resektion des ganzen Pankreas	4620	269,29	619,36	942,51	323,14	318,89	396,84
3198	Pankreoduodenektomie (z. B. nach Whipple)	5000	291,44	670,30	1020,03	349,72	345,12	429,49
3199	Milzexstirpation	2220	129,40	297,61	452,89	155,28	153,23	190,69
3200	Appendektomie	1480	86,27	198,41	301,93	103,52	102,16	127,13
3202	Operation einer persistierenden Fistel am Magen-Darmtrakt – gegebenenfalls einschließlich Resektion und Anastomose –	3000	174,86	402,18	612,02	209,83	207,07	257,69
3205	Anlage einer Endodrainage (z. B. Duodenum-Dünndarm-Leberpforte-Bauchhaut), zusätzlich zu anderen intraabdominalen Operationen	2250	131,15	301,64	459,01	157,38	155,30	193,27
3206	Enterostomie – auch einschließlich Katheterfistelung (Kolostomie, Transversumfistel) –	2250	131,15	301,64	459,01	157,38	155,30	193,27
3207	Anlegen eines Anus praeter	1480	86,27	198,41	301,93	103,52	102,16	127,13
3208	Verschlußoperation für einen Anus praeter mit Darmnaht	1250	72,86	167,58	255,01	87,43	86,28	107,37
3209	Verschlußoperation für einen Anus praeter mit Darmresektion	1750	102,00	234,61	357,01	122,40	120,79	150,32
3210	Anlegen eines Anus praeter duplex transversalis	2000	116,57	268,12	408,01	139,89	138,05	171,79
3211	Unterweisung eines Anus praeter-Patienten in der Irrigator-Methode zur Darmentleerung	120	6,99	16,09	24,48	8,39	8,28	10,31
3215	Eröffnung eines kongenitalen oberflächlichen Afterverschlusses	150	8,74	20,11	30,60	10,49	10,35	12,88
3216	Operation eines kongenitalen tiefreichenden Mastdarmverschlusses vom Damm aus oder der Analatresie	1200	69,94	160,87	244,81	83,93	82,83	103,08
3217	Operation der Anal- und Rektumatresie einschließlich Kolondurchzugsoperation	3750	218,58	502,73	765,02	262,29	258,84	322,11
3218	Radikaloperation eines tiefreichenden Mastdarmverschlusses mit Eröffnung der Bauchhöhle	2700	157,38	361,96	550,81	188,85	186,37	231,92
3219	Operation eines Afterrisses oder Mastdarmrisses	278	16,20	37,27	56,71	19,44	19,19	23,88
3220	Operation submuköser Mastdarmfisteln	300	17,49	40,22	61,20	20,98	20,71	25,77

GOÄ/UV-GOÄ – L XIV – Nrn. 3221–3238

Nr.	Leistung	Punktzahl	GOÄ 1fach €	GOÄ 2,3fach €	GOÄ 3,5fach €	GOÄ 1,2fach €	UV Allg. €	UV Bes. €
3221	Operation intramuskulärer Mastdarmfisteln	370	21,57	49,60	75,48	25,88	25,54	31,78
3222	Operation einer transsphinkterischen Mastdarmfistel – auch ihres verzweigten Gangsystems –	700	40,80	93,84	142,80	48,96	48,32	60,13
3223	Operation einer extrasphinkterischen Fistel oder Rundbogenfistel – auch jeweils ihres verzweigten Gangsystems –	850	49,54	113,95	173,40	59,45	58,67	73,01
3224	Peranale operative Entfernung von Mastdarmpolypen oder Mastdarmgeschwülsten – einschließlich Schleimhautnaht –	1150	67,03	154,17	234,61	80,44	79,38	98,78
3226	Peranale operative Entfernung einer Mastdarmgeschwulst mit Durchtrennung der Schließmuskulatur (Rectostomia posterior) – einschließlich Naht –	3500	204,01	469,21	714,02	244,81	241,59	300,64
3230	Manuelles Zurückbringen des Mastdarmvorfalles	120	6,99	16,09	24,48	8,39	8,28	10,31
3231	Operation des Mastdarmvorfalles bei Zugang vom After aus oder perineal .	1150	67,03	154,17	234,61	80,44	79,38	98,78
3232	Operation des Mastdarmvorfalles mit Eröffnung der Bauchhöhle	2220	129,40	297,61	452,89	155,28	153,23	190,69
3233	Rektumexstirpation bei Zugang vom After aus – auch mit Kreuzbeinschnitt –	2800	163,20	375,37	571,22	195,85	193,27	240,51
3234	Rektale Myektomie (z. B. bei Megacolon congenitum) – auch mit Kolostomie –	3500	204,01	469,21	714,02	244,81	241,59	300,64
3235	Kombinierte Rektumexstirpation mit Laparotomie	5000	291,44	670,30	1020,03	349,72	345,12	429,49
3236	Unblutige Erweiterung des Mastdarmschließmuskels	111	6,47	14,88	22,64	7,76	7,66	9,53
3237	Blutige Erweiterung des Mastdarmschließmuskels, als selbständige Leistung	370	21,57	49,60	75,48	25,88	25,54	31,78
3238	Entfernung von Fremdkörpern aus dem Mastdarm	185	10,78	24,80	37,74	12,94	12,77	15,89

Eine neben der Leistung nach Nummer 3238 erforderliche Rektoskopie ist nach Nummer 690 zusätzlich berechnungsfähig.

Nrn. 3239–3302 – L XIV, XV, XVI – GOÄ/UV-GOÄ

Nr.	Leistung	Punkt-zahl	GOÄ 1fach €	GOÄ 2,3fach €	GOÄ 3,5fach €	GOÄ 1,2fach €	UV Allg. €	UV Bes. €
3239	Muskelplastik bei Insuffizienz des Mastdarmschließmuskels	1800	104,92	241,31	367,21	125,90	124,24	154,61
3240	Operation der Hämorrhoidalknoten ..	554	32,29	74,27	113,02	38,75	38,24	47,59
3241	Hohe intraanale Exzision von Hämorrhoidalknoten (z. B. nach Miligan/Morgan) – auch mit Analplastik –	924	53,86	123,87	188,50	64,63	63,78	79,37

XV. Hernienchirurgie

Nr.	Leistung	Punktzahl	GOÄ 1fach €	GOÄ 2,3fach €	GOÄ 3,5fach €	GOÄ 1,2fach €	UV Allg. €	UV Bes. €
3280	Operation einer Diaphragmahernie ..	2770	161,46	371,35	565,10	193,75	191,20	237,93
3281	Operation der Zwerchfellrelaxation ...	2250	131,15	301,64	459,01	157,38	155,30	193,27
3282	Zurückbringen oder Versuch des Zurückbringens eines eingeklemmten Bruches	222	12,94	29,76	45,29	15,53	15,32	19,07
3283	Operation eines Nabel- oder Mittellinien- oder Bauchnarbenbruches	1110	64,70	148,81	226,45	77,64	76,62	95,35
3284	Operation eines Nabel- oder Mittellinien- oder Bauchnarbenbruches mit Muskel- und Faszienverschiebeplastik – auch mit Darmresektion –	2500	145,72	335,15	510,01	174,86	172,56	214,74
3285	Operation eines Leisten- oder Schenkelbruches	1290	75,19	172,94	263,17	90,23	89,04	110,81
3286	Operation eines eingeklemmten Leisten- oder Schenkelbruches – gegebenenfalls mit Darmresektion –	2000	116,57	268,12	408,01	139,89	138,05	171,79
3287	Operation der Omphalozele (Nabelschnurhernie) oder der Gastroschisis beim Neugeborenen oder Kleinkind ..	2500	145,72	335,15	510,01	174,86	172,56	214,74
3288	Operative Beseitigung eines Ductus omphaloentericus persistens oder einer Urachusfistel	2250	131,15	301,64	459,01	157,38	155,30	193,27

XVI. Orthopädisch-chirurgische konservative Leistungen

Nr.	Leistung	Punktzahl	GOÄ 1fach €	GOÄ 2,3fach €	GOÄ 3,5fach €	GOÄ 1,2fach €	UV Allg. €	UV Bes. €
3300 GOÄ	Arthroskopie – gegebenenfalls mit Probeexzision –	500	29,14	67,03	102,00	34,97		
3300 UV-GOÄ	Arthroskopie – gegebenenfalls mit Probeexzision – als diagnostische Maßnahme						34,51	42,95
3301	Modellierendes Redressement einer schweren Hand- oder Fußverbildung	473	27,57	63,41	96,49	33,08	32,65	40,63
3302	Stellungsänderung oder zweites und folgendes Redressement im Verlaufe der Behandlung nach Nummer 3301	227	13,23	30,43	46,31	15,88	15,67	19,50

Nr.	Leistung	GOÄ Punktzahl	GOÄ 1fach €	GOÄ 2,3fach €	GOÄ 3,5fach €	GOÄ 1,2fach €	UV Allg. €	UV Bes. €
3305	Chiropraktische Wirbelsäulenmobilisierung	37	2,16	4,96	7,55	2,59	2,55	3,18
3306 GOÄ	Chirotherapeutischer Eingriff an der Wirbelsäule	148	8,63	19,84	30,19	10,35		
3306 UV-GOÄ	Chirotherapeutischer Eingriff an der Wirbelsäule und an den Extremitäten						10,22	12,71
3310	Abdrücke oder Modellherstellung durch Gips oder andere Werkstoffe für eine Hand oder für einen Fuß mit oder ohne Positiv	76	4,43	10,19	15,50	5,32	5,25	6,53
3311	Abdrücke oder Modellherstellung durch Gips oder andere Werkstoffe für einen Unterarm einschließlich Hand oder für einen Unterschenkel einschließlich Fuß oder für Ober- oder Unterarm oder Unterschenkelstumpf	152	8,86	20,38	31,01	10,63	10,49	13,06
3312	Abdrücke oder Modellherstellung durch Gips oder andere Werkstoffe für einen Oberschenkelstumpf mit Tubersitzausarbeitung	189	11,02	25,34	38,56	13,22	13,05	16,23
3313	Abdrücke oder Modellherstellung durch Gips oder andere Werkstoffe für den ganzen Arm oder für das ganze Bein	303	17,66	40,62	61,81	21,19	20,91	26,03
3314	Abdrücke oder Modellherstellung durch Gips oder andere Werkstoffe für den Arm mit Schulter	379	22,09	50,81	77,32	26,51	26,16	32,55
3315	Abdrücke oder Modellherstellung durch Gips oder andere Werkstoffe für das Bein mit Becken	473	27,57	63,41	96,49	33,08	32,65	40,63
3316	Abdrücke oder Modellherstellung durch Gips oder andere Werkstoffe für den Rumpf	757	44,12	101,48	154,43	52,95	52,25	65,02
3317	Abdrücke oder Modellherstellung durch Gips oder andere Werkstoffe für Rumpf und Kopf oder Rumpf und Arm oder Rumpf, Kopf und Arm	946	55,14	126,82	192,99	66,17	65,30	81,26

Nr.	Leistung	GOÄ Punktzahl	GOÄ 1fach €	GOÄ 2,3fach €	GOÄ 3,5fach €	GOÄ 1,2fach €	UV Allg. €	UV Bes. €
3320	Anpassen von Kunstgliedern oder eines großes orthopädischen Hilfsmittels	95	5,54	12,74	19,38	6,64	6,56	8,16
	Unter „Große orthopädische Hilfsmittel" sind solche orthopädischen Hilfsmittel zu verstehen, deren Anpassen dem von Kunstgliedern vergleichbar ist. Unter „Anpassen" ist die durch den Arzt bewirkte Korrektur von bereits vorhandenen, anderweitig angefertigten Kunstgliedern oder großen orthopädischen Hilfsmitteln zu verstehen.							
3321	Erstellen eines Konstruktionsplanes für ein großes orthopädisches Hilfsmittel (z. B. Kunstglied)	152	8,86	20,38	31,01	10,63	10,49	13,06

M. Laboratoriumsuntersuchungen (GOÄ/UV-GOÄ)

Allgemeine Bestimmungen (GOÄ/UV-GOÄ)

1. Die Gebühren für Laboratoriumsuntersuchungen des Abschnitts M umfassen die Eingangsbegutachtung des Probenmaterials, die Probenvorbereitung, die Durchführung der Untersuchung (einschließlich der erforderlichen Qualitätssicherungsmaßnahmen) sowie die Erstellung des daraus resultierenden ärztlichen Befunds.
Mit den Gebühren für die berechnungsfähigen Leistungen sind außer den Kosten – mit Ausnahme der Versand- und Portokosten sowie der Kosten für Pharmaka im Zusammenhang mit Funktionstesten – auch die Beurteilung, die obligatorische Befunddokumentation, die Befundmitteilung sowie der einfache Befundbericht abgegolten. Die Verwendung radioaktiven Materials kann nicht gesondert berechnet werden.
Kosten für den Versand des Untersuchungsmaterials und die Übermittlung des Untersuchungsergebnisses innerhalb einer Laborgemeinschaft sind nicht berechnungsfähig.

2. Stehen dem Arzt für die Erbringung bestimmter Laboruntersuchungen mehrere in ihrer klinischen Aussagefähigkeit und analytischen Qualität gleichwertige Verfahren zur Verfügung, so kann er nur das niedriger bewertete Verfahren abrechnen.

3. Bei Weiterversand von Untersuchungsmaterial durch einen Arzt an einen anderen Arzt wegen der Durchführung von Laboruntersuchungen der Abschnitte M III und/oder M IV hat die Rechnungsstellung durch den Arzt zu erfolgen, der die Laborleistung selbst erbracht hat.

4. Mehrmalige Blutentnahmen an einem Kalendertag (z. B. im Zusammenhang mit Funktionsprüfungen) sind entsprechend mehrfach berechnungsfähig. Anstelle der Blutentnahme kann die intravenöse Einbringung von Testsubstanzen berechnet werden, wenn beide Leistungen bei liegender Kanüle nacheinander erbracht werden.
Entnahmen aus liegender Kanüle oder liegendem Katheter sind nicht gesondert berechnungsfähig.

5. Die rechnerische Ermittlung von Ergebnissen aus einzelnen Meßgrößen ist nicht berechnungsfähig (z. B. Clearance-Berechnungen, mittlerer korpuskulärer Hämoglobingehalt).

6. Die in Abschnitt M enthaltenen Höchstwerte umfassen alle Untersuchungen aus einer Art von Körpermaterial (z. B. Blut einschließlich seiner Bestandteile Serum, Plasma und Blutzellen), das an einem Kalendertag gewonnen wurde, auch wenn dieses an mehreren Tagen untersucht wurde.
Sind aus medizinischen Gründen an einem Kalendertag mehrere Untersuchungen einer Meßgröße aus einer Materialart zu verschiedenen Tageszeiten erforderlich, so können diese entsprechend mehrfach berechnet werden. Bestehen für diese Bestimmungen Höchstwerte, so gehen sie in den Höchstwert mit ein. Die unter Höchstwerte fallenden Untersuchungen sind in der 5. und 6. Stelle der Gebührennummer durch H1 bis H4 gekennzeichnet. Diese Kennzeichnung ist Bestandteil der Gebührennummer und muß in der Rechnung angegeben werden.
Die erbrachten Einzelleistungen sind auch dann in der Rechnung aufzuführen, wenn für diese ein Höchstwert berechnet wird.

7. Werden Untersuchungen, die Bestandteil eines Leistungskomplexes sind (z. B. Spermiogramm), als selbständige Einzelleistungen durchgeführt, so darf die Summe der Vergütungen für diese Einzelleistungen die für den Leistungskomplex festgelegte Vergütung nicht überschreiten.

8. Für die analoge Abrechnung einer nicht aufgeführten selbständigen Laboruntersuchung ist die nach Art, Kosten- und Zeitaufwand zutreffendste Gebührennummer aus den Abschnitten M II bis M IV zu verwenden. In der Rechnung ist diese Gebührennummer durch Voranstellen des Buchstabens „A" als Analogabrechnung zu kennzeichnen.

Nrn. 3500–3501 – M I – GOÄ/UV-GOÄ

9. Sofern erforderlich, sind in den Katalogen zu den Meßgrößen die zur Untersuchung verwendeten Methoden in Kurzbezeichnung aufgeführt. In den folgenden Fällen werden verschiedene Methoden unter einem gemeinsamen Oberbegriff zusammengefaßt:
<u>Agglutination:</u> Agglutinationsreaktionen (z. B. Hämagglutination, Hämagglutinationshemmung, Latex-Agglutination, Bakterienagglutination);
<u>Immundiffusion:</u> Immundiffusions- (radiale), Elektroimmundiffusions-, nephelometrische oder turbidimetrische Untersuchungen;
<u>Immunfluoreszenz oder ähnliche Untersuchungsmethoden:</u> Lichtmikroskopische Untersuchungen mit Fluoreszenz-, Enzym- oder anderer Markierung zum Nachweis von Antigenen oder Antikörpern;
<u>Ligandenassay:</u> Enzym-, Chemolumineszenz-, Fluoreszenz-, Radioimmunoassay und ihre Varianten.
Die Gebühren für Untersuchungen mittels Ligandenassay beinhalten grundsätzlich eine Durchführung in Doppelbestimmung einschließlich aktueller Bezugskurve. Bei der Formulierung „– gegebenenfalls einschließlich Doppelbestimmung und aktueller Bezugskurve –" ist die Durchführung fakultativ, bei der Formulierung „– einschließlich Doppelbestimmung und aktueller Bezugskurve –" ist die Durchführung obligatorisch zur Berechnung der Gebühr. Wird eine Untersuchung mittels Ligandenassay, die obligatorisch eine Doppelbestimmung beinhaltet, als Einfachbestimmung durchgeführt, so dürfen nur zwei Drittel der Gebühr berechnet werden.

10. Sofern nicht gesondert gekennzeichnet, handelt es sich bei den aufgeführten Untersuchungen um quantitative oder semiquantitative Bestimmungen.

11. Laboratoriumsuntersuchungen der Abschnitte M I, M II und M III (mit Ausnahme der Leistungen nach den Nummern 3980 bis 4014) im Rahmen einer Intensivbehandlung nach Nummer 435 sind nur nach Nummer 437 berechnungsfähig.[1]

I. Vorhalteleistungen in der eigenen, niedergelassenen Praxis

Allgemeine Bestimmungen

Leistungen nach den Nummern 3500 bis 3532 sind nur berechnungsfähig, wenn die Laboruntersuchung direkt beim Patienten (z. B. auch bei Hausbesuch) oder in den eigenen Praxisräumen innerhalb von vier Stunden nach der Probennahme bzw. Probenübergabe an den Arzt erfolgt.

Die Leistungen nach den Nummern 3500 bis 3532 sind nicht berechnungsfähig, wenn sie in einem Krankenhaus, einer krankenhausähnlichen Einrichtung, einer Laborgemeinschaft oder in einer laborärztlichen Praxis erbracht werden.

Nr.	Leistung	GOÄ Punktzahl	GOÄ 1fach €	GOÄ 1,15fach €	GOÄ 1,3fach €	GOÄ 0,9fach €	UV Allg. €	UV Bes. €
3500*	Blut im Stuhl, dreimalige Untersuchung	90	5,25	6,03	6,82	4,72	6,21	6,21
	Die Kosten für ausgegebenes Testmaterial sind anstelle der Leistung nach Nummer 3500 berechnungsfähig, wenn die Auswertung aus Gründen unterbleibt, die der Arzt nicht zu vertreten hat.							
3501*	Blutkörperschensenkungsgeschwindigkeit (BKS, BSG)	60	3,50	4,02	4,55	3,15	4,14	4,14

---

[1] Punkt 11 der Allgemeinen Bestimmungen gilt nur für GOÄ
* Reduzierter Gebührenrahmen

GOÄ/UV-GOÄ – M I – Nrn. 3502–3511

Nr.	Leistung	GOÄ Punktzahl	GOÄ 1fach €	GOÄ 1,15fach €	GOÄ 1,3fach €	GOÄ 0,9fach €	UV Allg. €	UV Bes. €
3502*	Differenzierung des Blutausstrichs, mikroskopisch	120	6,99	8,04	9,09	6,30	8,28	8,28
3503*	Hämatokrit	70	4,08	4,69	5,30	3,67	4,83	4,83
	Mikroskopische Einzelbestimmung, je Meßgröße .... Katalog	60	3,50	4,02	4,55	3,15	4,14	4,14
3504*	Erythrozyten							
3505*	Leukozyten							
3506*	Thrombozyten							
3508*	Mikroskopische Untersuchung eines Nativpräparats, gegebenenfalls nach einfacher Aufbereitung (z. B. Zentrifugation) im Durchlicht- oder Phasenkontrastverfahren, je Material (z. B. Punktate, Sekrete, Stuhl)	80	4,66	5,36	6,06	4,20	5,52	5,52
3509*	Mikroskopische Untersuchung nach einfacher Färbung (z. B. Methylenblau, Lugol), je Material	100	5,83	6,70	7,58	5,25	6,90	6,90
3510*	Mikroskopische Untersuchung nach differenzierender Färbung (z. B. Gramfärbung), je Präparat	120	6,99	8,04	9,09	6,30	8,28	8,28
3511*	Untersuchung eines Körpermaterials mit vorgefertigten Reagenzträgern oder Reagenzzubereitungen und visueller Auswertung (z. B. Glukose, Harnstoff, Urinteststreifen), qualitativ oder semiquantitativ, auch bei Verwendung eines Mehrfachreagenzträgers, je Untersuchung	50	2,91	3,35	3,79	2,62	3,45	3,45

*Können mehrere Meßgrößen durch Verwendung eines Mehrfachreagenzträgers erfaßt werden, so ist die Leistung nach Nummer 3511 auch dann nur einmal berechnungsfähig, wenn mehrere Einfachreagenzträger verwandt wurden.
Bei mehrfacher Berechnung der Leistung nach Nummer 3511 ist die Art der Untersuchung in der Rechnung anzugeben.*

* Reduzierter Gebührenrahmen

Nrn. 3512–3532 – M I – GOÄ/UV-GOÄ

Nr.	Leistung	GOÄ Punktzahl	GOÄ 1fach €	GOÄ 1,15fach €	GOÄ 1,3fach €	GOÄ 0,9fach €	UV Allg. €	UV Bes. €
	Untersuchung folgender Meßgrößen unabhängig vom Meßverfahren, je Meßgröße .... Katalog	70	4,08	4,69	5,30	3,67	4,83	4,83
3512*	Alpha-Amylase							
3513*	Gamma-Glutamyltranspeptidase (Gamma-Glutamyltransferase, Gamma-GT)							
3514*	Glukose							
3515*	Glutamatoxalazetattransaminase (GOT, Aspartataminotransferase, ASAT, AST)							
3516*	Glutamatpyruvattransaminase (GPT, Alaninaminotransferase, ALAT, ALT)							
3517*	Hämoglobin							
3518*	Harnsäure							
3519*	Kalium							
3520*	Kreatinin							
3521*	Lipase							
	Untersuchung folgender Meßgrößen unabhängig vom Meßverfahren, je Meßgröße .... Katalog	100	5,83	6,70	7,58	5,25	6,90	6,90
3523*	Antistreptolysin (ASL)							
3524*	C-reaktives Protein (CRP)							
3525*	Mononukleosetest							
3526*	Rheumafaktor (RF)							
3528*	Schwangerschaftstest (Nachweisgrenze des Tests kleiner als 500 U/l)	130	7,58	8,71	9,85	6,82	8,97	8,97
3529*	Schwangerschaftstest (Nachweisgrenze des Tests kleiner als 50 U/l)	150	8,74	10,05	11,37	7,87	10,35	10,35
3530*	Thromboplastinzeit (TPZ, Quickwert)	120	6,99	8,04	9,09	6,30	8,28	8,28
3531*	Urinsediment	70	4,08	4,69	5,30	3,67	4,83	4,83
3532*	Phasenkontrastmikroskopische Untersuchung des Urinsediments – einschließlich morphologischer Beurteilung der Erythrozyten –	90	5,25	6,03	6,82	4,72	6,21	6,21

* Reduzierter Gebührenrahmen

GOÄ/UV-GOÄ – M II – Nrn. 3541.H–3558

II. Basislabor

Allgemeine Bestimmungen

Die aufgeführten Laborleistungen dürfen auch dann als eigene Leistungen berechnet werden, wenn diese nach fachlicher Weisung unter der Aufsicht eines anderen Arztes in Laborgemeinschaften oder in von Ärzten ohne eigene Liquidationsberechtigung geleiteten Krankenhauslabors erbracht werden.

Für die mit H1 gekennzeichneten Untersuchungen ist der Höchstwert nach Nummer 3541.H zu beachten.

Nr.	Leistung	GOÄ Punktzahl	GOÄ 1fach €	GOÄ 1,15fach €	GOÄ 1,3fach €	GOÄ 0,9fach €	UV Allg. €	UV Bes. €
Höchstwerte								
3541.H*	Höchstwert für die mit H1 gekennzeichneten Untersuchungen des Abschnitts M II	480	27,98	32,17	36,37	25,18	33,13	33,13
1. Körperzellen und deren Bestandteile, Zellfunktionsuntersuchungen								
3550*	Blutbild und Blutbildbestandteile	60	3,50	4,02	4,55	3,15	4,14	4,14
	Die Leistung nach Nummer 3550 beinhaltet die Erbringung mindestens eines der folgenden Parameter, darf jedoch unabhängig von der Zahl der erbrachten Parameter aus demselben Probenmaterial nur einmal berechnet werden: Erythrozytenzahl und/oder Hämatokrit und/oder Hämoglobin und/oder mittleres Zellvolumen (MCV) und die errechneten Kenngrößen (z. B. MCH, MCHC) und die Erythrozytenverteilungskurve und/oder Leukozytenzahl und/oder Thrombozytenzahl.							
3551*	Differenzierung der Leukozyten, elektronisch-zytometrisch, zytochemisch-zytometrisch oder mittels mechanisierter Mustererkennung (Bildanalyse), zusätzlich zu der Leistung nach Nummer 3550	20	1,17	1,34	1,52	1,05	1,38	1,38
3552*	Retikulozytenzahl	70	4,08	4,69	5,30	3,67	4,83	4,83
2. Elektrolyte, Wasserhaushalt								
3555*	Calcium	40	2,33	2,68	3,03	2,10	2,76	2,76
3556*	Chlorid........................	30	1,75	2,01	2,27	1,57	2,07	2,07
3557*	Kalium	30	1,75	2,01	2,27	1,57	2,07	2,07
3558*	Natrium	30	1,75	2,01	2,27	1,57	2,07	2,07

* Reduzierter Gebührenrahmen

Nrn. 3560–3582 – M II – GOÄ/UV-GOÄ

3. Kohlehydrat- und Lipidstoffwechsel

Allgemeine Bestimmung

Für die mit H1 gekennzeichneten Untersuchungen ist der Höchstwert nach Nummer 3541.H zu beachten.

Nr.	Leistung	GOÄ Punktzahl	GOÄ 1fach €	GOÄ 1,15fach €	GOÄ 1,3fach €	GOÄ 0,9fach €	UV Allg. €	UV Bes. €
3560*	Glukose	40	2,33	2,68	3,03	2,10	2,76	2,76
3561*	Glykierte Hämoglobine (HbA$_1$, HbA$_{1c}$)	200	11,66	13,41	15,15	10,49	13,80	13,80
3562.H1*	Cholesterin	40	2,33	2,68	3,03	2,10	2,76	2,76
3563.H1*	HDL-Cholesterin	40	2,33	2,68	3,03	2,10	2,76	2,76
3564.H1*	LDL-Cholesterin	40	2,33	2,68	3,03	2,10	2,76	2,76
3565.H1*	Triglyzeride	40	2,33	2,68	3,03	2,10	2,76	2,76

4. Proteine, Elektrophoreseverfahren

Allgemeine Bestimmung

Für die mit H1 gekennzeichneten Untersuchungen ist der Höchstwert nach Nummer 3541.H zu beachten.

Nr.	Leistung	GOÄ Punktzahl	GOÄ 1fach €	GOÄ 1,15fach €	GOÄ 1,3fach €	GOÄ 0,9fach €	UV Allg. €	UV Bes. €
3570.H1*	Albumin, photometrisch	30	1,75	2,01	2,27	1,57	2,07	2,07
3571*	Immunglobulin (IgA, IgG, IgM), Ligandenassay – gegebenenfalls einschließlich Doppelbestimmung und aktueller Bezugskurve –, Immundiffusion oder ähnliche Untersuchungsmethoden, je Immunglobulin	150	8,74	10,05	11,37	7,87	10,35	10,35
3572*	Immunglobulin E (IgE), Ligandenassay – gegebenenfalls einschließlich Doppelbestimmung und aktueller Bezugskurve –, Immundiffusion oder ähnliche Untersuchungsmethoden	250	14,57	16,76	18,94	13,11	17,26	17,26
3573.H1*	Gesamt-Protein im Serum oder Plasma	30	1,75	2,01	2,27	1,57	2,07	2,07
3574*	Proteinelektrophorese im Serum	200	11,66	13,41	15,15	10,49	13,80	13,80
3575*	Transferrin, Immundiffusion oder ähnliche Untersuchungsmethoden	100	5,83	6,70	7,58	5,25	6,90	6,90

5. Substrate, Metabolite, Enzyme

Allgemeine Bestimmung

Für die mit H1 gekennzeichneten Untersuchungen ist der Höchstwert nach Nummer 3541.H zu beachten.

Nr.	Leistung	GOÄ Punktzahl	GOÄ 1fach €	GOÄ 1,15fach €	GOÄ 1,3fach €	GOÄ 0,9fach €	UV Allg. €	UV Bes. €
3580.H1*	Anorganisches Phosphat	40	2,33	2,68	3,03	2,10	2,76	2,76
3581.H1*	Bilirubin, gesamt	40	2,33	2,68	3,03	2,10	2,76	2,76
3582*	Bilirubin, direkt	70	4,08	4,69	5,30	3,67	4,83	4,83

---

* Reduzierter Gebührenrahmen

GOÄ/UV-GOÄ – M II – Nrn. 3583.H1–3607

Nr.	Leistung	GOÄ Punktzahl	GOÄ 1fach €	GOÄ 1,15fach €	GOÄ 1,3fach €	GOÄ 0,9fach €	UV Allg. €	UV Bes. €
3583.H1*	Harnsäure	40	2,33	2,68	3,03	2,10	2,76	2,76
3584.H1*	Harnstoff (Harnstoff-N, BUN)	40	2,33	2,68	3,03	2,10	2,76	2,76
3585.H1*	Kreatinin	40	2,33	2,68	3,03	2,10	2,76	2,76
3587.H1*	Alkalische Phosphatase	40	2,33	2,68	3,03	2,10	2,76	2,76
3588.H1*	Alpha-Amylase (auch immuninhibitorische Bestimmung der Pankreas-Amylase)	50	2,91	3,35	3,79	2,62	3,45	3,45
3589.H1*	Cholinesterase (Pseudocholinesterase, CHE, PCHE)	40	2,33	2,68	3,03	2,10	2,76	2,76
3590.H1*	Creatinkinase (CK)	40	2,33	2,68	3,03	2,10	2,76	2,76
3591.H1*	Creatinkinase MB (CK-MB), Immuninhibitionsmethode	50	2,91	3,35	3,79	2,62	3,45	3,45
3592.H1*	Gamma-Glutamyltranspeptidase (Gamma-Glutamyltransferase, Gamma-GT)	40	2,33	2,68	3,03	2,10	2,76	2,76
3593.H1*	Glutamatdehydrogenase (GLDH)	50	2,91	3,35	3,79	2,62	3,45	3,45
3594.H1*	Glutamatoxalazetattransaminase (GOT, Aspartataminotransferase, ASAT, AST)	40	2,33	2,68	3,03	2,10	2,76	2,76
3595.H1*	Glutamatpyruvattransaminase (GPT, Alaninaminotransferase, ALAT, ALT)	40	2,33	2,68	3,03	2,10	2,76	2,76
3596.H1*	Hydroxybutyratdehydrogenase (HBDH)	40	2,33	2,68	3,03	2,10	2,76	2,76
3597.H1*	Laktatdehydrogenase (LDH)	40	2,33	2,68	3,03	2,10	2,76	2,76
3598.H1*	Lipase	50	2,91	3,35	3,79	2,62	3,45	3,45
3599*	Saure Phosphatase (sP), photometrisch	70	4,08	4,69	5,30	3,67	4,83	4,83

6. Gerinnungssystem

3605*	Partielle Thromboplastinzeit (PTT, aPTT), Einfachbestimmung	50	2,91	3,35	3,79	2,62	3,45	3,45
3606*	Plasmathrombinzeit (PTZ, TZ), Doppelbestimmung	70	4,08	4,69	5,30	3,67	4,83	4,83
3607*	Thromboplastinzeit (Prothrombinzeit, TPZ, Quickwert), Einfachbestimmung	50	2,91	3,35	3,79	2,62	3,45	3,45

* Reduzierter Gebührenrahmen

Nrn. 3610–3633.H   – M III –   GOÄ/UV-GOÄ

7. Funktionsteste

Allgemeine Bestimmungen

Wird eine vom jeweils genannten Leistungsumfang abweichende geringere Anzahl von Bestimmungen durchgeführt, so ist nur die Zahl der tatsächlich durchgeführten Einzelleistungen berechnungsfähig.

Sind aus medizinischen Gründen über den jeweils genannten Leistungsumfang hinaus weitere Bestimmungen einzelner Meßgrößen erforderlich, so können diese mit entsprechender Begründung als Einzelleistungen gesondert berechnet werden.

Nr.	Leistung	GOÄ Punktzahl	GOÄ 1fach €	GOÄ 1,15fach €	GOÄ 1,3fach €	GOÄ 0,9fach €	UV Allg. €	UV Bes. €
3610*	Amylase-Clearance (Zweimalige Bestimmung von Amylase)	100	5,83	6,70	7,58	5,25	6,90	6,90
3611*	Blutzuckertagesprofil (Viermalige Bestimmung von Glukose)	160	9,33	10,72	12,12	8,39	11,04	11,04
3612*	Glukosetoleranztest, intravenös (Siebenmalige Bestimmung von Glukose)	280	16,32	18,77	21,22	14,69	19,33	19,33
3613*	Glukosetoleranztest, oral (Viermalige Bestimmung von Glukose)	160	9,33	10,72	12,12	8,39	11,04	11,04
3615*	Kreatinin-Clearance (Zweimalige Bestimmung von Kreatinin)	60	3,50	4,02	4,55	3,15	4,14	4,14

8. Spurenelemente

Nr.	Leistung	GOÄ Punktzahl	GOÄ 1fach €	GOÄ 1,15fach €	GOÄ 1,3fach €	GOÄ 0,9fach €	UV Allg. €	UV Bes. €
3620*	Eisen im Serum oder Plasma	40	2,33	2,68	3,03	2,10	2,76	2,76
3621*	Magnesium	40	2,33	2,68	3,03	2,10	2,76	2,76

III. Untersuchungen von körpereigenen oder körperfremden Substanzen und körpereigenen Zellen

Allgemeine Bestimmung

Für die mit H2, H3 und H4 gekennzeichneten Untersuchungen sind die Höchstwerte nach den Nummern 3630.H, 3631.H und 3633.H zu beachten.

Höchstwerte

Nr.	Leistung	GOÄ Punktzahl	GOÄ 1fach €	GOÄ 1,15fach €	GOÄ 1,3fach €	GOÄ 0,9fach €	UV Allg. €	UV Bes. €
3630.H*	Höchstwert für die mit H2 gekennzeichneten Untersuchungen aus Abschnitt M III 8	870	50,71	58,32	65,92	45,64	60,05	60,05
3631.H*	Höchstwert für die mit H3 gekennzeichneten Untersuchungen aus Abschnitt M III 10	1400	81,60	93,84	106,08	73,44	96,63	96,63
3633.H*	Höchstwert für die mit H4 gekennzeichneten Untersuchungen aus Abschnitt M III 14	550	32,06	36,87	41,68	28,85	37,96	37,96

* Reduzierter Gebührenrahmen

GOÄ/UV-GOÄ – M III –   Nrn. 3650–3668

Nr.	Leistung	GOÄ Punktzahl	GOÄ 1fach €	GOÄ 1,15fach €	GOÄ 1,3fach €	GOÄ 0,9fach €	UV Allg. €	UV Bes. €

1. Ausscheidungen (Urin, Stuhl)

Nr.	Leistung	GOÄ Punktzahl	GOÄ 1fach €	GOÄ 1,15fach €	GOÄ 1,3fach €	GOÄ 0,9fach €	UV Allg. €	UV Bes. €
3650*	Blut im Stuhl, dreimalige Untersuchung	60	3,50	4,02	4,55	3,15	4,14	4,14

Die Kosten für ausgegebenes Testmaterial sind anstelle der Leistung nach Nummer 3650 berechnungsfähig, wenn die Auswertung aus Gründen unterbleibt, die der Arzt nicht zu vertreten hat.

Nr.	Leistung	GOÄ Punktzahl	GOÄ 1fach €	GOÄ 1,15fach €	GOÄ 1,3fach €	GOÄ 0,9fach €	UV Allg. €	UV Bes. €
3651*	Phasenkontrastmikroskopische Untersuchung des Urinsediments – einschließlich morphologischer Beurteilung der Erythrozyten –	70	4,08	4,69	5,30	3,67	4,83	4,83
3652*	Streifentest im Urin, auch bei Verwendung eines Mehrfachreagenzträgers, je Untersuchung	35	2,04	2,35	2,65	1,84	2,42	2,42
3653*	Urinsediment, mikroskopisch	50	2,91	3,35	3,79	2,62	3,45	3,45
3654*	Zellzählung im Urin (Addis-Count), mikroskopisch	80	4,66	5,36	6,06	4,20	5,52	5,52

2. Sekrete, Liquor, Konkremente

Nr.	Leistung	GOÄ Punktzahl	GOÄ 1fach €	GOÄ 1,15fach €	GOÄ 1,3fach €	GOÄ 0,9fach €	UV Allg. €	UV Bes. €
3660*	Sekret (Magen, Duodenum, Cervix uteri), mikroskopische Beurteilung	40	2,33	2,68	3,03	2,10	2,76	2,76
3661*	Gallensediment, mikroskopisch	40	2,33	2,68	3,03	2,10	2,76	2,76
3662*	HCl, titrimetrisch	70	4,08	4,69	5,30	3,67	4,83	4,83
3663*	Morphologische Differenzierung des Spermas, mikroskopisch	160	9,33	10,72	12,12	8,39	11,04	11,04
3664*	Spermienagglutination, mikroskopisch	120	6,99	8,04	9,09	6,30	8,28	8,28
3665*	Spermien-Mucus-Penetrationstest, je Ansatz	150	8,74	10,05	11,37	7,87	10,35	10,35
3667*	Spermienzahl und Motilitätsbeurteilung, mikroskopisch	70	4,08	4,69	5,30	3,67	4,83	4,83
3668*	Physikalisch-morphologische Untersuchung des Spermas (Menge, Viskosität, pH-Wert, Nativpräparat[e], Differenzierung der Beweglichkeit, Bestimmung der Spermienzahl, Vitalitätsprüfung, morphologische Differenzierung nach Ausstrichfärbung)	400	23,31	26,81	30,31	20,98	27,61	27,61

Neben der Leistung nach Nummer 3668 sind die Leistungen nach den Nummern 3663, 3664 und/oder 3667 nicht berechnungsfähig.

---

* Reduzierter Gebührenrahmen

Nrn. 3669–3692 – M III – GOÄ/UV-GOÄ

Nr.	Leistung	GOÄ Punktzahl	GOÄ 1fach €	GOÄ 1,15fach €	GOÄ 1,3fach €	GOÄ 0,9fach €	UV Allg. €	UV Bes. €
3669*	Erythrozytenzahl (Liquor), mikroskopisch	60	3,50	4,02	4,55	3,15	4,14	4,14
3670*	Leukozytenzahl (Liquor), mikroskopisch	60	3,50	4,02	4,55	3,15	4,14	4,14
3671*	Morphologische Differenzierung des Liquorzellausstrichs, mikroskopisch	160	9,33	10,72	12,12	8,39	11,04	11,04
3672*	Steinanalyse (Gallensteine, Harnsteine), mittels Infrarotspektrometrie oder mikroskopisch – einschließlich chemischer Reaktionen –	250	14,57	16,76	18,94	13,11	17,26	17,26
3673*	Steinanalyse (Gallensteine, Harnsteine), Röntgendiffraktion	570	33,22	38,21	43,19	29,90	39,34	39,34

3. Körperzellen und deren Bestandteile, Zellfunktionsuntersuchungen

Nr.	Leistung	GOÄ Punktzahl	GOÄ 1fach €	GOÄ 1,15fach €	GOÄ 1,3fach €	GOÄ 0,9fach €	UV Allg. €	UV Bes. €
3680*	Differenzierung des Blutausstrichs, mikroskopisch	90	5,25	6,03	6,82	4,72	6,21	6,21
3681*	Morphologische Differenzierung des Knochenmarkausstrichs, mikroskopisch	570	33,22	38,21	43,19	29,90	39,34	39,34
3682*	Eisenfärbung eines Blut- oder Knochenmarkausstrichs	120	6,99	8,04	9,09	6,30	8,28	8,28
3683*	Färbung eines Blut- oder Knochenmarkausstrichs (z. B. Nachweis der alkalischen Leukozytenphosphatase, Leukozytenesterase, Leukozytenperoxidase oder PAS), je Färbung	250	14,57	16,76	18,94	13,11	17,26	17,26
3686*	Eosinophile, segmentkernige Granulozyten (absolute Eosinophilenzahl), mikroskopisch	70	4,08	4,69	5,30	3,67	4,83	4,83
3688*	Osmotische Resistenz der Erythrozyten	90	5,25	6,03	6,82	4,72	6,21	6,21
3689*	Fetales Hämoglobin (HbF), mikroskopisch	160	9,33	10,72	12,12	8,39	11,04	11,04
3690*	Freies Hämoglobin, spektralphotometrisch	180	10,49	12,07	13,64	9,44	12,42	12,42
3691*	Hämoglobinelektrophorese	570	33,22	38,21	43,19	29,90	39,34	39,34
3692*	Methämoglobin und/oder Carboxyhämoglobin und/oder Sauerstoffsättigung, cooxymetrisch	60	3,50	4,02	4,55	3,15	4,14	4,14

* Reduzierter Gebührenrahmen

GOÄ/UV-GOÄ – M III – Nrn. 3693–3700

Nr.	Leistung	GOÄ Punktzahl	GOÄ 1fach €	GOÄ 1,15fach €	GOÄ 1,3fach €	GOÄ 0,9fach €	UV Allg. €	UV Bes. €
3693*	Granulozytenfunktionstest (Adhäsivität, Chemotaxis [bis zu drei Stimulatoren], Sauerstoffaufnahme [bis zu drei Stimulatoren], Lumineszenz [O_2-Radikale], Degranulierung), je Funktionstest	570	33,22	38,21	43,19	29,90	39,34	39,34
3694*	Lymphozytentransformationstest	570	33,22	38,21	43,19	29,90	39,34	39,34
3695*	Phagozytäre Funktion neutrophiler Granulozyten (Nitrotetrazolblautest, NBT-Test)	120	6,99	8,04	9,09	6,30	8,28	8,28
3696*	Phänotypisierung von Zellen oder Rezeptornachweis auf Zellen mit bis zu drei verschiedenen, primären Antiseren (Einfach- oder Mehrfachmarkierung), Durchflußzytometrie, je Antiserum	570	33,22	38,21	43,19	29,90	39,34	39,34
3697*	Phänotypisierung von Zellen oder Rezeptornachweis auf Zellen mit weiteren Antiseren (Einfach- oder Mehrfachmarkierung), Durchflußzytometrie, je Antiserum	250	14,57	16,76	18,94	13,11	17,26	17,26
	Die Leistung nach Nummer 3697 kann nur im Zusammenhang mit der Leistung nach Nummer 3696 berechnet werden.							
3698*	Phänotypisierung von Zellen oder Rezeptornachweis auf Zellen mit dem ersten, primären Antiserum, Immunfluoreszenz oder ähnliche Untersuchungsmethoden	450	26,23	30,16	34,10	23,61	31,06	31,06
3699*	Phänotypisierung von Zellen oder Rezeptornachweis auf Zellen mit weiteren Antiseren, Immunfluoreszenz oder ähnliche Untersuchungsmethoden, je Antiserum 360	360	20,98	24,13	27,28	18,89	24,85	24,85
	Die Leistung nach Nummer 3699 kann nur im Zusammenhang mit der Leistung nach Nummer 3698 berechnet werden.							
3700*	Tumorstammzellenassay – gegebenenfalls auch von Zellanteilen – zur Prüfung der Zytostatikasensibilität ...	2000	116,57	134,06	151,55	104,92	138,05	138,05

* Reduzierter Gebührenrahmen

Nrn. 3710–3730   – M III –   GOÄ/UV-GOÄ

Nr.	Leistung	GOÄ Punktzahl	GOÄ 1fach €	GOÄ 1,15fach €	GOÄ 1,3fach €	GOÄ 0,9fach €	UV Allg. €	UV Bes. €
4. Elektrolyte, Wasserhaushalt, physikalische Eigenschaften von Körperflüssigkeiten								
3710*	Blutgasanalyse (pH und/oder PCO_2 und/oder PO_2 und/oder Hb)	90	5,25	6,03	6,82	4,72	6,21	6,21
3711*	Blutkörperchensenkungsgeschwindigkeit (BKS, BSG)	40	2,33	2,68	3,03	2,10	2,76	2,76
3712*	Viskosität (z. B. Blut, Serum, Plasma), viskosimetrisch	250	14,57	16,76	18,94	13,11	17,26	17,26
3714*	Wasserstoffionenkonzentration (pH), potentiometrisch, jedoch nicht aus Blut oder Urin	40	2,33	2,68	3,03	2,10	2,76	2,76
3715*	Bikarbonat	60	3,50	4,02	4,55	3,15	4,14	4,14
3716*	Osmolalität	50	2,91	3,35	3,79	2,62	3,45	3,45
5. Kohlehydrat- und Lipidstoffwechsel								
3721*	Glykierte Proteine	250	14,57	16,76	18,94	13,11	17,26	17,26
3722*	Fructosamin, photometrisch	70	4,08	4,69	5,30	3,67	4,83	4,83
3723*	Fruktose, photometrisch	200	11,66	13,41	15,15	10,49	13,80	13,80
3724*	D-Xylose, photometrisch	200	11,66	13,41	15,15	10,49	13,80	13,80
3725*	Apolipoprotein (A1, A2, B), Ligandenassay – gegebenenfalls einschließlich Doppelbestimmung und aktueller Bezugskurve –, Immundiffusion oder ähnliche Untersuchungsmethoden, je Bestimmung	200	11,66	13,41	15,15	10,49	13,80	13,80
3726*	Fettsäuren, Gaschromatographie	410	23,90	27,48	31,07	21,51	28,30	28,30
3727*	Fraktionierung der Lipoproteine, Ultrazentrifugation	680	39,64	45,58	51,53	35,67	46,94	46,94
3728*	Lipidelektrophorese, qualitativ	180	10,49	12,07	13,64	9,44	12,42	12,42
3729*	Lipidelektrophorese, quantitativ	300	17,49	20,11	22,73	15,74	20,71	20,71
3730*	Lipoprotein (a) (Lp[a]), Ligandenassay – gegebenenfalls einschließlich Doppelbestimmung und aktueller Bezugskurve –, Elektroimmundiffusion	300	17,49	20,11	22,73	15,74	20,71	20,71

* Reduzierter Gebührenrahmen

6. Proteine, Aminosäuren, Elektrophoreseverfahren

Allgemeine Bestimmung

Für die mit H4 gekennzeichnete Untersuchung ist der Höchstwert nach Nummer 3633.H zu beachten.

Nr.	Leistung	GOÄ Punktzahl	GOÄ 1fach €	GOÄ 1,15fach €	GOÄ 1,3fach €	GOÄ 0,9fach €	UV Allg. €	UV Bes. €
3733 UV-GOÄ	Trockenchemische Bestimmung von Theophyllin						8,28	8,28
3735*	Albumin, Ligandenassay – gegebenenfalls einschließlich Doppelbestimmung und aktueller Bezugskurve –, Immundiffusion oder ähnliche Untersuchungsmethoden	150	8,74	10,05	11,37	7,87	10,35	10,35
3736*	Albumin mit vorgefertigten Reagenzträgern, zur Diagnose einer Mikroalbuminurie	120	6,99	8,04	9,09	6,30	8,28	8,28
3737*	Aminosäuren, Hochdruckflüssigkeitschromatographie	570	33,22	38,21	43,19	29,90	39,34	39,34
3738*	Aminosäuren, qualitativ, Dünnschichtchromatographie	250	14,57	16,76	18,94	13,11	17,26	17,26
3739*	Alpha$_1$-Antitrypsin, Immundiffusion oder ähnliche Untersuchungsmethoden	180	10,49	12,07	13,64	9,44	12,42	12,42
3740*	Coeruloplasmin, Immundiffusion oder ähnliche Untersuchungsmethoden ...	180	10,49	12,07	13,64	9,44	12,42	12,42
3741*	C-reaktives Protein (CRP), Ligandenassay – gegebenenfalls einschließlich Doppelbestimmung und aktueller Bezugskurve –, Immundiffusion oder ähnliche Untersuchungsmethoden ...	200	11,66	13,41	15,15	10,49	13,80	13,80
3742*	Ferritin, Ligandenassay – gegebenenfalls einschließlich Doppelbestimmung und aktueller Bezugskurve –	250	14,57	16,76	18,94	13,11	17,26	17,26
3743*	Alpha-Fetoprotein (AFP), Ligandenassay – gegebenenfalls einschließlich Doppelbestimmung und aktueller Bezugskurve –	250	14,57	16,76	18,94	13,11	17,26	17,26
3744*	Fibronectin, Ligandenassay – einschließlich Doppelbestimmung und aktueller Bezugskurve –	450	26,23	30,16	34,10	23,61	31,06	31,06
3745*	Beta$_2$-Glykoprotein II (C3-Proaktivator), Immundiffusion oder ähnliche Untersuchungsmethoden	180	10,49	12,07	13,64	9,44	12,42	12,42

---

* Reduzierter Gebührenrahmen

Nrn. 3746–3761   – M III –   GOÄ/UV-GOÄ

Nr.	Leistung	GOÄ Punktzahl	GOÄ 1fach €	GOÄ 1,15fach €	GOÄ 1,3fach €	GOÄ 0,9fach €	UV Allg. €	UV Bes. €
3746*	Hämopexin, Immundiffusion oder ähnliche Untersuchungsmethoden	180	10,49	12,07	13,64	9,44	12,42	12,42
3747*	Haptoglobin, Immundiffusion oder ähnliche Untersuchungsmethoden ...	180	10,49	12,07	13,64	9,44	12,42	12,42
3748*	Immunelektrophorese, bis zu sieben Ansätze, je Ansatz	200	11,66	13,41	15,15	10,49	13,80	13,80
3749*	Immunfixation, bis zu fünf Antiseren, je Antiserum	200	11,66	13,41	15,15	10,49	13,80	13,80
3750*	Isoelektrische Fokussierung (z. B. Oligoklonale Banden)	570	33,22	38,21	43,19	29,90	39,34	39,34
3751*	Kryoglobuline, qualitativ, visuell	40	2,33	2,68	3,03	2,10	2,76	2,76
3752*	Kryoglobuline (Bestimmung von je zweimal IgA, IgG und IgM), Immundiffusion oder ähnliche Untersuchungsmethoden, je Globulinbestimmung ...	120	6,99	8,04	9,09	6,30	8,28	8,28
3753*	Alpha$_2$-Makroglobulin, Immundiffusion oder ähnliche Untersuchungsmethoden	180	10,49	12,07	13,64	9,44	12,42	12,42
3754*	Mikroglobuline (Alpha$_1$, Beta$_2$), Ligandenassay – gegebenenfalls einschließlich Doppelbestimmung und aktueller Bezugskurve –, Immundiffusion oder ähnliche Untersuchungsmethoden, je Mikroglobulinbestimmung .	200	11,66	13,41	15,15	10,49	13,80	13,80
3755*	Myoglobin, Agglutination, qualitativ ..	60	3,50	4,02	4,55	3,15	4,14	4,14
3756*	Myoglobin, Ligandenassay – gegebenenfalls einschließlich Doppelbestimmung und aktueller Bezugskurve –, Immundiffusion oder ähnliche Untersuchungsmethoden	200	11,66	13,41	15,15	10,49	13,80	13,80
3757 UV-GOÄ	Eiweißuntersuchung aus einweißarmen Flüssigkeiten (z. B. Liquor-, Gelenk- oder Pleurapunktat)						4,83	4,83
3758*	Phenylalanin (Guthrie-Test), Bakterienwachstumstest	60	3,50	4,02	4,55	3,15	4,14	4,14
3759*	Präalbumin, Immundiffusion oder ähnliche Untersuchungsmethoden	180	10,49	12,07	13,64	9,44	12,42	12,42
3760*	Protein im Urin, photometrisch	70	4,08	4,69	5,30	3,67	4,83	4,83
3761*	Proteinelektrophorese im Urin	250	14,57	16,76	18,94	13,11	17,26	17,26

* Reduzierter Gebührenrahmen

Nr.	Leistung	GOÄ Punktzahl	GOÄ 1fach €	GOÄ 1,15fach €	GOÄ 1,3fach €	GOÄ 0,9fach €	UV Allg. €	UV Bes. €
3762*	Schwefelhaltige Aminosäuren (Cystin, Cystein, Homocystin), Farbreaktion und visuell, qualitativ, je Aminosäurenbestimmung	40	2,33	2,68	3,03	2,10	2,76	2,76
3763*	SDS-Elektrophorese mit anschließender Immunreaktion (z. B. Westernblot)	570	33,22	38,21	43,19	29,90	39,34	39,34
3764*	SDS-Polyacrylamidgel-Elektrophorese	250	14,57	16,76	18,94	13,11	17,26	17,26
3765*	Sexualhormonbindendes Globulin (SHBG), Ligandenassay – einschließlich Doppelbestimmung und aktueller Bezugskurve –	450	26,23	30,16	34,10	23,61	31,06	31,06
3766.H4*	Thyroxin-bindendes Globulin (TBG), Ligandenassay – gegebenenfalls einschließlich Doppelbestimmung und aktueller Bezugskurve –	250	14,57	16,76	18,94	13,11	17,26	17,26
3767*	Tumornekrosefaktor (TNF), Ligandenassay – einschließlich Doppelbestimmung und aktueller Bezugskurve –	450	26,23	30,16	34,10	23,61	31,06	31,06
3768*	Isolierung von Immunglobulin M mit chromatographischen Untersuchungsverfahren	360	20,98	24,13	27,28	18,89	24,85	24,85

7. Substrate, Metabolite, Enzyme

Nr.	Leistung	GOÄ Punktzahl	GOÄ 1fach €	GOÄ 1,15fach €	GOÄ 1,3fach €	GOÄ 0,9fach €	UV Allg. €	UV Bes. €
3774*	Ammoniak (NH_4)	220	12,82	14,75	16,67	11,54	15,19	15,19
3775*	Bilirubin im Fruchtwasser (E 450), spektralphotometrisch	180	10,49	12,07	13,64	9,44	12,42	12,42
3776*	Citrat, photometrisch	300	17,49	20,11	22,73	15,74	20,71	20,71
3777*	Gallensäuren, Ligandenassay – einschließlich Doppelbestimmung und aktueller Bezugskurve –	290	16,90	19,44	21,97	15,21	20,02	20,02
3778*	Glutamatdehydrogenase (GLDH), manuell, photometrisch	120	6,99	8,04	9,09	6,30	8,28	8,28
3779*	Homogentisinsäure, Farbreaktion und visuell, qualitativ	40	2,33	2,68	3,03	2,10	2,76	2,76
3780*	Kreatin	120	6,99	8,04	9,09	6,30	8,28	8,28
3781*	Laktat, photometrisch	220	12,82	14,75	16,67	11,54	15,19	15,19
3782*	Lecithin/Sphingomyelin-Quotient (L/S-Quotient)	200	11,66	13,41	15,15	10,49	13,80	13,80

* Reduzierter Gebührenrahmen

Nrn. 3783–3796 – M III – GOÄ/UV-GOÄ

Nr.	Leistung	GOÄ Punktzahl	GOÄ 1fach €	GOÄ 1,15fach €	GOÄ 1,3fach €	GOÄ 0,9fach €	UV Allg. €	UV Bes. €
3783*	Organisches Säurenprofil, Gaschromatographie oder Gaschromatographie-Massenspektromie	570	33,22	38,21	43,19	29,90	39,34	39,34
3784*	Isoenzyme (z. B. Alkalische Phosphatase, Alpha-Amylase), chemische oder thermische Hemmung oder Fällung, je Ansatz	150	8,74	10,05	11,37	7,87	10,35	10,35
3785*	Isoenzyme (z. B. Alkalische Phosphatase, Alpha-Amylase, Creatinkinase, LDH), Elektrophorese oder Immunpräzipitation, je Ansatz	300	17,49	20,11	22,73	15,74	20,71	20,71
3786*	Angiotensin I Converting Enzyme (Angiotensin I-Convertase, ACE)	220	12,82	14,75	16,67	11,54	15,19	15,19
3787*	Chymotrypsin (Stuhl)	120	6,99	8,04	9,09	6,30	8,28	8,28
3788*	Creatinkinase-MB-Konzentration (CK-MB), Ligandenassay – gegebenenfalls einschließlich Doppelbestimmung und aktueller Bezugskurve –	200	11,66	13,41	15,15	10,49	13,80	13,80
3789*	Enzyme der Hämsynthese (Delta-Aminolaevulinsäure-Dehydratase, Uroporphyrinsynthase und ähnliche), je Enzym	120	6,99	8,04	9,09	6,30	8,28	8,28
3790*	Erythrozytenenzyme (Glukose-6-Phosphat-Dehydrogenase, Pyruvatkinase und ähnliche), je Enzym	120	6,99	8,04	9,09	6,30	8,28	8,28
3791*	Granulozyten-Elastase, Ligandenassay – einschließlich Doppelbestimmung und aktueller Bezugskurve – ..	290	16,90	19,44	21,97	15,21	20,02	20,02
3792*	Granulozyten-Elastase, Immundiffusion oder ähnliche Untersuchungsmethoden	180	10,49	12,07	13,64	9,44	12,42	12,42
3793*	Lysozym	120	6,99	8,04	9,09	6,30	8,28	8,28
3794*	Prostataspezifische saure Phosphatase (PAP), Ligandenassay – gegebenenfalls einschließlich Doppelbestimmung und aktueller Bezugskurve – ..	200	11,66	13,41	15,15	10,49	13,80	13,80
3795*	Tatrathemmbare saure Phosphatase (PSP)	110	6,41	7,37	8,34	5,77	7,59	7,59
3796*	Trypsin, Ligandenassay – gegebenenfalls einschließlich Doppelbestimmung und aktueller Bezugskurve	200	11,66	13,41	15,15	10,49	13,80	13,80

* Reduzierter Gebührenrahmen

GOÄ/UV-GOÄ – M III – Nrn. 3805.H2–3827.H2

8. Antikörper gegen körpereigene Antigene oder Haptene

Allgemeine Bestimmungen

Die Berechnung einer Gebühr für die qualitative Immunfluoreszenzuntersuchung (bis zu zwei Titerstufen) neben einer Gebühr für die quantitative Immunfluoreszenzuntersuchung (mehr als zwei Titerstufen) oder eine ähnliche Untersuchungsmethode ist nicht zulässig.
Für die mit H2 gekennzeichneten Untersuchungen ist der Höchstwert nach Nummer 3630.H zu beachten.

Nr.	Leistung	GOÄ Punktzahl	GOÄ 1fach €	GOÄ 1,15fach €	GOÄ 1,3fach €	GOÄ 0,9fach €	UV Allg. €	UV Bes. €
	Untersuchung auf Antikörper mittels qualitativer Immunfluoreszenzuntersuchung (bis zu zwei Titerstufen) oder ähnlicher Untersuchungsmethoden	290	16,90	19,44	21,97	15,21	20,02	20,02

Katalog

Antikörper gegen
3805.H2* Basalmembran (GBM)
3806.H2* Centromerregion
3807.H2* Endomysium
3808.H2* Extrahierbare, nukleäre Antigene (ENA)
3809.H2* Glatte Muskulatur (SMA)
3811.H2* Haut (AHA, BMA, und ICS)
3812.H2* Herzmuskulatur (HMA)
3813.H2* Kerne (ANA)
3814.H2* Kollagen
3815.H2* Langerhans-Inseln (ICA)
3816.H2* Mikrosomen (Thyroperoxidase)
3817.H2* Mikrosomen (Leber, Niere)
3818.H2* Mitochondrien (AMA)
3819.H2* nDNA
3820.H2* Nebenniere
3821.H2* Parietalzellen (PCA)
3822.H2* Skelettmuskulatur
3823.H2* Speichelgangepithel
3824.H2* Spermien
3825.H2* Thyreoglobulin
3826.H2* zytoplasmatische Antigene in neutrophilen Granulozyten (P-ANCA, C-ANCA)
3827.H2* Untersuchungen mit ähnlichem methodischem Aufwand

Die untersuchten Parameter sind in der Rechnung anzugeben.

---

* Reduzierter Gebührenrahmen

Nrn. 3832–3864 – M III – GOÄ/UV-GOÄ

Nr.	Leistung	GOÄ Punktzahl	GOÄ 1fach €	GOÄ 1,15fach €	GOÄ 1,3fach €	GOÄ 0,9fach €	UV Allg. €	UV Bes. €
	Untersuchung auf Antikörper mittels quantitativer Immunfluoreszenzuntersuchung (mehr als zwei Titerstufen) oder ähnlicher Untersuchungsmethoden	510	29,73	34,19	38,64	26,75	35,20	35,20
	Katalog Antikörper gegen							
3832*	Basalmembran (GBM)							
3833*	Centromerregion							
3834*	Endomysium							
3835*	Extrahierbare, nukleäre Antigene (ENA)							
3836*	Glatte Muskulatur (SMA)							
3838*	Haut (AHA, BMA, und ICS)							
3839*	Herzmuskulatur							
3840*	Kerne (ANA)							
3841*	Kollagen							
3842*	Langerhans-Inseln (ICA)							
3843*	Mikrosomen (Thyroperoxidase)							
3844*	Mikrosomen (Leber, Niere)							
3845*	Mitochondrien (AMA)							
3846*	nDNA							
3847*	Parietalzellen (PCA)							
3848*	Skelettmuskulatur (SkMA)							
3849*	Speichelgangepithel							
3850*	Spermien							
3852*	Thyreoglobulin							
3853*	zytoplasmatische Antigene in neutrophilen Granulozyten (P-ANCA, C-ANCA)							
3854*	Untersuchungen mit ähnlichem methodischem Aufwand							
	Die untersuchten Parameter sind in der Rechnung anzugeben.							
	Untersuchung auf Subformen antinukleärer und zytoplasmatischer Antikörper mittels Ligandenassay – gegebenenfalls einschließlich Doppelbestimmung und aktueller Bezugskurve –, Immunoblot oder Überwanderungselektrophorese	300	17,49	20,11	22,73	15,74	20,71	20,71
	Katalog Antikörper gegen							
3857*	dDNS							
3858*	Histone							
3859*	Ribonukleoprotein (RNP)							
3860*	Sm-Antigen							
3861*	SS-A-Antigen							
3862*	SS-B-Antigen							
3863*	Scl-70-Antigen							
3864*	Untersuchungen mit ähnlichem methodischem Aufwand							
	Die untersuchten Parameter sind in der Rechnung anzugeben.							

* Reduzierter Gebührenrahmen

GOÄ/UV-GOÄ – M III – Nrn. 3868–3889

Nr.	Leistung	GOÄ Punktzahl	GOÄ 1fach €	GOÄ 1,15fach €	GOÄ 1,3fach €	GOÄ 0,9fach €	UV Allg. €	UV Bes. €
	Untersuchung auf Antikörper mittels Ligandenassay – gegebenenfalls einschließlich Doppelbestimmung und aktueller Bezugskurve –	450	26,23	30,16	34,10	23,61	31,06	31,06
	Katalog Antikörper gegen							
3868*	Azetylcholinrezeptoren							
3869*	Cardiolipin (IgG- oder IgM-Fraktion), je Fraktion							
3870*	Interferon alpha							
3871*	Mikrosomen (Thyroperoxydase)							
3872*	Mitochondriale Subformen (AMA-Subformen)							
3873*	Myeloperoxydase (P-ANCA)							
3874*	Proteinase 3 (C-ANCA)							
3875*	Spermien							
3876*	Thyreoglobulin							
3877*	Untersuchungen mit ähnlichem methodischem Aufwand							
	Die untersuchten Parameter sind in der Rechnung anzugeben.							
3879*	Untersuchung auf Antikörper gegen TSH-Rezeptor (TRAK) mittels Ligandenassay – einschließlich Doppelbestimmung und aktueller Bezugskurve –	550	32,06	36,87	41,68	28,85	37,96	37,96
3881*	Zirkulierende Immunkomplexe, Ligandenassay – einschließlich Doppelbestimmung und aktueller Bezugskurve –	290	16,90	19,44	21,97	15,21	20,02	20,02
	Qualitativer Nachweis von Antikörpern mittels Agglutination	90	5,25	6,03	6,82	4,72	6,21	6,21
	Katalog Antikörper gegen							
3884*	Fc von IgM (Rheumafaktor)							
3885*	Thyreoglobulin (Boydentest)							
	Quantitative Behandlung von Antikörpern mittels Immundiffusion oder ähnlicher Untersuchungsmethoden	180	10,49	12,07	13,64	9,44	12,42	12,42
	Katalog Antikörper gegen							
3886*	Fc von IgM (Rheumafaktor)							
3889*	Mixed-Antiglobulin-Reaction (MAR-Test) zum Nachweis von Spermien-Antikörpern	200	11,66	13,41	15,15	10,49	13,80	13,80

* Reduzierter Gebührenrahmen

Nrn. 3890–3896 – M III – GOÄ/UV-GOÄ

9. Antikörper gegen körperfremde Antigene

Allgemeine Bestimmung

Neben den Leistungen nach den Nummern 3892, 3893 und/oder 3894 sind die Leistungen nach den Nummern 3572, 3890 und/oder 3891 nicht berechnungsfähig.

Nr.	Leistung	GOÄ Punktzahl	GOÄ 1fach €	GOÄ 1,15fach €	GOÄ 1,3fach €	GOÄ 0,9fach €	UV Allg. €	UV Bes. €
3890*	Allergenspezifisches Immunglobulin (z. B. IgE), Mischallergentest (z. B. RAST), im Einzelansatz, Ligandenassay – gegebenenfalls einschließlich Doppelbestimmung und aktueller Bezugskurve –, qualitativ, bis zu vier Mischallergenen, je Mischallergen ...	250	14,57	16,76	18,94	13,11	17,26	17,26
3891*	Allergenspezifisches Immunglobulin (z. B. IgE), Einzelallergentest (z. B. RAST), im Einzelansatz, Ligandenassay – gegebenenfalls einschließlich Doppelbestimmung und aktueller Bezugskurve –, bis zu zehn Einzelallergenen, je Allergen	250	14,57	16,76	18,94	13,11	17,26	17,26
3892*	Bestimmung von allergenspezifischem Immunglobulin (z. B. IgE), Einzel- oder Mischallergentest mit mindestens vier deklarierten Allergenen oder Mischallergenen auf einem Träger, je Träger	200	11,66	13,41	15,15	10,49	13,80	13,80
3893*	Bestimmung von allergenspezifischem Immunglobulin (z. B. IgE), Einzelallergentest mit mindestens neun deklarierten Allergenen auf einem Träger und Differenzierung nach Einzelallergenen – gegebenenfalls einschließlich semiquantitativer Bestimmung des Gesamt IgE –, insgesamt .	500	29,14	33,52	37,89	26,23	34,51	34,51
3894*	Bestimmung von allergenspezifischem Immunglobulin (z. B. IgE), Einzelallergentest mit mindestens zwanzig deklarierten Allergenen auf einem Träger und Differenzierung nach Einzelallergenen – gegebenenfalls einschließlich semiquantitativer Bestimmung des Gesamt-IgE –, insgesamt .	900	52,46	60,33	68,20	47,21	62,12	62,12
3895*	Heterophile Antikörper (IgG- oder IgM-Fraktion), Ligandenassay – einschließlich Doppelbestimmung und aktueller Bezugskurve –, je Fraktion .	1100	64,12	73,73	83,35	57,70	75,93	75,93
3896*	Untersuchung auf Antikörper gegen Gliadin mittels qualitativer Immunfluoreszenzuntersuchung (bis zu zwei Titerstufen) oder ähnlicher Untersuchungsmethoden	290	16,90	19,44	21,97	15,21	20,02	20,02

* Reduzierter Gebührenrahmen

Nr.	Leistung	GOÄ Punktzahl	GOÄ 1fach €	GOÄ 1,15fach €	GOÄ 1,3fach €	GOÄ 0,9fach €	UV Allg. €	UV Bes. €
3897*	Untersuchung auf Antikörper gegen Gliadin mittels quantitativer Immunfluoreszenzuntersuchung (mehr als zwei Titerstufen) oder ähnlicher Untersuchungsmethoden	510	29,73	34,19	38,64	26,75	35,20	35,20
3898*	Antikörper gegen Insulin, Ligandenassay – einschließlich Doppelbestimmung und aktueller Bezugskurve – ..	450	26,23	30,16	34,10	23,61	31,06	31,06

10. Tumormarker

Allgemeine Bestimmung

Für die mit H3 gekennzeichneten Untersuchungen ist der Höchstwert nach Nummer 3631.H zu beachten.

Nr.	Leistung	GOÄ Punktzahl	GOÄ 1fach €	GOÄ 1,15fach €	GOÄ 1,3fach €	GOÄ 0,9fach €	UV Allg. €	UV Bes. €
3900.H3*	Ca 125, Ligandenassay – gegebenenfalls einschließlich Doppelbestimmung und aktueller Bezugskurve – ..	300	17,49	20,11	22,73	15,74	20,71	20,71
3901.H3*	Ca 15-3, Ligandenassay – gegebenenfalls einschließlich Doppelbestimmung und aktueller Bezugskurve – ..	450	26,23	30,16	34,10	23,61	31,06	31,06
3902.H3*	Ca 19-9, Ligandenassay – gegebenenfalls einschließlich Doppelbestimmung und aktueller Bezugskurve – ..	300	17,49	20,11	22,73	15,74	20,71	20,71
3903.H3*	Ca 50, Ligandenassay – gegebenenfalls einschließlich Doppelbestimmung und aktueller Bezugskurve –	450	26,23	30,16	34,10	23,61	31,06	31,06
3904.H3*	Ca 72-4, Ligandenassay – gegebenenfalls einschließlich Doppelbestimmung und aktueller Bezugskurve – ..	450	26,23	30,16	34,10	23,61	31,06	31,06
3905.H3*	Carcinoembryonales Antigen (CEA), Ligandenassay – gegebenenfalls einschließlich Doppelbestimmung und aktueller Bezugskurve –	250	14,57	16,76	18,94	13,11	17,26	17,26
3906.H3*	Cyfra 21-1, Ligandenassay – gegebenenfalls einschließlich Doppelbestimmung und aktueller Bezugskurve – ..	450	26,23	30,16	34,10	23,61	31,06	31,06
3907.H3*	Neuronenspezifische Enolase (NSE), Ligandenassay – einschließlich Doppelbestimmung und aktueller Bezugskurve –	450	26,23	30,16	34,10	23,61	31,06	31,06
3908.H3*	Prostataspezifisches Antigen (PSA), Ligandenassay – gegebenenfalls einschließlich Doppelbestimmung und aktueller Bezugskurve –	300	17,49	20,11	22,73	15,74	20,71	20,71

* Reduzierter Gebührenrahmen

Nrn. 3909.H3–3932 – M III – GOÄ/UV-GOÄ

Nr.	Leistung	GOÄ Punktzahl	GOÄ 1fach €	GOÄ 1,15fach €	GOÄ 1,3fach €	GOÄ 0,9fach €	UV Allg. €	UV Bes. €
3909.H3*	Squamous cell carcinoma-Antigen (SCC), Ligandenassay – gegebenenfalls einschließlich Doppelbestimmung und aktueller Bezugskurve –	450	26,23	30,16	34,10	23,61	31,06	31,06
3910.H3*	Thymidinkinase, Ligandenassay – einschließlich Doppelbestimmung und aktueller Bezugskurve –	450	26,23	30,16	34,10	23,61	31,06	31,06
3911.H3*	Tissue-polypeptide-Antigen (TPA), Ligandenassay – egebenenfalls einschließlich Doppelbestimmung und aktueller Bezugskurve –	450	26,23	30,16	34,10	23,61	31,06	31,06

11. Nukleinsäuren und ihre Metabolite

Nr.	Leistung	GOÄ Punktzahl	GOÄ 1fach €	GOÄ 1,15fach €	GOÄ 1,3fach €	GOÄ 0,9fach €	UV Allg. €	UV Bes. €
3920*	Isolierung von humanen Nukleinsäuren aus Untersuchungsmaterial	900	52,46	60,33	68,20	47,21	62,12	62,12
3921*	Verdau (Spaltung) isolierter humaner Nukleinsäuren mit Restriktionsenzymen, je Enzym	150	8,74	10,05	11,37	7,87	10,35	10,35
3922*	Amplifikation von humanen Nukleinsäuren oder Nukleinsäurefragmenten mit Polymerasekettenreaktion (PCR)	500	29,14	33,52	37,89	26,23	34,51	34,51
3923*	Amplifikation von humanen Nukleinsäuren oder Nukleinsäurefragmenten mit geschachtelter Polymerasekettenreaktion (nested PCR)	1000	58,29	67,03	75,77	52,46	69,02	69,02
3924*	Identifizierung von humanen Nukleinsäurefragmenten durch Hybridisierung mit radioaktiv oder nichtradioaktiv markierten Sonden und nachfolgender Detektion, je Sonde	300	17,49	20,11	22,73	15,74	20,71	20,71
3925*	Trennung von humanen Nukleinsäurefragmenten mittels elektrophoretischer Methoden und anschließendem Transfer auf Trägermaterialien (z. B. Dot-Blot, Slot-Blot)	600	34,97	40,22	45,46	31,48	41,41	41,41
3926*	Identifizierung von humanen Nukleinsäurefragmenten durch Sequenzermittlung	2000	116,57	134,06	151,55	104,92	138,05	138,05

12. Gerinnungs-, Fibrinolyse-, Komplementsystem

Nr.	Leistung	GOÄ Punktzahl	GOÄ 1fach €	GOÄ 1,15fach €	GOÄ 1,3fach €	GOÄ 0,9fach €	UV Allg. €	UV Bes. €
3930*	Antithrombin III, chromogenes Substrat	110	6,41	7,37	8,34	5,77	7,59	7,59
3931*	Antithrombin III, Immundiffusion oder ähnliche Untersuchungsmethoden ...	180	10,49	12,07	13,64	9,44	12,42	12,42
3932*	Blutungszeit	60	3,50	4,02	4,55	3,15	4,14	4,14

* Reduzierter Gebührenrahmen

GOÄ/UV-GOÄ – M III – Nrn. 3933–3952

Nr.	Leistung	GOÄ Punktzahl	GOÄ 1fach €	GOÄ 1,15fach €	GOÄ 1,3fach €	GOÄ 0,9fach €	UV Allg. €	UV Bes. €
3933*	Fibrinogen nach Clauss, koagulometrisch	100	5,83	6,70	7,58	5,25	6,90	6,90
3934*	Fibrinogen, Immundiffusion oder ähnliche Untersuchungsmethoden	180	10,49	12,07	13,64	9,44	12,42	12,42
3935*	Fibrinogenspaltprodukte, qualitativ ...	120	6,99	8,04	9,09	6,30	8,28	8,28
3936*	Fibrinogenspaltprodukte, quantitativ ..	250	14,57	16,76	18,94	13,11	17,26	17,26
3937*	Fibrinspaltprodukte, quervernetzt (Dimertest), qualitativ	180	10,49	12,07	13,64	9,44	12,42	12,42
3938*	Fibrinspaltprodukte, quervernetzt (Dimertest), quantitativ	360	20,98	24,13	27,28	18,89	24,85	24,85
3939*	Gerinnungsfaktor (II, V, VIII, IX, X), je Faktor	460	26,81	30,83	34,86	24,13	31,75	31,75
3940*	Gerinnungsfaktor (VII, XI, XII), je Faktor	720	41,97	48,26	54,56	37,77	49,70	49,70
3941*	Gerinnungsfaktor VIII Ag, Immundiffusion oder ähnliche Untersuchungsmethoden	250	14,57	16,76	18,94	13,11	17,26	17,26
3942*	Gerinnungsfaktor XIII, Untersuchung mittels Monochloressigsäure oder ähnliche Untersuchungsmethoden ...	180	10,49	12,07	13,64	9,44	12,42	12,42
3943*	Gerinnungsfaktor XIII, Immundiffusion oder ähnliche Untersuchungsmethoden	250	14,57	16,76	18,94	13,11	17,26	17,26
3944*	Gewebsplasminogenaktivator (t-PA), chromogenes Substrat	300	17,49	20,11	22,73	15,74	20,71	20,71
3945*	Heparin, chromogenes Substrat	140	8,16	9,38	10,61	7,34	9,66	9,66
3946*	Partielle Thromboplastinzeit (PTT, aPTT), Doppelbestimmung	70	4,08	4,69	5,30	3,67	4,83	4,83
3947*	Plasmatauschversuch	460	26,81	30,83	34,86	24,13	31,75	31,75
3948*	Plasminogen, chromogenes Substrat	140	8,16	9,38	10,61	7,34	9,66	9,66
3949*	Plasminogenaktivatorinhibitor (PAI), chromogenes Substrat	410	23,90	27,48	31,07	21,51	28,30	28,30
3950*	Plättchenfaktor (3, 4), Ligandenassay – einschließlich Doppelbestimmung und aktueller Bezugskurve –, je Faktor	480	27,98	32,17	36,37	25,18	33,13	33,13
3951*	Protein C-Aktivität	450	26,23	30,16	34,10	23,61	31,06	31,06
3952*	Protein C-Konzentration, Ligandenassay – einschließlich Doppelbestimmung und aktueller Bezugskurve – ..	450	26,23	30,16	34,10	23,61	31,06	31,06

* Reduzierter Gebührenrahmen

Nrn. 3953–3971 – M III – GOÄ/UV-GOÄ

Nr.	Leistung	GOÄ Punktzahl	GOÄ 1fach €	GOÄ 1,15fach €	GOÄ 1,3fach €	GOÄ 0,9fach €	UV Allg. €	UV Bes. €
3953*	Protein S-Aktivität	450	26,23	30,16	34,10	23,61	31,06	31,06
3954*	Protein S-Konzentration, Ligandenassay – einschließlich Doppelbestimmung und aktueller Bezugskurve –	450	26,23	30,16	34,10	23,61	31,06	31,06
3955*	Reptilasezeit	100	5,83	6,70	7,58	5,25	6,90	6,90
3956*	Ristocetin-Cofaktor (F VIII Rcof), Agglutination	200	11,66	13,41	15,15	10,49	13,80	13,80
3957*	Thrombelastogramm oder Resonanzthrombogramm	180	10,49	12,07	13,64	9,44	12,42	12,42
3958*	Thrombin-Antithrombin-Komplex (TAT-Komplex), Ligandenassay – einschließlich Doppelbestimmung und aktueller Bezugskurve –	480	27,98	32,17	36,37	25,18	33,13	33,13
3959*	Thrombinkoagulasezeit	100	5,83	6,70	7,58	5,25	6,90	6,90
3960*	Thromboplastinzeit (Prothrombinzeit, TPZ, Quickwert), Doppelbestimmung	70	4,08	4,69	5,30	3,67	4,83	4,83
3961*	Thrombozytenaggregationstest mit mindestens drei Stimulatoren	900	52,46	60,33	68,20	47,21	62,12	62,12
3962*	Thrombozytenausbreitung, mikroskopisch	60	3,50	4,02	4,55	3,15	4,14	4,14
3963*	Von Willebrand-Faktor (vWF), Ligandenassay – einschließlich Doppelbestimmung und aktueller Bezugskurve –	480	27,98	32,17	36,37	25,18	33,13	33,13
3964*	C1-Esteraseinhibitor-Aktivität, chromogenes Substrat	360	20,98	24,13	27,28	18,89	24,85	24,85
3965*	C1-Esteraseinhibitor-Konzentration, Immundiffusion oder ähnliche Untersuchungsmethoden	260	15,15	17,43	19,70	13,64	17,95	17,95
3966*	Gesamtkomplement AH 50	600	34,97	40,22	45,46	31,48	41,41	41,41
3967*	Gesamtkomplement CH 50	500	29,14	33,52	37,89	26,23	34,51	34,51
	Untersuchungen von Einzelfaktoren des Komplementsystems	250	14,57	16,76	18,94	13,11	17,26	17,26

Katalog

3968* Komplementfaktor C3-Aktivität, Lysis
3969* Komplementfaktor C3, Immundiffusion oder ähnliche Untersuchungsmethoden

3970* Komplementfaktor C4-Aktivität, Lysis
3971* Komplementfaktor C4, Immundiffusion oder ähnliche Untersuchungsmethoden

---

* Reduzierter Gebührenrahmen

GOÄ/UV-GOÄ – M III – Nrn. 3980–3989

Nr.	Leistung	GOÄ Punktzahl	GOÄ 1fach €	GOÄ 1,15fach €	GOÄ 1,3fach €	GOÄ 0,9fach €	UV Allg. €	UV Bes. €

13. Blutgruppenmerkmale, HLA-System

Nr.	Leistung	Punktzahl	1fach	1,15fach	1,3fach	0,9fach	UV Allg.	UV Bes.
3980*	AB0-Merkmale	100	5,83	6,70	7,58	5,25	6,90	6,90
3981*	AB0-Merkmale und Isoagglutinine	180	10,49	12,07	13,64	9,44	12,42	12,42
3982*	AB0-Merkmale, Isoagglutinine und Rhesusfaktor D (D und CDE)	300	17,49	20,11	22,73	15,74	20,71	20,71
3983*	AB0-Merkmale, Isoagglutinine und Rhesusformel (C, c, D, E und e)	500	29,14	33,52	37,89	26,23	34,51	34,51

Bestimmung weiterer Blutgruppenmerkmale Katalog

Nr.	Leistung	Punktzahl	1fach	1,15fach	1,3fach	0,9fach	UV Allg.	UV Bes.
3984*	im NaCl- oder Albumin-Milieu (z. B. P, Lewis, MNS), je Merkmal	120	6,99	8,04	9,09	6,30	8,28	8,28
3985*	im indirekten Anti-Humanglobulin-Test (indirekter Coombstest) (z. B. C^w, Kell, D^u, Duffy), je Merkmal	200	11,66	13,41	15,15	10,49	13,80	13,80
3986*	im indirekten Anti-Humanglobulin-Test (indirekter Coombstest) (z. B. Kidd, Lutheran), je Merkmal	360	20,98	24,13	27,28	18,89	24,85	24,85

Bei den Leistungen nach den Nummern 3984 bis 3986 sind die jeweils untersuchten Merkmale in der Rechnung anzugeben.

Nr.	Leistung	Punktzahl	1fach	1,15fach	1,3fach	0,9fach	UV Allg.	UV Bes.
3987*	Antikörpersuchtest (Antikörper gegen Erythrozytenantigene) mit zwei verschiedenen Test-Erythrozyten-Präparationen im indirekten Anti-Humanglobulin-Test (indirekter Coombstest)	140	8,16	9,38	10,61	7,34	9,66	9,66
3988*	Antikörpersuchtest (Antikörper gegen Erythrozytenantigene) mit drei und mehr verschiedenen Test-Erythrozyten-Präparationen im indirekten Anti-Humanglobulin-Test (indirekter Coombstest)	200	11,66	13,41	15,15	10,49	13,80	13,80
3989*	Antikörperdifferenzierung (Antikörper gegen Erythrozytenantigene) mit mindestens acht, jedoch nicht mehr als zwölf verschiedenen Test-Erythrozyten-Präparationen im indirekten Anti-Humanglobulin-Test (indirekter Coombstest) im Anschluß an die Leistung nach Nummer 3987 oder 3988, je Test-Erythrozyten-Präparation	60	3,50	4,02	4,55	3,15	4,14	4,14

* Reduzierter Gebührenrahmen

Nrn. 3990–3998 – M III – GOÄ/UV-GOÄ

Nr.	Leistung	GOÄ Punktzahl	GOÄ 1fach €	GOÄ 1,15fach €	GOÄ 1,3fach €	GOÄ 0,9fach €	UV Allg. €	UV Bes. €
3990*	Antikörpersuchtest (Antikörper gegen Erythrozytenantigene) mit zwei verschiedenen Test-Erythrozyten-Präparationen im NaCl- oder Enzymmilieu .	70	4,08	4,69	5,30	3,67	4,83	4,83
3991*	Antikörpersuchtest (Antikörper gegen Erythrozytenantigene) mit drei und mehr verschiedenen Test-Erythrozyten-Präparationen im NaCl- oder Enzymmilieu	100	5,83	6,70	7,58	5,25	6,90	6,90
3992*	Antikörperdifferenzierung (Antikörper gegen Erythrozytenantigene) mit mindestens acht, jedoch höchstens zwölf verschiedenen Test-Erythrozyten-Präparationen im NaCl- oder Enzymmilieu im Anschluß an die Leistung nach Nummer 3990 oder 3991, je Test-Erythrozyten-Präparation	30	1,75	2,01	2,27	1,57	2,07	2,07
3993*	Bestimmung des Antikörpertiters bei positivem Ausfall eines Antikörpersuchtests (Antikörper gegen Erythrozytenantigene) im Anschluß an eine der Leistungen nach den Nummern 3989 oder 3992	400	23,31	26,81	30,31	20,98	27,61	27,61
3994*	Quantitative Bestimmung (Titration) von Antikörpern gegen Erythrozytenantigene (z. B. Kälteagglutinine, Hämolysine) mittels Agglutination, Präzipitation oder Lyse (mit jeweils mindestens vier Titerstufen)	140	8,16	9,38	10,61	7,34	9,66	9,66
3995*	Qualitativer Nachweis von Antikörpern gegen Leukozyten- oder Thrombozytenantigene mittels Fluoreszenzimmunoassay (bis zu zwei Titerstufen) oder ähnlicher Untersuchungsmethoden ..	350	20,40	23,46	26,52	18,36	24,16	24,16
3996*	Quantitative Bestimmung von Antikörpern gegen Leukozyten- oder Thrombozytenantigene mittels Fluoreszenzimmunoassay (mehr als zwei Titerstufen) oder ähnlicher Untersuchungsmethoden	600	34,97	40,22	45,46	31,48	41,41	41,41
3997*	Direkter Anti-Humanglobulin-Test (direkter Coombstest), mit mindestens zwei Antiseren	120	6,99	8,04	9,09	6,30	8,28	8,28
3998*	Anti-Humanglobulin-Test zur Ermittlung der Antikörperklasse mit monovalenten Antiseren im Anschluß an die Leistung nach Nummer 3989 oder 3997, je Antiserum	90	5,25	6,03	6,82	4,72	6,21	6,21

* Reduzierter Gebührenrahmen

Nr.	Leistung	GOÄ Punktzahl	GOÄ 1fach €	GOÄ 1,15fach €	GOÄ 1,3fach €	GOÄ 0,9fach €	UV Allg. €	UV Bes. €
3999*	Antikörper-Elution, Antikörper-Absorption, Untersuchung auf biphasische Kältehämolysine, Säure-Serum-Test oder ähnlich aufwendige Untersuchungen, je Untersuchung	360	20,98	24,13	27,28	18,89	24,85	24,85
	Die Art der Untersuchung ist in der Rechnung anzugeben.							
4000*	Serologische Verträglichkeitsprobe (Kreuzprobe) im NaCl-Milieu und im Anti-Humanglobulintest	200	11,66	13,41	15,15	10,49	13,80	13,80
4001*	Serologische Verträglichkeitsprobe (Kreuzprobe) im NaCl-Milieu und im Anti-Humanglobulintest sowie laborinterne Identitätssicherung im AB0-System	300	17,49	20,11	22,73	15,74	20,71	20,71
	Die Leistung nach Nummer 4001 ist für die Identitätssicherung im AB0-System am Krankenbett (bedside-test) nicht berechnungsfähig.							
4002*	Serologische Verträglichkeitsprobe (Kreuzprobe) im NaCl- oder Enzym-Milieu als Kälteansatz unter Einschluß einer Eigenkontrolle	100	5,83	6,70	7,58	5,25	6,90	6,90
4003*	Dichtegradientenisolierung von Zellen, Organellen oder Proteinen, je Isolierung	400	23,31	26,81	30,31	20,98	27,61	27,61
4004*	Nachweis eines HLA-Antigens der Klasse I mittels Lymphozytotoxizitätstest nach Isolierung der Zellen	750	43,72	50,27	56,83	39,34	51,77	51,77
4005*	Höchstwert für die Leistung nach Nummer 4004	3000	174,86	201,09	227,32	157,38	207,07	207,07
4006*	Gesamttypisierung der HLA-Antigene der Klasse I mittels Lymphozytotoxizitätstest mit mindestens 60 Antiseren nach Isolierung der Zellen, je Antiserum	30	1,75	2,01	2,27	1,57	2,07	2,07
4007*	Höchstwert für die Leistung nach Nummer 4006	3600	209,83	241,31	272,78	188,85	248,49	248,49
4008*	Gesamttypisierung der HLA-Antigene der Klasse II mittels molekularbiologischer Methoden (bis zu 15 Sonden), insgesamt	2500	145,72	167,58	189,43	131,15	172,56	172,56
4009*	Subtypisierung der HLA-Antigene der Klasse II mittels molekularbiologischer Methoden (bis zu 40 Sonden), insgesamt	2700	157,38	180,98	204,59	141,64	186,37	186,37

* Reduzierter Gebührenrahmen

Nrn. 4010–4033 – M III – GOÄ/UV-GOÄ

Nr.	Leistung	GOÄ Punktzahl	GOÄ 1fach €	GOÄ 1,15fach €	GOÄ 1,3fach €	GOÄ 0,9fach €	UV Allg. €	UV Bes. €
4010*	HLA-Isoantikörpernachweis	800	46,63	53,62	60,62	41,97	55,22	55,22
4011*	Spezifizierung der HLA-Isoantikörper, insgesamt	1600	93,26	107,25	121,24	83,93	110,44	110,44
4012*	Serologische Verträglichkeitsprobe im Gewebe-HLA-System nach Isolierung von Zellen und Organellen	750	43,72	50,27	56,83	39,34	51,77	51,77
4013*	Lymphozytenmischkultur (MLC) bei Empfänger und Spender – einschließlich Kontrollen –	4600	268,12	308,34	348,56	241,31	317,51	317,51
4014*	Lymphozytenmischkultur (MLC) für jede weitere getestete Person	2300	134,06	154,17	174,28	120,65	158,76	158,76

14. Hormone und ihre Metabolite, biogene Amine, Rezeptoren

Allgemeine Bestimmung

Für die mit H4 gekennzeichneten Untersuchungen ist der Höchstwert nach Nummer 3633.H zu beachten.

	Hormonbestimmung mittels Ligandenassay – gegebenenfalls einschließlich Doppelbestimmung und aktueller Bezugskurve –	250	14,57	16,76	18,94	13,11	17,26	17,26

Katalog

4020*	Cortisol
4021*	Follitropin (FSH, follikelstimulierendes Hormon)
4022.H4*	Freies Trijodthyronin (fT3)
4023.H4*	Freies Thyroxin (fT4)
4024*	Humanes Choriongonadotropin (HCG)
4025*	Insulin
4026*	Luteotropin (LH, luteinisierendes Hormon)
4027*	Östriol
4028*	Plazentalaktogen (HPL)
4029.H4*	T3-Uptake-Test (TBI, TBK)
4030*	Thyreoidea stimulierendes Hormon (TSH)
4031.H4*	Thyroxin
4032.H4*	Trijodthyronin
4033*	Untersuchungen mit ähnlichem methodischem Aufwand
	Die untersuchten Parameter sind in der Rechnung anzugeben.

* Reduzierter Gebührenrahmen

GOÄ/UV-GOÄ – M III – Nrn. 4035–4062

Nr.	Leistung	GOÄ Punktzahl	GOÄ 1fach €	GOÄ 1,15fach €	GOÄ 1,3fach €	GOÄ 0,9fach €	UV Allg. €	UV Bes. €
	Hormonbestimmung mittels Ligandenassay – einschließlich Doppelbestimmung und aktueller Bezugskurve – .... Katalog	350	20,40	23,46	26,52	18,36	24,16	24,16
4035*	17-Alpha-Hydroxyprogesteron							
4036*	Androstendion							
4037*	Dehydroepiandrosteron (DHEA)							
4038*	Dehydroepiandrosteronsulfat (DHEAS)							
4039*	Östradiol							
4040*	Progesteron							
4041*	Prolaktin							
4042*	Testosteron							
4043*	Wachstumshormon (HGH)							
4044*	Untersuchungen mit ähnlichem methodischem Aufwand							
	Die untersuchten Parameter sind in der Rechnung anzugeben.							
	Hormonbestimmung mittels Ligandenassay – einschließlich Doppelbestimmung und aktueller Bezugskurve – .... Katalog	480	27,98	32,17	36,37	25,18	33,13	33,13
4045*	Aldosteron							
4046*	C-Peptid							
4047*	Calcitonin							
4048*	cAMP							
4049*	Corticotropin (ACTH)							
4050*	Erythropoetin							
4051*	Gastrin							
4052*	Glukagon							
4053*	Humanes Choriongonadotropin (HCG), zum Ausschluß einer Extrauteringravidität							
4054*	Osteocalcin							
4055*	Oxytocin							
4056*	Parathormon							
4057*	Reninaktivität (PRA), kinetische Bestimmung mit mindestens drei Meßpunkten							
4058*	Reninkonzentration							
4060*	Somatomedin							
4061*	Vasopressin (Adiuretin, ADH)							
4062*	Untersuchungen mit ähnlichem methodischem Aufwand							
	Die untersuchten Parameter sind in der Rechnung anzugeben.							

* Reduzierter Gebührenrahmen

Nrn. 4064–4081 – M III – GOÄ/UV-GOÄ

Nr.	Leistung	GOÄ Punktzahl	GOÄ 1fach €	GOÄ 1,15fach €	GOÄ 1,3fach €	GOÄ 0,9fach €	UV Allg. €	UV Bes. €
	Hormonbestimmung mittels Ligandenassay – einschließlich Doppelbestimmung und aktueller Bezugskurve –	750	43,72	50,27	56,83	39,34	51,77	51,77
	Katalog							
4064*	Gastric inhibitory Polypeptid (GIP)							
4065*	Gonadotropin-releasing-Hormon (GnRH)							
4066*	Pankreatisches Polypeptid (PP)							
4067*	Parathyroid hormone related peptide							
4068*	Vasoaktives intestinales Polypeptid (VIP)							
4069*	Untersuchungen mit ähnlichem methodischem Aufwand							
	Die untersuchten Parameter sind in der Rechnung anzugeben.							
4070*	Thyreoglobulin, Ligandenassay – einschließlich Doppelbestimmung und aktueller Bezugskurve sowie Kontrollansatz für Anti-Thyreoglobulin-Antikörper –	900	52,46	60,33	68,20	47,21	62,12	62,12
	Hormonbestimmung mittels Hochdruckflüssigkeitschromatographie, Gaschromatographie oder Säulenchromatographie und Photometrie .	570	33,22	38,21	43,19	29,90	39,34	39,34
	Katalog							
4071*	5-Hydroxyindolessigsäure (5-HIES)							
4072*	Adrenalin und/oder Noradrenalin und/oder Dopamin im Plasma oder Urin							
4073*	Homovanillinsäure im Urin (HVA)							
4074*	Metanephrine							
4075*	Serotonin							
4076*	Steroidprofil							
4077*	Vanillinmandelsäure (VMA)							
4078*	Untersuchungen mit ähnlichem methodischem Aufwand							
	Die untersuchten Parameter sind in der Rechnung anzugeben.							
4079*	Zuschlag zu den Leistungen nach den Nummern 4071 bis 4078 bei Anwendung der Gaschromatographie-Massenspektromie	350	20,40	23,46	26,52	18,36	24,16	24,16
4080*	5-Hydroxyindolessigsäure (5-HIES), Farbreaktion und visuell, qualitativ ...	120	6,99	8,04	9,09	6,30	8,28	8,28
4081*	Humanes Choriongonadotropin im Urin, Schwangerschaftstest (Nachweisgrenze des Tests kleiner als 500 U/l)	120	6,99	8,04	9,09	6,30	8,28	8,28

* Reduzierter Gebührenrahmen

GOÄ/UV-GOÄ – M III – Nrn. 4082–4092

Nr.	Leistung	GOÄ Punktzahl	GOÄ 1fach €	GOÄ 1,15fach €	GOÄ 1,3fach €	GOÄ 0,9fach €	UV Allg. €	UV Bes. €
4082*	Humanes Choriongonadotropin im Urin (HCG), Schwangerschaftstest (Nachweisgrenze des Tests kleiner als 50 U/l), Ligandenassay – gegebenenfalls einschließlich Doppelbestimmung und aktueller Bezugskurve – ..	140	8,16	9,38	10,61	7,34	9,66	9,66
4083*	Luteotropin (LH) im Urin, Ligandenassay – gegebenenfalls einschließlich Doppelbestimmung und Bezugskurve – oder Agglutination, im Rahmen einer künstlichen Befruchtung, je Bestimmung	570	33,22	38,21	43,19	29,90	39,34	39,34
4084*	Gesamt-Östrogene im Urin, photometrisch	570	33,22	38,21	43,19	29,90	39,34	39,34
4085*	Vanillinmandelsäure im Urin (VMA), Dünnschichtchromatographie, semiquantitativ	250	14,57	16,76	18,94	13,11	17,26	17,26
4086*	Östrogenrezeptoren – einschließlich Aufbereitung –	1200	69,94	80,44	90,93	62,95	82,83	82,83
4087*	Progesteronrezeptoren – einschließlich Aufbereitung –	1200	69,94	80,44	90,93	62,95	82,83	82,83
4088*	Andere Hormonrezeptoren (z. B. Androgenrezeptoren) – einschließlich Aufbereitung –	1200	69,94	80,44	90,93	62,95	82,83	82,83
4089*	Tumornekrosefaktorrezeptor (p55), Ligandenassay – einschließlich Doppelbestimmung und aktueller Bezugskurve –	450	26,23	30,16	34,10	23,61	31,06	31,06

15. Funktionsteste

Allgemeine Bestimmungen

Wird eine vom jeweils genannten Leistungsumfang abweichende geringere Anzahl von Bestimmungen durchgeführt, so ist nur die Zahl der tatsächlich durchgeführten Einzelleistungen berechnungsfähig.

Sind aus medizinischen Gründen über den jeweils genannten Leistungsumfang hinaus weitere Bestimmungen einzelner Meßgrößen erforderlich, so können diese mit entsprechender Begründung als Einzelleistungen gesondert berechnet werden.

Nr.	Leistung	GOÄ Punktzahl	GOÄ 1fach €	GOÄ 1,15fach €	GOÄ 1,3fach €	GOÄ 0,9fach €	UV Allg. €	UV Bes. €
4090*	ACTH-Infusionstest (Zweimalige Bestimmung von Cortisol)	500	29,14	33,52	37,89	26,23	34,51	34,51
4091*	ACTH-Kurztest (Zweimalige Bestimmung von Cortisol)	500	29,14	33,52	37,89	26,23	34,51	34,51
4092*	Clonidintest (Zweimalige Bestimmung von Adrenalin/Noradrenalin im Plasma)	1140	66,45	76,41	86,38	59,80	78,69	78,69

* Reduzierter Gebührenrahmen

Nrn. 4093–4108 – M III – GOÄ/UV-GOÄ

Nr.	Leistung	GOÄ Punktzahl	GOÄ 1fach €	GOÄ 1,15fach €	GOÄ 1,3fach €	GOÄ 0,9fach €	UV Allg. €	UV Bes. €
4093*	Cortisoltagesprofil (Viermalige Bestimmung von Cortisol)	1000	58,29	67,03	75,77	52,46	69,02	69,02
4094*	CRF-Test (Dreimalige Bestimmung von Corticotropin und Cortisol)	2190	127,65	146,80	165,94	114,88	151,16	151,16
4095*	D-Xylosetest (Einmalige Bestimmung von Xylose)	200	11,66	13,41	15,15	10,49	13,80	13,80
4096*	Desferioxamintest (Einmalige Bestimmung von Eisen im Urin)	120	6,99	8,04	9,09	6,30	8,28	8,28
4097*	Dexamethasonhemmtest, Kurztest (Zweimalige Bestimmung von Cortisol)	500	29,14	33,52	37,89	26,23	34,51	34,51
4098*	Dexamethasonhemmtest, Verabreichung von jeweils 3 mg Dexamethason an drei aufeinander folgenden Tagen (Zweimalige Bestimmung von Cortisol)	500	29,14	33,52	37,89	26,23	34,51	34,51
4099*	Dexamethasonhemmtest, Verabreichung von jeweils 9 mg Dexamethason an drei aufeinander folgenden Tagen (Zweimalige Bestimmung von Cortisol)	500	29,14	33,52	37,89	26,23	34,51	34,51
4100*	Fraktionierte Magensekretionsanalyse mit Pentagastrinstimulation (Viermalige Titration von HCl)	280	16,32	18,77	21,22	14,69	19,33	19,33
4101*	Glukosesuppressionstest (Sechsmalige Bestimmung von Glukose, Wachstumshormon und Insulin)	3840	223,82	257,40	290,97	201,44	265,05	265,05
4102*	GHRH-Test (Sechsmalige Bestimmung von Wachstumshormon)	2100	122,40	140,76	159,12	110,16	144,95	144,95
4103*	HCG-Test (Zweimalige Bestimmung von Testosteron)	700	40,80	46,92	53,04	36,72	48,32	48,32
4104*	Hungerversuch (Zweimalige Bestimmung von C-Peptid)	960	55,96	64,35	72,74	50,36	66,26	66,26
4105*	Hungerversuch (Zweimalige Bestimmung von Insulin)	500	29,14	33,52	37,89	26,23	34,51	34,51
4106*	Insulinhypoglykämietest (Sechsmalige Bestimmung von Glukose, Wachstumshormon und Cortisol)	3840	223,82	257,40	290,97	201,44	265,05	265,05
4107*	Laktat-Ischämietest (Fünfmalige Bestimmung von Laktat)	900	52,46	60,33	68,20	47,21	62,12	62,12
4108*	Laktose-Toleranztest (Fünfmalige Bestimmung von Glukose)	200	11,66	13,41	15,15	10,49	13,80	13,80

* Reduzierter Gebührenrahmen

GOÄ/UV-GOÄ – M III – Nrn. 4109–4125

Nr.	Leistung	GOÄ Punktzahl	GOÄ 1fach €	GOÄ 1,15fach €	GOÄ 1,3fach €	GOÄ 0,9fach €	UV Allg. €	UV Bes. €
4109*	LH-RH-Test (Zweimalige Bestimmung von LH und FSH)	1000	58,29	67,03	75,77	52,46	69,02	69,02
4110*	MEGX-Test (Monoethylglycinxylidid) (Zweimalige Bestimmung von MEGX)	500	29,14	33,52	37,89	26,23	34,51	34,51
4111*	Metoclopramidtest (Zweimalige Bestimmung von Prolaktin)	700	40,80	46,92	53,04	36,72	48,32	48,32
4112*	Pentagastrintest (Sechsmalige Bestimmung von Calcitonin)	2880	167,87	193,05	218,23	151,08	198,79	198,79
4113*	Renin-Aldosteron-Stimulationstest (Zweimalige Bestimmung von Renin und Aldosteron)	1920	111,91	128,70	145,49	100,72	132,53	132,53
4114*	Renin-Aldosteron-Suppressionstest (Zweimalige Bestimmung von Renin und Aldosteron)	1920	111,91	128,70	145,49	100,72	132,53	132,53
4115*	Seitengetrennte Reninbestimmung (Viermalige Bestimmung von Renin) .	1920	111,91	128,70	145,49	100,72	132,53	132,53
4116*	Sekretin-Pankreozymin-Evokationstest (Dreimalige Bestimmung von Amylase, Lipase, Trypsin und Bikarbonat)	1080	62,95	72,39	81,84	56,66	74,55	74,55
4117*	TRH-Test (Zweimalige Bestimmung von TSH)	500	29,14	33,52	37,89	26,23	34,51	34,51
4118*	Vitamin A-Resorptionstest (Zweimalige Bestimmung von Vitamin A)	720	41,97	48,26	54,56	37,77	49,70	49,70

16. Porphyrine und ihre Vorläufer

Nr.	Leistung	GOÄ Punktzahl	GOÄ 1fach €	GOÄ 1,15fach €	GOÄ 1,3fach €	GOÄ 0,9fach €	UV Allg. €	UV Bes. €
4120*	Delta-Aminolaevulinsäure (Delta-ALS, Delta-ALA), photometrisch und säulenchromatographisch	570	33,22	38,21	43,19	29,90	39,34	39,34
4121*	Gesamt-Porphyrine, photometrisch ..	250	14,57	16,76	18,94	13,11	17,26	17,26
4122*	Gesamt-Porphyrine, qualitativ	120	6,99	8,04	9,09	6,30	8,28	8,28
4123*	Porphobilinogen (PBG, Hösch-Test, Schwarz-Watson-Test) mit Rückextraktion, Farbreaktion und visuell, qualitativ	60	3,50	4,02	4,55	3,15	4,14	4,14
4124*	Porphobilinogen (PBG), photometrisch und säulenchromatographisch .	570	33,22	38,21	43,19	29,90	39,34	39,34
4125*	Porphyrinprofil (Urin, Stuhl, Erythrozyten), Hochdruckflüssigkeitschromatographie, je Material	570	33,22	38,21	43,19	29,90	39,34	39,34

* Reduzierter Gebührenrahmen

Nrn. 4126–4147   – M III –   GOÄ/UV-GOÄ

Nr.	Leistung	GOÄ Punktzahl	GOÄ 1fach €	GOÄ 1,15fach €	GOÄ 1,3fach €	GOÄ 0,9fach €	UV Allg. €	UV Bes. €
4126*	Porphyrinprofil (Urin, Stuhl, Erythrozyten, Dünnschichtchromatographie, je Material	460	26,81	30,83	34,86	24,13	31,75	31,75

17. Spurenelemente, Vitamine

Nr.	Leistung	GOÄ Punktzahl	GOÄ 1fach €	GOÄ 1,15fach €	GOÄ 1,3fach €	GOÄ 0,9fach €	UV Allg. €	UV Bes. €
4130*	Eisen im Urin, Atomabsorption	120	6,99	8,04	9,09	6,30	8,28	8,28
4131*	Kupfer im Serum oder Plasma	40	2,33	2,68	3,03	2,10	2,76	2,76
4132*	Kupfer im Urin, Atomabsorption	410	23,90	27,48	31,07	21,51	28,30	28,30
4133*	Mangan, Atomabsorption, flammenlos	410	23,90	27,48	31,07	21,51	28,30	28,30
4134*	Selen, Atomabsorption, flammenlos ..	410	23,90	27,48	31,07	21,51	28,30	28,30
4135*	Zink, Atomabsorption	90	5,25	6,03	6,82	4,72	6,21	6,21
4138*	25-Hydroxy-Vitamin D (25-OH-D, D2), Ligandenassay – einschließlich Doppelbestimmung und aktueller Bezugskurve –	480	27,98	32,17	36,37	25,18	33,13	33,13
4139*	1,25-Dihydroxy-Vitamin D (1,25-[OH]$_2$D$_3$, Calcitriol), Ligandenassay – einschließlich Doppelbestimmung und aktueller Bezugskurve –	750	43,72	50,27	56,83	39,34	51,77	51,77
4140*	Folsäure und/oder Vitamin B12, Ligandenassay – gegebenenfalls einschließlich Doppelbestimmung und aktueller Bezugskurve –	250	14,57	16,76	18,94	13,11	17,26	17,26
	Untersuchung von Vitaminen mittels Hochdruckflüssigkeitschromatographie .... Katalog	360	20,98	24,13	27,28	18,89	24,85	24,85
4141*	Vitamin A							
4142*	Vitamin E							
	Untersuchung von Vitaminen mittels Hochdruckflüssigkeitschromatographie .... Katalog	570	33,22	38,21	43,19	29,90	39,34	39,34
4144*	25-Hydroxy-Vitamin D (25-OH-D, D2)							
4145*	Vitamin B1							
4146*	Vitamin B6							
4147*	Vitamin K							

* Reduzierter Gebührenrahmen

18. Arzneimittelkonzentrationen, exogene Gifte, Drogen

Nr.	Leistung	GOÄ Punktzahl	GOÄ 1fach €	GOÄ 1,15fach €	GOÄ 1,3fach €	GOÄ 0,9fach €	UV Allg. €	UV Bes. €
	Untersuchung mittels Ligandenassay – gegebenenfalls einschließlich Doppelbestimmung und aktueller Bezugskurve – .... Katalog	250	14,57	16,76	18,94	13,11	17,26	17,26
4150*	Amikacin							
4151*	Amphetamin							
4152*	Azetaminophen							
4153*	Barbiturate							
4154*	Benzodiazepine							
4155*	Cannabinoide							
4156*	Carbamazepin							
4157*	Chinidin							
4158*	Cocainmetabolite							
4160*	Desipramin							
4161*	Digitoxin							
4162*	Digoxin							
4163*	Disopyramid							
4164*	Ethosuximid							
4165*	Flecainid							
4166*	Gentamicin							
4167*	Lidocain							
4168*	Methadon							
4169*	Methotrexat							
4170*	N-Azetylprocainamid							
4171*	Netilmicin							
4172*	Opiate							
4173*	Phenobarbital							
4174*	Phenytoin							
4175*	Primidon							
4176*	Propaphenon							
4177*	Salizylat							
4178*	Streptomycin							
4179*	Theophyllin							
4180*	Tobramicin							
4181*	Valproinsäure							
4182*	Untersuchungen mit ähnlichem methodischem Aufwand							
	Die untersuchten Parameter sind in der Rechnung anzugeben.							
4185*	Cyclosporin (mono- oder polyspezifisch), Ligandenassay – gegebenenfalls einschließlich Doppelbestimmung und aktueller Bezugskurve –	300	17,49	20,11	22,73	15,74	20,71	20,71

* Reduzierter Gebührenrahmen

Nrn. 4186–4208 – M III – GOÄ/UV-GOÄ

Nr.	Leistung	GOÄ Punktzahl	GOÄ 1fach €	GOÄ 1,15fach €	GOÄ 1,3fach €	GOÄ 0,9fach €	UV Allg. €	UV Bes. €
	Untersuchung mittels Ligandenassay – einschließlich vorhergehender Säulentrennung, gegebenenfalls einschließlich Doppelbestimmung und aktueller Bezugskurve – .... Katalog	700	40,80	46,92	53,04	36,72	48,32	48,32
4186*	Amitryptilin							
4187*	Imipramin							
4188*	Nortriptylin							
	Untersuchung mittels Atomabsorption, flammenlos .... Katalog	410	23,90	27,48	31,07	21,51	28,30	28,30
4190*	Aluminium							
4191*	Arsen							
4192*	Blei							
4193*	Cadmium							
4194*	Chrom							
4195*	Gold							
4196*	Quecksilber							
4197*	Thallium							
4198*	Untersuchungen mit ähnlichem methodischem Aufwand							
	Die untersuchten Parameter sind in der Rechnung anzugeben.							
	Untersuchung mittels Hochdruckflüssigkeitschromatographie, je Untersuchung .... Katalog	360	20,98	24,13	27,28	18,89	24,85	24,85
4199*	Amiodarone							
4200*	Antiepileptika (Ethosuximid und/oder Phenobarbital und/oder Phenytoin und/oder Primidon)							
4201*	Chinidin							
4202*	Untersuchungen mit ähnlichem methodischem Aufwand							
	Die untersuchten Parameter sind in der Rechnung anzugeben.							
	Untersuchung mittels Hochdruckflüssigkeitschromatographie, je Untersuchung .... Katalog	450	26,23	30,16	34,10	23,61	31,06	31,06
4203*	Antibiotika							
4204*	Antimykotika							
	Untersuchung mittels Gaschromatographie, je Untersuchung .... Katalog	410	23,90	27,48	31,07	21,51	28,30	28,30
4206*	Valproinsäure							
4207*	Ethanol							
4208*	Untersuchungen mit ähnlichem methodischem Aufwand							
	Die untersuchten Parameter sind in der Rechnung anzugeben.							

* Reduzierter Gebührenrahmen

GOÄ/UV-GOÄ – M III – Nrn. 4209–4234

Nr.	Leistung	GOÄ Punktzahl	GOÄ 1fach €	GOÄ 1,15fach €	GOÄ 1,3fach €	GOÄ 0,9fach €	UV Allg. €	UV Bes. €
4209*	Untersuchung mittels Gaschromatographie nach Säulenextraktion und Derivatisierung zum Nachweis von exogenen Giften, je Untersuchung ...	480	27,98	32,17	36,37	25,18	33,13	33,13
4210*	Untersuchung von exogenen Giften mittels Gaschromatographie-Massenspektrometrie, Bestätigungsanalyse, je Untersuchung	900	52,46	60,33	68,20	47,21	62,12	62,12
4211*	Ethanol, photometrisch	150	8,74	10,05	11,37	7,87	10,35	10,35
4212*	Exogene Gifte, dünnschichtchromatographisches Screening, qualitativ oder semiquantitativ	250	14,57	16,76	18,94	13,11	17,26	17,26
4213*	Identifikation von exogenen Giften mittels aufwendiger Dünnschichtchromatographie mit standardkorrigierten R_f-Werten, je Untersuchung	360	20,98	24,13	27,28	18,89	24,85	24,85
4214*	Lithium	60	3,50	4,02	4,55	3,15	4,14	4,14

19. Antikörper gegen Bakterienantigene

Allgemeine Bestimmung

Die Berechnung einer Gebühr für eine qualitative Untersuchung mittels Agglutinations- oder Fällungsreaktion bzw. Immunfluoreszenzuntersuchung (bis zu zwei Titerstufen) neben einer Gebühr für eine quantitative Untersuchung mittels Agglutinations- oder Fällungsreaktion bzw. Immunfluoreszenzuntersuchung (mehr als zwei Titerstufen) oder einer ähnlichen Untersuchungsmethode ist nicht zulässig.

Nr.	Leistung	GOÄ Punktzahl	GOÄ 1fach €	GOÄ 1,15fach €	GOÄ 1,3fach €	GOÄ 0,9fach €	UV Allg. €	UV Bes. €
	Qualitativer Nachweis von Antikörpern mittels Agglutinations- oder Fällungsreaktion (z. B. Hämagglutination, Hämagglutinationshemmung, Latex-Agglutination)	90	5,25	6,03	6,82	4,72	6,21	6,21

Katalog

Antikörper gegen
- 4220* Borrelia burgdorferi
- 4221* Brucellen
- 4222* Campylobacter
- 4223* Francisellen
- 4224* Legionella pneumophila bis zu fünf Typen, je Typ
- 4225* Leptospiren
- 4226* Listerien, je Typ
- 4227* Rickettsien (Weil-Felix-Reaktion)
- 4228* Salmonellen-H-Antigene
- 4229* Salmonellen-O-Antigene
- 4230* Staphylolysin
- 4231* Streptolysin
- 4232* Treponema pallidum (TPHA, Cardiolipinmikroflockungstest, VDRL-Test)
- 4233* Yersinien bis zu zwei Typen, je Typ
- 4234* Untersuchungen mit ähnlichem methodischem Aufwand

Die untersuchten Parameter sind in der Rechnung anzugeben.

---

* Reduzierter Gebührenrahmen

Nrn. 4235–4261 – M III – GOÄ/UV-GOÄ

Nr.	Leistung	GOÄ Punktzahl	GOÄ 1fach €	GOÄ 1,15fach €	GOÄ 1,3fach €	GOÄ 0,9fach €	UV Allg. €	UV Bes. €
	Quantitative Bestimmung von Antikörpern mittels Agglutinations- oder Fällungsreaktion (z. B. Hämagglutination, Hämagglutinationshemmung, Latex-Agglutination)	230	13,41	15,42	17,43	12,07	15,88	15,88
	Katalog Antikörper gegen							
4235*	Agglutinierende Antikörper (WIDAL-Reaktion)							
4236*	Borrelia burgdorferi							
4237*	Brucellen							
4238*	Campylobacter							
4239*	Francisellen							
4240*	Legionellen bis zu zwei Typen, je Typ							
4241*	Leptospiren							
4242*	Listerien, je Typ							
4243*	Rickettsien							
4244*	Salmonellen-H-Antigene, bis zu zwei Antigenen, je Antigen							
4245*	Salmonellen-O-Antigene, bis zu vier Antigenen, je Antigen							
4246*	Staphylolysin							
4247*	Streptolysin							
4248*	Treponema pallidum (TPHA, Cardiolipinmikroflockungstest, VDRL-Test)							
4249*	Yersinien, bis zu zwei Typen, je Typ							
4250*	Untersuchungen mit ähnlichem methodischem Aufwand							
	Die untersuchten Parameter sind in der Rechnung anzugeben.							
	Qualitativer Nachweis von Antikörpern mittels Immunfluoreszenz oder ähnlicher Untersuchungsmethoden	290	16,90	19,44	21,97	15,21	20,02	20,02
	Katalog Antikörper gegen							
4251*	Bordetella pertussis							
4252*	Borrelia burgdorferi							
4253*	Chlamydia trachomatis							
4254*	Coxiella burneti							
4255*	Legionella pneumophila							
4256*	Leptospiren (IgA, IgG oder IgM)							
4257*	Mycoplasma pneumoniae							
4258*	Rickettsien							
4259*	Treponema pallidum (IgG und IgM) (FTA-ABS-Test)							
4260*	Treponema pallidum (IgM) (IgM-FTA-ABS-Test)							
4261*	Untersuchungen mit ähnlichem methodischem Aufwand							
	Die untersuchten Parameter sind in der Rechnung anzugeben.							

* Reduzierter Gebührenrahmen

GOÄ/UV-GOÄ – M III – Nrn. 4263–4285

Nr.	Leistung	GOÄ Punktzahl	GOÄ 1fach €	GOÄ 1,15fach €	GOÄ 1,3fach €	GOÄ 0,9fach €	UV Allg. €	UV Bes. €
	Quantitative Bestimmung von Antikörpern mittels Immunfluoreszenz oder ähnlicher Untersuchungsmethoden	510	29,73	34,19	38,64	26,75	35,20	35,20
	Katalog							
	Antikörper gegen							
4263*	Bordetella pertussis							
4264*	Borrelia burgdorferi							
4265*	Chlamydia trachomatis							
4266*	Coxiella burneti							
4267*	Legionella pneumophila							
4268*	Mycoplasma pneumoniae							
4269*	Rickettsien							
4270*	Treponema pallidum (IgG und IgM) (FTA-ABS-Test)							
4271*	Treponema pallidum (IgM) (IgM-FTA-ABS-Test)							
4272*	Untersuchungen mit ähnlichem methodischem Aufwand							
	Die untersuchten Parameter sind in der Rechnung anzugeben.							
	Quantitative Bestimmung von Antikörpern mittels Immunfluoreszenz oder ähnlicher Untersuchungsmethoden	800	46,63	53,62	60,62	41,97	55,22	55,22
	Katalog							
	Antikörper gegen							
4273*	Treponema pallidum (IgM) (19S-IgM-FTA-ABS-Test)							
	Quantitative Bestimmung von Antikörpern mittels Komplementbindungsreaktion (KBR)	250	14,57	16,76	18,94	13,11	17,26	17,26
	Katalog							
	Antikörper gegen							
4275*	Campylobacter							
4276*	Chlamydia psittaci (Ornithosegruppe)							
4277*	Chlamydia trachomatis							
4278*	Coxiella burneti							
4279*	Gonokokken							
4280*	Leptospiren							
4281*	Listerien							
4282*	Mycoplasma pneumoniae							
4283*	Treponema pallidum (Cardiolipinreaktion)							
4284*	Yersinien							
4285*	Untersuchungen mit ähnlichem methodischem Aufwand							
	Die untersuchten Parameter sind in der Rechnung anzugeben.							

* Reduzierter Gebührenrahmen

Nrn. 4286–4297 – M III – GOÄ/UV-GOÄ

Nr.	Leistung	GOÄ Punktzahl	GOÄ 1fach €	GOÄ 1,15fach €	GOÄ 1,3fach €	GOÄ 0,9fach €	UV Allg. €	UV Bes. €
	Bestimmung von Antikörpern mittels Ligandenassay – gegebenenfalls einschließlich Doppelbestimmung und aktueller Bezugskurve –	350	20,40	23,46	26,52	18,36	24,16	24,16
	Katalog Antikörper gegen							
4286*	Borrelia burgdorferi							
4287*	Campylobacter							
4288*	Coxiella burneti							
4289*	Leptospiren (IgA, IgG oder IgM)							
4290*	Mycoplasma pneumoniae							
4291*	Untersuchungen mit ähnlichem methodischem Aufwand							
	Die untersuchten Parameter sind in der Rechnung anzugeben.							
	Bestimmung von Antikörpern mit sonstigen Methoden							
	Katalog							
4293*	Streptolysin, Immundiffusion oder ähnliche Untersuchungsmethoden ...	180	10,49	12,07	13,64	12,17	12,42	12,42
4294*	Streptolysin, Hämolysehemmung	230	13,41	15,42	17,43	12,07	15,88	15,88
4295*	Streptokokken-Desoxyribonuklease (Antistreptodornase, ADNAse B), Immundiffusion oder ähnliche Untersuchungsmethoden	180	10,49	12,07	13,64	9,44	12,42	12,42
4296*	Streptokokken-Desoxyribonuklease (Antistreptodornase, ADNAse B), Farbreaktion und visuell	120	6,99	8,04	9,09	6,30	8,28	8,28
4297*	Hyaluronidase, Farbreaktion und visuell, qualitativ	120	6,99	8,04	9,09	6,30	8,28	8,28

* Reduzierter Gebührenrahmen

20. Antikörper gegen Virusantigene

Allgemeine Bestimmung

Die Berechnung einer Gebühr für eine qualitative Untersuchung mittels Agglutinations- oder Fällungsreaktion bzw. Immunfluoreszenzuntersuchung (bis zu zwei Titerstufen) neben einer Gebühr für eine quantitative Untersuchung mittels Agglutinations- oder Fällungsreaktion bzw. Immunfluoreszenzuntersuchung (mehr als zwei Titerstufen) oder einer ähnlichen Untersuchungsmethode ist nicht zulässig.

Nr.	Leistung	GOÄ Punktzahl	GOÄ 1fach €	GOÄ 1,15fach €	GOÄ 1,3fach €	GOÄ 0,9fach €	UV Allg. €	UV Bes. €
	Qualitativer Nachweis von Antikörpern mittels Agglutinationsreaktion (z. B. Hämagglutination, Hämagglutinationshemmung, Latex-Agglutination)	90	5,25	6,03	6,82	4,72	6,21	6,21
	Katalog Antikörper gegen							
4300*	Epstein-Barr-Virus, heterophile Antikörper (Paul-Bunnel-Test)							
4301*	Röteln-Virus							
4302*	Untersuchungen mit ähnlichem methodischem Aufwand							
	Die untersuchten Viren sind in der Rechnung anzugeben.							
	Quantitative Bestimmung von Antikörpern mittels Agglutinationsreaktion (z. B. Hämagglutination, Hämagglutinationshemmung, Latex-Agglutination)	240	13,99	16,09	18,19	12,59	16,57	16,57
	Katalog Antikörper gegen							
4305*	Epstein-Barr-Virus, heterophile Antikörper (Paul-Bunnel-Test)							
4306*	Röteln-Virus							
4307*	Untersuchungen mit ähnlichem methodischem Aufwand							
	Die untersuchten Viren sind in der Rechnung anzugeben.							

* Reduzierter Gebührenrahmen

Nrn. 4310–4335 – M III – GOÄ/UV-GOÄ

Nr.	Leistung	GOÄ Punktzahl	GOÄ 1fach €	GOÄ 1,15fach €	GOÄ 1,3fach €	GOÄ 0,9fach €	UV Allg. €	UV Bes. €
	Qualitativer Nachweis von Antikörpern mittels Immunfluoreszenz oder ähnlicher Untersuchungsmethoden	290	16,90	19,44	21,97	15,21	20,02	20,02

Katalog
Antikörper gegen
- 4310* Adenoviren
- 4311* Epstein-Barr-Virus Capsid (IgA)
- 4312* Epstein-Barr-Virus Capsid (IgG)
- 4313* Epstein-Barr-Virus Capsid (IgM)
- 4314* Epstein-Barr-Virus Early Antigen diffus
- 4315* Epstein-Barr-Virus Early Antigen restricted
- 4316* Epstein-Barr-Virus Nukleäres Antigen (EBNA)
- 4317* FSME-Virus
- 4318* Herpes simplex-Virus 1 (IgG)
- 4319* Herpes simplex-Virus 1 (IgM)
- 4320* Herpes simplex-Virus 2 (IgG)
- 4321* Herpes simplex-Virus 2 (IgM)
- 4322* HIV 1
- 4323* HIV 2
- 4324* Influenza A-Virus
- 4325* Influenza B-Virus
- 4327* Masern-Virus
- 4328* Mumps-Virus
- 4329* Parainfluenza-Virus 1
- 4330* Parainfluenza-Virus 2
- 4331* Parainfluenza-Virus 3
- 4332* Respiratory syncytial virus
- 4333* Tollwut-Virus
- 4334* Varizella-Zoster-Virus
- 4335* Untersuchungen mit ähnlichem methodischem Aufwand

Die untersuchten Parameter sind in der Rechnung anzugeben.

---

* Reduzierter Gebührenrahmen

Nr.	Leistung	GOÄ Punktzahl	GOÄ 1fach €	GOÄ 1,15fach €	GOÄ 1,3fach €	GOÄ 0,9fach €	UV Allg. €	UV Bes. €
	Quantitative Bestimmung von Antikörpern mittels Immunfluoreszenz oder ähnlicher Untersuchungsmethoden	510	29,73	34,19	38,64	26,75	35,20	35,20

Katalog

Antikörper gegen
- 4337* Adenoviren
- 4338* Epstein-Barr-Virus Capsid (IgA)
- 4339* Epstein-Barr-Virus Capsid (IgG)
- 4340* Epstein-Barr-Virus Capsid (IgM)
- 4341* Epstein-Barr-Virus Early Antigen diffus
- 4342* Epstein-Barr-Virus Early Antigen restricted
- 4343* Epstein-Barr-Virus Nukleäres Antigen (EBNA)
- 4344* FSME-Virus
- 4345* Herpes simplex-Virus 1 (IgG)
- 4346* Herpes simplex-Virus 1 (IgM)
- 4347* Herpes simplex-Virus 2 (IgG)
- 4348* Herpes simplex-Virus 2 (IgM)
- 4349* HIV 1
- 4350* HIV 2
- 4351* Influenza A-Virus
- 4352* Influenza B-Virus
- 4353* Lymphozytäres Choriomeningitis-Virus
- 4354* Masern-Virus
- 4355* Mumps-Virus
- 4356* Parainfluenza-Virus 1
- 4357* Parainfluenza-Virus 2
- 4358* Parainfluenza-Virus 3
- 4359* Respiratory syncytial virus
- 4360* Röteln-Virus
- 4361* Tollwut-Virus
- 4362* Varizella-Zoster-Virus
- 4363* Untersuchungen mit ähnlichem methodischem Aufwand

Die untersuchten Parameter sind in der Rechnung anzugeben.

---

* Reduzierter Gebührenrahmen

Nrn. 4365–4389 – M III – GOÄ/UV-GOÄ

Nr.	Leistung	GOÄ Punktzahl	GOÄ 1fach €	GOÄ 1,15fach €	GOÄ 1,3fach €	GOÄ 0,9fach €	UV Allg. €	UV Bes. €
	Quantitative Bestimmung von Antikörpern mittels Komplementbindungsreaktion (KBR) ...... Katalog	250	14,57	16,76	18,94	13,11	17,26	17,26
	Antikörper gegen							
4365*	Adenoviren							
4366*	Coronaviren							
4367*	Influenza A-Virus							
4368*	Influenza B-Virus							
4369*	Influenza C-Virus							
4370*	Lymphozytäres Choriomeningitis-Virus							
4371*	Parainfluenza-Virus 1							
4371a*	Parainfluenza-Virus 2							
4372*	Parainfluenza-Virus 3							
4373*	Polyomaviren							
4374*	Reoviren							
4375*	Respiratory syncytial virus							
4376*	Untersuchungen mit ähnlichem methodischem Aufwand							
	Die untersuchten Parameter sind in der Rechnung anzugeben.							
	Bestimmung von Antikörpern mittels Ligandenassay – gegebenenfalls einschließlich Doppelbestimmung und aktueller Bezugskurve – ..... Katalog	240	13,99	16,09	18,19	12,59	16,57	16,57
	Antikörper gegen							
4378*	Cytomegalie-Virus (IgG und IgM)							
4379*	FSME-Virus (IgG und IgM)							
4380*	HBe-Antigen (IgG und IgM)							
4381*	HBs-Antigen							
4382*	Hepatitis A-Virus (IgG und IgM)							
4383*	Hepatitis A-Virus (IgM)							
4384*	Herpes simplex-Virus (IgG und IgM)							
4385*	Masern-Virus (IgG und IgM)							
4386*	Mumps-Virus (IgG und IgM)							
4387*	Röteln-Virus (IgG und IgM)							
4388*	Varizella-Zoster-Virus (IgG und IgM)							
4389*	Untersuchungen mit ähnlichem methodischem Aufwand							
	Die untersuchten Parameter sind in der Rechnung anzugeben.							

* Reduzierter Gebührenrahmen

GOÄ/UV-GOÄ – M III – Nrn. 4390–4409

Nr.	Leistung	GOÄ Punktzahl	GOÄ 1fach €	GOÄ 1,15fach €	GOÄ 1,3fach €	GOÄ 0,9fach €	UV Allg. €	UV Bes. €
	Bestimmung von Antikörpern mittels Ligandenassay – gegebenenfalls einschließlich Doppelbestimmung und aktueller Bezugskurve –	300	17,49	20,11	22,73	15,74	20,71	20,71

Katalog

Antikörper gegen
4390* Cytomegalie-Virus (IgM)
4391* Epstein-Barr-Virus (IgG und IgM)
4392* FSME-Virus (IgM)
4393* HBc-Antigen (IgG und IgM)
4394* Herpes simplex-Virus (IgM)
4395* HIV
4396* Masern-Virus (IgM)
4397* Mumps-Virus (IgM)
4398* Röteln-Virus (IgM)
4399* Varizella-Zoster-Virus (IgM)
4400* Untersuchungen mit ähnlichem methodischem Aufwand

Die untersuchten Parameter sind in der Rechnung anzugeben.

Nr.	Leistung	GOÄ Punktzahl	GOÄ 1fach €	GOÄ 1,15fach €	GOÄ 1,3fach €	GOÄ 0,9fach €	UV Allg. €	UV Bes. €
	Bestimmung von Antikörpern mittels Ligandenassay – gegebenenfalls einschließlich Doppelbestimmung und aktueller Bezugskurve –	350	20,40	23,46	26,52	18,36	24,16	24,16

Katalog

Antikörper gegen
4402* HBc-Antigen (IgM)
4403* HBe-Antigen (IgM)
4404* Untersuchungen mit ähnlichem methodischem Aufwand

Die untersuchten Parameter sind in der Rechnung anzugeben.

Bestimmung von Antikörpern mittels Ligandenassay – gegebenenfalls einschließlich Doppelbestimmung und aktueller Bezugskurve –

Katalog

Antikörper gegen

Nr.	Leistung	GOÄ Punktzahl	GOÄ 1fach €	GOÄ 1,15fach €	GOÄ 1,3fach €	GOÄ 0,9fach €	UV Allg. €	UV Bes. €
4405*	Delta-Antigen	800	46,63	53,62	60,62	41,97	55,22	55,22
4406*	Hepatitis C-Virus	400	23,31	26,81	30,31	20,98	27,61	27,61
	Bestimmung von Antikörpern mittels anderer Methoden	800	46,63	53,62	60,62	41,97	55,22	55,22

Katalog

Antikörper gegen
4408* Hepatitis C-Virus, Immunoblot
4409* HIV, Immunoblot

---

* Reduzierter Gebührenrahmen

21. Antikörper gegen Pilzantigene

Allgemeine Bestimmung

Die Berechnung einer Gebühr für eine qualitative Untersuchung mittels Agglutinations- oder Fällungsreaktion bzw. Immunfluoreszenzuntersuchung (bis zu zwei Titerstufen) neben einer Gebühr für eine quantitative Untersuchung mittels Agglutinations- oder Fällungsreaktion bzw. Immunfluoreszenzuntersuchung (mehr als zwei Titerstufen) oder einer ähnlichen Untersuchungsmethode ist nicht zulässig.

Nr.	Leistung	GOÄ Punktzahl	GOÄ 1fach €	GOÄ 1,15fach €	GOÄ 1,3fach €	GOÄ 0,9fach €	UV Allg. €	UV Bes. €
	Qualitativer Nachweis von Antikörpern mittels Immunfluoreszenz oder ähnlicher Untersuchungsmethoden .... Katalog Antikörper gegen	290	16,90	19,44	21,97	15,21	20,02	20,02
4415*	Candida albicans							
4416*	Untersuchungen mit ähnlichem methodischem Aufwand							
	Die untersuchten Parameter sind in der Rechnung anzugeben.							
	Quantitative Bestimmung von Antikörpern mittels Immunfluoreszenz oder ähnlicher Untersuchungsmethoden .... Katalog Antikörper gegen	510	29,73	34,19	38,64	26,75	35,20	35,20
4418*	Candida albicans							
4419*	Untersuchungen mit ähnlichem methodischem Aufwand							
	Die untersuchten Parameter sind in der Rechnung anzugeben.							
	Qualitativer Nachweis von Antikörpern mittels Agglutinations- oder Fällungsreaktion (z. B. Hämagglutination, Hämagglutinationshemmung, Latex-Agglutination) .... Katalog Antikörper gegen	90	5,25	6,03	6,82	4,72	6,21	6,21
4421*	Aspergillus							
4422*	Candida albicans							
4423*	Untersuchungen mit ähnlichem methodischem Aufwand							
	Die untersuchten Parameter sind in der Rechnung anzugeben.							

* Reduzierter Gebührenrahmen

GOÄ/UV-GOÄ – M III – Nrn. 4425–4437

Nr.	Leistung	GOÄ Punktzahl	GOÄ 1fach €	GOÄ 1,15fach €	GOÄ 1,3fach €	GOÄ 0,9fach €	UV Allg. €	UV Bes. €
	Quantitative Bestimmung von Antikörpern mittels Agglutinations- oder Fällungsreaktion (z. B. Hämagglutination, Hämagglutinationshemmung, Latex-Agglutination) .... Katalog	240	13,99	16,09	18,19	12,59	16,57	16,57

Antikörper gegen
4425* Aspergillus
4426* Candida albicans
4427* Untersuchungen mit ähnlichem methodischem Aufwand

Die untersuchten Parameter sind in der Rechnung anzugeben.

22. Antikörper gegen Parasitenantigene

Allgemeine Bestimmung

Die Berechnung einer Gebühr für eine qualitative Untersuchung mittels Agglutinations- oder Fällungsreaktion bzw. Immunfluoreszenzuntersuchung (bis zu zwei Titerstufen) neben einer Gebühr für eine quantitative Untersuchung mittels Agglutinations- oder Fällungsreaktion bzw. Immunfluoreszenzuntersuchung (mehr als zwei Titerstufen) oder einer ähnlichen Untersuchungsmethode ist nicht zulässig.

	Qualitativer Nachweis von Antikörpern mittels Agglutinations- oder Fällungsreaktion (z. B. Hämagglutination, Hämagglutinationshemmung, Latex-Agglutination) .... Katalog	90	5,25	6,03	6,82	4,72	6,21	6,21

Antikörper gegen
4430* Echinokokken
4431* Schistosomen
4432* Untersuchungen mit ähnlichem methodischem Aufwand

Die untersuchten Parameter sind in der Rechnung anzugeben.

	Quantitative Bestimmung von Antikörpern mittels Agglutinations- oder Fällungsreaktion (z. B. Hämagglutination, Hämagglutinationshemmung, Latex-Agglutination) .... Katalog	240	13,99	16,09	18,19	12,59	16,57	16,57

Antikörper gegen
4435* Echinokokken
4436* Schistosomen
4437* Untersuchungen mit ähnlichem methodischem Aufwand

Die untersuchten Parameter sind in der Rechnung anzugeben.

---

* Reduzierter Gebührenrahmen

Nrn. 4440–4460 – M III – GOÄ/UV-GOÄ

Nr.	Leistung	GOÄ Punktzahl	GOÄ 1fach €	GOÄ 1,15fach €	GOÄ 1,3fach €	GOÄ 0,9fach €	UV Allg. €	UV Bes. €
	Qualitativer Nachweis von Antikörpern mittels Immunfluoreszenz oder ähnlicher Untersuchungsmethoden .... Katalog	290	16,90	19,44	21,97	15,21	20,02	20,02
	Antikörper gegen							
4440*	Entamoeba histolytica							
4441*	Leishmanien							
4442*	Plasmodien							
4443*	Pneumocystis carinii							
4444*	Schistosomen							
4445*	Toxoplasma gondii							
4446*	Trypanosoma cruzi							
4447*	Untersuchungen mit ähnlichem methodischem Aufwand							
	Die untersuchten Parameter sind in der Rechnung anzugeben.							
	Quantitative Bestimmung von Antikörpern mittels Immunfluoreszenz oder ähnlicher Untersuchungsmethoden .... Katalog	510	29,73	34,19	38,64	26,75	35,20	35,20
	Antikörper gegen							
4448*	Entamoeba histolytica							
4449*	Leishmanien							
4450*	Pneumocystis carinii							
4451*	Plasmodien							
4452*	Schistosomen							
4453*	Toxoplasma gondii							
4454*	Trypanosoma cruzi							
4455*	Untersuchungen mit ähnlichem methodischem Aufwand							
	Die untersuchten Parameter sind in der Rechnung anzugeben.							
	Quantitative Bestimmung von Antikörpern mittels Komplementbindungsreaktion (KBR) ...... Katalog	250	14,57	16,76	18,94	13,11	17,26	17,26
	Antikörper gegen							
4456*	Echinokokken							
4457*	Entamoeba histolytica							
4458*	Leishmanien							
4459*	Toxoplasma gondii							
4460*	Untersuchungen mit ähnlichem methodischem Aufwand							
	Die untersuchten Parameter sind in der Rechnung anzugeben.							

* Reduzierter Gebührenrahmen

GOÄ/UV-GOÄ – M III, IV – Nrn. 4461–4504

Nr.	Leistung	GOÄ Punktzahl	GOÄ 1fach €	GOÄ 1,15fach €	GOÄ 1,3fach €	GOÄ 0,9fach €	UV Allg. €	UV Bes. €
	Quantitative Bestimmung** von Antikörpern mittels Ligandenassay – gegebenenfalls einschließlich Doppelbestimmung und aktueller Bezugskurve –	230	13,41	15,42	17,43	12,07	15,88	15,88

Katalog
Antikörper gegen
4461*   Toxoplasma gondii
4462*   Untersuchungen mit ähnlichem methodischem Aufwand

Die untersuchten Parameter sind in der Rechnung anzugeben.

Nr.	Leistung	GOÄ Punktzahl	GOÄ 1fach €	GOÄ 1,15fach €	GOÄ 1,3fach €	GOÄ 0,9fach €	UV Allg. €	UV Bes. €
	Quantitative Bestimmung von Antikörpern mittels Ligandenassay – gegebenenfalls einschließlich Doppelbestimmung und aktueller Bezugskurve –	350	20,40	23,46	26,52	18,36	24,16	24,16

Katalog
Antikörper gegen
4465*   Entamoeba histolytica
4466*   Leishmanien
4467*   Schistosomen
4468*   Toxoplasma gondii
4469*   Untersuchungen mit ähnlichem methodischem Aufwand

Die untersuchten Parameter sind in der Rechnung anzugeben.

IV. Untersuchungen zum Nachweis und zur Charakterisierung von Krankheitserregern

Allgemeine Bestimmung

Werden Untersuchungen berechnet, die im methodischen Aufwand mit im Leistungstext konkret benannten Untersuchungen vergleichbar sind, so muß die Art der berechneten Untersuchungen genau bezeichnet werden.

1. Untersuchungen zum Nachweis und zur Charakterisierung von Bakterien

a. Untersuchungen im Nativmaterial

Nr.	Leistung	GOÄ Punktzahl	GOÄ 1fach €	GOÄ 1,15fach €	GOÄ 1,3fach €	GOÄ 0,9fach €	UV Allg. €	UV Bes. €
	Untersuchung zum Nachweis von Bakterien im Nativmaterial mittels Agglutination, je Antiserum	130	7,58	8,71	9,85	6,82	8,97	8,97

Katalog
4500*   Betahämolysierende Streptokokken Typ B
4501*   Hämophilus influenzae Kapseltyp b
4502*   Neisseria meningitidis Typen A und B
4503*   Streptococcus pneumoniae
4504*   Untersuchungen mit ähnlichem methodischem Aufwand

Die untersuchten Parameter sind in der Rechnung anzugeben.

---

* Reduzierter Gebührenrahmen
** Vermutlich redaktioneller Fehler des Verordnungsgebers; gemeint ist wohl: „Qualitativer Nachweis ...".

Nrn. 4506–4518 — M IV — GOÄ/UV-GOÄ

Nr.	Leistung	GOÄ Punktzahl	GOÄ 1fach €	GOÄ 1,15fach €	GOÄ 1,3fach €	GOÄ 0,9fach €	UV Allg. €	UV Bes. €
	Lichtmikroskopische Untersuchung des Nativmaterials zum Nachweis von Bakterien – einschließlich einfacher Anfärbung –, qualitativ, je Untersuchung	90	5,25	6,03	6,82	4,72	6,21	6,21
	Katalog							
4506*	Methylenblaufärbung							
4508*	Untersuchungen mit ähnlichem methodischem Aufwand							
	Die untersuchten Parameter sind in der Rechnung anzugeben.							
	Lichtmikroskopische Untersuchung des Nativmaterials zum Nachweis von Bakterien – einschließlich aufwendigerer Anfärbung –, qualitativ, je Untersuchung	110	6,41	7,37	8,34	5,77	7,59	7,59
	Katalog							
4510*	Giemsafärbung (Punktate)							
4511*	Gramfärbung (Liquor-, Blut-, Punktat-, Sputum-, Eiter- oder Urinausstrich, Nasenabstrich)							
4512*	Ziehl-Neelsen-Färbung							
4513*	Untersuchungen mit ähnlichem methodischem Aufwand							
	Die untersuchten Parameter sind in der Rechnung anzugeben.							
	Lichtmikroskopische Untersuchung des Nativmaterials zum Nachweis von Bakterien – einschließlich Anfärbung mit Fluorochromen –, qualitativ, je Untersuchung	160	9,33	10,72	12,12	8,39	11,04	11,04
	Katalog							
4515*	Auraminfärbung							
4516*	Untersuchungen mit ähnlichem methodischem Aufwand							
	Die untersuchten Parameter sind in der Rechnung anzugeben.							
4518*	Lichtmikroskopische, immunologische Untersuchung des Nativmaterials zum Nachweis von Bakterien – einschließlich Fluoreszenz-, Enzym- oder anderer Markierung –, je Antiserum	250	14,57	16,76	18,94	13,11	17,26	17,26
	Eine mehr als fünfmalige Berechnung der Leistung nach Nummer 4518 bei Untersuchungen aus demselben Untersuchungsmaterial ist nicht zulässig.							

* Reduzierter Gebührenrahmen

GOÄ/UV-GOÄ – M IV – Nrn. 4520–4532

Nr.	Leistung	GOÄ Punktzahl	GOÄ 1fach €	GOÄ 1,15fach €	GOÄ 1,3fach €	GOÄ 0,9fach €	UV Allg. €	UV Bes. €
	Qualitative Untersuchung des Nativmaterials zum Nachweis von Bakterienantigenen mittels Ligandenassay (z. B. Enzym- oder Radioimmunoassay) – gegebenenfalls einschließlich Doppelbestimmung und aktueller Bezugskurve –, je Untersuchung	250	14,57	16,76	18,94	13,11	17,26	17,26
	Katalog							
4520*	Beta-hämolysierende Streptokokken der Gruppe B							
4521*	Enteropathogene Escherichia coli-Stämme							
4522*	Legionellen							
4523*	Neisseria meningitidis							
4524*	Neisseria gonorrhoeae							
4525*	Untersuchungen mit ähnlichem methodischem Aufwand							
	Die untersuchten Parameter sind in der Rechnung anzugeben.							
b. Züchtung/Gewebekultur								
4530*	Untersuchung zum Nachweis von Bakterien durch einfache Anzüchtung oder Weiterzüchtung auf Nährböden, aerob (z. B. Blut-, Endo-, McConkey-Agar, Nährbouillon), je Nährmedium .	80	4,66	5,36	6,06	4,20	5,52	5,52
	Eine mehr als viermalige Berechnung der Leistung nach Nummer 4530 bei Untersuchungen aus demselben Untersuchungsmaterial ist nicht zulässig.							
4531*	Untersuchung zum Nachweis von Bakterien durch Anzüchtung oder Weiterzüchtung bei besonderer Temperatur, je Nährmedium	100	5,83	6,70	7,58	5,25	6,90	6,90
	Eine mehr als dreimalige Berechnung der Leistung nach Nummer 4531 bei Untersuchungen aus demselben Untersuchungsmaterial ist nicht zulässig.							
4532*	Untersuchung zum Nachweis von Bakterien durch Anzüchtung oder Weiterzüchtung in CO_2-Atmosphäre, je Nährmedium	100	5,83	6,70	7,58	5,25	6,90	6,90

---

* Reduzierter Gebührenrahmen

Nrn. 4533–4543 – M IV – GOÄ/UV-GOÄ

Nr.	Leistung	GOÄ Punktzahl	GOÄ 1fach €	GOÄ 1,15fach €	GOÄ 1,3fach €	GOÄ 0,9fach €	UV Allg. €	UV Bes. €
4533*	Untersuchung zum Nachweis von Bakterien durch Anzüchtung oder Weiterzüchtung in anaerober oder mikroaerophiler Atmosphäre, je Nährmedium	250	14,57	16,76	18,94	13,11	17,26	17,26
	Eine mehr als viermalige Berechnung der Leistung nach Nummer 4533 bei Untersuchungen aus demselben Untersuchungsmaterial ist nicht zulässig.							
4538*	Untersuchung zum Nachweis von Bakterien durch Anzüchtung oder Weiterzüchtung auf Selektiv- oder Anreicherungsmedien, aerob (z. B. Blutagar mit Antibiotikazusätzen, Schokoladen-, Yersinien-, Columbia-, Kochsalz-Mannit-Agar, Thayer-Martin-Medium), je Nährmedium	120	6,99	8,04	9,09	6,30	8,28	8,28
	Eine mehr als viermalige Berechnung der Leistung nach Nummer 4538 bei Untersuchungen aus demselben Untersuchungsmaterial ist nicht zulässig.							
4539*	Untersuchung zum Nachweis von Bakterien durch besonders aufwendige Anzüchtung oder Weiterzüchtung auf Selektiv- oder Anreicherungsmedien (z. B. Campylobacter-, Legionellen-, Mycoplasmen-, Clostridium difficile-Agar), je Nährmedium	250	14,57	16,76	18,94	13,11	17,26	17,26
	Eine mehr als viermalige Berechnung der Leistung nach Nummer 4539 bei Untersuchungen aus demselben Untersuchungsmaterial ist nicht zulässig.							
4540*	Anzüchtung von Mykobakterien mit mindestens zwei festen und einem flüssigen Nährmedium, je Untersuchungsmaterial	400	23,31	26,81	30,31	20,98	27,61	27,61
4541*	Untersuchung zum Nachweis von Chlamydien durch Anzüchtung auf Gewebekultur, je Ansatz	350	20,40	23,46	26,52	18,36	24,16	24,16
4542*	Untersuchung zum Nachweis von bakteriellen Toxinen durch Anzüchtung auf Gewebekultur, je Untersuchung	250	14,57	16,76	18,94	13,11	17,26	17,26
4543*	Untersuchung zum Nachweis von bakteriellen Toxinen durch Anzüchtung auf Gewebekultur mit Spezifitätsprüfung durch Neutralisationstest, je Untersuchung	500	29,14	33,52	37,89	26,23	34,51	34,51

* Reduzierter Gebührenrahmen

GOÄ/UV-GOÄ – M IV –   Nrn. 4545–4551

Nr.	Leistung	GOÄ Punktzahl	GOÄ 1fach €	GOÄ 1,15fach €	GOÄ 1,3fach €	GOÄ 0,9fach €	UV Allg. €	UV Bes. €
	c. Identifizierung/Typisierung							
4545*	Orientierende Identifizierung, Untersuchung von angezüchteten Bakterien mit einfachen Verfahren (z. B. Katalase-, Optochin-, Oxidase-, Galle-, Klumpungstest), je Test und Keim ...	60	3,50	4,02	4,55	3,15	4,14	4,14
4546*	Identifizierung, Untersuchung von angezüchteten Bakterien mit aufwendigeren Verfahren (z. B. Äskulinspaltung, Methylenblau-, Nitratreduktion, Harnstoffspaltung, Koagulase-, cAMP-, O-F-, Ammen-, DNAase-Test), je Test und Keim	120	6,99	8,04	9,09	6,30	8,28	8,28
4547*	Identifizierung, Untersuchung von angezüchteten Bakterien mit Mehrtestverfahren (z. B. Kombination von Zitrat-, Kligler-, SIM-Agar), je Keim	120	6,99	8,04	9,09	6,30	8,28	8,28
4548*	Identifizierung, Untersuchung von aerob angezüchteten Bakterien mittels bunter Reihe (bis zu acht Reaktionen), je Keim	160	9,33	10,72	12,12	8,39	11,04	11,04
4549*	Identifizierung, Untersuchung von aerob angezüchteten Bakterien mittels erweiterter bunter Reihe – mindestens zwanzig Reaktionen –, je Keim	240	13,99	16,09	18,19	12,59	16,57	16,57
4550*	Identifizierung, Untersuchung anaerob angezüchteter Bakterien mittels erweiterter bunter Reihe in anaerober oder mikroaerophiler Atmosphäre, je Keim	330	19,23	22,12	25,01	17,31	22,78	22,78
4551*	Identifizierung, Untersuchung von Mykobakterium tuberkulosis-Komplex mittels biochemischer Reaktionen ...	300	17,49	20,11	22,73	15,74	20,71	20,71
	Eine mehr als viermalige Berechnung der Leistung nach Nummer 4551 bei Untersuchungen aus demselben Untersuchungsmaterial ist nicht zulässig.							

* Reduzierter Gebührenrahmen

Nrn. 4553–4568   – M IV –   GOÄ/UV-GOÄ

Nr.	Leistung	GOÄ Punktzahl	GOÄ 1fach €	GOÄ 1,15fach €	GOÄ 1,3fach €	GOÄ 0,9fach €	UV Allg. €	UV Bes. €
	Lichtmikroskopische Untersuchung angezüchteter Bakterien – einschließlich Anfärbung –, qualitativ, je Untersuchung .... Katalog	60	3,50	4,02	4,55	3,15	4,14	4,14
4553*	Gramfärbung (Bakterienkulturausstrich)							
4554*	Neisser-Färbung (Bakterienkulturausstrich)							
4555*	Ziehl-Neelsen-Färbung (Bakterienkulturausstrich)							
4556*	Untersuchungen mit ähnlichem methodischem Aufwand							
	Die durchgeführten Färbungen sind in der Rechnung anzugeben.							
4560*	Lichtmikroskopische, immunologische Untersuchung von angezüchteten Bakterien – einschließlich Fluoreszenz-, Enzym- oder anderer Markierung –, je Antiserum	290	16,90	19,44	21,97	15,21	20,02	20,02
	Untersuchung zum Nachweis von Bakterienantigenen mittels Ligandenassay (z. B. Enzym-, Radioimmunoassay) – gegebenenfalls einschließlich Doppelbestimmung und aktueller Bezugskurve –, qualitativ, je Untersuchung ...... Katalog	250	14,57	16,76	18,94	13,11	17,26	17,26
4561*	Beta-hämolysierende Streptokokken							
4562*	Enteropathogene Escherichia coli-Stämme							
4563*	Legionellen							
4564*	Neisseria meningitidis							
4565*	Untersuchungen mit ähnlichem methodischem Aufwand							
	Die untersuchten Keime sind in der Rechnung anzugeben.							
	Untersuchung von angezüchteten Bakterien über Metabolitprofil mittels Gaschromatographie, je Untersuchung .... Katalog	410	23,90	27,48	31,07	21,51	28,30	28,30
4567*	Anaerobier							
4568*	Untersuchungen mit ähnlichem methodischem Aufwand							
	Die untersuchten Keime sind in der Rechnung anzugeben.							

* Reduzierter Gebührenrahmen

GOÄ/UV-GOÄ – M IV –   Nrn. 4570–4584

Nr.	Leistung	GOÄ Punktzahl	GOÄ 1fach €	GOÄ 1,15fach €	GOÄ 1,3fach €	GOÄ 0,9fach €	UV Allg. €	UV Bes. €
4570*	Untersuchung von angezüchteten Bakterien über Metabolitprofil (z. B. Fettsäurenprofil) mittels Gaschromatographie – einschließlich aufwendiger Probenvorbereitung (z. B. Extraktion) und Derivatisierungsreaktion –, je Untersuchung	570	33,22	38,21	43,19	29,90	39,34	39,34
4571*	Untersuchung von angezüchteten Bakterien mittels chromatographischer Analyse struktureller Komponenten, je Untersuchung	570	33,22	38,21	43,19	29,90	39,34	39,34
	Untersuchung von angezüchteten Bakterien mittels Agglutination (bis zu höchstens 15 Antiseren je Keim), je Antiserum	120	6,99	8,04	9,09	6,30	8,28	8,28

Katalog

4572*	Beta-hämolysierende Streptokokken
4573*	Escherichia coli
4574*	Salmonellen
4575*	Shigellen
4576*	Untersuchung mit ähnlichem methodischem Aufwand

Die untersuchten Keime sind in der Rechnung anzugeben.

| | Untersuchung durch Phagentypisierung von angezüchteten Bakterien (Bacteriocine oder ähnliche Methoden), je Untersuchung .... | 250 | 14,57 | 16,76 | 18,94 | 13,11 | 17,26 | 17,26 |

Katalog

4578*	Brucellen
4579*	Pseudomonaden
4580*	Staphylokokken
4581*	Salmonellen
4582*	Untersuchungen mit ähnlichem methodischem Aufwand

Die untersuchten Keime sind in der Rechnung anzugeben.

| 4584* | Untersuchung zum Nachweis und zur Identifizierung von Bakterien durch Anzüchtung in Flüssigmedien und Nachweis von Substratverbrauch oder Reaktionsprodukten durch photometrische, spektrometrische oder elektrochemische Messung (z. B. teil- oder vollmechanisierte Geräte für Blutkulturen), je Untersuchung .... | 250 | 14,57 | 16,76 | 18,94 | 13,11 | 17,26 | 17,26 |

---

* Reduzierter Gebührenrahmen

Nrn. 4585–4601 – M IV – GOÄ/UV-GOÄ

Nr.	Leistung	GOÄ Punktzahl	GOÄ 1fach €	GOÄ 1,15fach €	GOÄ 1,3fach €	GOÄ 0,9fach €	UV Allg. €	UV Bes. €
4585*	Untersuchung zum Nachweis und zur Identifizierung von Mykobakterien durch Anzüchtung in Flüssigmedien und photometrische, elektrochemische oder radiochemische Messung (z. B. teil- oder vollmechanisierte Geräte), je Untersuchung	350	20,40	23,46	26,52	18,36	24,16	24,16

d. Toxinnachweis

	Untersuchung zum Nachweis von Bakterientoxinen mittels Ligandenassay (z. B. Enzym-, Radioimmunoassay) – gegebenenfalls einschließlich Doppelbestimmung und aktueller Bezugskurve –, je Untersuchung	250	14,57	16,76	18,94	13,11	17,26	17,26

Katalog
4590*	Clostridium difficile, tetani oder botulinum
4591*	Enteropathogene Escherichia coli-Stämme
4592*	Staphylococcus aureus
4593*	Vibrionen
4594*	Untersuchungen mit ähnlichem methodischem Aufwand

Die untersuchten Keime sind in der Rechnung anzugeben.

	Untersuchung zum Nachweis von Bakterienantigenen oder -toxinen durch Präzipitation im Agargel mittels Antitoxinen, je Untersuchung ...	250	14,57	16,76	18,94	13,11	17,26	17,26

Katalog
Antikörper gegen
4596*	Clostridium botulinum
4597*	Corynebacterium diphtheriae
4598*	Staphylokokkentoxin
4599*	Untersuchungen mit ähnlichem methodischem Aufwand

Die untersuchten Keime sind in der Rechnung anzugeben.

Nr.	Leistung	GOÄ Punktzahl	GOÄ 1fach €	GOÄ 1,15fach €	GOÄ 1,3fach €	GOÄ 0,9fach €	UV Allg. €	UV Bes. €
4601*	Untersuchung zum Nachweis von Bakterientoxinen durch Inokulation in Versuchstiere, je Untersuchung	500	29,14	33,52	37,89	26,23	34,51	34,51

Eine mehr als dreimalige Berechnung der Leistung nach Nummer 4601 im Behandlungsfall ist nicht zulässig. Kosten für Versuchstiere sind nicht gesondert berechnungsfähig.

---

* Reduzierter Gebührenrahmen

GOÄ/UV-GOÄ – M IV – Nrn. 4605–4613

Nr.	Leistung	GOÄ Punktzahl	GOÄ 1fach €	GOÄ 1,15fach €	GOÄ 1,3fach €	GOÄ 0,9fach €	UV Allg. €	UV Bes. €

e. Keimzahl, Hemmstoffe

Nr.	Leistung	Punktzahl	1fach	1,15fach	1,3fach	0,9fach	UV Allg.	UV Bes.
4605*	Untersuchung zur Bestimmung der Keimzahl mittels Eintauchobjektträgerkultur (z. B. Cult-dip Plus®, Dip-Slide®, Uricount®, Uricult®, Uriline®, Urotube®), semiquantitativ, je Urinuntersuchung	60	3,50	4,02	4,55	3,15	4,14	4,14
4606*	Untersuchung zur Bestimmung der Keimzahl in Flüssigkeiten mittels Oberflächenkulturen oder Plattengußverfahren nach quantitativer Aufbringung des Untersuchungsmaterials, je Untersuchungsmaterial	250	14,57	16,76	18,94	13,11	17,26	17,26
4607*	Untersuchung zum Nachweis von Hemmstoffen, je Material	60	3,50	4,02	4,55	3,15	4,14	4,14

f. Empfindlichkeitstestung

Nr.	Leistung	Punktzahl	1fach	1,15fach	1,3fach	0,9fach	UV Allg.	UV Bes.
4610*	Untersuchung zur Prüfung der Empfindlichkeit von Bakterien gegen Antibiotika und/oder Chemotherapeutika mittels semiquantitativem Agardiffusionstest und trägergebundenen Testsubstanzen (Plättchentest), je geprüfter Substanz	20	1,17	1,34	1,52	1,05	1,38	1,38

Eine mehr als sechzehnmalige Berechnung der Leistung nach Nummer 4610 ist in der Rechnung zu begründen.

Nr.	Leistung	Punktzahl	1fach	1,15fach	1,3fach	0,9fach	UV Allg.	UV Bes.
4611*	Untersuchung zur Prüfung der Empfindlichkeit von Bakterien gegen Antibiotika und/oder Chemotherapeutika nach der Break-Point-Methode, bis zu acht Substanzen, je geprüfter Substanz	30	1,75	2,01	2,27	1,57	2,07	2,07
4612*	Untersuchung zur Prüfung der Empfindlichkeit von Bakterien gegen Antibiotika und/oder Chemotherapeutika mittels semiquantitativem Antibiotikadilutionstest (Agardilution oder MHK-Bestimmung), bis zu acht Substanzen, je geprüfter Substanz	50	2,91	3,35	3,79	2,62	3,45	3,45
4613*	Untersuchung zur Prüfung der Empfindlichkeit von Bakterien gegen Antibiotika und/oder Chemotherapeutika mittels semiquantitativer Bestimmung der minimalen mikrobiziden Antibiotikakonzentration (MBC), bis zu acht Substanzen, je geprüfter Substanz	75	4,37	5,03	5,68	3,93	5,18	5,18

* Reduzierter Gebührenrahmen

Nrn. 4614–4637 – M IV – GOÄ/UV-GOÄ

Nr.	Leistung	GOÄ Punktzahl	GOÄ 1fach €	GOÄ 1,15fach €	GOÄ 1,3fach €	GOÄ 0,9fach €	UV Allg. €	UV Bes. €
4614*	Untersuchung zur quantitativen Prüfung der Empfindlichkeit von Bakterien gegen Antibiotika und/oder Chemotherapeutika durch Anzüchtung in entsprechenden Flüssigmedien und photometrische, turbidimetrische oder nephelometrische Messung (teil- oder vollmechanisierte Geräte), je Untersuchung	250	14,57	16,76	18,94	13,11	17,26	17,26

2. Untersuchungen zum Nachweis und zur Charakterisierung von Viren

a. Untersuchungen im Nativmaterial

	Nachweis von viralen Antigenen im Nativmaterial mittels Agglutinationsreaktion (z. B. Latex-Agglutination), je Untersuchung	60	3,50	4,02	4,55	3,15	4,14	4,14
	Katalog							
4630*	Rota-Viren							
4631*	Untersuchungen mit ähnlichem methodischem Aufwand							
	Die untersuchten Viren sind in der Rechnung anzugeben.							
	Lichtmikroskopische Untersuchung im Nativmaterial zum Nachweis von Einschluß- oder Elementarkörperchen aus Zellmaterial – einschließlich Anfärbung –, qualitativ, je Untersuchung ...	80	4,66	5,36	6,06	4,20	5,52	5,52
	Katalog							
4633*	Herpes simplex Viren							
4634*	Untersuchungen mit ähnlichem methodischem Aufwand							
	Die untersuchten Viren sind in der Rechnung anzugeben.							
4636*	Lichtmikroskopische immunologische Untersuchung im Nativmaterial zum Nachweis von Viren – einschließlich Fluoreszenz-, Enzym- oder anderer Markierung –, je Antiserum	290	16,90	19,44	21,97	15,21	20,02	20,02
4637*	Elektromikroskopischer Nachweis und Identifizierung von Viren im Nativmaterial, je Untersuchung	3180	185,35	213,16	240,96	166,82	219,50	219,50

---

* Reduzierter Gebührenrahmen

GOÄ/UV-GOÄ – M IV – Nrn. 4640–4668

Nr.	Leistung	GOÄ Punktzahl	GOÄ 1fach €	GOÄ 1,15fach €	GOÄ 1,3fach €	GOÄ 0,9fach €	UV Allg. €	UV Bes. €
	Ligandenassay (z. B. Enzym- oder Radioimmunoassay) – gegebenenfalls einschließlich Doppelbestimmung und aktueller Bezugskurve –, zum Nachweis von viralen Antigenen im Nativmaterial, je Untersuchung	250	14,57	16,76	18,94	13,11	17,26	17,26
	Katalog							
4640*	Adeno-Viren							
4641*	Hepatitis A-Viren							
4642*	Hepatitis B-Viren (HBe-Antigen)							
4643*	Hepatitis B-Viren (HBs-Antigen)							
4644*	Influenza-Viren							
4645*	Parainfluenza-Viren							
4646*	Rota-Viren							
4647*	Respiratory syncytial virus							
4648*	Untersuchungen mit ähnlichem methodischem Aufwand							

Die untersuchten Viren sind in der Rechnung anzugeben.

b. Züchtung

Nr.	Leistung	GOÄ Punktzahl	GOÄ 1fach €	GOÄ 1,15fach €	GOÄ 1,3fach €	GOÄ 0,9fach €	UV Allg. €	UV Bes. €
4655*	Untersuchung zum Nachweis von Viren durch Anzüchtung auf Gewebekultur oder Gewebesubkultur, je Ansatz	450	26,23	30,16	34,10	23,61	31,06	31,06

c. Identifizierung, Charakterisierung

Allgemeine Bestimmungen

Die zur Identifizierung geeigneten Verfahren können nur dann in Ansatz gebracht werden, wenn zuvor im Rahmen der Leistung nach Nummer 4655 ein positiver Nachweis gelungen ist und die Charakterisierung nach der Leistung nach Nummer 4665 durchgeführt wurde. Es können jedoch nicht mehr als zwei Verfahren nach den Nummern 4666 bis 4671 zur Identifizierung berechnet werden.

Nr.	Leistung	GOÄ Punktzahl	GOÄ 1fach €	GOÄ 1,15fach €	GOÄ 1,3fach €	GOÄ 0,9fach €	UV Allg. €	UV Bes. €
4665*	Untersuchung zur Charakterisierung von Viren mittels einfacher Verfahren (z. B. Ätherresistenz, Chloroformresistenz, pH3-Test), je Ansatz	250	14,57	16,76	18,94	13,11	17,26	17,26
4666*	Identifizierung von Viren durch aufwendigere Verfahren (Hämabsorption, Hämagglutination, Hämagglutinationshemmung), je Ansatz	250	14,57	16,76	18,94	13,11	17,26	17,26
4667*	Identifizierung von Viren durch Neutralisationstest, je Untersuchung .	250	14,57	16,76	18,94	13,11	17,26	17,26
4668*	Identifizierung von Virus-Antigenen durch Immunoblotting, je Untersuchung	330	19,23	22,12	25,01	17,31	22,78	22,78

* Reduzierter Gebührenrahmen

Nrn. 4670–4711 – M IV – GOÄ/UV-GOÄ

Nr.	Leistung	GOÄ Punktzahl	GOÄ 1fach €	GOÄ 1,15fach €	GOÄ 1,3fach €	GOÄ 0,9fach €	UV Allg. €	UV Bes. €
4670*	Lichtmikroskopische immunologische Untersuchung zur Identifizierung von Viren – einschließlich Fluoreszenz-, Enzym- oder anderer Markierung –, je Antiserum	290	16,90	19,44	21,97	15,21	20,02	20,02
4671*	Elektronenmikroskopischer Nachweis und Identifizierung von Viren nach Anzüchtung, je Untersuchung	3180	185,35	213,16	240,96	166,82	219,50	219,50
	Ligandenassay (z. B. Enzym- oder Radioimmunoassay) – gegebenenfalls einschließlich Doppelbestimmung und aktueller Bezugskurve –, zum Nachweis von viralen Antigenen angezüchteter Viren, je Untersuchung	250	14,57	16,76	18,94	13,11	17,26	17,26
	Katalog							
4675*	Adeno-Viren							
4676*	Influenza-Viren							
4677*	Parainfluenza-Viren							
4678*	Rota-Viren							
4679*	Respiratory syncytial virus							
4680*	Untersuchungen mit ähnlichem methodischem Aufwand							
	Die untersuchten Viren sind in der Rechnung anzugeben.							

3. Untersuchungen zum Nachweis und zur Charakterisierung von Pilzen

a. Untersuchungen im Nativmaterial

Nr.	Leistung	GOÄ Punktzahl	GOÄ 1fach €	GOÄ 1,15fach €	GOÄ 1,3fach €	GOÄ 0,9fach €	UV Allg. €	UV Bes. €
	Untersuchungen zum Nachweis von Pilzantigenen mittels Agglutination, je Antiserum	120	6,99	8,04	9,09	6,30	8,28	8,28
	Katalog							
4705*	Aspergillus							
4706*	Candida							
4707*	Kryptokokkus neoformans							
4708*	Untersuchungen mit ähnlichem methodischem Aufwand							
	Die untersuchten Pilze sind in der Rechnung anzugeben.							
4710*	Lichtmikroskopische Untersuchung zum Nachweis von Pilzen ohne Anfärbung im Nativmaterial, je Material .	80	4,66	5,36	6,06	4,20	5,52	5,52
4711*	Lichtmikroskopische Untersuchung zum Nachweis von Pilzen im Nativmaterial nach Präparation (z. B. Kalilauge) oder aufwendigerer Anfärbung (z. B. Färbung mit Fluorochromen, Baumwollblau-, Tuschefärbung), je Material	120	6,99	8,04	9,09	6,30	8,28	8,28

* Reduzierter Gebührenrahmen

Nr.	Leistung	GOÄ Punktzahl	GOÄ 1fach €	GOÄ 1,15fach €	GOÄ 1,3fach €	GOÄ 0,9fach €	UV Allg. €	UV Bes. €
4712*	Lichtmikroskopische immunologische Untersuchung zum Nachweis von Pilzen im Nativmaterial – einschließlich Fluoreszenz-, Enzym- oder anderer Markierung –, je Antiserum	290	16,90	19,44	21,97	15,21	20,02	20,02
4713*	Untersuchung im Nativmaterial zum Nachweis von Pilzantigenen mittels Ligandenassay (z. B. Enzym- oder Radioimmunoassay) – gegebenenfalls einschließlich Doppelbestimmung und aktueller Bezugskurve –, je Untersuchung	250	14,57	16,76	18,94	13,11	17,26	17,26

b. Züchtung

Nr.	Leistung	GOÄ Punktzahl	GOÄ 1fach €	GOÄ 1,15fach €	GOÄ 1,3fach €	GOÄ 0,9fach €	UV Allg. €	UV Bes. €
4715*	Untersuchung zum Nachweis von Pilzen durch An- oder Weiterzüchtung auf einfachen Nährmedien (z. B. Sabouraud-Agar), je Nährmedium	100	5,83	6,70	7,58	5,25	6,90	6,90
	Eine mehr als fünfmalige Berechnung der Leistung nach Nummer 4715 bei Untersuchungen aus demselben Untersuchungsmaterial ist nicht zulässig.							
4716*	Untersuchung zum Nachweis von Pilzen durch An- oder Weiterzüchtung auf aufwendigeren Nährmedien (z. B. Antibiotika-, Wuchsstoffzusatz), je Nährmedium	120	6,99	8,04	9,09	6,30	8,28	8,28
	Eine mehr als fünfmalige Berechnung der Leistung nach Nummer 4716 bei Untersuchungen aus demselben Untersuchungsmaterial ist nicht zulässig.							
4717*	Züchtung von Pilzen auf Differenzierungsmedien (z. B. Harnstoff-, Stärkeagar), je Nährmedium	120	6,99	8,04	9,09	6,30	8,28	8,28
	Eine mehr als dreimmalige Berechnung der Leistung nach Nummer 4717 je Pilz ist nicht zulässig.							

c. Identifizierung/Charakterisierung

Nr.	Leistung	GOÄ Punktzahl	GOÄ 1fach €	GOÄ 1,15fach €	GOÄ 1,3fach €	GOÄ 0,9fach €	UV Allg. €	UV Bes. €
4720*	Identifizierung von angezüchteten Pilzen mittels Röhrchen- oder Mehrkammerverfahren bis zu fünf Reaktionen, je Pilz	120	6,99	8,04	9,09	6,30	8,28	8,28
4721*	Identifizierung von angezüchteten Pilzen mittels Röhrchen- oder Mehrkammerverfahren mit mindestens sechs Reaktionen, je Pilz	250	14,57	16,76	18,94	13,11	17,26	17,26

* Reduzierter Gebührenrahmen

Nrn. 4722–4745 – M IV – GOÄ/UV-GOÄ

Nr.	Leistung	GOÄ Punktzahl	GOÄ 1fach €	GOÄ 1,15fach €	GOÄ 1,3fach €	GOÄ 0,9fach €	UV Allg. €	UV Bes. €
4722*	Lichtmikroskopische Identifizierung angezüchteter Pilze – einschließlich Anfärbung (z. B. Färbung mit Fluorochromen, Baumwollblau-, Tuschefärbung) –, je Untersuchung	120	6,99	8,04	9,09	6,30	8,28	8,28
4723*	Lichtmikroskopische immunologische Untersuchung zur Identifizierung angezüchteter Pilze – einschließlich Fluoreszenz-, Enzym- oder anderer Markierung –, je Antiserum	290	16,90	19,44	21,97	15,21	20,02	20,02
4724*	Untersuchung zur Identifizierung von Antigenen angezüchteter Pilze mittels Ligandenassay (z. B. Enzym- oder Radioimmunoassay) – gegebenenfalls einschließlich Doppelbestimmung und aktueller Bezugskurve –, je Untersuchung	250	14,57	16,76	18,94	13,11	17,26	17,26

d. Empfindlichkeitstestung

Nr.	Leistung	GOÄ Punktzahl	GOÄ 1fach €	GOÄ 1,15fach €	GOÄ 1,3fach €	GOÄ 0,9fach €	UV Allg. €	UV Bes. €
4727*	Untersuchung zur Prüfung der Empfindlichkeit von angezüchteten Pilzen gegen Antimykotika und/oder Chemotherapeutika mittels trägergebundener Testsubstanzen, je Pilz	120	6,99	8,04	9,09	6,30	8,28	8,28
4728*	Untersuchung zur Prüfung der Empfindlichkeit von angezüchteten Pilzen gegen Antimykotika und/oder Chemotherapeutika mittels Reihenverdünnungstest, je Reihenverdünnungstest	250	14,57	16,76	18,94	13,11	17,26	17,26

4. Untersuchungen zum Nachweis und zur Charakterisierung von Parasiten

a. Untersuchungen im Nativmaterial oder nach Anreicherung

Nr.	Leistung	GOÄ Punktzahl	GOÄ 1fach €	GOÄ 1,15fach €	GOÄ 1,3fach €	GOÄ 0,9fach €	UV Allg. €	UV Bes. €
	Lichtmikroskopische Untersuchung zum Nachweis von Parasiten, ohne oder mit einfacher Anfärbung (z. B. Lugol- oder Methylenblaufärbung) – gegebenenfalls einschließlich spezieller Beleuchtungsverfahren (z. B. Phasenkontrast) –, qualitativ, je Untersuchung	120	6,99	8,04	9,09	6,30	8,28	8,28

Katalog
4740*   Amöben
4741*   Lamblien
4742*   Sarcoptes scabiei (Krätzmilbe)
4743*   Trichomonaden
4744*   Würmer und deren Bestandteile, Wurmeier
4745*   Untersuchungen mit ähnlichem methodischem Aufwand

Die untersuchten Parasiten sind in der Rechnung anzugeben.

---

* Reduzierter Gebührenrahmen

GOÄ/UV-GOÄ – M IV – Nrn. 4747–4757

Nr.	Leistung	GOÄ Punktzahl	GOÄ 1fach €	GOÄ 1,15fach €	GOÄ 1,3fach €	GOÄ 0,9fach €	UV Allg. €	UV Bes. €
	Lichtmikroskopische Untersuchung zum Nachweis von Parasiten, ohne oder mit einfacher Anfärbung (z. B. Lugol- oder Methylenblaufärbung) – gegebenenfalls einschließlich spezieller Beleuchtungsverfahren (z. B. Phasenkontrast) –, nach einfacher Anreicherung (z. B. Sedimentation, Filtration, Kochsalzaufschwemmung), qualitativ, je Untersuchung	160	9,33	10,72	12,12	8,39	11,04	11,04
	Katalog							
4747*	Amöben							
4748*	Lamblien							
4749*	Trichomonaden							
4750*	Würmer und deren Bestandteile, Wurmeier							
4751*	Untersuchungen mit ähnlichem methodischem Aufwand							
	Die untersuchten Parasiten sind in der Rechnung anzugeben.							
	Lichtmikroskopische Untersuchung zum Nachweis von Parasiten – einschließlich aufwendigerer Anfärbung –, qualitativ, je Untersuchung ...	250	14,57	16,76	18,94	13,11	17,26	17,26
	Katalog							
4753*	Giemsafärbung (Blutausstrich) (z. B. Malariaplasmodien)							
4754*	Untersuchungen mit ähnlichem methodischem Aufwand							
	Die untersuchten Parasiten sind in der Rechnung anzugeben.							
4756*	Lichtmikroskopische Untersuchung zum Nachweis von Parasiten, ohne oder mit einfacher Anfärbung (z. B. Lugol- oder Methylenblaufärbung) oder speziellen Beleuchtungsverfahren (z. B. Phasenkontrast), nach aufwendiger Anreicherung oder Vorbereitung (z. B. Schlüpfversuch, Formalin-Äther-Verfahren), qualitativ, je Untersuchung	200	11,66	13,41	15,15	10,49	13,80	13,80
4757*	Lichtmikroskopische Untersuchung zum Nachweis von Parasiten, ohne oder mit einfacher Anfärbung (z. B. Lugolfärbung oder Methylenblaufärbung) oder speziellen Beleuchtungsverfahren (z. B. Phasenkontrast), nach aufwendiger Anreicherung oder Vorbereitung (z. B. Schlüpfversuch, Formalin-Äther-Verfahren), quantitativ (z. B. Filtermethode, Zählkammer), je Untersuchung	250	14,57	16,76	18,94	13,11	17,26	17,26

* Reduzierter Gebührenrahmen

Nrn. 4758–4768 – M IV – GOÄ/UV-GOÄ

Nr.	Leistung	GOÄ Punktzahl	GOÄ 1fach €	GOÄ 1,15fach €	GOÄ 1,3fach €	GOÄ 0,9fach €	UV Allg. €	UV Bes. €
4758*	Lichtmikroskopische immunologische Untersuchung zum Nachweis von Parasiten im Nativmaterial – einschließlich Fluoreszenz-, Enzym- oder anderer Markierung –, je Antiserum	290	16,90	19,44	21,97	15,21	20,02	20,02
4759*	Ligandenassay (z. B. Enzym-, Radioimmunoassay) – gegebenenfalls einschließlich Doppelbestimmung und aktueller Bezugskurve –, zum Nachweis von Parasitenantigenen im Nativmaterial, je Untersuchung	250	14,57	16,76	18,94	13,11	17,26	17,26

b. Züchtung

	Untersuchung zum Nachweis von Parasiten durch Züchtung auf Kulturmedien, je Untersuchung	250	14,57	16,76	18,94	13,11	17,26	17,26

Katalog

4760*	Amöben
4761*	Lamblien
4762*	Trichomonaden
4763*	Untersuchungen mit ähnlichem methodischem Aufwand

Die untersuchten Parasiten sind in der Rechnung anzugeben.

c. Identifizierung

	Lichtmikroskopische Untersuchung zur Identifizierung von Parasiten nach Anzüchtung, je Untersuchung	120	6,99	8,04	9,09	6,30	8,28	8,28

Katalog

| 4765* | Trichomonaden |
| 4766* | Untersuchungen mit ähnlichem methodischem Aufwand |

Die untersuchten Parasiten sind in der Rechnung anzugeben.

| 4768* | Ligandenassay (z. B. Enzym- oder Radioimmunoassay) – gegebenenfalls einschließlich Doppelbestimmung und aktueller Bezugskurve –, zum Nachweis von Parasitenantigenen, je Untersuchung .... | 250 | 14,57 | 16,76 | 18,94 | 13,11 | 17,26 | 17,26 |

---

* Reduzierter Gebührenrahmen

GOÄ/UV-GOÄ – M IV – Nrn. 4770–4787

Nr.	Leistung	GOÄ Punktzahl	GOÄ 1fach €	GOÄ 1,15fach €	GOÄ 1,3fach €	GOÄ 0,9fach €	UV Allg. €	UV Bes. €

d. Xenodiagnostische Untersuchungen

	Xenodiagnostische Untersuchung zum Nachweis von parasitären Krankheitserregern, je Untersuchung	250	14,57	16,76	18,94	13,11	17,26	17,26

Katalog
4770* Trypanosoma cruzi
4771* Untersuchungen mit ähnlichem methodischem Aufwand

Die untersuchten Parasiten sind in der Rechnung anzugeben.

5. Untersuchungen zur molekularbiologischen Identifizierung von Bakterien, Viren, Pilzen und Parasiten

Allgemeine Bestimmung

Bei der Berechnung der Leistungen nach den Nummern 4780 bis 4787 ist die Art des untersuchten Materials (Nativmaterial oder Material nach Anzüchtung) sowie der untersuchte Mikroorganismus (Bakterium, Virus, Pilz oder Parasit) in der Rechnung anzugeben.

Nr.	Leistung	Punktzahl	1fach	1,15fach	1,3fach	0,9fach	UV Allg.	UV Bes.
4780*	Isolierung von Nukleinsäuren	900	52,46	60,33	68,20	47,21	62,12	62,12
4781*	Verdau (Spaltung) isolierter Nukleinsäuren mit Restriktionsenzymen, je Enzym	150	8,74	10,05	11,37	7,87	10,35	10,35
4782*	Enzymatische Transkription von RNA mittels reverser Transkriptase	500	29,14	33,52	37,89	26,23	34,51	34,51
4783*	Amplifikation von Nukleinsäuren oder Nukleinsäurefragmenten mit Polymerasekettenreaktion (PCR)	500	29,14	33,52	37,89	26,23	34,51	34,51
4784*	Amplifikation von Nukleinsäuren oder Nukleinsäurefragmenten mit geschachtelter Polymerasekettenreaktion (nested PCR)	1000	58,29	67,03	75,77	52,46	69,02	69,02
4785*	Identifizierung von Nukleinsäurefragmenten durch Hybridisierung mit radioaktiv oder nichtradioaktiv markierten Sonden und nachfolgender Detektion, je Sonde	300	17,49	20,11	22,73	15,74	20,71	20,71
4786*	Trennung von Nukleinsäurefragmenten mittels elektrophoretischer Methoden und anschließendem Transfer auf Trägermaterialien (z. B. Dot-Blot, Slot-Blot)	600	34,97	40,22	45,46	31,48	41,41	41,41
4787*	Identifizierung von Nukleinsäurefragmenten durch Sequenzermittlung	2000	116,57	134,06	151,55	104,92	138,05	138,05

* Reduzierter Gebührenrahmen

N. Histologie, Zytologie und Zytogenetik (GOÄ/UV-GOÄ)

Nr.	Leistung	GOÄ Punktzahl	GOÄ 1fach €	GOÄ 2,3-/ 1,8fach €	GOÄ 3,5-/ 2,5fach €	GOÄ 1,2fach €	UV Allg. €	UV Bes. €
	I. Histologie							
4800	Histologische Untersuchung und Begutachtung eines Materials	217	12,65	29,09	44,27	15,18	14,98	18,64
4801	Histologische Untersuchung und Begutachtung mehrerer Zupfpräparate aus der Magen- oder Darmschleimhaut	289	16,85	38,74	58,96	20,21	19,95	24,82
4802	Histologische Untersuchung und Begutachtung eines Materials mit besonders schwieriger Aufbereitung desselben (z. B. Knochen mit Entkalkung)	289	16,85	38,74	58,96	20,21	19,95	24,82
4810	Histologische Untersuchung eines Materials und zytologische Untersuchung zur Krebsdiagnostik	289	16,85	38,74	58,96	20,21	19,95	24,82
4811	Histologische Untersuchung und Begutachtung eines Materials (z. B. Portio, Zervix, Bronchus) anhand von Schnittserien bei zweifelhafter oder positiver Zytologie	289	16,85	38,74	58,96	20,21	19,95	24,82
4815	Histologische Untersuchung und Begutachtung von Organbiopsien (z. B. Leber, Lunge, Niere, Milz, Knochen, Lymphknoten) unter Anwendung histochemischer oder optischer Sonderverfahren (Elektronen-Interferenz-, Polarisationsmikroskopie)	350	20,40	46,92	71,40	24,48	24,16	30,06
4816	Histologische Sofortuntersuchung und -begutachtung während einer Operation (Schnellschnitt)	250	14,57	33,52	51,00	17,49	17,26	21,47
	II. Zytologie							
4850*	Zytologische Untersuchung zur Phasenbestimmung des Zyklus – gegebenenfalls einschließlich der Beurteilung nichtzytologischer mikroskopischer Befunde an demselben Material – ...	87	5,07	9,13	12,68	5,07**	6,01	7,47

Neben der Leistung nach Nummer 4850 ist die Leistung nach Nummer 297 nicht berechnungsfähig.

---

* Reduzierter Gebührenrahmen
** 1,0fach

Nr.	Leistung	GOÄ Punktzahl	GOÄ 1fach €	GOÄ 1,8fach €	GOÄ 2,5fach €	GOÄ 1,0fach €	UV Allg. €	UV Bes. €
4851*	Zytologische Untersuchung zur Krebsdiagnostik als Durchmusterung der in zeitlichem Zusammenhang aus einem Untersuchungsgebiet gewonnenen Präparate (z. B. aus dem Genitale der Frau) – gegebenenfalls einschließlich der Beurteilung nichtzytologischer mikroskopischer Befunde an demselben Material –	130	7,58	13,64	18,94	7,58	8,97	11,17
	Neben der Leistung nach Nummer 4851 ist die Leistung nach Nummer 4850 bei Untersuchungen aus demselben Material nicht berechnungsfähig.							
4852*	Zytologische Untersuchung von z. B. Punktaten, Sputum, Sekreten, Spülflüssigkeiten mit besonderen Aufbereitungsverfahren – gegebenenfalls einschließlich der Beurteilung nichtzytologischer mikroskopischer Befunde an demselben Material –, je Untersuchungsmaterial	174	10,14	18,26	25,35	10,14	12,01	14,95
4860*	Mikroskopische Differenzierung von Haaren und deren Wurzeln (Trichogramm) – einschließlich Epilation und Aufbereitung sowie gegebenenfalls einschließlich Färbung –, auch mehrere Präparate	160	9,33	16,79	23,31	9,33	11,04	13,74

III. Zytogenetik

Nr.	Leistung	GOÄ Punktzahl	GOÄ 1fach €	GOÄ 1,8fach €	GOÄ 2,5fach €	GOÄ 1,0fach €	UV Allg. €	UV Bes. €
4870*	Kerngeschlechtsbestimmung mittels Untersuchung auf X-Chromosomen, auch nach mehreren Methoden – gegebenenfalls einschließlich Materialentnahme –	273	15,91	28,64	39,78	15,91	18,84	23,45
4871*	Kerngeschlechtsbestimmung mittels Untersuchung auf Y-Chromosomen, auch nach mehreren Methoden – gegebenenfalls einschließlich Materialentnahme –	289	16,85	30,32	42,11	16,85	19,95	24,82
4872*	Chromosomenanalyse, auch einschließlich vorangehender kurzzeitiger Kultivierung – gegebenenfalls einschließlich Materialentnahme – ...	1950	113,66	204,59	284,15	113,66	134,60	167,50
4873*	Chromosomenanalyse an Fibroblasten oder Epithelien einschließlich vorangehender Kultivierung und langzeitiger Subkultivierung – gegebenenfalls einschließlich Materialentnahme –	3030	176,61	317,90	441,53	176,61	209,14	260,27

* Reduzierter Gebührenrahmen

O. Strahlendiagnostik, Nuklearmedizin, Magnetresonanztomographie und Strahlentherapie (GOÄ/UV-GOÄ)

I. Strahlendiagnostik (GOÄ)

Allgemeine Bestimmungen

1. Mit den Gebühren sind alle Kosten (auch für Dokumentation und Aufbewahrung der Datenträger) abgegolten.
2. Die Leistungen für Strahlendiagnostik mit Ausnahme der Durchleuchtung(en) (Nummer 5295) sind nur bei Bilddokumentation auf einem Röntgenfilm oder einem anderen Langzeitdatenträger berechnungsfähig.
3. Die Befundmitteilung oder der einfache Befundbericht mit Angaben zu Befund(en) und zur Diagnose ist Bestandteil der Leistungen und nicht gesondert berechnungsfähig.
4. Die Beurteilung von Röntgenaufnahmen (auch Fremdaufnahmen) als selbständige Leistung ist nicht berechnungsfähig.
5. Die nach der Strahlenschutzverordnung bzw. Röntgenverordnung notwendige ärztliche Überprüfung der Indikation und des Untersuchungsumfangs ist auch im Überweisungsfall Bestandteil der Leistungen des Abschnitts O und mit den Gebühren abgegolten.
6. Die Leistungen nach den Nummern 5011, 5021, 5031, 5101, 5106, 5121, 5201, 5267, 5295, 5302, 5305, 5308, 5311, 5318, 5331, 5339, 5376 und 5731 dürfen unabhängig von der Anzahl der Ebenen, Projektionen, Durchleuchtungen bzw. Serien insgesamt jeweils nur einmal berechnet werden.
7. Die Kosten für Kontrastmittel auf Bariumbasis und etwaige Zusatzmittel für die Doppelkontrastuntersuchung sind in den abrechnungsfähigen Leistungen enthalten.

1. Skelett

Allgemeine Bestimmung

Neben den Leistungen nach den Nummern 5050, 5060 und 5070 sind die Leistungen nach den Nummern 300 bis 302, 372, 373, 490, 491 und 5295 nicht berechnungsfähig.

Nr.	Leistung	GOÄ Punktzahl	GOÄ 1fach €	GOÄ 1,8fach €	GOÄ 2,5fach €	GOÄ 1,0fach €
Zähne						
5000* GOÄ	Zähne, je Projektion	50	2,91	5,25	7,29	2,91
	Werden mehrere Zähne mittels einer Röntgenaufnahme erfaßt, so darf die Leistung nach Nummer 5000 nur einmal und nicht je aufgenommenem Zahn berechnet werden.					
5002* GOÄ	Panoramaaufnahme(n) eines Kiefers	250	14,57	26,23	36,43	14,57
5004* GOÄ	Panoramaschichtaufnahme der Kiefer	400	23,31	41,97	58,29	23,31
Finger oder Zehen						
5010* GOÄ	jeweils in zwei Ebenen	180	10,49	18,89	26,23	10,49

* Reduzierter Gebührenrahmen

Nrn. 5011–5035 – O I – GOÄ

Nr.	Leistung	GOÄ Punktzahl	GOÄ 1fach €	GOÄ 1,8fach €	GOÄ 2,5fach €	GOÄ 1,0fach €
5011* *GOÄ*	ergänzende Ebene(n)	60	3,50	6,30	8,74	3,50

Werden mehrere Finger oder Zehen mittels einer Röntgenaufnahme erfaßt, so dürfen die Leistungen nach den Nummern 5010 und 5011 nur einmal und nicht je aufgenommenem Finger oder Zehen berechnet werden.

Handgelenk, Mittelhand, alle Finger einer Hand, Sprunggelenk, Fußwurzel und/oder Mittelfuß, Kniescheibe

Nr.	Leistung	GOÄ Punktzahl	GOÄ 1fach €	GOÄ 1,8fach €	GOÄ 2,5fach €	GOÄ 1,0fach €
5020* *GOÄ*	jeweils in zwei Ebenen	220	12,82	23,08	32,06	12,82
5021* *GOÄ*	ergänzende Ebene(n)	80	4,66	8,39	11,66	4,66

Werden mehrere der in der Leistungsbeschreibung genannten Skeletteile mittels einer Röntgenaufnahme erfaßt, so dürfen die Leistungen nach den Nummern 5020 und 5021 nur einmal und nicht je aufgenommenem Skeletteil berechnet werden.

Oberarm, Unterarm, Ellenbogengelenk, Oberschenkel, Unterschenkel, Kniegelenk, ganze Hand oder ganzer Fuß, Gelenke der Schulter, Schlüsselbein, Beckenteilaufnahme, Kreuzbein oder Hüftgelenk

Nr.	Leistung	GOÄ Punktzahl	GOÄ 1fach €	GOÄ 1,8fach €	GOÄ 2,5fach €	GOÄ 1,0fach €
5030* *GOÄ*	jeweils in zwei Ebenen	360	20,98	37,77	52,46	20,98
5031* *GOÄ*	ergänzende Ebene(n)	100	5,83	10,49	14,57	5,83

Werden mehrere der in der Leistungsbeschreibung genannten Skeletteile mittels einer Röntgenaufnahme erfaßt, so dürfen die Leistungen nach den Nummern 5030 und 5031 nur einmal und nicht je aufgenommenem Skeletteil berechnet werden.

Nr.	Leistung	GOÄ Punktzahl	GOÄ 1fach €	GOÄ 1,8fach €	GOÄ 2,5fach €	GOÄ 1,0fach €
5035* *GOÄ*	Teile des Skeletts in einer Ebene, je Teil	160	9,33	16,79	23,31	9,33

Die Leistung nach Nummer 5035 ist je Skeletteil und Sitzung nur einmal berechnungsfähig. Das untersuchte Skeletteil ist in der Rechnung anzugeben.
Die Leistung nach Nummer 5035 ist neben den Leistungen nach den Nummern 5000 bis 5031 und 5037 bis 5121 nicht berechnungsfähig.

---

* Reduzierter Gebührenrahmen

GOÄ – O I – Nrn. 5037–5110

Nr.	Leistung	GOÄ Punktzahl	GOÄ 1fach €	GOÄ 1,8fach €	GOÄ 2,5fach €	GOÄ 1,0fach €
5037* GOÄ	Bestimmung des Skelettalters – gegebenenfalls einschließlich Berechnung der prospektiven Endgröße, einschließlich der zugehörigen Röntgendiagnostik und gutachterlichen Beurteilung –	300	17,49	31,48	43,72	17,49
5040* GOÄ	Beckenübersicht	300	17,49	31,48	43,72	17,49
5041* GOÄ	Beckenübersicht bei einem Kind bis zum vollendeten 14. Lebensjahr	200	11,66	20,98	29,14	11,66
5050* GOÄ	Kontrastuntersuchung eines Hüftgelenks, Kniegelenks oder Schultergelenks, einschließlich Punktion, Stichkanalanästhesie und Kontrastmitteleinbringung – gegebenenfalls einschließlich Durchleuchtung(en) –	950	55,37	99,67	138,43	55,37
5060* GOÄ	Kontrastuntersuchung eines Kiefergelenks, einschließlich Punktion, Stichkanalanästhesie und Kontrastmitteleinbringung – gegebenenfalls einschließlich Durchleuchtung(en) –	500	29,14	52,46	72,86	29,14
5070* GOÄ	Kontrastuntersuchung der übrigen Gelenke, einschließlich Punktion, Stichkanalanästhesie und Kontrastmitteleinbringung – gegebenenfalls einschließlich Durchleuchtung(en) –, je Gelenk	400	23,31	41,97	58,29	23,31
5090* GOÄ	Schädel-Übersicht, in zwei Ebenen	400	23,31	41,97	58,29	23,31
5095* GOÄ	Schädelteile in Spezialprojektionen, je Teil	200	11,66	20,98	29,14	11,66
5098* GOÄ	Nasennebenhöhlen – gegebenenfalls auch in mehreren Ebenen –	260	15,15	27,28	37,89	15,15
5100* GOÄ	Halswirbelsäule, in zwei Ebenen	300	17,49	31,48	43,72	17,49
5101* GOÄ	ergänzende Ebene(n)	160	9,33	16,79	23,31	9,33
5105* GOÄ	Brust- oder Lendenwirbelsäule, in zwei Ebenen, je Teil	400	23,31	41,97	58,29	23,31
5106* GOÄ	ergänzende Ebene(n)	180	10,49	18,89	26,23	10,49
5110* GOÄ	Ganzaufnahme der Wirbelsäule oder einer Extremität	500	29,14	52,46	72,86	29,14

* Reduzierter Gebührenrahmen

Nr.	Leistung	GOÄ Punktzahl	GOÄ 1fach €	GOÄ 1,8fach €	GOÄ 2,5fach €	GOÄ 1,0fach €
5111* GOÄ	ergänzende Ebene(n)	200	11,66	20,98	29,14	11,66
	Die Leistung nach Nummer 5111 ist je Sitzung nicht mehr als zweimal berechnungsfähig. Die Leistungen nach den Nummern 5110 und 5111 sind neben den Leistungen nach den Nummern 5010, 5011, 5020, 5021, 5030 und 5031 nicht berechnungsfähig. Die Nebeneinanderberechnung der Leistungen nach den Nummern 5100, 5105 und 5110 bedarf einer besonderen Begründung.					
5115* GOÄ	Untersuchung von Teilen der Hand oder des Fußes mittels Feinstfokustechnik (Fokusgröße maximal 0,2 mm) oder Xeroradiographietechnik zur gleichzeitigen Beurteilung von Knochen und Weichteilen, je Teil	400	23,31	41,97	58,29	23,31
5120* GOÄ	Rippen einer Thoraxhälfte, Schulterblatt oder Brustbein, in einer Ebene ..	260	15,15	27,28	37,89	15,15
5121* GOÄ	ergänzende Ebene(n)	140	8,16	14,69	20,40	8,16

2. Hals- und Brustorgane

Nr.	Leistung	GOÄ Punktzahl	GOÄ 1fach €	GOÄ 1,8fach €	GOÄ 2,5fach €	GOÄ 1,0fach €
5130* GOÄ	Halsorgane oder Mundboden – gegebenenfalls in mehreren Ebenen – ...	280	16,32	29,38	40,80	16,32
5135* GOÄ	Brustorgane-Übersicht, in einer Ebene	280	16,32	29,38	40,80	16,32
	Die Leistung nach Nummer 5135 ist je Sitzung nur einmal berechnungsfähig.					
5137* GOÄ	Brustorgane-Übersicht – gegebenenfalls einschließlich Breischluck und Durchleuchtung(en) –, in mehreren Ebenen	450	26,23	47,21	65,57	26,23
5139* GOÄ	Teil der Brustorgane	180	10,49	18,89	26,23	10,49
	Die Berechnung der Leistung nach Nummer 5139 neben den Leistungen nach den Nummern 5135, 5137 und/oder 5140 ist in der Rechnung zu begründen.					
5140* GOÄ	Brustorgane, Übersicht im Mittelformat	100	5,83	10,49	14,57	5,83

* Reduzierter Gebührenrahmen

GOÄ – O I – Nrn. 5150–5170

Nr.	Leistung	GOÄ Punktzahl	GOÄ 1fach €	GOÄ 1,8fach €	GOÄ 2,5fach €	GOÄ 1,0fach €
	3. Bauch- und Verdauungsorgane					
5150* GOÄ	Speiseröhre, gegebenenfalls einschließlich ösophago-gastraler Übergang, Kontrastuntersuchung (auch Doppelkontrast) – einschließlich Durchleuchtung(en) –, als selbständige Leistung	550	32,06	57,70	80,15	32,06
5157* GOÄ	Oberer Verdauungstrakt (Speiseröhre, Magen, Zwölffingerdarm und oberer Abschnitt des Dünndarms), Monokontrastuntersuchung – einschließlich Durchleuchtung(en) –	700	40,80	73,44	102,00	40,80
5158* GOÄ	Oberer Verdauungstrakt (Speiseröhre, Magen, Zwölffingerdarm und oberer Abschnitt des Dünndarms), Kontrastuntersuchung – einschließlich Doppelkontrastdarstellung und Durchleuchtung(en), gegebenenfalls einschließlich der Leistung nach Nummer 5150 –	1200	69,94	125,90	174,86	69,94
5159* GOÄ	Zuschlag zu den Leistungen nach den Nummern 5157 und 5158 bei Erweiterung der Untersuchung bis zum Ileozökalgebiet	300	17,49	31,48	43,72	17,49
5163* GOÄ	Dünndarmkontrastuntersuchung mit im Bereich der Flexura duodeno-jejunalis endender Sonde – einschließlich Durchleuchtung(en) –	1300	75,77	136,39	189,43	75,77
5165* GOÄ	Monokontrastuntersuchung von Teilen des Dickdarms – einschließlich Durchleuchtung(en) –	700	40,80	73,44	102,00	40,80
5166* GOÄ	Dickdarmdoppelkontrastuntersuchung – einschließlich Durchleuchtung(en) –	1400	81,60	146,88	204,01	81,60
5167* GOÄ	Defäkographie nach Markierung der benachbarten Hohlorgane – einschließlich Durchleuchtung(en) –	1000	58,29	104,92	145,72	58,29
5168* GOÄ	Pharyngographie unter Verwendung kinematographischer Techniken – einschließlich Durchleuchtung(en) –, als selbständige Leistung	800	46,63	83,93	116,57	46,63
5169* GOÄ	Pharyngographie unter Verwendung kinematographischer Techniken – einschließlich Durchleuchtung(en) und einschließlich der Darstellung der gesamten Speiseröhre –	1100	64,12	115,41	160,29	64,12
5170* GOÄ	Kontrastuntersuchung von Gallenblase und/oder Gallenwegen und/oder Pankreasgängen	400	23,31	41,97	58,29	23,31

Nr.	Leistung	GOÄ Punktzahl	GOÄ 1fach €	GOÄ 1,8fach €	GOÄ 2,5fach €	GOÄ 1,0fach €
5190* GOÄ	Bauchübersicht, in einer Ebene oder Projektion	300	17,49	31,48	43,72	17,49
	Die Leistung nach Nummer 5190 ist je Sitzung nur einmal berechnungsfähig.					
5191* GOÄ	Bauchübersicht, in zwei oder mehr Ebenen oder Projektionen	500	29,14	52,46	72,86	29,14
5192* GOÄ	Bauchteilaufnahme – gegebenenfalls in mehreren Ebenen oder Spezialprojektionen –	200	11,66	20,98	29,14	11,66
5200* GOÄ	Harntraktkontrastuntersuchung – einschließlich intravenöser Verabreichung des Kontrastmittels –	600	34,97	62,95	87,43	34,97
5201* GOÄ	Ergänzende Ebene(n) oder Projektion(en) im Anschluß an die Leistung nach Nummer 5200 – gegebenenfalls einschließlich Durchleuchtung(en) – .	200	11,66	20,98	29,14	11,66
5220* GOÄ	Harntraktkontrastuntersuchung – einschließlich retrograder Verabreichung des Kontrastmittels, gegebenenfalls einschließlich Durchleuchtung(en) –, je Seite	300	17,49	31,48	43,72	17,49
5230* GOÄ	Harnröhren- und/oder Harnblasenkontrastuntersuchung (Urethrozystographie) – einschließlich retrograder Verabreichung des Kontrastmittels, gegebenenfalls einschließlich Durchleuchtung(en) –, als selbständige Leistung	300	17,49	31,48	43,72	17,49
5235* GOÄ	Refluxzystographie – einschließlich retrograder Verabreichung des Kontrastmittels, einschließlich Miktionsaufnahmen und gegebenenfalls einschließlich Durchleuchtung(en) –, als selbständige Leistung	500	29,14	52,46	72,86	29,14
5250* GOÄ	Gebärmutter- und/oder Eileiterkontrastuntersuchung – einschließlich Durchleuchtung(en) –	400	23,31	41,97	58,29	23,31

4. Spezialuntersuchungen

Nr.	Leistung	GOÄ Punktzahl	GOÄ 1fach €	GOÄ 1,8fach €	GOÄ 2,5fach €	GOÄ 1,0fach €
5260* GOÄ	Röntgenuntersuchung natürlicher, künstlicher oder krankhaft entstandener Gänge, Gangsysteme, Hohlräume oder Fisteln (z. B. Sialographie, Galaktographie, Kavernographie, Vesikulographie) – gegebenenfalls einschließlich Durchleuchtung(en) –	400	23,31	41,97	58,29	23,31

---

* Reduzierter Gebührenrahmen

Nrn. 5260–5300 – O I – GOÄ

Nr.	Leistung	GOÄ Punktzahl	GOÄ 1fach €	GOÄ 1,8fach €	GOÄ 2,5fach €	GOÄ 1,0fach €
	Die Leistung nach Nummer 5260 ist nicht berechnungsfähig für Untersuchungen des Harntrakts, der Gebärmutter und Eileiter sowie der Gallenblase.					
5265* GOÄ	Mammographie einer Seite, in einer Ebene	300	17,49	31,48	43,72	17,49
	Die Leistung nach Nummer 5265 ist je Seite und Sitzung nur einmal berechnungsfähig.					
5266* GOÄ	Mammographie einer Seite, in zwei Ebenen	450	26,23	47,21	65,57	26,23
5267* GOÄ	Ergänzende Ebene(n) oder Spezialprojektion(en) im Anschluß an die Leistung nach Nummer 5266	150	8,74	15,74	21,86	8,74
5280* GOÄ	Myelographie	750	43,72	78,69	109,29	43,72
5285* GOÄ	Bronchographie – einschließlich Durchleuchtung(en) –	450	26,23	47,21	65,57	26,23
5290* GOÄ	Schichtaufnahme(n) (Tomographie), bis zu fünf Strahlenrichtungen oder Projektionen, je Strahlenrichtung oder Projektion	650	37,89	68,20	94,72	37,89
5295* GOÄ	Durchleuchtung(en), als selbständige Leistung	240	13,99	25,18	34,97	13,99
5298* GOÄ	Zuschlag zu den Leistungen nach den Nummern 5010 bis 5290 bei Anwendung digitaler Radiographie (Bildverstärker-Radiographie)					
	Der Zuschlag nach Nummer 5298 beträgt 25 v. H. des einfachen Gebührensatzes der betreffenden Leistung.					

5. Angiographie

Allgemeine Bestimmungen

Die Zahl der Serien im Sinne der Leistungsbeschreibungen der Leistungen nach den Nummern 5300 bis 5327 wird durch die Anzahl der Kontrastmittelgaben bestimmt.

Die Leistungen nach den Nummern 5300, 5302, 5303, 5305 bis 5313, 5315, 5316, 5318, 5324, 5325, 5327, 5329 bis 5331, 5338 und 5339 sind je Sitzung jeweils nur einmal berechnungsfähig.

Nr.	Leistung	GOÄ Punktzahl	GOÄ 1fach €	GOÄ 1,8fach €	GOÄ 2,5fach €	GOÄ 1,0fach €
5300* GOÄ	Serienangiographie im Bereich von Schädel, Brust- und/oder Bauchraum, eine Serie	2000	116,57	209,83	291,44	116,57

* Reduzierter Gebührenrahmen

Nr.	Leistung	GOÄ Punktzahl	GOÄ 1fach €	GOÄ 1,8fach €	GOÄ 2,5fach €	GOÄ 1,0fach €
5301* GOÄ	Zweite bis dritte Serie im Anschluß an die Leistung nach Nummer 5300, je Serie	400	23,31	41,97	58,29	23,31
	Bei der angiographischen Darstellung von hirnversorgenden Arterien ist auch die vierte bis sechste Serie jeweils nach Nummer 5301 berechnungsfähig.					
5302* GOÄ	Weitere Serien im Anschluß an die Leistungen nach den Nummern 5300 und 5301, insgesamt	600	34,97	62,95	87,43	34,97
5303* GOÄ	Serienangiographie im Bereich von Schädel, Brust- und Bauchraum im zeitlichen Zusammenhang mit einer oder mehreren Leistungen nach den Nummern 5315 bis 5327, eine Serie	1000	58,29	104,92	145,72	58,29
5304* GOÄ	Zweite bis dritte Serie im Anschluß an die Leistung nach Nummer 5303, je Serie	200	11,66	20,98	29,14	11,66
	Bei der angiographischen Darstellung von hirnversorgenden Arterien ist auch die vierte bis sechste Serie jeweils nach Nummer 5304 berechnungsfähig.					
5305* GOÄ	Weitere Serien im Anschluß an die Leistungen nach den Nummern 5303 und 5304, insgesamt	300	17,49	31,48	43,72	17,49
5306* GOÄ	Serienangiographie im Bereich des Beckens und beider Beine, eine Serie	2000	116,57	209,83	291,44	116,57
5307* GOÄ	Zweite Serie im Anschluß an die Leistung nach Nummer 5306	600	34,97	62,95	87,43	34,97
5308* GOÄ	Weitere Serien im Anschluß an die Leistungen nach den Nummern 5306 und 5307, insgesamt	800	46,63	83,93	116,57	46,63

Neben den Leistungen nach den Nummern 5306 bis 5308 sind die Leistungen nach den Nummern 5309 bis 5312 für die Untersuchung der Beine nicht berechnungsfähig.
Werden die Leistungen nach den Nummern 5306 bis 5308 im zeitlichen Zusammenhang mit einer oder mehreren Leistung(en) nach den Nummern 5300 bis 5305 erbracht, sind die Leistungen nach den Nummern 5306 bis 5308 nur mit dem einfachen Gebührensatz berechnungsfähig.

* Reduzierter Gebührenrahmen

Nrn. 5309–5318 – O I – GOÄ

Nr.	Leistung	GOÄ Punktzahl	GOÄ 1fach €	GOÄ 1,8fach €	GOÄ 2,5fach €	GOÄ 1,0fach €
5309* GOÄ	Serienangiographie einer Extremität, eine Serie	1800	104,92	188,85	262,29	104,92
5310* GOÄ	Weitere Serien im Anschluß an die Leistung nach Nummer 5309, insgesamt	600	34,97	62,95	87,43	34,97
5311* GOÄ	Serienangiographie einer weiteren Extremität im zeitlichen Zusammenhang mit der Leistung nach Nummer 5309, eine Serie	1000	58,29	104,92	145,72	58,29
5312* GOÄ	Weitere Serien im Anschluß an die Leistung nach Nummer 5311, insgesamt	600	34,97	62,95	87,43	34,97
5313* GOÄ	Angiographie der Becken- und Beingefäße in Großkassetten-Technik, je Sitzung	800	46,63	83,93	116,57	46,63

Die Leistung nach Nummer 5313 ist neben den Leistungen nach den Nummern 5300 bis 5312 sowie 5315 bis 5339 nicht berechnungsfähig.

Nr.	Leistung	GOÄ Punktzahl	GOÄ 1fach €	GOÄ 1,8fach €	GOÄ 2,5fach €	GOÄ 1,0fach €
5315* GOÄ	Angiokardiographie einer Herzhälfte, eine Serie	2200	128,23	230,82	320,58	128,23

Die Leistung nach Nummer 5315 ist je Sitzung nur einmal berechnungsfähig.

Nr.	Leistung	GOÄ Punktzahl	GOÄ 1fach €	GOÄ 1,8fach €	GOÄ 2,5fach €	GOÄ 1,0fach €
5316* GOÄ	Angiokardiographie beider Herzhälften, eine Serie	3000	174,86	314,75	437,15	174,86

Die Leistung nach Nummer 5316 ist je Sitzung nur einmal berechnungsfähig.
Neben der Leistung nach Nummer 5316 ist die Leistung nach Nummer 5315 nicht berechnungsfähig.

Nr.	Leistung	GOÄ Punktzahl	GOÄ 1fach €	GOÄ 1,8fach €	GOÄ 2,5fach €	GOÄ 1,0fach €
5317* GOÄ	Zweite bis dritte Serie im Anschluß an die Leistungen nach den Nummern 5315 oder 5316, je Serie	400	23,31	41,97	58,29	23,31
5318* GOÄ	Weitere Serien im Anschluß an die Leistung nach Nummer 5317, insgesamt	600	34,97	62,95	87,43	34,97

Die Leistungen nach den Nummern 5315 bis 5318 sind neben den Leistungen nach den Nummern 5300 bis 5302 sowie 5324 bis 5327 nicht berechnungsfähig.

* Reduzierter Gebührenrahmen

Nr.	Leistung	GOÄ Punktzahl	GOÄ 1fach €	GOÄ 1,8fach €	GOÄ 2,5fach €	GOÄ 1,0fach €
5324* GOÄ	Selektive Koronarangiographie eines Herzkranzgefäßes oder Bypasses mittels Cinetechnik, eine Serie	2400	139,89	251,80	349,72	139,89
	Die Leistungen nach den Nummern 5324 und 5325 sind nicht nebeneinander berechnungsfähig.					
5325* GOÄ	Selektive Koronarangiographie aller Herzkranzgefäße oder Bypasse mittels Cinetechnik, eine Serie	3000	174,86	314,75	437,15	174,86
5326* GOÄ	Selektive Koronarangiographie eines oder aller Herzkranzgefäße im Anschluß an die Leistungen nach den Nummern 5324 oder 5325, zweite bis fünfte Serie, je Serie	400	23,31	41,97	58,29	23,31
5327* GOÄ	Zusätzliche Linksventrikulographie bei selektiver Koronarangiographie	1000	58,29	104,92	145,72	58,29
	Die Leistungen nach den Nummern 5324 bis 5327 sind neben den Leistungen nach den Nummern 5300 bis 5302 und 5315 bis 5318 nicht berechnungsfähig.					
5328* GOÄ	Zuschlag zu den Leistungen nach den Nummern 5300 bis 5327 bei Anwendung der simultanen Zwei-Ebenen-Technik	1200	69,94	–	–	–
	Der Zuschlag nach Nummer 5328 ist je Sitzung nur einmal und nur mit dem einfachen Gebührensatz berechnungsfähig.					
5329* GOÄ	Venographie im Bereich des Brust- und Bauchraums	1600	93,26	167,87	233,15	93,26
5330* GOÄ	Venographie einer Extremität	750	43,72	78,69	109,29	43,72
5331* GOÄ	Ergänzende Projektion(en) (insbesondere des zentralen Abflußgebiets) im Anschluß an die Leistung nach Nummer 5330, insgesamt	200	11,66	20,98	29,14	11,66
5335* GOÄ	Zuschlag zu den Leistungen nach den Nummern 5300 bis 5331 bei computergestützter Analyse und Abbildung	800	46,63	–	–	–
	Der Zuschlag nach Nummer 5335 kann je Untersuchungstag unabhängig von der Anzahl der Einzeluntersuchungen nur einmal und nur mit dem einfachen Gebührensatz berechnet werden.					

* Reduzierter Gebührenrahmen

Nrn. 5338–5346 – O I – GOÄ

Nr.	Leistung	GOÄ Punktzahl	GOÄ 1fach €	GOÄ 1,8fach €	GOÄ 2,5fach €	GOÄ 1,0fach €
5338* GOÄ	Lymphographie, je Extremität	1000	58,29	104,92	145,72	58,29
5339* GOÄ	Ergänzende Projektion(en) im Anschluß an die Leistung nach Nummer 5338 – einschließlich Durchleuchtung(en) –, insgesamt	250	14,57	26,23	36,43	14,57

6. Interventionelle Maßnahmen

Allgemeine Bestimmung

Die Leistungen nach den Nummern 5345 bis 5356 können je Sitzung nur einmal berechnet werden.

Nr.	Leistung	GOÄ Punktzahl	GOÄ 1fach €	GOÄ 1,8fach €	GOÄ 2,5fach €	GOÄ 1,0fach €
5345* GOÄ	Perkutane transluminale Dilatation und Rekanalisation von Arterien mit Ausnahme der Koronararterien – einschließlich Kontrastmitteleinbringungen und Durchleuchtung(en) im zeitlichen Zusammenhang mit dem gesamten Eingriff –	2800	163,20	293,77	408,01	163,20
	Neben der Leistung nach Nummer 5345 sind die Leistungen nach den Nummern 350 bis 361 sowie 5295 nicht berechnungsfähig. *Wurde innerhalb eines Zeitraums von vierzehn Tagen vor Erbringung der Leistung nach Nummer 5345 bereits eine Leistung nach den Nummern 5300 bis 5313 berechnet, darf neben der Leistung nach Nummer 5345 für dieselbe Sitzung eine Leistung nach den Nummern 5300 bis 5313 nicht erneut berechnet werden. Im Falle der Nebeneinanderberechnung der Leistung nach Nummer 5345 neben einer Leistung nach den Nummern 5300 bis 5313 ist in der Rechnung zu bestätigen, daß in den vorhergehenden vierzehn Tagen eine Leistung nach den Nummern 5300 bis 5313 nicht berechnet wurde.*					
5346* GOÄ	Zuschlag zu der Leistung nach Nummer 5345 bei Dilatation und Rekanalisation von mehr als zwei Arterien, insgesamt	600	34,97	62,95	87,43	34,97
	Neben der Leistung nach Nummer 5346 sind die Leistungen nach den Nummern 350 bis 361 sowie 5295 nicht berechnungsfähig.					

* Reduzierter Gebührenrahmen

Nr.	Leistung	GOÄ Punktzahl	GOÄ 1fach €	GOÄ 1,8fach €	GOÄ 2,5fach €	GOÄ 1,0fach €
5348* GOÄ	Perkutane transluminale Dilatation und Rekanalisation von Koronararterien – einschließlich Kontrastmitteleinbringungen und Durchleuchtung(en) im zeitlichen Zusammenhang mit dem gesamten Eingriff –	3800	221,49	398,69	553,73	221,49
	Neben der Leistung nach Nummer 5348 sind die Leistungen nach den Nummern 350 bis 361 sowie 5295 nicht berechnungsfähig. Wurde innerhalb eines Zeitraums von vierzehn Tagen vor Erbringung der Leistung nach Nummer 5348 bereits eine Leistung nach den Nummern 5315 bis 5327 berechnet, darf neben der Leistung nach Nummer 5348 für dieselbe Sitzung eine Leistung nach den Nummern 5315 bis 5327 nicht erneut berechnet werden. Im Falle der Nebeneinanderberechnung der Leistung nach Nummer 5348 neben einer Leistung nach den Nummern 5315 bis 5327 ist in der Rechnung zu bestätigen, daß in den vorhergehenden vierzehn Tagen eine Leistung nach den Nummern 5315 bis 5327 nicht berechnet wurde.					
5349* GOÄ	Zuschlag zu der Leistung nach Nummer 5348 bei Dilatation und Rekanalisation von mehr als einer Koronararterie, insgesamt	1000	58,29	104,92	145,72	58,29
	Neben der Leistung nach Nummer 5349 sind die Leistungen nach den Nummern 350 bis 361 sowie 5295 nicht berechnungsfähig.					
5351* GOÄ	Lysebehandlung, als Einzelbehandlung oder ergänzend zu den Leistungen nach den Nummern 2826, 5345 oder 5348 – bei einer Lysedauer von mehr als einer Stunde –	500	29,14	52,46	72,86	29,14
5352* GOÄ	Zuschlag zu der Leistung nach Nummer 5351 bei Lysebehandlung der hirnversorgenden Arterien	1000	58,29	104,92	145,72	58,29
5353* GOÄ	Perkutane transluminale Dilatation und Rekanalisation von Venen – einschließlich Kontrastmitteleinbringungen und Durchleuchtung(en) im zeitlichen Zusammenhang mit dem gesamten Eingriff –	2000	116,57	209,83	291,44	116,57

* Reduzierter Gebührenrahmen

Nr.	Leistung	GOÄ Punktzahl	GOÄ 1fach €	GOÄ 1,8fach €	GOÄ 2,5fach €	GOÄ 1,0fach €
	Neben der Leistung nach Nummer 5353 sind die Leistungen nach den Nummern 344 bis 347, 5295 sowie 5329 bis 5331 nicht berechnungsfähig.					
5354* GOÄ	Zuschlag zu der Leistung nach Nummer 5353 bei Dilatation und Rekanalisation von mehr als zwei Venen, insgesamt	200	11,66	20,98	29,14	11,66
	Neben der Leistung nach Nummer 5354 sind die Leistungen nach den Nummern 344 bis 347, 5295 sowie 5329 bis 5331 nicht berechnungsfähig.					
5355* GOÄ	Einbringen von Gefäßstützen oder Anwendung alternativer Angioplastiemethoden (Atherektomie, Laser), zusätzlich zur perkutanen transluminalen Dilatation – einschließlich Kontrastmitteleinbringungen und Durchleuchtung(en) Im zeitlichen Zusammenhang mit dem gesamten Eingriff –	2000	116,57	209,83	291,44	116,57
	Neben der Leistung nach Nummer 5355 sind die Leistungen nach den Nummern 344 bis 361, 5295 sowie 5300 bis 5327 nicht berechnungsfähig.					
5356* GOÄ	Einbringung von Gefäßstützen oder Anwendung alternativer Angioplastiemethoden (Atherektomie, Laser), zusätzlich zur perkutanen transluminalen Dilatation einer Koronararterie – einschließlich Kontrastmitteleinbringungen und Durchleuchtung(en) im zeitlichen Zusammenhang mit dem gesamten Eingriff –	2500	145,72	262,29	364,30	145,72
	Neben der Leistung nach Nummer 5356 sind die Leistungen nach den Nummern 350 bis 361, 5295, 5315 bis 5327, 5345, 5353 sowie 5355 nicht berechnungsfähig. Neben der Leistung nach Nummer 5356 ist die Leistung nach Nummer 5355 für Eingriffe an Koronararterien nicht berechnungsfähig.					

* Reduzierter Gebührenrahmen

Nr.	Leistung	GOÄ Punktzahl	GOÄ 1fach €	GOÄ 1,8fach €	GOÄ 2,5fach €	GOÄ 1,0fach €
5357* GOÄ	Embolisation einer oder mehrerer Arterie(n) mit Ausnahme der Arterien im Kopf-Halsbereich oder Spinalkanal – einschließlich Kontrastmitteleinbringung(en) und angiographischer Kontrollen im zeitlichen Zusammenhang mit dem gesamten Eingriff –, je Gefäßgebiet	3500	204,01	367,21	510,01	204,01
	Neben der Leistung nach Nummer 5357 sind die Leistungen nach den Nummern 350 bis 361, 5295 sowie 5300 bis 5312 nicht berechnungsfähig.					
5358* GOÄ	Embolisation einer oder mehrerer Arterie(n) im Kopf-Halsbereich oder Spinalkanal – einschließlich Kontrastmitteleinbringung(en) und angiographischer Kontrollen im zeitlichen Zusammenhang mit dem gesamten Eingriff –, je Gefäßgebiet	4500	262,29	472,13	655,73	262,29
	Neben der Leistung nach Nummer 5358 sind die Leistungen nach den Nummern 350, 351, 5295 sowie 5300 bis 5305 nicht berechnungsfähig.					
5359* GOÄ	Embolisation der Vena spermatica – einschließlich Kontrastmitteleinbringung(en) und angiographischer Kontrollen im zeitlichen Zusammenhang mit dem gesamten Eingriff –	2500	145,72	262,29	364,30	145,72
	Neben der Leistung nach Nummer 5359 sind die Leistungen nach den Nummern 344 bis 347, 5295 sowie 5329 bis 5331 nicht berechnungsfähig.					
5360* GOÄ	Embolisation von Venen – einschließlich Kontrastmitteleinbringung(en) und angiographischer Kontrollen im zeitlichen Zusammenhang mit dem gesamten Eingriff –	2000	116,57	209,83	291,44	116,57
	Neben der Leistung nach Nummer 5360 sind die Leistungen nach den Nummern 344 bis 347, 5295 sowie 5329 bis 5331 nicht berechnungsfähig.					

* Reduzierter Gebührenrahmen

Nrn. 5361–5374   – O I –   GOÄ

Nr.	Leistung	GOÄ Punktzahl	GOÄ 1fach €	GOÄ 1,8fach €	GOÄ 2,5fach €	GOÄ 1,0fach €
5361* GOÄ	Transhepatische Drainage und/oder Dilatation von Gallengängen – einschließlich Kontrastmitteleinbringung(en) und cholangiographischer Kontrollen im zeitlichen Zusammenhang mit dem gesamten Eingriff – ...	2600	151,55	272,78	378,87	151,55
	Neben der Leistung nach Nummer 5361 sind die Leistungen nach den Nummern 370, 5170 sowie 5295 nicht berechnungsfähig.					

7. Computertomographie

Allgemeine Bestimmungen

Die Leistungen nach den Nummern 5369 bis 5375 sind je Sitzung jeweils nur einmal berechnungsfähig.

Die Nebeneinanderberechnungen von Leistungen nach den Nummern 5370 bis 5374 ist in der Rechnung gesondert zu begründen. Bei Nebeneinanderberechnungen von Leistungen nach den Nummern 5370 bis 5374 ist der Höchstwert nach Nummer 5369 zu beachten.

Nr.	Leistung	GOÄ Punktzahl	GOÄ 1fach €	GOÄ 1,8fach €	GOÄ 2,5fach €	GOÄ 1,0fach €
5369* GOÄ	Höchstwert für Leistungen nach den Nummern 5370 bis 5374	3000	174,86	314,75	437,15	174,86
	Die im einzelnen erbrachten Leistungen sind in der Rechnung anzugeben.					
5370* GOÄ	Computergesteuerte Tomographie im Kopfbereich – gegebenenfalls einschließlich des kranio-zervikalen Übergangs –	2000	116,57	209,83	291,44	116,57
5371* GOÄ	Computergesteuerte Tomographie im Hals- und/oder Thoraxbereich	2300	134,06	241,31	335,15	134,06
5372* GOÄ	Computergesteuerte Tomographie im Abdominalbereich	2600	151,55	272,78	378,87	151,55
	Die Nebeneinanderberechnung der Nummern 5370 bis 5372 ist in der Rechnung gesondert zu begründen.					
5373* GOÄ	Computergesteuerte Tomographie des Skeletts (Wirbelsäule, Extremitäten oder Gelenke bzw. Gelenkpaare)	1900	110,75	199,34	276,86	110,75
5374* GOÄ	Computergesteuerte Tomographie der Zwischenwirbelräume im Bereich der Hals-, Brust- und/oder Lendenwirbelsäule – gegebenenfalls einschließlich der Übergangsregionen –	1900	110,75	199,34	276,86	110,75

---

* Reduzierter Gebührenrahmen

GOÄ – O I – Nrn. 5375–5380

Nr.	Leistung	GOÄ Punktzahl	GOÄ 1fach €	GOÄ 1,8fach €	GOÄ 2,5fach €	GOÄ 1,0fach €
5375* GOÄ	Computergesteuerte Tomographie der Aorta in ihrer gesamten Länge	2000	116,57	209,83	291,44	116,57
	Die Leistung nach Nummer 5375 ist neben den Leistungen nach den Nummern 5371 und 5372 nicht berechnungsfähig.					
5376* GOÄ	Ergänzende computergesteuerte Tomographie(n) mit mindestens einer zusätzlichen Serie (z. B. bei Einsatz von Xenon, bei Einsatz der High-Resolution-Technik, bei zusätzlichen Kontrastmittelgaben) – zusätzlich zu den Leistungen nach den Nummern 5370 bis 5375 –	500	29,14	52,46	72,86	29,14
5377* GOÄ	Zuschlag für computergesteuerte Analyse – einschließlich speziell nachfolgender 3D-Rekonstruktion – ..	800	46,63	–	–	–
	Der Zuschlag nach Nummer 5377 ist nur mit dem einfachen Gebührensatz berechnungsfähig.					
5378* GOÄ	Computergesteuerte Tomographie zur Bestrahlungsplanung oder zu interventionellen Maßnahmen	1000	58,29	104,92	145,72	58,29
	Neben oder anstelle der computergesteuerten Tomographie zur Bestrahlungsplanung oder zu interventionellen Maßnahmen sind die Leistungen nach den Nummern 5370 bis 5376 nicht berechnungsfähig.					
5380* GOÄ	Bestimmung des Mineralgehalts (Osteodensitometrie) von repräsentativen (auch mehreren) Skeletteilen mit quantitativer Computertomographie oder quantitativer digitaler Röntgentechnik	300	17,49	31,48	43,72	17,49

* Reduzierter Gebührenrahmen

Allgemeine Bestimmungen (UV-GOÄ)

1. Mit den Gebühren sind alle Kosten (auch für Dokumentation und Aufbewahrung der Datenträger) abgegolten.
2. Die Leistungen für Strahlendiagnostik mit Ausnahme der Durchleuchtung(en) (Nummer 5295) sind nur bei Bilddokumentation auf einem Röntgenfilm oder einem anderen Langzeitdatenträger berechnungsfähig.
3. Die Befundmitteilung oder der einfache Befundbericht mit Angaben zu Befund(en) und zur Diagnose ist Bestandteil der Leistungen und nicht gesondert berechnungsfähig. Der UV-Träger erhält eine Kopie; Portokosten sind zu erstatten.
4. Die Beurteilung von Röntgenaufnahmen als selbständige Leistung ist grundsätzlich nicht berechnungsfähig. Für die im Zusammenhang mit einer Begutachtung erforderlichen Beurteilung anderweitig angefertigter Röntgenaufnahmen kann der Arzt die Leistungen nach den Nummern 5255 bis 5257 berechnen.
5. Die nach der Strahlenschutzverordnung bzw. Röntgenverordnung notwendige ärztliche Überprüfung der Indikation und des Untersuchungsumfangs ist auch im Überweisungsfall Bestandteil der Leistungen des Abschnitts O und mit den Gebühren abgegolten.
6. Die Leistungen nach den Nummern 5011, 5021, 5031, 5101, 5106, 5121, 5201, 5267, 5295, 5302, 5305, 5308, 5311, 5318, 5331, 5339, 5376 und 5731 dürfen unabhängig von der Anzahl der Ebenen, Projektionen, Durchleuchtungen bzw. Serien insgesamt jeweils nur einmal berechnet werden.
7. Die Kosten für Kontrastmittel auf Bariumbasis und etwaige Zusatzmittel für die Doppelkontrastuntersuchung sind in den abrechnungsfähigen Leistungen enthalten.
8. Bei Anforderung von Auskünften, Berichten, und Gutachten durch den Träger der gesetzlichen Unfallversicherung sind von diesem für die Rücksendung Freiumschläge beizulegen. In allen anderen Fällen ist dem Arzt das Porto zu ersetzen. Für die Übersendung angeforderter Röntgenaufnahmen (einschließlich Verpackung) ist ein Pauschalbetrag von € 5,47 je Sendung (zuzüglich Portokosten) zu zahlen. Dies gilt auch für die Übersendung von Röntgenaufnahmen von Arzt zu Arzt. Diese Gebühr gilt auch für auf Anforderung des Kostenträgers oder eines anderen Arztes auf CD oder DVD übersandte Aufnahmen einschließlich der Herstellung.

I. Strahlendiagnostik (UV-GOÄ)

1. Skelett

Allgemeine Bestimmung

Neben den Leistungen nach den Nummern 5050, 5060 und 5070 sind die Leistungen nach den Nummern 300 bis 302, 372, 373, 490, 491 und 5295 nicht berechnungsfähig.

Nr.	Leistung	UV Allg. €	UV Bes. €
Zähne			
5000 UV-GOÄ	Zähne, je Projektion Werden mehrere Zähne mittels einer Röntgenaufnahme erfaßt, so darf die Leistung nach Nummer 5000 nur einmal und nicht je aufgenommenem Zahn berechnet werden.	3,45	4,29
5002 UV-GOÄ	Panoramaaufnahme(n) eines Kiefers	17,26	21,47
5004 UV-GOÄ	Panoramaschichtaufnahme der Kiefer	27,61	34,36

Nr.	Leistung	UV Allg. €	UV Bes. €

Finger oder Zehen

Nr.	Leistung	UV Allg. €	UV Bes. €
5010 UV-GOÄ	jeweils in zwei Ebenen	12,42	15,46
5011 UV-GOÄ	ergänzende Ebene(n)	4,14	5,15

Werden mehrere Finger oder Zehen mittels einer Röntgenaufnahme erfaßt, so dürfen die Leistungen nach den Nummern 5010 und 5011 nur einmal und nicht je aufgenommenem Finger oder Zehen berechnet werden.

Handgelenk, Mittelhand, alle Finger einer Hand, Sprunggelenk, Fußwurzel und/oder Mittelfuß, Kniescheibe

Nr.	Leistung	UV Allg. €	UV Bes. €
5020 UV-GOÄ	jeweils in zwei Ebenen	15,19	18,90
5021 UV-GOÄ	ergänzende Ebene(n)	5,52	6,87

Werden mehrere der in der Leistungsbeschreibung genannten Skeletteile mittels einer Röntgenaufnahme erfaßt, so dürfen die Leistungen nach den Nummern 5020 und 5021 nur einmal und nicht je aufgenommenem Skeletteil berechnet werden.

Nr.	Leistung	UV Allg. €	UV Bes. €
5022 UV-GOÄ	Gehaltene Aufnahme(n) zur Funktionsprüfung des Bandapparates eines Daumen- oder Sprunggelenks zu den Leistungen nach den Gebührenordnungsnummern 5010, 5011 bzw. 5020, 5021	4,14	5,15

Oberarm, Unterarm, Ellenbogengelenk, Oberschenkel, Unterschenkel, Kniegelenk, ganze Hand oder ganzer Fuß, Gelenke der Schulter, Schlüsselbein, Beckenteilaufnahme, Kreuzbein oder Hüftgelenk

Nr.	Leistung	UV Allg. €	UV Bes. €
5030 UV-GOÄ	jeweils in zwei Ebenen	24,85	30,92
5031 UV-GOÄ	ergänzende Ebene(n)	6,90	8,59

Werden mehrere der in der Leistungsbeschreibung genannten Skeletteile mittels einer Röntgenaufnahme erfaßt, so dürfen die Leistungen nach den Nummern 5030 und 5031 nur einmal und nicht je aufgenommenem Skeletteil berechnet werden.

Nr.	Leistung	UV Allg. €	UV Bes. €
5032 UV-GOÄ	Gehaltene Aufnahme(n) zur Funktionsprüfung des Bandapparates eines Schultereck- oder Kniegelenks zu den Leistungen nach den Gebührenordnungsnummern 5030, 5031	4,14	5,15

Nrn. 5035–5101   – O I –   UV-GOÄ

Nr.	Leistung	UV Allg. €	UV Bes. €
5035 UV-GOÄ	Teile des Skeletts in einer Ebene, je Teil	11,04	13,74
	Die Leistung nach Nummer 5035 ist je Skelettteil und Sitzung nur einmal berechnungsfähig. Das untersuchte Skelettteil ist in der Rechnung anzugeben. Die Leistung nach Nummer 5035 ist neben den Leistungen nach den Nummern 5000 bis 5031 und 5037 bis 5121 nicht berechnungsfähig.		
5037 UV-GOÄ	Bestimmung des Skelettalters – gegebenenfalls einschließlich Berechnung der prospektiven Endgröße, einschließlich der zugehörigen Röntgendiagnostik und gutachterlichen Beurteilung –	20,71	25,77
5040 UV-GOÄ	Beckenübersicht	20,71	25,77
5041 UV-GOÄ	Beckenübersicht bei einem Kind bis zum vollendeten 14. Lebensjahr	13,80	17,18
5050 UV-GOÄ	Kontrastuntersuchung eines Hüftgelenks, Kniegelenks oder Schultergelenks, einschließlich Punktion, Stichkanalanästhesie und Kontrastmitteleinbringung – gegebenenfalls einschließlich Durchleuchtung(en) –	65,57	81,60
5060 UV-GOÄ	Kontrastuntersuchung eines Kiefergelenks, einschließlich Punktion, Stichkanalanästhesie und Kontrastmitteleinbringung – gegebenenfalls einschließlich Durchleuchtung(en) –	34,51	42,95
5070 UV-GOÄ	Kontrastuntersuchung der übrigen Gelenke, einschließlich Punktion, Stichkanalanästhesie und Kontrastmitteleinbringung – gegebenenfalls einschließlich Durchleuchtung(en) –, je Gelenk	27,61	34,36
5090 UV-GOÄ	Schädel-Übersicht, in zwei Ebenen	27,61	34,36
5095 UV-GOÄ	Schädelteile in Spezialprojektionen, je Teil	13,80	17,18
5098 UV-GOÄ	Nasennebenhöhlen – gegebenenfalls auch in mehreren Ebenen –	17,95	22,33
5100 UV-GOÄ	Halswirbelsäule, in zwei Ebenen	20,71	25,77
5101 UV-GOÄ	ergänzende Ebene(n)	11,04	13,74

Nr.	Leistung	UV Allg. €	UV Bes. €
5105 UV-GOÄ	Brust- oder Lendenwirbelsäule, in zwei Ebenen, je Teil	27,61	34,36
5106 UV-GOÄ	ergänzende Ebene(n)	12,42	15,46
5110 UV-GOÄ	Ganzaufnahme der Wirbelsäule oder einer Extremität	34,51	42,95
5111 UV-GOÄ	ergänzende Ebene(n)	13,80	17,18

Die Leistung nach Nummer 5111 ist je Sitzung nicht mehr als zweimal berechnungsfähig.
Die Leistungen nach den Nummern 5110 und 5111 sind neben den Leistungen nach den Nummern 5010, 5011, 5020, 5021, 5030 und 5031 nicht berechnungsfähig.
Die Nebeneinanderberechnung der Leistungen nach den Nummern 5100, 5105 und 5110 bedarf einer besonderen Begründung.

Nr.	Leistung	UV Allg. €	UV Bes. €
5115 UV-GOÄ	Untersuchung von Teilen der Hand oder des Fußes mittels Feinstfokustechnik (Fokusgröße maximal 0,2 mm) oder Xeroradiographietechnik zur gleichzeitigen Beurteilung von Knochen und Weichteilen, je Teil	27,61	34,36
5120 UV-GOÄ	Rippen einer Thoraxhälfte, Schulterblatt oder Brustbein, in einer Ebene	17,95	22,33
5121 UV-GOÄ	ergänzende Ebene(n)	9,66	12,03

2. Hals- und Brustorgane

Nr.	Leistung	UV Allg. €	UV Bes. €
5130 UV-GOÄ	Halsorgane oder Mundboden – gegebenenfalls in mehreren Ebenen –	19,33	24,05
5135 UV-GOÄ	Brustorgane-Übersicht, in einer Ebene	19,33	24,05

Die Leistung nach Nummer 5135 ist je Sitzung nur einmal berechnungsfähig.

Nr.	Leistung	UV Allg. €	UV Bes. €
5137 UV-GOÄ	Brustorgane-Übersicht – gegebenenfalls einschließlich Breischluck und Durchleuchtung(en) – in mehreren Ebenen	31,06	38,65
5139 UV-GOÄ	Teil der Brustorgane	12,42	15,46

Die Berechnung der Leistung nach Nummer 5139 neben den Leistungen nach den Nummern 5135, 5137 und/ oder 5140 ist in der Rechnung zu begründen.

Nr.	Leistung	UV Allg. €	UV Bes. €
5140 UV-GOÄ	Brustorgane, Übersicht im Mittelformat	6,90	8,59

Nr.	Leistung	UV Allg. €	UV Bes. €

3. Bauch- und Verdauungsorgane

Nr.	Leistung	UV Allg. €	UV Bes. €
5150 UV-GOÄ	Speiseröhre, gegebenenfalls einschließlich ösophagogastraler Übergang, Kontrastuntersuchung (auch Doppelkontrast) – einschließlich Durchleuchtung(en) –, als selbständige Leistung	37,96	47,24
5157 UV-GOÄ	Oberer Verdauungstrakt (Speiseröhre, Magen, Zwölffingerdarm und oberer Abschnitt des Dünndarms), Monokontrastuntersuchung – einschließlich Durchleuchtung(en) –	48,32	60,13
5158 UV-GOÄ	Oberer Verdauungstrakt (Speiseröhre, Magen, Zwölffingerdarm und oberer Abschnitt des Dünndarms), Kontrastuntersuchung – einschließlich Doppelkontrastdarstellung und Durchleuchtung(en), gegebenenfalls einschließlich der Leistung nach Nummer 5150 –	82,83	103,08
5159 UV-GOÄ	Zuschlag zu den Leistungen nach den Nummern 5157 und 5158 bei Erweiterung der Untersuchung bis zum Ileozökalgebiet	20,71	25,77
5163 UV-GOÄ	Dünndarmkontrastuntersuchung mit im Bereich der Flexura duodenojejunalis endender Sonde – einschließlich Durchleuchtung(en) –	89,73	111,67
5165 UV-GOÄ	Monokontrastuntersuchung von Teilen des Dickdarms – einschließlich Durchleuchtung(en) –	48,32	60,13
5166 UV-GOÄ	Dickdarmdoppelkontrastuntersuchung – einschließlich Durchleuchtung(en) –	96,63	120,26
5167 UV-GOÄ	Defäkographie nach Markierung der benachbarten Hohlorgane – einschließlich Durchleuchtung(en) –	69,02	85,90
5168 UV-GOÄ	Pharyngographie unter Verwendung kinematographischer Techniken – einschließlich Durchleuchtung(en) –, als selbständige Leistung	55,22	68,72
5169 UV-GOÄ	Pharyngographie unter Verwendung kinematographischer Techniken – einschließlich Durchleuchtung(en) und einschließlich der Darstellung der gesamten Speiseröhre –	75,93	94,49
5170 UV-GOÄ	Kontrastuntersuchung von Gallenblase und/oder Gallenwegen und/oder Pankreasgängen	27,61	34,36

Nr.	Leistung	UV Allg. €	UV Bes. €
5190 UV-GOÄ	Bauchübersicht, in einer Ebene oder Projektion	20,71	25,77
	Die Leistung nach Nummer 5190 ist je Sitzung nur einmal berechnungsfähig.		
5191 UV-GOÄ	Bauchübersicht, in zwei oder mehr Ebenen oder Projektionen	34,51	42,95
5192 UV-GOÄ	Bauchteilaufnahme – gegebenenfalls in mehreren Ebenen oder Spezialprojektionen –	13,80	17,18
5200 UV-GOÄ	Harntraktkontrastuntersuchung – einschließlich intravenöser Verabreichung des Kontrastmittels –	41,41	51,54
5201 UV-GOÄ	Ergänzende Ebene(n) oder Projektion(en) im Anschluß an die Leistung nach Nummer 5200 – gegebenenfalls einschließlich Durchleuchtung(en) –	13,80	17,18
5220 UV-GOÄ	Harntraktkontrastuntersuchung – einschließlich retrograder Verabreichung des Kontrastmittels, gegebenenfalls einschließlich Durchleuchtung(en) –, je Seite	20,71	25,77
5230 UV-GOÄ	Harnröhren- und/oder Harnblasenkontrastuntersuchung (Urethrozystographie) – einschließlich retrograder Verabreichung des Kontrastmittels, gegebenenfalls einschließlich Durchleuchtung(en) –, als selbständige Leistung	20,71	25,77
5235 UV-GOÄ	Refluxzystographie – einschließlich retrograder Verabreichung des Kontrastmittels, einschließlich Miktionsaufnahmen und gegebenenfalls einschließlich Durchleuchtung(en) –, als selbständige Leistung	34,51	42,95
5250 UV-GOÄ	Gebärmutter- und/oder Eileiterkontrastuntersuchung – einschließlich Durchleuchtung(en) –	27,61	34,36

4. Beurteilung von Fremdaufnahmen

Beurteilung anderweitig gefertigter Röntgenaufnahmen im Zusammenhang mit einer Begutachtung

Nr.	Leistung	UV Allg. €	UV Bes. €
5255 UV-GOÄ	bis zu 15 Aufnahmen	10,23	10,23
5256 UV-GOÄ	bis zu 40 Aufnahmen	17,90	17,90
5257 UV-GOÄ	über 40 Aufnahmen	35,79	35,79

Nrn. 5260–5298 – O I – UV-GOÄ

Nr.	Leistung	UV Allg. €	UV Bes. €

5. Spezialuntersuchungen

5260
UV-GOÄ
Röntgenuntersuchung natürlicher, künstlicher oder krankhaft entstandener Gänge, Gangsysteme, Hohlräume oder Fisteln (z. B. Sialographie, Galaktographie, Kavernographie, Vesikulographie) – gegebenenfalls einschließlich Durchleuchtung(en) – .... 27,61 ... 34,36

Die Leistung nach Nummer 5260 ist nicht berechnungsfähig für Untersuchungen des Harntrakts, der Gebärmutter und Eileiter sowie der Gallenblase.

5265
UV-GOÄ
Mammographie einer Seite, in einer Ebene .... 20,71 ... 25,77

Die Leistung nach Nummer 5265 ist je Seite und Sitzung nur einmal berechnungsfähig.

5266
UV-GOÄ
Mammographie einer Seite, in zwei Ebenen .... 31,06 ... 38,65

5267
UV-GOÄ
Ergänzende Ebene(n) oder Spezialprojektion(en) im Anschluß an die Leistung nach Nummer 5266 .... 10,35 ... 12,88

5280
UV-GOÄ
Myelographie .... 51,77 ... 64,42

5285
UV-GOÄ
Bronchographie – einschließlich Durchleuchtung(en) – .... 31,06 ... 38,65

5290
UV-GOÄ
Schichtaufnahme(n) (Tomographie), bis zu fünf Strahlenrichtungen oder Projektionen, je Strahlenrichtung oder Projektion .... 44,87 ... 55,83

5295
UV-GOÄ
Durchleuchtung(en), als selbständige Leistung .... 16,57 ... 20,62

5298
UV-GOÄ
Zuschlag zu den Leistungen nach den Nummern 5010 bis 5290 bei Anwendung digitaler Radiographie (Bildverstärker-Radiographie)

Nummer 5298 beträgt 25 v. H. des Gebührensatzes für die allgemeine Heilbehandlung der betreffenden Leistung.

Nr.	Leistung		UV Allg. €	UV Bes. €

6. Angiographie

Allgemeine Bestimmungen

Die Zahl der Serien im Sinne der Leistungsbeschreibungen der Leistungen nach den Nummern 5300 bis 5327 wird durch die Anzahl der Kontrastmittelgaben bestimmt.

Die Leistungen nach den Nummern 5300, 5302, 5303, 5305 bis 5313, 5315, 5316, 5318, 5324, 5325, 5327, 5329 bis 5331, 5338 und 5339 sind je Sitzung jeweils nur einmal berechnungsfähig.

Nr.	Leistung	UV Allg. €	UV Bes. €
5300 UV-GOÄ	Serienangiographie im Bereich von Schädel, Brust- und/oder Bauchraum, eine Serie	138,05	171,79
5301 UV-GOÄ	Zweite bis dritte Serie im Anschluß an die Leistung nach Nummer 5300, je Serie	27,61	34,36
	Bei der angiographischen Darstellung von hirnversorgenden Arterien ist auch die vierte bis sechste Serie jeweils nach Nummer 5301 berechnungsfähig.		
5302 UV-GOÄ	Weitere Serien im Anschluß an die Leistungen nach den Nummern 5300 und 5301, insgesamt	41,41	51,54
5303 UV-GOÄ	Serienangiographie im Bereich von Schädel, Brust- und Bauchraum im zeitlichen Zusammenhang mit einer oder mehreren Leistungen nach den Nummern 5315 bis 5327, eine Serie	69,02	85,90
5304 UV-GOÄ	Zweite bis dritte Serie im Anschluß an die Leistung nach Nummer 5303, je Serie	13,80	17,18
	Bei der angiographischen Darstellung von hirnversorgenden Arterien ist auch die vierte bis sechste Serie jeweils nach Nummer 5304 berechnungsfähig.		
5305 UV-GOÄ	Weitere Serien im Anschluß an die Leistungen nach den Nummern 5303 und 5304, insgesamt	20,71	25,77
5306 UV-GOÄ	Serienangiographie im Bereich des Beckens und beider Beine, eine Serie	138,05	171,79
	Neben dieser Leistung sind die Leistungen nach den Nummern 5309 bis 5312 für die Untersuchung der Beine nicht berechnungsfähig.		

Nrn. 5306 a–5311 – O I – UV-GOÄ

Nr.	Leistung	UV Allg. €	UV Bes. €
5306 a UV-GOÄ	Leistung nach Nummer 5306, jedoch im zeitlichen Zusammenhang mit einer oder mehreren Leistung(en) nach den Nummern 5303 bis 5305	116,57	116,57
	Neben dieser Leistung sind die Leistungen nach den Nummern 5309 bis 5312 für die Untersuchung der Beine nicht berechnungsfähig.		
5307 UV-GOÄ	Zweite Serie im Anschluß an die Leistung nach Nummer 5306	41,41	51,54
	Neben dieser Leistung sind die Leistungen nach den Nummern 5309 bis 5312 für die Untersuchung der Beine nicht berechnungsfähig.		
5307 a UV-GOÄ	Leistung nach Nummer 5307, jedoch im zeitlichen Zusammenhang mit einer oder mehreren Leistung(en) nach den Nummern 5303 bis 5305	34,97	34,97
	Neben dieser Leistung sind die Leistungen nach den Nummern 5309 bis 5312 für die Untersuchung der Beine nicht berechnungsfähig.		
5308 UV-GOÄ	Weitere Serien im Anschluß an die Leistungen nach den Nummern 5306 und 5307, insgesamt	55,22	68,72
	Neben dieser Leistung sind die Leistungen nach den Nummern 5309 bis 5312 für die Untersuchung der Beine nicht berechnungsfähig.		
5308 a UV-GOÄ	Leistung nach Nummer 5308, jedoch im zeitlichen Zusammenhang mit einer oder mehreren Leistung(en) nach den Nummern 5300 bis 5305.	46,63	46,63
	Neben dieser Leistung sind die Leistungen nach den Nummern 5309 bis 5312 für die Untersuchung der Beine nicht berechnungsfähig.		
5309 UV-GOÄ	Serienangiographie einer Extremität, eine Serie	124,24	154,61
5310 UV-GOÄ	Weitere Serien im Anschluß an die Leistung nach Nummer 5309, insgesamt	41,41	51,54
5311 UV-GOÄ	Serienangiographie einer weiteren Extremität im zeitlichen Zusammenhang mit der Leistung nach Nummer 5309, eine Serie	69,02	85,90

UV-GOÄ – O I – Nrn. 5312–5325

Nr.	Leistung	UV Allg. €	UV Bes. €
5312 UV-GOÄ	Weitere Serien im Anschluß an die Leistung nach Nummer 5311, insgesamt	41,41	51,54
5313 UV-GOÄ	Angiographie der Becken- und Beingefäße in Großkassetten-Technik, je Sitzung	55,22	68,72
	Die Leistung nach Nummer 5313 ist neben den Leistungen nach den Nummern 5300 bis 5312 sowie 5315 bis 5339 nicht berechnungsfähig.		
5315 UV-GOÄ	Angiokardiographie einer Herzhälfte, eine Serie	151,85	188,97
	Die Leistung nach Nummer 5315 ist je Sitzung nur einmal berechnungsfähig.		
5316 UV-GOÄ	Angiokardiographie beider Herzhälften, eine Serie	207,07	257,69
	Die Leistung nach Nummer 5316 ist je Sitzung nur einmal berechnungsfähig. Neben der Leistung nach Nummer 5316 ist die Leistung nach Nummer 5315 nicht berechnungsfähig.		
5317 UV-GOÄ	Zweite bis dritte Serie im Anschluß an die Leistungen nach Nummer 5315 oder 5316, je Serie	27,61	34,36
5318 UV-GOÄ	Weitere Serien im Anschluß an die Leistung nach Nummer 5317, insgesamt	41,41	51,54
	Die Leistungen nach den Nummern 5315 bis 5318 sind neben den Leistungen nach den Nummern 5300 bis 5302 sowie 5324 bis 5327 nicht berechnungsfähig.		
5324 UV-GOÄ	Selektive Koronarangiographie eines Herzkranzgefäßes oder Bypasses mittels Cinetechnik, eine Serie	165,66	206,15
	Die Leistungen nach den Nummern 5324 und 5325 sind nicht nebeneinander berechnungsfähig.		
5325 UV-GOÄ	Selektive Koronarangiographie aller Herzkranzgefäße oder Bypasse mittels Cinetechnik, eine Serie	207,07	257,69

Nr.	Leistung	UV Allg. €	UV Bes. €
5326 UV-GOÄ	Selektive Koronarangiographie eines oder aller Herzkranzgefäße im Anschluß an die Leistungen nach den Nummern 5324 oder 5325, zweite bis fünfte Serie, je Serie	27,61	34,36
5327 UV-GOÄ	Zusätzliche Linksventrikulographie bei selektiver Koronarangiographie	69,02	85,90
	Die Leistungen nach den Nummern 5324 bis 5327 sind neben den Leistungen nach den Nummern 5300 bis 5302 und 5315 bis 5318 nicht berechnungsfähig.		
5328 UV-GOÄ	Zuschlag zu den Leistungen nach den Nummern 5300 bis 5327 bei Anwendung der simultanen Zwei-Ebenen-Technik	69,94	69,94
	Nummer 5328 ist je Sitzung nur einmal berechnungsfähig.		
5329 UV-GOÄ	Venographie im Bereich des Brust- und Bauchraums	110,44	137,44
5330 UV-GOÄ	Venographie einer Extremität	51,77	64,42
5331 UV-GOÄ	Ergänzende Projektion(en) (insbesondere des zentralen Abflußgebiets) im Anschluß an die Leistung nach Nummer 5330, insgesamt	13,80	17,18
5335 UV-GOÄ	Zuschlag zu den Leistungen nach den Nummern 5300 bis 5331 bei computergestützter Analyse und Abbildung	46,63	46,63
	Nummer 5335 kann je Untersuchungstag unabhängig von der Anzahl der Einzeluntersuchungen nur einmal berechnet werden.		
5338 UV-GOÄ	Lymphographie, je Extremität	69,02	85,90
5339 UV-GOÄ	Ergänzende Projektion(en) im Anschluß an die Leistung nach Nummer 5338 – einschließlich Durchleuchtung(en) –, insgesamt	17,26	21,47

Nr.	Leistung	UV Allg. €	UV Bes. €

7. Interventionelle Maßnahmen

Allgemeine Bestimmung

Die Leistungen nach den Nummern 5345 bis 5356 können je Sitzung nur einmal berechnet werden.

Nr.	Leistung	UV Allg. €	UV Bes. €
5345 UV-GOÄ	Perkutane transluminale Dilatation und Rekanalisation von Arterien mit Ausnahme der Koronararterien – einschließlich Kontrastmitteleinbringungen und Durchleuchtung(en) im zeitlichen Zusammenhang mit dem gesamten Eingriff –	193,27	240,51
	Neben der Leistung nach Nummer 5345 sind die Leistungen nach den Nummern 350 bis 361 sowie 5295 nicht berechnungsfähig. Wurde innerhalb eines Zeitraums von vierzehn Tagen vor Erbringung der Leistung nach Nummer 5345 bereits eine Leistung nach den Nummern 5300 bis 5313 berechnet, darf neben der Leistung nach Nummer 5345 für dieselbe Sitzung eine Leistung nach den Nummern 5300 bis 5313 nicht erneut berechnet werden. Im Falle der Nebeneinanderberechnung der Leistung nach Nummer 5345 neben einer Leistung nach den Nummern 5300 bis 5313 ist in der Rechnung zu bestätigen, daß in den vorhergehenden vierzehn Tagen eine Leistung nach den Nummern 5300 bis 5313 nicht berechnet wurde.		
5346 UV-GOÄ	Zuschlag zu der Leistung nach Nummer 5345 bei Dilatation und Rekanalisation von mehr als zwei Arterien, insgesamt	41,41	51,54
	Neben der Leistung nach Nummer 5346 sind die Leistungen nach den Nummern 350 bis 361 sowie 5295 nicht berechnungsfähig.		
5348 UV-GOÄ	Perkutane transluminale Dilatation und Rekanalisation von Koronararterien – einschließlich Kontrastmitteleinbringungen und Durchleuchtung(en) im zeitlichen Zusammenhang mit dem gesamten Eingriff –	262,29	326,41
	Neben der Leistung nach Nummer 5348 sind die Leistungen nach den Nummern 350 bis 361 sowie 5295 nicht berechnungsfähig.		

Nr.	Leistung		UV Allg. €	UV Bes. €
	Wurde innerhalb eines Zeitraums von vierzehn Tagen vor Erbringung der Leistung nach Nummer 5348 bereits eine Leistung nach den Nummern 5315 bis 5327 berechnet, darf neben der Leistung nach Nummer 5348 für dieselbe Sitzung eine Leistung nach den Nummern 5315 bis 5327 nicht erneut berechnet werden. Im Falle der Nebeneinanderberechnung der Leistung nach Nummer 5348 neben einer Leistung nach den Nummern 5315 bis 5327 ist in der Rechnung zu bestätigen, daß in den vorhergehenden vierzehn Tagen eine Leistung nach den Nummern 5315 bis 5327 nicht berechnet wurde.			
5349 UV-GOÄ	Zuschlag zu der Leistung nach Nummer 5348 bei Dilatation und Rekanalisation von mehr als einer Koronararterie, insgesamt		69,02	85,90
	Neben der Leistung nach Nummer 5349 sind die Leistungen nach den Nummern 350 bis 361 sowie 5295 nicht berechnungsfähig.			
5351 UV-GOÄ	Lysebehandlung, als Einzelbehandlung oder ergänzend zu den Leistungen nach Nummer 2826, 5345 oder 5348 – bei einer Lysedauer von mehr als einer Stunde –		34,51	42,95
5352 UV-GOÄ	Zuschlag zu der Leistung nach Nummer 5351 bei Lysebehandlung der hirnversorgenden Arterien		69,02	85,90
5353 UV-GOÄ	Perkutane transluminale Dilatation und Rekanalisation von Venen – einschließlich Kontrastmitteleinbringungen und Durchleuchtung(en) im zeitlichen Zusammenhang mit dem gesamten Eingriff –		138,05	171,79
	Neben der Leistung nach Nummer 5353 sind die Leistungen nach den Nummern 344 bis 347, 5295 sowie 5329 bis 5331 nicht berechnungsfähig.			
5354 UV-GOÄ	Zuschlag zu der Leistung nach Nummer 5353 bei Dilatation und Rekanalisation von mehr als zwei Venen, insgesamt		13,80	17,18
	Neben der Leistung nach Nummer 5354 sind die Leistungen nach den Nummern 344 bis 347, 5295 sowie 5329 bis 5331 nicht berechnungsfähig.			

Nr.	Leistung	UV Allg. €	UV Bes. €
5355 UV-GOÄ	Einbringung von Gefäßstützen oder Anwendung alternativer Angioplastiemethoden (Atherektomie, Laser), zusätzlich zur perkutanen transluminalen Dilatation – einschließlich Kontrastmitteleinbringungen und Durchleuchtung(en) im zeitlichen Zusammenhang mit dem gesamten Eingriff –	138,05	171,79
	Neben der Leistung nach Nummer 5355 sind die Leistungen nach den Nummern 344 bis 361, 5295 sowie 5300 bis 5327 nicht berechnungsfähig.		
5356 UV-GOÄ	Einbringung von Gefäßstützen oder Anwendung alternativer Angioplastiemethoden (Atherektomie, Laser), zusätzlich zur perkutanen transluminalen Dilatation einer Koronararterie – einschließlich Kontrastmitteleinbringungen und Durchleuchtung(en) im zeitlichen Zusammenhang mit dem gesamten Eingriff –	172,56	214,74
	Neben der Leistung nach Nummer 5356 sind die Leistungen nach den Nummern 350 bis 361, 5295, 5315 bis 5327, 5345, 5353 sowie 5355 nicht berechnungsfähig. *Neben der Leistung nach Nummer 5356 ist die Leistung nach Nummer 5355 für Eingriffe an Koronararterien nicht berechnungsfähig.*		
5357 UV-GOÄ	Embolisation einer oder mehrerer Arterie(n) mit Ausnahme der Arterien im Kopf-Halsbereich oder Spinalkanal – einschließlich Kontrastmitteleinbringung(en) und angiographischer Kontrollen im zeitlichen Zusammenhang mit dem gesamten Eingriff –, je Gefäßgebiet	241,59	300,64
	Neben der Leistung nach Nummer 5357 sind die Leistungen nach den Nummern 350 bis 361, 5295 sowie 5300 bis 5312 nicht berechnungsfähig.		
5358 UV-GOÄ	Embolisation einer oder mehrerer Arterie(n) im Kopf-Halsbereich oder Spinalkanal – einschließlich Kontrastmitteleinbringung(en) und angiographischer Kontrollen im zeitlichen Zusammenhang mit dem gesamten Eingriff –, je Gefäßgebiet	310,61	386,54

Nr.	Leistung		UV Allg. €	UV Bes. €
	Neben der Leistung nach Nummer 5358 sind die Leistungen nach den Nummern 350, 351, 5295 sowie 5300 bis 5305 nicht berechnungsfähig.			
5359 UV-GOÄ	Embolisation der Vena spermatica – einschließlich Kontrastmitteleinbringung(en) und angiographischer Kontrollen im zeitlichen Zusammenhang mit dem gesamten Eingriff –		172,56	214,74
	Neben der Leistung nach Nummer 5359 sind die Leistungen nach den Nummern 344 bis 347, 5295 sowie 5329 bis 5331 nicht berechnungsfähig.			
5360 UV-GOÄ	Embolisation von Venen – einschließlich Kontrastmitteleinbringung(en) und angiographischer Kontrollen im zeitlichen Zusammenhang mit dem gesamten Eingriff –		138,05	171,79
	Neben der Leistung nach Nummer 5360 sind die Leistungen nach den Nummern 344 bis 347, 5295 sowie 5329 bis 5331 nicht berechnungsfähig.			
5361 UV-GOÄ	Transhepatische Drainage und/oder Dilatation von Gallengängen – einschließlich Kontrastmitteleinbringung(en) und cholangiographischer Kontrollen im zeitlichen Zusammenhang mit dem gesamten Eingriff –		179,46	223,33
	Neben der Leistung nach Nummer 5361 sind die Leistungen nach den Nummern 370, 5170 sowie 5295 nicht berechnungsfähig.			

8. Computertomographie

Allgemeine Bestimmungen

Die Leistungen nach den Nummern 5369 bis 5375 sind je Sitzung jeweils nur einmal berechnungsfähig.

Die Nebeneinanderberechnung von Leistungen nach den Nummern 5370 bis 5374 ist in der Rechnung gesondert zu begründen. Bei Nebeneinanderberechnung von Leistungen nach den Nummern 5370 bis 5374 ist der Höchstwert nach Nummer 5369 zu beachten.

Nr.	Leistung		UV Allg. €	UV Bes. €
5369 UV-GOÄ	Höchstwert für Leistungen nach den Nummern 5370 bis 5374		207,07	257,69
	Die im einzelnen erbrachten Leistungen sind in der Rechnung anzugeben.			

Nr.	Leistung	UV Allg. €	UV Bes. €
5370 UV-GOÄ	Computergesteuerte Tomographie im Kopfbereich – gegebenenfalls einschließlich des kraniozervikalen Übergangs –	138,05	171,79
5371 UV-GOÄ	Computergesteuerte Tomographie im Hals- und/oder Thoraxbereich	158,76	197,56
5372 UV-GOÄ	Computergesteuerte Tomographie im Abdominalbereich	179,46	223,33
5373 UV-GOÄ	Computergesteuerte Tomographie des Skeletts (Wirbelsäule, Extremitäten oder Gelenke bzw. Gelenkpaare)	131,15	163,20
5374 UV-GOÄ	Computergesteuerte Tomographie der Zwischenwirbelräume im Bereich der Hals-, Brust- und/oder Lendenwirbelsäule – gegebenenfalls einschließlich der Übergangsregionen –	131,15	163,20
5375 UV-GOÄ	Computergesteuerte Tomographie der Aorta in ihrer gesamten Länge	138,05	171,79
	Die Leistung nach Nummer 5375 ist neben den Leistungen nach den Nummern 5371 und 5372 nicht berechnungsfähig.		
5376 UV-GOÄ	Ergänzende computergesteuerte Tomographie(n) mit mindestens einer zusätzlichen Serie (z. B. bei Einsatz von Xenon, bei Einsatz der High-Resolution-Technik, bei zusätzlichen Kontrastmittelgaben) – zusätzlich zu den Leistungen nach den Nummern 5370 bis 5375 –	34,51	42,95
5377 UV-GOÄ	Zuschlag für computergesteuerte Analyse – einschließlich speziell nachfolgender 3D-Rekonstruktion –	46,63	46,63
5378 UV-GOÄ	Computergesteuerte Tomographie zur Bestrahlungsplanung oder zu interventionellen Maßnahmen	69,02	85,90
	Neben oder anstelle der computergesteuerten Tomographie zur Bestrahlungsplanung oder zu interventionellen Maßnahmen sind die Leistungen nach den Nummern 5370 bis 5376 nicht berechnungsfähig.		
5380 UV-GOÄ	Bestimmung des Mineralgehalts (Osteodensitometrie) von repräsentativen (auch mehreren) Skeletteilen mit quantitativer Computertomographie oder quantitativer digitaler Röntgentechnik	20,71	25,77

II. Nuklearmedizin (GOÄ/UV-GOÄ)

Allgemeine Bestimmungen

1. Szintigraphische Basisleistung ist grundsätzlich die planare Szintigraphie mit der Gammakamera, gegebenenfalls in mehreren Sichten/Projektionen. Bei der Auswahl des anzuwendenden Radiopharmazeutikums sind wissenschaftliche Erkenntnisse und strahlenhygienische Gesichtspunkte zu berücksichtigen. Wiederholungsuntersuchungen, die nicht ausdrücklich aufgeführt sind, sind nur mit besonderer Begründung und wie die jeweilige Basisleistung berechnungsfähig.
2. Ergänzungsleistungen nach den Nummern 5480 bis 5485 sind je Basisleistung oder zulässiger Wiederholungsuntersuchung nur einmal berechnungsfähig. Neben Basisleistungen, die quantitative Bestimmungen enthalten, dürfen Ergänzungsleistungen für Quantifizierungen nicht zusätzlich berechnet werden. Die Leistungen nach den Nummern 5473 und 5481 dürfen nicht nebeneinander berechnet werden. Die Leistungen nach den Nummern 5473, 5480, 5481 und 5483 sind nur mit Angabe der Indikation berechnungsfähig.
3. Die Befunddokumentation, die Aufbewahrung der Datenträger sowie die Befundmitteilung oder der einfache Befundbericht mit Angaben zu Befund(en) und zur Diagnose sind Bestandteil der Leistungen und nicht gesondert berechnungsfähig.
4. Die Materialkosten für das Radiopharmazeutikum (Nuklid, Markierungs- oder Testbestecke) sind gesondert berechnungsfähig. Kosten für Beschaffung, Aufbereitung, Lagerung und Entsorgung der zur Untersuchung notwendigen Substanzen, die mit ihrer Anwendung verbraucht sind, sind nicht gesondert berechnungsfähig.
5. Die Einbringung von zur Diagnostik erforderlichen Stoffen in den Körper – mit Ausnahme der Einbringung durch Herzkatheter, Arterienkatheter, Subokzipitalpunktion oder Lumbalpunktion – sowie die gegebenenfalls erforderlichen Entnahmen von Blut oder Urin sind mit den Gebühren abgegolten, soweit zu den einzelnen Leistungen dieses Abschnitts nichts anderes bestimmt ist.
6. Die Einbringung von zur Therapie erforderlichen radioaktiven Stoffen in den Körper – mit Ausnahme der intraartikulären, intralymphatischen, endoskopischen oder operativen Einbringungen des Strahlungsträgers oder von Radionukliden – ist mit den Gebühren abgegolten, soweit zu den einzelnen Leistungen dieses Abschnitts nichts anderes bestimmt ist.
7. Rechnungsbestimmungen
    a) Der Arzt darf nur die für den Patienten verbrauchte Menge an radioaktiven Stoffen berechnen.
    b) Bei der Berechnung von Leistungen nach Abschnitt O II sind die Untersuchungs- und Behandlungsdaten der jeweils eingebrachten Stoffe sowie die Art der ausgeführten Maßnahmen in der Rechnung anzugeben, sofern nicht durch die Leistungsbeschreibung eine eindeutige Definition gegeben ist.

1. Diagnostische Leistungen (In-vivo-Untersuchungen)

a. Schilddrüse

Nr.	Leistung	GOÄ Punktzahl	GOÄ 1fach €	GOÄ 1,8fach €	GOÄ 2,5fach €	GOÄ 1,0fach €	UV Allg. €	UV Bes. €
5400*	Szintigraphische Untersuchung (Schilddrüse) – gegebenenfalls einschließlich Darstellung dystoper Anteile –	350	20,40	36,72	51,00	20,40	24,16	30,06

* Reduzierter Gebührenrahmen

GOÄ/UV-GOÄ – O II – Nrn. 5401–5415

Nr.	Leistung	GOÄ Punktzahl	GOÄ 1fach €	GOÄ 1,8fach €	GOÄ 2,5fach €	GOÄ 1,0fach €	UV Allg. €	UV Bes. €
5401*	Szintigraphische Untersuchung (Schilddrüse) – einschließlich quantitativer Untersuchung –, mit Bestimmung der globalen, gegebenenfalls auch der regionalen Radionuklidaufnahme in der Schilddrüse mit Gammakamera und Meßwertverarbeitungssystem als Jodidclearance-Äquivalent – einschließlich individueller Kalibrierung und Qualitätskontrollen (z. B. Bestimmung der injizierten Aktivität) –	1300	75,77	136,39	189,43	75,77	89,73	111,67
5402*	Radiojodkurztest bis zu 24 Stunden (Schilddrüse) – gegebenenfalls einschließlich Blutaktivitätsbestimmungen und/oder szintigraphischer Untersuchung(en) –	1000	58,29	104,92	145,72	58,29	69,02	85,90

Die Leistungen nach den Nummern 5400 bis 5402 sind nicht nebeneinander berechnungsfähig.

Nr.	Leistung	GOÄ Punktzahl	GOÄ 1fach €	GOÄ 1,8fach €	GOÄ 2,5fach €	GOÄ 1,0fach €	UV Allg. €	UV Bes. €
5403*	Radiojodtest (Schilddrüse) vor Radiojodtherapie mit ^{131}J mit mindestens drei zeitlichen Meßpunkten, davon zwei später als 24 Stunden nach Verabreichung – gegebenenfalls einschließlich Blutaktivitätsbestimmungen –	1200	69,94	125,90	174,86	69,94	82,83	103,08

Die Leistungen nach den Nummern 5402 und 5403 sind nicht nebeneinander berechnungsfähig.

b. Gehirn

Nr.	Leistung	GOÄ Punktzahl	GOÄ 1fach €	GOÄ 1,8fach €	GOÄ 2,5fach €	GOÄ 1,0fach €	UV Allg. €	UV Bes. €
5410*	Szintigraphische Untersuchung des Gehirns	1200	69,94	125,90	174,86	69,94	82,83	103,08
5411*	Szintigraphische Untersuchung des Liquorraums	900	52,46	94,43	131,15	52,46	62,12	77,31

Für die Leistung nach Nummer 5411 sind zwei Wiederholungsuntersuchungen zugelassen, davon eine später als 24 Stunden nach Einbringung(en) des radioaktiven Stoffes.

c. Lunge

Nr.	Leistung	GOÄ Punktzahl	GOÄ 1fach €	GOÄ 1,8fach €	GOÄ 2,5fach €	GOÄ 1,0fach €	UV Allg. €	UV Bes. €
5415*	Szintigraphische Untersuchung der Lungenperfusion – mindestens vier Sichten/Projektionen –, insgesamt . . .	1300	75,77	136,39	189,43	75,77	89,73	111,67

---

* Reduzierter Gebührenrahmen

Nrn. 5416–5424 – O II – GOÄ/UV-GOÄ

Nr.	Leistung	GOÄ Punktzahl	GOÄ 1fach €	GOÄ 1,8fach €	GOÄ 2,5fach €	GOÄ 1,0fach €	UV Allg. €	UV Bes. €
5416*	Szintigraphische Untersuchung der Lungenbelüftung mit Inhalation radioaktiver Gase, Aerosole oder Stäube .	1300	75,77	136,39	189,43	75,77	89,73	111,67

d. Herz

Nr.	Leistung	GOÄ Punktzahl	GOÄ 1fach €	GOÄ 1,8fach €	GOÄ 2,5fach €	GOÄ 1,0fach €	UV Allg. €	UV Bes. €
5420*	Radionuklidventrikulographie mit quantitativer Bestimmung von mindestens Auswurffraktion und regionaler Wandbewegung in Ruhe – gegebenenfalls einschließlich EKG im zeitlichen Zusammenhang mit der Untersuchung –	1200	69,94	125,90	174,86	69,94	82,83	103,08
5421*	Radionuklidventrikulographie als kombinierte quantitative Mehrfachbestimmung von mindestens Auswurffraktion und regionaler Wandbewegung in Ruhe und unter körperlicher oder pharmakologischer Stimulation – gegebenenfalls einschließlich EKG im zeitlichen Zusammenhang mit der Untersuchung –	3800	221,49	398,69	553,73	221,49	262,29	326,41
	Neben der Leistung nach Nummer 5421 ist bei zusätzlicher Erste-Passage-Untersuchung die Leistung nach Nummer 5473 berechnungsfähig.							
5422*	Szintigraphische Untersuchung des Myokards mit myokardaffinen Tracern in Ruhe – gegebenenfalls einschließlich EKG im zeitlichen Zusammenhang mit der Untersuchung –	1000	58,29	104,92	145,72	58,29	69,02	85,90
	Die Leistungen nach den Nummern 5422 und 5423 sind nicht nebeneinander berechnungsfähig.							
5423*	Szintigraphische Untersuchung des Myokards mit myokardaffinen Tracern unter körperlicher oder pharmakologischer Stimulation – gegebenenfalls einschließlich EKG im zeitlichen Zusammenhang mit der Untersuchung –	2000	116,57	209,83	291,44	116,57	138,05	171,79
5424*	Szintigraphische Untersuchung des Myokards mit myokardaffinen Tracern in Ruhe und unter körperlicher oder pharmakologischer Stimulation – gegebenenfalls einschließlich EKG im zeitlichen Zusammenhang mit der Untersuchung –	2800	163,20	293,77	408,01	163,20	193,27	240,51
	Neben der Leistung nach Nummer 5424 sind die Leistungen nach den Nummern 5422 und/oder 5423 nicht berechnungsfähig.							

* Reduzierter Gebührenrahmen

GOÄ/UV-GOÄ – O II – Nrn. 5425–5431

Nr.	Leistung	GOÄ Punktzahl	GOÄ 1fach €	GOÄ 1,8fach €	GOÄ 2,5fach €	GOÄ 1,0fach €	UV Allg. €	UV Bes. €
	e. Knochen- und Knochenmarkszintigraphie							
5425*	Ganzkörperskelettszintigraphie, Schädel und Körperstamm in zwei Sichten/Projektionen – einschließlich der proximalen Extremitäten, gegebenenfalls einschließlich der distalen Extremitäten –	2250	131,15	236,06	327,87	131,15	155,30	193,27
5426*	Teilkörperskelettszintigraphie – gegebenenfalls einschließlich der kontralateralen Seite –	1260	73,44	132,20	183,60	73,44	86,97	108,23
5427*	Zusätzliche szintigraphische Abbildung des regionalen Blutpools (Zwei-Phasenszintigraphie) – mindestens zwei Aufnahmen –	400	23,31	41,97	58,29	23,31	27,61	34,36
5428*	Ganzkörperknochenmarkszintigraphie, Schädel und Körperstamm in zwei Sichten/Projektionen – einschließlich der proximalen Extremitäten, gegebenenfalls einschließlich der distalen Extremitäten –	2250	131,15	236,06	327,87	131,15	155,30	193,27
	f. Tumorszintigraphie							
	Tumorszintigraphie mit radioaktiv markierten unspezifischen Tumormarkern (z. B. Radiogallium oder -thallium), metabolischen Substanzen (auch ^{131}J), Rezeptorsubstanzen oder monoklonalen Antikörpern							
5430*	eine Region	1200	69,94	125,90	174,86	69,94	82,83	103,08
5431*	Ganzkörper (Stamm und/oder Extremitäten)	2250	131,15	236,06	327,87	131,15	155,30	193,27

Für die Untersuchung mehrerer Regionen ist die Leistung nach Nummer 5430 nicht mehrfach berechnungsfähig.
Für die Leistung nach Nummer 5430 sind zwei Wiederholungsuntersuchungen zugelassen, davon eine später als 24 Stunden nach Einbringung der Testsubstanz(en).
Die Leistungen nach den Nummern 5430 und 5431 sind nicht nebeneinander berechnungsfähig.

---

* Reduzierter Gebührenrahmen

Nrn. 5440–5450 – O II – GOÄ/UV-GOÄ

Nr.	Leistung	GOÄ Punktzahl	GOÄ 1fach €	GOÄ 1,8fach €	GOÄ 2,5fach €	GOÄ 1,0fach €	UV Allg. €	UV Bes. €

g. Nieren

Nr.	Leistung	Punktzahl	1fach	1,8fach	2,5fach	1,0fach	UV Allg.	UV Bes.
5440*	Nierenfunktionsszintigraphie mit Bestimmung der quantitativen Ganzkörper-Clearance und der Einzelnieren-Clearance – gegebenenfalls einschließlich Blutaktivitätsbestimmungen und Vergleich mit Standards – ..	2800	163,20	293,77	408,01	163,20	193,27	240,51
5441*	Perfusionsszintigraphie der Nieren – einschließlich semiquantitativer oder quantitativer Auswertung –	1600	93,26	167,87	233,15	93,26	110,44	137,44
5442*	Statische Nierenszintigraphie	600	34,97	62,95	87,43	34,97	41,41	51,54

Die Leistungen nach den Nummern 5440 bis 5442 sind je Sitzung nur einmal und nicht nebeneinander berechnungsfähig.

| 5443* | Zusatzuntersuchung zu den Leistungen nach den Nummern 5440 oder 5441 – mit Angabe der Indikation (z. B. zusätzliches Radionephrogramm als Einzel- oder Wiederholungsuntersuchung, Tiefenkorrektur durch Verwendung des geometrischen Mittels, Refluxprüfung, forcierte Diurese) – .... | 700 | 40,80 | 73,44 | 102,00 | 40,80 | 48,32 | 60,13 |
| 5444* | Quantitative Clearanceuntersuchungen der Nieren an Sondenmeßplätzen – gegebenenfalls einschließlich Registrierung mehrerer Kurven und Blutaktivitätsbestimmungen – .... | 1000 | 58,29 | 104,92 | 145,72 | 58,29 | 69,02 | 85,90 |

Neben der Leistung nach Nummer 5444 ist die Leistung nach Nummer 5440 nicht berechnungsfähig.

h. Endokrine Organe

| 5450* | Szintigraphische Untersuchung von endokrin aktivem Gewebe – mit Ausnahme der Schilddrüse – .... | 1000 | 58,29 | 104,92 | 145,72 | 58,29 | 69,02 | 85,90 |

Das untersuchte Gewebe ist in der Rechnung anzugeben.
Für die Leistung nach Nummer 5450 sind zwei Wiederholungsuntersuchungen zugelassen, davon eine später als 24 Stunden nach Einbringung der radioaktiven Substanz(en).
Die Leistung nach Nummer 5450 ist neben den Leistungen nach den Nummern 5430 und 5431 nicht berechnungsfähig.

---

* Reduzierter Gebührenrahmen

GOÄ/UV-GOÄ – O II – Nrn. 5455–5465

Nr.	Leistung	GOÄ Punktzahl	GOÄ 1fach €	GOÄ 1,8fach €	GOÄ 2,5fach €	GOÄ 1,0fach €	UV Allg. €	UV Bes. €
	i. Gastrointestinaltrakt							
5455*	Szintigraphische Untersuchung im Bereich des Gastrointestinaltrakts (z. B. Speicheldrüsen, Ösophagus-Passage – gegebenenfalls einschließlich gastralem Reflux und Magenentleerung –, Gallenwege – gegebenenfalls einschließlich Gallenreflux –, Blutungsquellensuche, Nachweis eines Meckel'schen Divertikels)	1300	75,77	136,39	189,43	75,77	89,73	111,67
5456*	Szintigraphische Untersuchung von Leber und/oder Milz (z. B. mit Kolloiden, gallengängigen Substanzen, Erythrozyten), in mehreren Ebenen	1300	75,77	136,39	189,43	75,77	89,73	111,67
	j. Hämatologie, Angiologie							
5460*	Szintigraphische Untersuchung von großen Gefäßen und/oder deren Stromgebieten – gegebenenfalls einschließlich der kontralateralen Seite –	900	52,46	94,43	131,15	52,46	62,12	77,31
	Die Leistung nach Nummer 5460 ist neben der Leistung nach Nummer 5473 nicht berechnungsfähig.							
5461*	Szintigraphische Untersuchung von Lymphabflußgebieten an Stamm und/oder Kopf und/oder Extremitäten – gegebenenfalls einschließlich der kontralateralen Seite –	2200	128,23	230,82	320,58	128,23	151,85	188,97
5462*	Bestimmung von Lebenszeit und Kinetik zellulärer Blutbestandteile – einschließlich Blutaktivitätsbestimmungen –	2200	128,23	230,82	320,58	128,23	151,85	188,97
5463*	Zuschlag zu der Leistung nach Nummer 5462, bei Bestimmung des Abbauorts	500	29,14	52,46	72,86	29,14	34,51	42,95
	Szintigraphische Suche nach Entzündungsherden oder Thromben mit Radiogallium, markierten Eiweißen, Zellen oder monoklonalen Antikörpern							
5465*	eine Region	1260	73,44	132,20	183,60	73,44	86,97	108,23

* Reduzierter Gebührenrahmen

Nrn. 5466–5474 – O II – GOÄ/UV-GOÄ

Nr.	Leistung	GOÄ Punktzahl	GOÄ 1fach €	GOÄ 1,8fach €	GOÄ 2,5fach €	GOÄ 1,0fach €	UV Allg. €	UV Bes. €
5466*	Ganzkörper (Stamm und Extremitäten)	2250	131,15	236,06	327,87	131,15	155,30	193,27
	Für die Untersuchung mehrerer Regionen ist die Leistung nach Nummer 5465 nicht mehrfach berechnungsfähig.							
	Für die Leistungen nach den Nummern 5462 bis 5466 sind zwei Wiederholungsuntersuchungen zugelassen, davon eine später als 24 Stunden nach Einbringung der Testsubstanz(en).							

k. Resorptions- und Exkretionsteste

Nr.	Leistung	GOÄ Punktzahl	GOÄ 1fach €	GOÄ 1,8fach €	GOÄ 2,5fach €	GOÄ 1,0fach €	UV Allg. €	UV Bes. €
5470*	Nachweis und/oder quantitative Bestimmung von Resorption, Exkretion oder Verlust von körpereigenen Stoffen (durch Bilanzierung nach radioaktiver Markierung) und/oder von radioaktiv markierten Analoga, in Blut, Urin, Faeces oder Liquor – einschließlich notwendiger Radioaktivitätsmessungen über dem Verteilungsraum –	950	55,37	99,67	138,43	55,37	65,57	81,60

l. Sonstige

Nr.	Leistung	GOÄ Punktzahl	GOÄ 1fach €	GOÄ 1,8fach €	GOÄ 2,5fach €	GOÄ 1,0fach €	UV Allg. €	UV Bes. €
5472*	Szintigraphische Untersuchungen (z. B. von Hoden, Tränenkanälen, Augen, Tuben) oder Funktionsmessungen (z. B. Ejektionsfraktion mit Meßsonde) ohne Gruppenzuordnung – auch nach Einbringung eines Radiopharmazeutikums in eine Körperhöhle –	950	55,37	99,67	138,43	55,37	65,57	81,60
5473*	Funktionsszintigraphie – einschließlich Sequenzszintigraphie und Erstellung von Zeit-Radioaktivitätskurven aus ROI und quantifizierender Berechnung (z. B. von Transitzeiten, Impulsratenquotienten, Perfusionsindex, Auswurffraktion aus Erster-Radionuklid-Passage) –	900	52,46	94,43	131,15	52,46	62,12	77,31
	Die Leistung nach Nummer 5473 ist neben den Leistungen nach den Nummern 5460 und 5481 nicht berechnungsfähig.							
5474*	Nachweis inkorporierter unbekannter Radionuklide	1350	78,69	141,64	196,72	78,69	93,18	115,96

---

* Reduzierter Gebührenrahmen

GOÄ/UV-GOÄ – O II – Nrn. 5475–5488

Nr.	Leistung	GOÄ Punktzahl	GOÄ 1fach €	GOÄ 1,8fach €	GOÄ 2,5fach €	GOÄ 1,0fach €	UV Allg. €	UV Bes. €
m. Mineralgehalt								
5475*	Quantitative Bestimmung des Mineralgehalts im Skelett (Osteodensitometrie) in einzelnen oder mehreren repräsentativen Extremitäten- oder Stammskelettabschnitten mittels Dual-Photonen-Absorptionstechnik	300	17,49	31,48	43,72	17,49	20,71	25,77

n. Ergänzungsleistungen

Allgemeine Bestimmung (GOÄ)

Die Ergänzungsleistungen nach den Nummern 5480 bis 5485 sind nur mit dem einfachen Gebührensatz berechnungsfähig.

Nr.	Leistung	GOÄ Punktzahl	GOÄ 1fach €	GOÄ 1,8fach €	GOÄ 2,5fach €	GOÄ 1,0fach €	UV Allg. €	UV Bes. €
5480*	Quantitative Bestimmung von Impulsen/Impulsratendichte (Fläche, Pixel, Voxel) mittels Gammakamera mit Meßwertverarbeitung – mindestens zwei ROI –	750	43,72	–	–	–	43,72	43,72
5481*	Sequenzszintigraphie – mindestens sechs Bilder in schneller Folge –	680	39,64	–	–	–	39,64	39,64
5483*	Subtraktionsszintigraphie oder zusätzliche Organ- oder Blutpoolszintigraphie als anatomische Ortsmarkierung	680	39,64	–	–	–	39,64	39,64
5484*	In-vitro-Markierung von Blutzellen (z. B. Erythrozyten, Leukozyten, Thrombozyten), – einschließlich erforderlicher In-vitro-Qualitätskontrollen –	1300	75,77	–	–	–	75,77	75,77
5485*	Messung mit dem Ganzkörperzähler – gegebenenfalls einschließlich quantitativer Analysen von Gammaspektren –	980	57,12	–	–	–	57,12	57,12
o. Emissions-Computer-Tomographie								
5486*	Single-Photonen-Emissions-Computertomographie (SPECT) mit Darstellung in drei Ebenen	1200	69,94	125,90	174,86	69,94	82,83	103,08
5487*	Single-Photonen-Emissions-Computertomographie (SPECT) mit Darstellung in drei Ebenen und regionaler Quantifizierung	2000	116,57	209,83	291,44	116,57	138,05	171,79
5488*	Positronen-Emissions-Tomographie (PET) – gegebenenfalls einschließlich Darstellung in mehreren Ebenen – ..	6000	349,72	629,50	874,31	349,72	414,15	515,38

* Reduzierter Gebührenrahmen

Nrn. 5489–5607   – O II –   GOÄ/UV-GOÄ

Nr.	Leistung	GOÄ Punktzahl	GOÄ 1fach €	GOÄ 1,8fach €	GOÄ 2,5fach €	GOÄ 1,0fach €	UV Allg. €	UV Bes. €
5489*	Positronen-Emissions-Tomographie (PET) mit quantifizierender Auswertung – gegebenenfalls einschließlich Darstellung in mehreren Ebenen – ..	7500	437,15	786,88	1092,89	437,15	517,68	644,23

2. Therapeutische Leistungen (Anwendung offener Radionuklide)

Nr.	Leistung	GOÄ Punktzahl	GOÄ 1fach €	GOÄ 1,8fach €	GOÄ 2,5fach €	GOÄ 1,0fach €	UV Allg. €	UV Bes. €
5600*	Radiojodtherapie von Schilddrüsenerkrankungen	2480	144,55	260,19	361,38	144,55	171,18	213,02
5602*	Radiophosphortherapie bei Erkrankungen der blutbildenden Organe ...	1350	78,69	141,64	196,72	78,69	93,18	115,96
5603*	Behandlung von Knochenmetastasen mit knochenaffinen Radiopharmazeutika	1080	62,95	113,31	157,38	62,95	74,55	92,77
5604*	Instillation von Radiopharmazeutika in Körperhöhlen, Gelenke oder Hohlorgane	2700	157,38	283,28	393,44	157,38	186,37	231,92
5605*	Tumorbehandlung mit radioaktiv markierten, metabolisch aktiven oder rezeptorgerichteten Substanzen oder Antikörpern	2250	131,15	236,06	327,87	131,15	155,30	193,27
5606*	Quantitative Bestimmung der Therapieradioaktivität zur Anwendung eines individuellen Dosiskonzepts – einschließlich Berechnungen auf Grund von Vormessungen –	900	52,46	94,43	131,15	52,46	62,12	77,31

Die Leistung nach Nummer 5606 ist nur bei Zugrundeliegen einer Leistung nach den Nummern 5600, 5603 und/oder 5605 berechnungsfähig.

Nr.	Leistung	GOÄ Punktzahl	GOÄ 1fach €	GOÄ 1,8fach €	GOÄ 2,5fach €	GOÄ 1,0fach €	UV Allg. €	UV Bes. €
5607*	Posttherapeutische Bestimmung von Herddosen – einschließlich Berechnungen auf Grund von Messungen der Kinetik der Therapieradioaktivität –	1620	94,43	169,97	236,06	94,43	111,82	139,15

Die Leistung nach Nummer 5607 ist nur bei Zugrundeliegen einer Leistung nach den Nummern 5600, 5603 und/oder 5605 berechnungsfähig.

---

* Reduzierter Gebührenrahmen

III. Magnetresonanztomographie (GOÄ/UV-GOÄ)

Allgemeine Bestimmungen (GOÄ)

Die Leistungen nach den Nummern 5700 bis 5735 sind je Sitzung jeweils nur einmal berechnungsfähig.

Die Nebeneinanderberechnung von Leistungen nach den Nummern 5700 bis 5730 ist in der Rechnung besonders zu begründen. Bei Nebeneinanderberechnung von Leistungen nach den Nummern 5700 bis 5730 ist der Höchstwert nach Nummer 5735 zu beachten.

Allgemeine Bestimmungen (UV-GOÄ)

Die Leistungen nach den Nummern 5700 bis 5735 sind je Sitzung jeweils nur einmal berechnungsfähig.

Die Nebeneinanderberechnung von Leistungen nach den Nummern 5700 bis 5730 ist in der Rechnung besonders zu begründen. Bei Nebeneinanderberechnung von Leistungen nach den Nummern 5700 bis 5730 ist der Höchstwert nach Nummer 5735 zu beachten.

Leistungen nach den Nummern 5700 bis 5735 können dann ausgeführt und abgerechnet werden, wenn der Arzt die Genehmigung zur Durchführung kernspintomographischer Leistungen in der vertragsärztlichen Versorgung besitzt.

Nr.	Leistung	GOÄ Punktzahl	GOÄ 1fach €	GOÄ 1,8fach €	GOÄ 2,5fach €	GOÄ 1,0fach €	UV Allg. €	UV Bes. €
5700*	Magnetresonanztomographie im Bereich des Kopfes – gegebenenfalls einschließlich des Halses –, in zwei Projektionen, davon mindestens eine Projektion unter Einschluß T2-gewichteter Aufnahmen	4400	256,46	461,64	641,16	256,46	303,71	377,95
5705*	Magnetresonanztomographie im Bereich der Wirbelsäule, in zwei Projektionen	4200	244,81	440,65	612,02	244,81	289,90	360,77
5715*	Magnetresonanztomographie im Bereich des Thorax – gegebenenfalls einschließlich des Halses –, der Thoraxorgane und/oder der Aorta in ihrer gesamten Länge	4300	250,64	451,14	626,59	250,64	296,80	369,36
5720*	Magnetresonanztomographie im Bereich des Abdomens und/oder des Beckens	4400	256,46	461,64	641,16	256,46	303,71	377,95
5721*	Magnetresonanztomographie der Mamma(e)	4000	233,15	419,67	582,87	233,15	276,10	343,59
5729*	Magnetresonanztomographie eines oder mehrerer Gelenke oder Abschnitte von Extremitäten	2400	139,89	251,80	349,72	139,89	165,66	206,15
5730*	Magnetresonanztomographie einer oder mehrerer Extremität(en) mit Darstellung von mindestens zwei großen Gelenken einer Extremität	4000	233,15	419,67	582,87	233,15	276,10	343,59
	Neben der Leistung nach Nummer 5730 ist die Leistung nach Nummer 5729 nicht berechnungsfähig.							

* Reduzierter Gebührenrahmen

Nrn. 5731–5735 – O III – GOÄ/UV-GOÄ

Nr.	Leistung	GOÄ Punktzahl	GOÄ 1fach €	GOÄ 1,8fach €	GOÄ 2,5fach €	GOÄ 1,0fach €	UV Allg. €	UV Bes. €
5731*	Ergänzende Serie(n) zu den Leistungen nach den Nummern 5700 bis 5730 (z. B. nach Kontrastmitteleinbringung, Darstellung von Arterien als MR-Angiographie)	1000	58,29	104,92	145,72	58,29	69,02	85,90
5732* *GOÄ*	Zuschlag zu den Leistungen nach den Nummern 5700 bis 5730 für Positionswechsel und/oder Spulenwechsel	1000	58,29	–	–	–		
	Der Zuschlag nach Nummer 5732 ist nur mit dem einfachen Gebührensatz berechnungsfähig.							
5732 *UV-GOÄ*	Zuschlag zu den Leistungen nach den Nummern 5700 bis 5730 für Positionswechsel und/oder Spulenwechsel						58,29	58,29
5733* *GOÄ*	Zuschlag für computergesteuerte Analyse (z. B. Kinetik, 3D-Rekonstruktion)	800	46,63	–	–	–		
	Der Zuschlag nach Nummer 5733 ist nur mit dem einfachen Gebührensatz berechnungsfähig.							
5733 *UV-GOÄ*	Zuschlag für computergesteuerte Analyse (z. B. Kinetik, 3D-Rekonstruktion)						46,63	46,63
5735*	Höchstwert für Leistungen nach den Nummern 5700 bis 5730	6000	349,72	629,50	874,31	349,72	414,15	515,38
	Die im einzelnen erbrachten Leistungen sind in der Rechnung anzugeben.							

* Reduzierter Gebührenrahmen

IV. Strahlentherapie (GOÄ/UV-GOÄ)

Allgemeine Bestimmungen

1. Eine Bestrahlungsserie umfaßt grundsätzlich sämtliche Bestrahlungsfraktionen bei der Behandlung desselben Krankheitsfalls, auch wenn mehrere Zielvolumina bestrahlt werden.
2. Eine Bestrahlungsfraktion umfaßt alle für die Bestrahlung eines Zielvolumens erforderlichen Einstellungen, Bestrahlungsfelder und Strahleneintrittsfelder. Die Festlegung der Ausdehnung bzw. der Anzahl der Zielvolumina und Einstellungen muß indikationsgerecht erfolgen.
3. Eine mehrfache Berechnung der Leistungen nach den Nummern 5800, 5810, 5831 bis 5833, 5840 und 5841 bei der Behandlung desselben Krankheitsfalls ist nur zulässig, wenn wesentliche Änderungen der Behandlung durch Umstellung der Technik (z. B. Umstellung von Stehfeld auf Pendeltechnik, Änderung der Energie und Strahlenart) oder wegen fortschreitender Metastasierung, wegen eines Tumorrezidivs oder wegen zusätzlicher Komplikationen notwendig werden. Die Änderungen sind in der Rechnung zu begründen.
4. Bei Berechnung einer Leistung für Bestrahlungsplanung sind in der Rechnung anzugeben: die Diagnose, das/die Zielvolumen/ina, die vorgesehene Bestrahlungsart und -dosis sowie die geplante Anzahl von Bestrahlungsfraktionen.

Nr.	Leistung	GOÄ Punktzahl	GOÄ 1fach €	GOÄ 1,8fach €	GOÄ 2,5fach €	GOÄ 1,0fach €	UV Allg. €	UV Bes. €
	1. Strahlenbehandlung dermatologischer Erkrankungen							
5800*	Erstellung eines Bestrahlungsplans für die Strahlenbehandlung nach den Nummern 5802 bis 5806, je Bestrahlungsserie	250	14,57	26,23	36,43	14,57	17,26	21,47
	Der Bestrahlungsplan nach Nummer 5800 umfaßt Angaben zur Indikation und die Beschreibung des zu bestrahlenden Volumens, der vorgesehenen Dosis, der Fraktionierung und der Strahlenschutzmaßnahmen und gegebenenfalls die Fotodokumentation.							
	Orthovoltstrahlenbehandlung (10 bis 100 kV Röntgenstrahlen)							
5802*	Bestrahlung von bis zu zwei Bestrahlungsfeldern bzw. Zielvolumina, je Fraktion	200	11,66	20,98	29,14	11,66	13,80	17,18
5803* GOÄ	Zuschlag zu der Leistung nach Nummer 5802 bei Bestrahlung von mehr als zwei Bestrahlungsfeldern bzw. Zielvolumina, je Fraktion	100	5,83	–	–	–		
	Der Zuschlag nach Nummer 5803 ist nur mit dem einfachen Gebührensatz berechnungsfähig. Die Leistungen nach den Nummern 5802 und 5803 sind für die Bestrahlung flächenhafter Dermatosen jeweils nur einmal berechnungsfähig.							

* Reduzierter Gebührenrahmen

Nr.	Leistung	GOÄ Punktzahl	GOÄ 1fach €	GOÄ 1,8fach €	GOÄ 2,5fach €	GOÄ 1,0fach €	UV Allg. €	UV Bes. €
5803 UV-GOÄ	Zuschlag zu der Leistung nach Nummer 5802 bei Bestrahlung von mehr als zwei Bestrahlungsfeldern bzw. Zielvolumina, je Fraktion						5,83	5,83
	Die Leistungen nach den Nummern 5802 und 5803 sind für die Bestrahlung flächenhafter Dermatosen jeweils nur einmal berechnungsfähig.							
5805*	Strahlenbehandlung mit schnellen Elektronen, je Fraktion	1000	58,29	104,92	145,72	58,29	69,02	85,90
5806*	Strahlenbehandlung der gesamten Haut mit schnellen Elektronen, je Fraktion ...	2000	116,57	209,83	291,44	116,57	138,05	171,79

2. Orthovolt- oder Hochvoltstrahlenbehandlung

Nr.	Leistung	GOÄ Punktzahl	GOÄ 1fach €	GOÄ 1,8fach €	GOÄ 2,5fach €	GOÄ 1,0fach €	UV Allg. €	UV Bes. €
5810*	Erstellung eines Bestrahlungsplans für die Strahlenbehandlung nach den Nummern 5812 und 5813, je Bestrahlungsserie	200	11,66	20,98	29,14	11,66	13,80	17,18
	Der Bestrahlungsplan nach Nummer 5810 umfaßt Angaben zur Indikation und die Beschreibung des zu bestrahlenden Volumens, der vorgesehenen Dosis, der Fraktionierung und der Strahlenschutzmaßnahmen und gegebenenfalls die Fotodokumentation.							
5812*	Orthovolt- (100 bis 400 kV Röntgenstrahlen) oder Hochvoltstrahlenbehandlung bei gutartiger Erkrankung, je Fraktion	190	11,07	19,93	27,69	11,07	13,11	16,32
	Bei Bestrahlung mit einem Telecaesiumgerät wegen einer bösartigen Erkrankung ist die Leistung nach Nummer 5812 je Fraktion zweimal berechnungsfähig.							
5813*	Hochvoltstrahlenbehandlung von gutartigen Hypophysentumoren oder der endokrinen Orbitopathie, je Fraktion .	900	52,46	94,43	131,15	52,46	62,12	77,31

* Reduzierter Gebührenrahmen

3. Hochvoltstrahlenbehandlung bösartiger Erkrankungen (mindestens 1 MeV)

Allgemeine Bestimmungen

Die Leistungen nach den Nummern 5834 bis 5837 sind grundsätzlich nur bei einer Mindestdosis von 1,5 Gy im Zielvolumen berechnungsfähig. Muß diese im Einzelfall unterschritten werden, ist für die Berechnung dieser Leistungen eine besondere Begründung erforderlich.

Bei Bestrahlungen von Systemerkrankungen oder metastasierten Tumoren gilt als ein Zielvolumen derjenige Bereich, der in einem Großfeld (z. B. Mantelfeld, umgekehrtes Y-Feld) bestrahlt werden kann.

Die Kosten für die Anwendung individuell geformter Ausblendungen (mit Ausnahme der Kosten für wiederverwendbares Material) und/oder Kompensatoren oder für die Anwendung individuell gefertigter Lagerungs- und/oder Fixationshilfen sind gesondert berechnungsfähig.

Nr.	Leistung	GOÄ Punktzahl	GOÄ 1fach €	GOÄ 1,8fach €	GOÄ 2,5fach €	GOÄ 1,0fach €	UV Allg. €	UV Bes. €
5831*	Erstellung eines Bestrahlungsplans für die Strahlenbehandlung nach den Nummern 5834 bis 5837, je Bestrahlungsserie	1500	87,43	157,38	218,58	87,43	103,54	128,85
	Der Bestrahlungsplan nach Nummer 5831 umfaßt Angaben zur Indikation und die Beschreibung des Zielvolumens, der Dosisplanung, der Berechnung der Dosis im Zielvolumen, der Ersteinstellung einschließlich Dokumentation (Feldkontrollaufnahme).							
5832* GOÄ	Zuschlag zu der Leistung nach Nummer 5831 bei Anwendung eines Simulators und Anfertigung einer Körperquerschnittszeichnung oder Benutzung eines Körperquerschnitts anhand vorliegender Untersuchungen (z. B. Computertomogramm), je Bestrahlungsserie	500	29,14	–	–	–		
	Der Zuschlag nach Nummer 5832 ist nur mit dem einfachen Gebührensatz berechnungsfähig.							
5832 UV-GOÄ	Zuschlag zu der Leistung nach Nummer 5831 bei Anwendung eines Simulators und Anfertigung einer Körperquerschnittszeichnung oder Benutzung eines Körperquerschnitts anhand vorliegender Untersuchungen (z. B. Computertomogramm), je Bestrahlungsserie						29,14	29,14

* Reduzierter Gebührenrahmen

Nrn. 5833–5840 – O IV – GOÄ/UV-GOÄ

Nr.	Leistung	GOÄ Punktzahl	GOÄ 1fach €	GOÄ 1,8fach €	GOÄ 2,5fach €	GOÄ 1,0fach €	UV Allg. €	UV Bes. €
5833* GOÄ	Zuschlag zu der Leistung nach Nummer 5831 bei individueller Berechnung der Dosisverteilung mit Hilfe eines Prozeßrechners, je Bestrahlungsserie	2000	116,57	–	–	–		
	Der Zuschlag nach Nummer 5833 ist nur mit dem einfachen Gebührensatz berechnungsfähig.							
5833 UV-GOÄ	Zuschlag zu der Leistung nach Nummer 5831 bei individueller Berechnung der Dosisverteilung mit Hilfe eines Prozeßrechners, je Bestrahlungsserie						116,57	116,57
5834*	Bestrahlung mittels Telekobaltgerät mit bis zu zwei Strahleneintrittsfeldern – gegebenenfalls unter Anwendung von vorgefertigten, wiederverwendbaren Ausblendungen –, je Fraktion ...	720	41,97	75,54	104,92	41,97	49,70	61,85
5835*	Zuschlag zu der Leistung nach Nummer 5834 bei Bestrahlung mit Großfeld oder von mehr als zwei Strahleneintrittsfeldern, je Fraktion	120	6,99	12,59	17,49	6,99	8,28	10,31
5836*	Bestrahlung mittels Beschleuniger mit bis zu zwei Strahleneintrittsfeldern – gegebenenfalls unter Anwendung von vorgefertigten, wiederverwendbaren Ausblendungen –, je Fraktion	1000	58,29	104,92	145,72	58,29	69,02	85,90
5837*	Zuschlag zu der Leistung nach Nummer 5836 bei Bestrahlung mit Großfeld oder von mehr als zwei Strahleneintrittsfeldern, je Fraktion	120	6,99	12,59	17,49	6,99	8,28	10,31

4. Brachytherapie mit umschlossenen Radionukliden

Allgemeine Bestimmungen

Der Arzt darf nur die für den Patienten verbrauchte Menge an radioaktiven Stoffen berechnen.

Bei der Berechnung von Leistungen nach Abschnitt O IV 4 sind die Behandlungsdaten der jeweils eingebrachten Stoffe sowie die Art der ausgeführten Maßnahmen in der Rechnung anzugeben, sofern nicht durch die Leistungsbeschreibung eine eindeutige Definition gegeben ist.

Nr.	Leistung	GOÄ Punktzahl	GOÄ 1fach €	GOÄ 1,8fach €	GOÄ 2,5fach €	GOÄ 1,0fach €	UV Allg. €	UV Bes. €
5840*	Erstellung eines Bestrahlungsplans für die Brachytherapie nach den Nummern 5844 und/oder 5846, je Bestrahlungsserie	1500	87,43	157,38	218,58	87,43	103,54	128,85

* Reduzierter Gebührenrahmen

GOÄ/UV-GOÄ – O IV – Nrn. 5840–5855

Nr.	Leistung	GOÄ Punktzahl	GOÄ 1fach €	GOÄ 1,8fach €	GOÄ 2,5fach €	GOÄ 1,0fach €	UV Allg. €	UV Bes. €
	Der Bestrahlungsplan nach Nummer 5840 umfaßt Angaben zur Indikation, die Berechnung der Dosis im Zielvolumen, die Lokalisation und Einstellung der Applikatoren und die Dokumentation (Feldkontrollaufnahmen).							
5841*	Zuschlag zu der Leistung nach Nummer 5840 bei individueller Berechnung der Dosisverteilung mit Hilfe eines Prozeßrechners, je Bestrahlungsserie	2000	116,57	–	–	–	116,57	116,57
	Der Zuschlag nach Nummer 5841 ist nur mit dem einfachen Gebührensatz berechnungsfähig.							
5842*	Brachytherapie an der Körperoberfläche – einschließlich Bestrahlungsplanung, gegebenenfalls einschließlich Fotodokumentation –, je Fraktion	300	17,49	31,48	43,72	17,49	20,71	25,77
5844*	Intrakavitäre Brachytherapie, je Fraktion	1000	58,29	104,92	145,72	58,29	69,02	85,90
5846*	Interstitielle Brachytherapie, je Fraktion	2100	122,40	220,33	306,01	122,40	144,95	180,38

5. Besonders aufwendige Bestrahlungstechniken

Nr.	Leistung	GOÄ Punktzahl	GOÄ 1fach €	GOÄ 1,8fach €	GOÄ 2,5fach €	GOÄ 1,0fach €	UV Allg. €	UV Bes. €
5851*	Ganzkörperstrahlenbehandlung vor Knochenmarktransplantation – einschließlich Bestrahlungsplanung – . . .	6900	402,18	723,93	1005,46	402,18	476,27	592,69
	Die Leistung nach Nummer 5851 ist unabhängig von der Anzahl der Fraktionen insgesamt nur einmal berechnungsfähig.							
5852*	Oberflächen-Hyperthermie, je Fraktion	1000	58,29	–	–	–	69,02	85,90
5853*	Halbtiefen-Hyperthermie, je Fraktion .	2000	116,57	–	–	–	138,05	171,79
5854*	Tiefen-Hyperthermie, je Fraktion	2490	145,14	–	–	–	171,87	213,88
	Die Leistungen nach den Nummern 5852 bis 5854 sind nur in Verbindung mit einer Strahlenbehandlung oder einer regionären intravenösen oder intraarteriellen Chemotherapie und nur mit dem einfachen Gebührensatz berechnungsfähig.							
5855*	Intraoperative Strahlenbehandlung mit Elektronen	6900	402,18	723,93	1005,46	402,18	476,27	592,69

---

* Reduzierter Gebührenrahmen

P. Sektionsleistungen (GOÄ)

Für die Abrechnung zwischen UV-Träger und Pathologen gilt das sogenannte Pathologenabkommen vom 21.8.1992 in der jeweils aktuellen Fassung (derzeit Nov. 2001)

Nr.	Leistung	GOÄ Punktzahl	GOÄ 1fach €	GOÄ 2,3fach €	GOÄ 3,5fach €	GOÄ 1,2fach €
6000	Vollständige innere Leichenschau – einschließlich Leichenschaubericht und pathologisch-anatomischer Diagnose –	1710	99,67	229,24	348,85	119,61
6001	Vollständige innere Leichenschau, die zusätzliche besonders zeitaufwendige oder umfangreiche ärztliche Verrichtungen erforderlich macht (z. B. ausgedehnte Untersuchung des Knochensystems oder des peripheren Gefäßsystems mit Präparierung und/oder Untersuchung von Organen bei fortschreitender Zersetzung mit bereits wesentlichen Fäulniserscheinungen) – einschließlich Leichenschaubericht und pathologisch-anatomischer Diagnose –	2300	134,06	308,34	469,21	160,87
6002	Vollständige innere Leichenschau einer exhumierten Leiche am Ort der Exhumierung – einschließlich Leichenschaubericht und pathologisch-anatomischer Diagnose –	3200	186,52	428,99	652,82	223,82
6003	Innere Leichenschau, die sich auf Teile einer Leiche und/oder auf einzelne Körperhöhlen beschränkt – einschließlich Leichenschaubericht und pathologisch-anatomischer Diagnose –	739	43,07	99,07	150,76	51,69
6010	Makroskopische neuropathologische Untersuchung des Zentralnervensystems (Gehirn, Rückenmark) einer Leiche – einschließlich Organschaubericht und pathologisch-anatomischer Diagnose –	400	23,31	53,62	81,60	27,98
6015	Mikroskopische Untersuchung von Organen (Haut, Muskel, Leber, Niere, Herz, Milz, Lunge) nach innerer Leichenschau – einschließlich Beurteilung des Befundes –, je untersuchtes Organ	242	14,11	32,44	49,37	16,93
6016	Mikroskopische Untersuchung eines Knochens nach innerer Leichenschau – einschließlich Beurteilung des Befundes –, je Knochen	300	17,49	40,22	61,20	20,98

Nr.	Leistung	GOÄ Punktzahl	GOÄ 1fach €	GOÄ 2,3fach €	GOÄ 3,5fach €	GOÄ 1,2fach €
6017	Mikroskopische Untersuchung von vier oder mehr Knochen nach innerer Leichenschau – einschließlich Beurteilung des Befundes –	1045	60,91	140,09	213,19	73,09
6018	Mikroskopische Untersuchung von Nerven oder Rückenmark oder Gehirn nach innerer Leichenschau – einschließlich des Befundes –	300	17,49	40,22	61,20	20,98

Verzeichnis der Analogen Bewertungen (GOÄ) der Bundesärztekammer und des Zentralen Konsultationsausschusses für Gebührenordnungsfragen bei der Bundesärztekammer

Gemäß § 6 Abs. 2 GOÄ können selbständige, nicht im Gebührenverzeichnis aufgeführte ärztliche Leistungen entsprechend einer nach Art, Kosten und Zeitaufwand gleichwertigen Leistung des Gebührenverzeichnisses berechnet werden. Mit der zum 1. Januar 1996 in Kraft getretenen Vierten Änderungsverordnung zur GOÄ wurden die von der Bundesärztekammer empfohlenen analogen Bewertungen weitgehend in das Gebührenverzeichnis aufgenommen. Auf der Grundlage der Vierten Änderungsverordnung hat die Bundesärztekammer dann seit dem 1. Januar 1996 weitere analoge Bewertungen beschlossen. Diese analogen Bewertungen, die mit dem Bundesministerium für Gesundheit und soziale Sicherung, dem Bundesministerium des Innern und dem Verband der privaten Krankenversicherung im Zentralen Konsultationsausschuss abgestimmt wurden, sind nachfolgend wiedergegeben.

Das Verzeichnis enthält des Weiteren die seit 1996 von der Bundesärztekammer empfohlenen Analogbewertungen, die zwar nicht auf Beschlüssen des Zentralen Konsultationsausschusses beruhen, jedoch mit den Mitgliedern dieses Ausschusses schriftlich abgestimmt wurden. Diese Analogbewertungen sind vielen Abschnitten des Gebührenverzeichnisses der GOÄ zuzuordnen, Grundleistungen und Allgemeine Leistungen, Kontrastmitteleinbringung, Innere Medizin, Psychiatrie, Psychotherapie, Psychosomatik, Urologie, Laboratoriumsuntersuchungen u.a. Einige Analogbewertungen sind nicht in der nachstehenden Liste, sondern im folgenden Abschnitt „Abrechnungsempfehlungen zur GOÄ" aufgeführt wegen des fachlichen Zusammenhangs; dies betrifft die Beschlüsse des Zentralen Konsultationsausschusses zu den GOÄ-Anwendungsempfehlungen der Abschnitte HNO-Operationen und -Leistungen, Bandscheibenoperationen und herzchirurgische Operationen und die Abrechnungsempfehlungen des Gebührenordnungsausschusses der Bundesärztekammer, die nicht mit den Mitgliedern des Zentralen Konsultationsausschusses abgestimmt sind.

Im nachstehenden Analogverzeichnis ist jede Analogbewertung mit einem großen „A" und einer Nummer, der sogenannten Platzhalternummer, gekennzeichnet, welche die jeweilige Analogbewertung dem entsprechenden Fachkapitel in der GOÄ zuordnet. Die Verwendung dieser Nummer in der Rechnung ist möglich, aber nicht nach der GOÄ (§ 12) vorgeschrieben; sie ersetzt jedoch in keinem Falle die Wiedergabe des Inhaltes der Analogbewertung und der Gebührenordnungsnummer der in der GOÄ analog abgegriffenen Gebührenposition.

Die Analogbewertungen der augenärztlichen Operationen und -Leistungen sind zum größten Teil mit 7000er-Nummern als Platzhalter versehen worden, weil im Kapitel I. Augenheilkunde in der Nummernfolge (1200f.) selbst keine Lücke mehr für die Vielzahl der augenärztlichen Analogbewertungen vorhanden war.

Eine Sonderregelung ist für Laborleistungen zu beachten; bei Leistungen der Abschnitte M II bis M IV muss bei analoger Bewertung einer nicht im Verzeichnis befindlichen Leistung die analog abgegriffene Gebührenposition durch Voranstellen des Buchstabens „A" gekennzeichnet werden (vgl. Allgemeine Bestimmungen Nr. 8 zu Abschnitt M).

Für die Abrechnung mit den gesetzlichen Unfallversicherungsträgern (Berufsgenossenschaften) gelten die „Analogen Bewertungen" nicht. Die entsprechenden Leistungen können dort entweder (noch) nicht abgerechnet werden (nachfolgend gekennzeichnet mit „-") oder sind im Leistungsverzeichnis gesondert ausgewiesen (gekennzeichnet mit „1").

Nrn. A 36–A 619 GOÄ

Nr.	Leistung	GOÄ Punktzahl	GOÄ 1fach €	GOÄ 2,3-/1,8fach €	GOÄ 3,5-/2,5fach €	GOÄ 1,2fach €	UV Allg. €	UV Bes. €
A 36	Strukturierte Schulung einer Einzelperson mit einer Mindestdauer von 20 Min. bei Asthma bronchiale, Hypertonie – einschließlich Evaluation zur Qualitätssicherung zum Erlernen und Umsetzen des Behandlungsmanagements, einschließlich Auswertung standardisierter Fragebögen, je Sitzung analog Nr. 33	300	17,49	40,22	61,20	20,98	–	–
A 72	Vorläufiger Entlassungsbericht im Krankenhaus analog Nr. 70	40	2,33	5,36	8,16	2,80	–	–
A 353	Einbringung des Kontrastmittels mittels intraarterieller Hochdruckinjektion zur selektiven Arteriographie (z.B. Nierenarterie), einschließlich Röntgenkontrolle und ggf. einschließlich fortlaufender EKG-Kontrolle, je Arterie analog Nr. 351	500	29,14	67,03	102,00	34,97	1	1
A 409	A-Bild-Sonographie analog Nr. 410	200	11,66	26,81	40,80	13,99	–	–
A 482	Relaxometrie während und/oder nach einer Allgemeinanästhesie bei Vorliegen von die Wirkungsdauer von Muskelrelaxantien verändernden Vorerkrankungen (z.B. Acetylcholinesterase-Hemmer-Mangel) oder gravierenden pathophysiologischen Zuständen (z.B. Unterkühlung) analog Nr. 832	158	9,21	21,18	32,23	11,05	–	–
A 496	Drei-in-eins-Block, Knie- oder Fußblock analog Nr. 476	380	22,15	50,94	77,52	26,58	1	1
A 618*	H2-Atemtest (z.B. Laktosetoleranztest), einschließlich Verabreichung der Testsubstanz, Probeentnahmen und Messungen der H2-Konzentration, einschließlich Kosten analog Nr. 617*	341	19,88	35,78	49,69	19,88**	1	1
A 619*	Durchführung des 13C-Harnstoff-Atemtest, einschließlich Verabreichung der Testsubstanz und Probeentnahmen analog Nr. 615*	227	13,23	23,82	33,08	13,23**	–	–

*   Reduzierter Gebührenrahmen
** 1,0fach

GOÄ Nrn. A 658–A 888

Nr.	Leistung	GOÄ Punktzahl	GOÄ 1fach €	GOÄ 2,3-/ 1,8fach €	GOÄ 3,5-/ 2,5fach €	GOÄ 1,2fach €	UV Allg. €	UV Bes. €
A 658	Hochverstärktes Oberflächen-EKG aus drei orthogonalen Ableitungen mit Signalermittlung zur Analyse ventrikulärer Spätpotentiale im Frequenz- und Zeitbereich (Spätpotential-EKG) analog Nr. 652	445	25,94	59,66	90,78	31,13	–	–
A 704	Analtonometrie analog Nr. 1791	148	8,63	19,84	30,19	10,35	–	–
A 707	Untersuchung des Dünndarms mittels Kapselendoskopie und Auswertung des Bildmaterials bei unklarer gastrointestinaler Blutung, nach vorausgegangener Endoskopie des oberen und unteren Gastrointestinaltraktes analog Nr. 684	1200	69,94	160,87	244,81	83,93	–	–
	plus Nr. 687	1500	87,43	201,09	306,01	104,92	–	–
	Voraussetzung für das Erbringen der Kapselendoskopie ist die Gebietsbezeichnung Facharzt/Fachärztin für Innere Medizin mit Schwerpunkt Gastroenterologie (zukünftig Facharzt/Fachärztin für Innere Medizin und Schwerpunkt Gastroenterologie). Ein Arzt oder eine Ärztin, der/die im Rahmen ihrer bisherigen Tätigkeit Kapselendoskopien durchgeführt hat, darf diese Leistungen auch weiterhin erbringen und abrechnen, sofern die für das Erbringen der Kapselendoskopie notwendige fachliche Qualifikation nach der jeweils geltenden Weiterbildungsordnung, insbesondere eingehende Kenntnisse und Erfahrungen mit endoskopischen Verfahren des Gastrointestinaltraktes, nachgewiesen wird. Der Zeitaufwand für die Auswertung der Videodokumentation beträgt durchschnittlich zwei Stunden. Ist er im konkreten Fall deutlich niedriger oder deutlich höher, ist dies beim Ansatz des Steigerungsfaktors zu berücksichtigen.							
A 795	Kipptisch-Untersuchung mit kontinuierlicher EKG- und Blutdruckregistrierung analog Nr. 648	605	35,26	81,11	123,42	42,32	–	–
A 796*	Ergometrische Funktionsprüfung mittels Fahrrad- oder Laufbandergometer (physikalisch definierte und reproduzierbare Belastungsstufen), einschließlich Dokumentation analog Nr. 650*	152	8,86	15,95	22,15	8,86**	1	1
A 888	Psychiatrische Behandlung zur Reintegration eines Erwachsenen mit psy-							

*   Reduzierter Gebührenrahmen
** 1,0fach

Nrn. A 888–A 1007 GOÄ

Nr.	Leistung	GOÄ Punktzahl	GOÄ 1fach €	GOÄ 2,3-/ 1,8fach €	GOÄ 3,5-/ 2,5fach €	GOÄ 1,2fach €	UV Allg. €	UV Bes. €
	chopathologisch definiertem Krankheitsbild als Gruppenbehandlung (in Gruppen von 3 bis 8 Teilnehmern) durch syndrombezogene verbale Intervention als therapeutische Konsequenz aus den dokumentierten Ergebnissen der selbsterbrachten Leistung nach Nr. 801, Dauer mindestens 50 Minuten, je Teilnehmer und Sitzung analog Nr. 887	200	11,66	26,81	40,80	13,99	–	–
A 1006*	Gezielte weiterführende sonographische Untersuchung zur differenzialdiagnostischen Abklärung und/oder der Überwachung bei aufgrund einer Untersuchung nach Nr. 415 GOÄ erhobenem Verdacht auf pathologische Befunde (Schädigung eines Fetus durch Fehlbildung oder Erkrankung oder ausgewiesener besonderer Risikosituation aufgrund der Genetik, Anamnese oder einer exogenen Noxe), analog Nr. 5373* je Sitzung	1900	110,75	199,34	276,86	110,75**	–	–
	Die Indikationen ergeben sich aus der Anlage 1c II.2 der Mutterschafts-Richtlinien in der jeweils geltenden Fassung. *Die weiterführende sonographische Diagnostik kann gegebenenfalls mehrfach, zur gezielten Ausschlussdiagnostik bis zu dreimal im gesamten Schwangerschaftsverlauf berechnet werden.* *Im Positivfall einer fetalen Fehlbildung oder Erkrankung ist die Berechnung auch häufiger möglich.* *Das zur Untersuchung genutzte Ultraschallgerät muss mindestens über 64 Kanäle im Sende- und Empfangsbereich, eine variable Tiefenfokussierung, mindestens 64 Graustufen und eine aktive Vergrößerungsmöglichkeit für Detaildarstellungen verfügen.*							
A 1007	Farbkodierte Doppler-echokardiographische Untersuchung eines Fetus einschließlich Bilddokumentation bei Verdacht auf Fehlbildung oder Erkrankung des Fetus, einschließlich eindimensionaler Doppler-echokardiographischer Untersuchung, gegebenenfalls einschließlich Untersuchung mit cw-Doppler und Frequenzspektrumanalyse, gegebenenfalls einschließlich zweidimensionaler echokar-							

* Reduzierter Gebührenrahmen
** 1,0fach

GOÄ Nrn. A 1007–1387

Nr.	Leistung	GOÄ Punktzahl	GOÄ 1fach €	GOÄ 2,3fach €	GOÄ 3,5fach €	GOÄ 1,2fach €	UV Allg. €	UV Bes. €
	diographischer Untersuchung mittels Time-Motion-Verfahren (M-Mode), analog Nrn. 424	700	40,80	93,84	142,80	48,96	–	–
	plus analog Nr. 404 (Einfachsatz) ...	250	14,57	–	–	–		
	plus analog Nr. 406 (Einfachsatz) ...	200	11,66	–	–	–		
	Die Indikationen ergeben sich aus der Anlage 1d der Mutterschafts-Richtlinien in der jeweils geltenden Fassung. *Die Dopplerechokardiographie kann gegebenenfalls neben den Leistungen nach den Nrn. A 1006 und A 1008 berechnet werden.*							
A 1008	Weiterführende differenzialdiagnostische sonographische Abklärung des fetomaternalen Gefäßsystems mittels Duplex-Verfahren bei Verdacht auf Gefährdung oder Schädigung des Fetus, gegebenenfalls farbkodiert und/oder direktionale Doppler-sonographische Untersuchung im fetomaternalen Gefäßsystem, einschließlich Frequenzspektrumanalyse, analog Nr. 689	700	40,80	93,84	142,80	48,96	–	–
	Die Indikationen ergeben sich aus der Anlage 1d der Mutterschafts-Richtlinien in der jeweils geltenden Fassung. *Die Duplex-sonographische Untersuchung nach A 1008 kann gegebenenfalls neben den Leistungen nach den Nrn. 415, A 1006 und A 1007 berechnet werden.* *Bei Mehrlingen sind die Leistungen nach den Nrn. A 1006, A 1007 und A 1008 entsprechend der Zahl der Mehrlinge mehrfach berechnungsfähig.* *Voraussetzung für das Erbringen der Leistungen nach Nr. A 1006, A 1007 und A 1008 ist das Vorliegen der Qualifikation zur Durchführung des fetalen Ultraschalls im Rahmen der Erkennung von Entwicklungsstörungen, Fehlbildungen und Erkrankungen des Fetus nach der jeweils für die Ärztin/den Arzt geltenden Weiterbildungsordnung.*							
A 1157	Chorionzottenbiopsie, transvaginal oder transabdominal unter Ultraschallsicht analog Nr. 1158	739	43,07	99,07	150,76	51,69	–	–
A 1387	Netzhaut-Glaskörper-chirurgischer Eingriff bei anliegender oder abgelöster Netzhaut ohne netzhautablösende Membranen, einschließlich Pars-plana-Vitrektomie, Retinopexie, ggf. einschließlich Glaskörper-Tamponade, ggf. einschließlich Membran-Peeling analog Nr. 2551	7500	437,15	1005,46	1530,04	524,59	–	–
	Neben Nr. A 1387 sind keine zusätzlichen Eingriffe an Netzhaut oder Glaskörper berechnungsfähig.							

Nrn. A 1387.1–A 1716 GOÄ

Nr.	Leistung	GOÄ Punktzahl	GOÄ 1fach €	GOÄ 2,3fach €	GOÄ 3,5fach €	GOÄ 1,2fach €	UV Allg. €	UV Bes. €
A 1387.1	Netzhaut-Glaskörper-chirurgischer Eingriff bei anliegender und/oder abgelöster Netzhaut mit netzhautablösenden Membranen und/oder therapierefraktärem Glaukom und/oder submakulärer Chirurgie, einschließlich Pars-plana-Vitrektomie, Buckelchirurgie, Retinopexie, Glaskörper-Tamponade, Membran-Peeling, ggf. einschließlich Rekonstruktion eines Iris-Diaphragmas, ggf. einschließlich Retinotomie, ggf. einschließlich Daunomycin-Spülung, ggf. einschließlich Zell-Transplantation, ggf. einschließlich Versiegelung eines Netzhautlochs mit Thrombozytenkonzentraten, ggf. einschließlich weiterer mikrochirurgischer Eingriffe an Netzhaut oder Glaskörper (z.B. Pigmentgewinnung und -implantation) analog Nr. 2551	7500	437,15	1005,46	1530,04	524,59	–	–
	plus analog Nr. 2531	7500	437,15	1005,46	1530,04	524,59		
	Neben Nr. A 1387.1 sind keine zusätzlichen Gebührenpositionen für weitere Eingriffe an Netzhaut oder Glaskörper berechnungsfähig. Ergänzende Abrechnungsempfehlung zu den Nrn. A 1387 und 1387.1: Die Ausschlussbestimmungen bei den Nrn. A 1387 und A 1387.1, wonach keine zusätzlichen Gebührenpositionen für weitere Eingriffe an Netzhaut oder Glaskörper berechnungsfähig sind, gelten nicht für Netzhaut-Glaskörper-chirurgische Eingriffe bei Ruptur des Augapfels mit oder ohne Gewebeverlust oder bei Resektion uvealer Tumoren und/oder Durchführung einer Macula-Rotation. Neben Leistungen nach den Nrn. A 1387 oder A 1387.1 können in diesen Ausnahmefällen – je nach Indikation – die genannten Maßnahmen als zusätzliche Leistungen berechnet werden, wie z. B. die Nr. A 1387.2 für die Macula-Rotation.							
A 1387.2	Macula-Rotation analog Nr. 1375	3500	204,01	469,21	714,02	244,81	–	–
A 1716	Spaltung einer Harnröhrenstriktur unter Sicht (z.B. nach Sachse) analog Nr. 1802	739	43,07	99,07	150,76	51,69	–	–

Nr.	Leistung	GOÄ Punktzahl	GOÄ 1fach €	GOÄ 2,3fach €	GOÄ 3,5fach €	GOÄ 1,2fach €	UV Allg. €	UV Bes. €
A 1833a	Wechsel eines suprapubischen Harnblasenfistelkatheters, einschl. Spülung, Katheterfixation und Verband analog Nr. 1833	237	13,81	31,77	48,35	16,58	–	–
A 1861	Transurethrale endoskopische Litholapaxie von Harnleitersteinen einschließlich Harnleiterbougierung, intrakorporaler Steinzertrümmerung und endoskopischer Entfernung der Steinfragmente, ggf. einschließlich retrograder Steinreposition,							
	analog Nr. 1817	2220	129,40	297,61	452,89	155,28	–	–
	plus Nr. 1787	252	14,69	33,78	51,41	17,63	–	–
A 1862	Perkutane Nephrolitholapaxie (PNL oder PCNL) – mit Ausnahme von Nierenausgusssteinen – einschließlich intrakorporaler Steinzertrümmerung, pyeloskopischer Entfernung der Steinfragmente und Anlage einer Nierenfistel,							
	analog Nr. 1838	2220	129,40	297,61	452,89	155,28	–	–
	plus Nr. 1852	700	40,80	93,84	142,80	48,96	–	–
A 1863	Transurethrale Endopyelotomie, einschließlich Ureterorenoskopie mit Harnleiterbougierung, ggf. einschließlich der retrograden Darstellung des Ureters und des Nierenbeckens mittels Kontrastmittel und Durchleuchtung, ggf. einschließlich Einlage eines transureteralen Katheters oder transkutane Endopyelotomie, einschließlich Punktion des Nierenbeckens und Bougierung der Nierenfistel sowie Pyeloskopie, ggf. einschließlich der Darstellung des Nierenbeckens mittels Kontrastmittel und Durchleuchtung, ggf. einschließlich Einlage eines Nierenfistelkatheters,							
	analog Nr. 1827	1500	87,43	201,09	306,01	104,92	–	–
	plus Nr. 1852	700	40,80	93,84	142,80	48,96	–	–

Die Einlage eines transureteralen Katheters nach Nr. 1812 GOÄ bzw. die Einlage eines Nierenfistelkatheters nach Nr. 1851 GOÄ ist Leistungsbestandteil der transurethralen bzw. perkutanen Endopyelotomie und kann nicht zusätzlich berechnet werden. Die retrograde bzw. anterograde Darstellung von Ureter und Nierenbecken nach Nr. 5220 GOÄ ist Leistungsbe-

Nrn. A 1863–A 1873 GOÄ

Nr.	Leistung	GOÄ Punktzahl	GOÄ 1fach €	GOÄ 2,3fach €	GOÄ 3,5fach €	GOÄ 1,2fach €	UV Allg. €	UV Bes. €
	standteil der transurethralen bzw. perkutanen Endopyelotomie und kann nicht zusätzlich berechnet werden. Die Darstellung von Harnblase und Urethra nach Nr. 5230 GOÄ ist, sofern erforderlich, neben der transurethralen Endopyelotomie berechnungsfähig.							
A 1870	Totale Entfernung der Prostata und der Samenblasen einschließlich pelviner Lymphknotenentfernung mit anschließender Rekonstruktion des Blasenhalses und der Schließmuskelfunktion, einschließlich Blasenkatheter, ggf. einschließlich suprapubischem Katheter, ggf. einschließlich einer oder mehrerer Drainagen, analog Nr. 1845	4990	290,85	668,96	1017,99	349,02	–	–
A 1871	Totale Entfernung der Prostata und der Samenblasen einschließlich pelviner Lymphknotenentfernung mit anschließender Rekonstruktion des Blasenhalses und der Schließmuskelfunktion sowie Potenzerhalt durch Präparation der Nervi erigentes, auch beidseitig, einschließlich Blasenkatheter, ggf. einschließlich suprapubischem Katheter, ggf. einschließlich einer oder mehrerer Drainagen, analog Nr. 1850	6500	378,87	871,40	1326,04	454,64	–	–
A 1872	Totale Entfernung der Prostata und der Samenblasen ohne pelvine Lymphknotenentfernung mit anschließender Rekonstruktion des Blasenhalses und der Schließmuskelfunktion, einschließlich Blasenkatheter, ggf. einschließlich suprapubischem Katheter, ggf. einschließlich einer oder mehrerer Drainagen, analog Nr. 1843	4160	242,48	557,69	848,66	290,97	–	–
A 1873	Totale Entfernung der Prostata und der Samenblasen ohne pelvine Lymphknotenentfernung mit anschließender Rekonstruktion des Blasenhalses und der Schließmuskelfunktion sowie Potenzerhalt durch Präparation der Nervi erigentes, auch beidseitig, einschließlich Blasenkatheter, ggf. einschließlich suprapubischem Katheter, ggf. einschließlich einer oder mehrerer Drainagen, analog Nr. 3088	5600	326,41	750,74	1142,43	391,69	–	–
	Die Analogen Bewertungen nach A 1870, 1871, 1872 und 1873 können							

Leistung		GOÄ Punktzahl	GOÄ 1fach €	GOÄ 2,3-/1,8-/ 1,15fach €	GOÄ 3,5-/2,5-/ 1,3fach €	GOÄ 1,2-/1,0-/ 0,9fach €	UV Allg. €	UV Bes. €
	nicht nebeneinander, sondern nur alternativ (je nach Leistungsumfang) berechnet werden.							
A 1880	Organerhaltende Entfernung eines malignen Nierentumors ohne Entfernung der regionalen Lymphknoten, analog Nr. 1842	3230	188,27	433,02	658,94	225,92	–	–
A 1881	Organerhaltende Entfernung eines malignen Nierentumors mit Entfernung der regionalen Lymphknoten, analog Nr. 1843	4160	242,48	557,69	848,66	290,97	–	–
	Bei metastatischem Befall von Lymphknoten über das regionäre Lymphstromgebiet (nach gültiger TNM-Klassifikation) hinaus kann zusätzlich die Nr. 1783 GOÄ analog für die extraregionäre Lymphknotenentfernung als selbstständige Leistung, nach Abzug der Eröffnungsleistung, neben der Nr. 1843 GOÄ analog berechnet werden.							
A 1890	Fluoreszenzendoskopie bei Urothelkarzinom, einschließlich Instillation des Farbstoffs, analog Nr. 1789	325	18,94	43,57	66,30	22,73	–	–
	Die Kosten für den je Sitzung verbrauchten Farbstoff können entsprechend § 10 Abs. 1 Nr. 1 GOÄ als Ersatz von Auslagen geltend gemacht werden.							
A 3289	Operation eines großen Leisten- oder Schenkelbruches oder Rezidivoperation eines Leisten- oder Schenkelbruches, jeweils einschließlich Implantation eines Netzes analog Nr. 3286	2000	116,57	268,12	408,01	139,89	–	–
A 3732♦	Troponin-T-Schnelltest analog Nr. 3741♦	200	11,66	13,41	15,15	10,49	–	–
A 3733♦	Trockenchemische Bestimmung von Theophyllin analog Nr. 3736♦	120	6,99	8,04	9,09	6,30	1	1

♦ Reduzierter Gebührenrahmen Labor

Nrn. A 3734–A 5830 GOÄ

Leistung	GOÄ Punktzahl	GOÄ 1fach €	GOÄ 2,3-/1,8-/1,15fach €	GOÄ 3,5-/2,5-/1,3fach €	GOÄ 1,2-/1,0-/0,9fach €	UV Allg. €	UV Bes. €
A 3734♦ Qualitativer immunologischer Nachweis von Albumin im Stuhl analog Nr. 3736♦	120	6,99	8,04	9,09	6,30	–	–
A 3757♦ Eiweißuntersuchung aus eiweißarmen Flüssigkeiten (z.B. Liquor-, Gelenk- oder Pleurapunktat) analog Nr. 3760♦	70	4,08	4,69	5,30	3,67	¹	¹
A 4463♦ Qualitative Bestimmung von Antikörpern mittels Ligandenassay – gegebenenfalls einschließlich Doppelbestimmung und aktueller Bezugskurve – analog Nr. 4462♦	230	13,41	15,42	17,43	12,07	–	–
A 5830* Computergestützte Individual-Ausblendung (Multileaf-Kollimatoren = MLC) einmal je Feld und Bestrahlungsserie, einschließlich Programmierung, analog Nr. 5378*	1000	58,29	104,92	145,72	58,29**	–	–

Individuelle Ausblendungen zum Schutz von Normalgewebe und Organen können anstelle von Bleiblöcken, auch durch Programmierung eines (Mikro-)Multileaf-Kollimators erstellt werden, wobei für den Programmieraufwand die analoge Nr. 5378 GOÄ einmal je Feld und Bestrahlungsserie angesetzt werden kann.
Der je nach Feldkonfiguration und Feldgröße unterschiedliche Schwierigkeitsgrad ist über den Gebührenrahmen nach § 5 Absatz 2 und 3 zu berücksichtigen.
Eine Berechnung von Auslagen nach § 10 GOÄ für die Herstellung individueller Ausblendungen mittels Bleiblöcken neben der Berechnung der Individualausblendung mittels MLC nach Nummer 5378 GOÄ analog ist ausgeschlossen.

♦ Reduzierter Gebührenrahmen Labor
* Reduzierter Gebührenrahmen
** 1,0fach

Nr.	Leistung	GOÄ Punktzahl	GOÄ 1fach €	GOÄ 1,8fach €	GOÄ 2,5fach €	GOÄ 1,0fach €	UV Allg. €	UV Bes. €
A 5860*	Radiochirurgisch stereotaktische Bestrahlung benigner Tumoren mittels Linearbeschleuniger – einschließlich Fixierung mit Ring oder Maske –, einschließlich vorausgegangener Bestrahlungsplanung, einschließlich Anwendung eines Simulators und Anfertigung einer Körperquerschnittszeichnung oder Benutzung eines Körperquerschnitts anhand vorliegender Untersuchungen, einschließlich individueller Berechnung der Dosisverteilung mit Hilfe eines Prozessrechners, analog 6 × 5855*	6 × 6900	6 × 402,18	6 × 723,93	6 × 1005,46	6 × 402,18	–	–

*Unter radiochirurgischer Bestrahlung (Radiochirurgie) ist die einzeitige stereotaktische Bestrahlung mittels Linearbeschleuniger zu verstehen. Die Radiochirurgie ist nur einmal in sechs Monaten berechnungsfähig. Diese Therapie ist grundsätzlich bei folgenden Indikationen geeignet: Akustikusneurinom, Hypophysenadenom, Meningeom, arteriovenöse Malformation, medikamentös oder operativ therapierefraktäre Trigeminusalgesie, Chordom.
Die nach § 10 GOÄ zulässigen Kosten für Material können zusätzlich berechnet werden.*

Nr.	Leistung	GOÄ Punktzahl	GOÄ 1fach €	GOÄ 1,8fach €	GOÄ 2,5fach €	GOÄ 1,0fach €	UV Allg. €	UV Bes. €
A 5861*	Radiochirurgisch stereotaktische Bestrahlung primär maligner Tumoren oder von Hirnmetastasen mittels Linearbeschleuniger – einschließlich Fixierung mit Ring oder Maske –, einschließlich vorausgegangener Bestrahlungsplanung, einschließlich Anwendung eines Simulators und Anfertigung einer Körperquerschnittszeichnung oder Benutzung eines Körperquerschnitts anhand vorliegender Untersuchungen, einschließlich individueller Berechnung der Dosisverteilung mit Hilfe eines Prozessrechners, analog 3,5 × 5855*	3,5 × 6900	3,5 × 402,18	3,5 × 723,93	3,5 × 1005,46	3,5 × 402,18	–	–

Unter radiochirurgischer Bestrahlung (Radiochirurgie) ist die einzeitige stereotaktische Bestrahlung mittels Linearbeschleuniger zu verstehen. Die Radiochirurgie ist nur einmal in sechs Monaten berechnungsfähig. Diese Therapie ist grundsätzlich bei folgenden Indikationen geeignet: In-

---

* Reduzierter Gebührenrahmen

Nrn. A 5861–A 5864 GOÄ

Nr.	Leistung	GOÄ Punktzahl	GOÄ 1fach €	GOÄ 1,8fach €	GOÄ 2,5fach €	GOÄ 1,0fach €	UV Allg. €	UV Bes. €
	operabler primärer Hirntumor oder Rezidiv eines Hirntumors, symptomatische Metastase ZNS, Aderhautmelanom. Die nach § 10 GOÄ zulässigen Kosten für Material können zusätzlich berechnet werden.							
A 5863*	3-D-Bestrahlungsplanung für die fraktionierte stereotaktische Präzisionsbestrahlung bei Kindern und Jugendlichen mit malignen Kopf-, Halstumoren und bei allen Patienten (ohne Altersbegrenzung) mit benignen Kopf-, Halstumoren mittels Linearbeschleuniger, einschließlich Anwendung eines Simulators und Anfertigung einer Körperquerschnittszeichnung oder Benutzung eines Körperquerschnitts anhand vorliegender Untersuchungen, einschließlich individueller Berechnung der Dosisverteilung mit Hilfe eines Prozessrechners, analog 3 × Nr. 5855*	3 × 6900	3 × 402,18	3 × 723,93	3 × 1005,46	3 × 402,18	–	–
	Diese 3-D-Bestrahlungsplanung ist nur einmal in sechs Monaten berechnungsfähig. Die analoge Nr. 5855 GOÄ wird dreimal angesetzt für den Bestrahlungsplan im Rahmen der fraktionierten stereotaktischen Präzisionsbestrahlung benigner Tumoren.							
A 5864*	Fraktionierte stereotaktische Präzisionsbestrahlung bei Kindern und Jugendlichen mit malignen Kopf-, Halstumoren und bei allen Patienten (ohne Altersbegrenzung) mit benignen Kopf-, Hirntumoren mittels Linearbeschleuniger, ggf. einschließlich Fixierung mit Ring oder Maske –, je zwei Fraktionen, analog 1 × Nr. 5855*	1 × 6900	1 × 402,18	1 × 723,93	1 × 1005,46	1 × 402,18	–	–
	Unter einer Fraktion wird eine Bestrahlung verstanden. Die Gebührenposition Nr. 5855 GOÄ analog ist einmal für **zwei** Fraktionen berechnungsfähig. Wird eine weitere Fraktion erbracht, so löst diese einen halben (0,5-maligen) analogen Ansatz der Nr. 5855 GOÄ aus. Beispiele: 26 Fraktionen werden erbracht = 13 × Nr. 5855 GOÄ analog 25 Fraktionen werden erbracht = 12,5 × Nr. 5855 GOÄ analog							

* Reduzierter Gebührenrahmen

GOÄ Nr. A 5864

Nr.	Leistung	GOÄ Punktzahl	GOÄ 1fach €	GOÄ 1,8fach €	GOÄ 2,5fach €	GOÄ 1,0fach €	UV Allg. €	UV Bes. €
	Die fraktionierte stereotaktische Präzisionsbestrahlung analog nach Nr. 5855 GOÄ ist maximal fünfzehn Mal (30 Fraktionen) in sechs Monaten berechnungsfähig. *Werden medizinisch indiziert im Ausnahmefall (z. B. beim Chondrom) weitere Fraktionen erbracht, so ist für mindestens zwei Fraktionen und alle weiteren insgesamt noch 1 mal die Nr. 5855 GOÄ analog berechnungsfähig.* *Kriterien für die fraktionierte stereotaktische Präzisionsbestrahlung, in Abgrenzung zur einzeitigen stereotaktischen Bestrahlung (Radiochirurgie), sind grundsätzlich folgende Indikationen:* **Akustikusneurinom** *(Durchmesser ≥ 2,5 cm und/oder bilaterales Akustikusneurinom und Neurofibromatose Typ 2 und/oder deutliche Hörminderung kontralaterales Gehör),* **Hypophysenadenom** *(Makroadenom mit Infiltration der Sinus cavernosi und/oder Distanz ≤ 2 mm zu Sehapparat (Sehnerv, Chiasma) und/oder lediglich indirekt darstellbares Adenom),* **Meningeom** *(Inoperabilität bzw. Resttumor/Rezidiv an der Schädelbasis bzw. Sinus sagittalis und/oder Optikusscheidenmeningeom und/oder Distanz ≤ 2 mm zum Sehapparat/andere sensible Strukturen und/oder Volumen > 15 ml bzw. Größe über 2,5 cm in einer Ebene),* **Chordom** *(immer bei subtotaler Resektion und/oder Chordome der Schädelbasis),* **Neurinom** *(Tumor ≥ 2 cm und Distanz zum optischen System ≤ 2 mm),* **Glomustumoren** *(Inoperabilität) sowie zusätzlich das maligne* **Chondrosarkom** *der Schädelbasis (auch nach subtotaler Resektion) sowie seltene weitere ZNS-Tumoren:* **Pilozytische Astrozytome** *(Tumor > 2,5 cm und Distanz zum optischen System ≤ 2 mm),* **seltene selläre und paraselläre Tumoren** *(Tumor > 2,5 cm und Distanz zum optischen System ≤ 2 mm),* **Tumoren der kranialen und spinalen Nerven** *(Tumor > 2,5 cm und Distanz zum optischen System ≤ 2 mm).*							

Nrn. A 5864–A 5866 GOÄ

Nr.	Leistung	GOÄ Punktzahl	GOÄ 1fach €	GOÄ 1,8fach €	GOÄ 2,5fach €	GOÄ 1,0fach €	UV Allg. €	UV Bes. €
	Die fraktionierte stereotaktische Radiotherapie ist bei Kindern und Jugendlichen mit **benignen** und **malignen Kopf-, Halstumoren** insbesondere geeignet bei folgenden Indikationen: **Astrozytäre und oligodendrogliale Tumoren** (niedrigen Malignitätsgrads), **Maligne Gliome** (z. B. Hirnstammgliom), **Ependymome** (primär: Grad I und II zur Dosiserhöhung oder in der hinteren Schädelgrube: Grad III), **Medulloblastome** (zur Dosiserhöhung in der hinteren Schädelgrube), **Retinoblastome, Aderhautmelanome.**							
A 5865*	3-D-Bestrahlungsplanung für die fraktionierte stereotaktische Präzisionsbestrahlung von Rezidiven primär maligner Kopf-, Halstumoren oder Rezidiven von Hirnmetastasen mittels Linearbeschleuniger, einschließlich Anwendung eines Simulators und Anfertigung einer Körperquerschnittszeichnung oder Benutzung eines Körperquerschnitts anhand vorliegender Untersuchungen, einschließlich individueller Berechnung der Dosisverteilung mit Hilfe eines Prozessrechners, analog 1,75 × Nr. 5855*	1,75 × 6900	1,75 × 402,18	1,75 × 723,93	1,75 × 1005,46	1,75 × 402,18	–	–
	Diese 3-D-Bestrahlungsplanung ist nur einmal in sechs Monaten berechnungsfähig. Die analoge Nr. 5855 GOÄ wird 1,75-mal angesetzt für den Bestrahlungsplan im Rahmen der fraktionierten stereotaktischen Präzisionsbestrahlung primär oder sekundär maligner Tumoren.							
A 5866*	Fraktionierte stereotaktische Präzisionsbestrahlung von Rezidiven primär maligner Kopf-, Halstumoren oder Rezidiven von Hirnmetastasen mittels Linearbeschleuniger, ggf. einschließlich Fixierung mit Ring oder Maske –, je drei Fraktionen, analog 1 × Nr. 5855*	1 × 6900	1 × 402,18	1 × 723,93	1 × 1005,46	1 × 402,18	–	–

* Reduzierter Gebührenrahmen

Nr.	Leistung	GOÄ Punktzahl	GOÄ 1fach €	GOÄ 2,3fach €	GOÄ 3,5fach €	GOÄ 1,2fach €	UV Allg. €	UV Bes. €
	Unter einer Fraktion wird eine Bestrahlung verstanden. Die Gebührenposition Nr. 5855 GOÄ analog ist einmal für **drei** *Fraktionen berechnungsfähig. Werden eine oder zwei weitere Fraktion/en erbracht, so löst/ lösen diese Fraktion/en zwei Drittel (zur Vereinfachung 0,7) bzw. ein Drittel (zur Vereinfachung 0,35) mal den analogen Ansatz der Nr. 5855 GOÄ aus.* *Beispiele:* *6 Fraktionen werden erbracht =* *2 × Nr. 5855 GOÄ analog* *7 Fraktionen werden erbracht =* *2,35 × Nr. 5855 GOÄ analog* *8 Fraktionen werden erbracht =* *2,7 × Nr. 5855 GOÄ analog* *Die fraktionierte stereotaktische Präzisionsbestrahlung analog nach Nr. 5855 GOÄ ist maximal fünf Mal (15 Fraktionen) in sechs Monaten berechnungsfähig.* *Kriterien für die fraktionierte stereotaktische Präzisionsbestrahlung, in Abgrenzung zur einzeitigen stereotaktischen Bestrahlung (Radiochirurgie), sind: Primäre Hirntumoren (Inoperabilität und/oder Therapieresistenz bzw. Progression oder Rezidiv z. B. nach konventioneller Bestrahlung mit oder ohne Chemotherapie), Rezidiv einer symptomatischen Metastase des ZNS, Chiasmanahe oder im Hirnstamm lokalisierte Hirnmetastase, Rezidiv eines Aderhautmelanoms.*							
A 7001	Untersuchung der alters- oder erkrankungsbedingten Visusäquivalenz, z.B. bei Amblyopie, Medientrübung oder fehlender Mitarbeit analog Nr. 1225	121	7,05	16,22	24,68	8,46	–	–
A 7002	Qualitative Aniseikonieprüfung mittels einfacher Trennerverfahren analog Nr. 1200	59	3,44	7,91	12,04	4,13	–	–
	Die Untersuchung nach Nr. A 7002 kann nur bei besonderer Begründung, und dann auch zusätzlich zur Kernleistung nach Nr. 1200, berechnet werden.							
A 7003	Quantitative Aniseikoniemessung, ggf. einschließlich qualitativer Aniseikonieprüfung analog Nr. 1226	182	10,61	24,40	37,13	12,73	–	–

Nr.	Leistung	GOÄ Punktzahl	GOÄ 1fach €	GOÄ 2,3fach €	GOÄ 3,5fach €	GOÄ 1,2fach €	UV Allg. €	UV Bes. €
A 7006	Bestimmung elektronisch vergrößernder Sehhilfen, je Sitzung analog Nr. 1227	248	14,46	33,25	50,59	17,35	–	–
A 7007	Quantitative Untersuchung der Hornhautsensibilität analog Nr. 825	83	4,84	11,13	16,93	5,81	–	–
	Nr. A 7007 ist nicht berechnungsfähig neben Nr. 6.							
A 7008	Konfokale Scanning-Mikroskopie der vorderen Augenabschnitte, einschließlich quantitativer Beurteilung des Hornhautendothels und Messung von Hornhautdicke und Streulicht, ggf. einschließlich Bilddokumentation je Auge analog Nr. 1249	484	28,21	64,89	98,74	33,85	–	–
A 7009	Quantitative topographische Untersuchung der Hornhautbrechkraft mittels computergestützter Videokeratoskopie, ggf. an beiden Augen analog Nr. 415	300	17,49	40,22	61,20	20,98	–	–
A 7010	Laserscanning-Ophthalmoskopie analog Nr. 1249	484	28,21	64,89	98,74	33,85	–	–
A 7011	Biomorphometrische Untersuchung des hinteren Augenpols, ggf. beidseits analog Nr. 423	500	29,14	67,03	102,00	34,97	–	–
A 7012	Frequenz-Verdopplungs-Perimetrie oder Rauschfeld-Perimetrie analog Nr. 1229	182	10,61	24,40	37,13	12,73	–	–
A 7013	Überschwellige und/oder schwellenbestimmende quantitativ abgestufte, rechnergestützte statische Rasterperimetrie, einschließlich Dokumentation analog Nr. 1227	248	14,46	33,25	50,59	17,35	–	–
A 7014	Ultraschall-Biomikroskopie der vorderen Augenabschnitte, einmal je Sitzung analog Nr. 413	280	16,32	37,54	57,12	19,58	–	–

GOÄ Nrn. A 7015–A 7024

Nr.	Leistung	GOÄ Punktzahl	GOÄ 1fach €	GOÄ 2,3-/ 1,8fach €	GOÄ 3,5-/ 2,5fach €	GOÄ 1,2fach €	UV Allg. €	UV Bes. €
A 7015	Optische und sonographische Messung der Vorderkammertiefe und/oder der Hornhautdicke des Auges analog Nr. 410	200	11,66	26,81	40,80	13,99	–	–
	für die Untersuchung des anderen Auges in der gleichen Sitzung analog Nr. 420	80	4,66	10,72	16,32	5,60	–	–
A 7016	Berechnung einer intraokularen Linse, je Auge analog Nr. 1212	132	7,69	17,70	26,93	9,23	–	–
A 7017	Zweidimensionale Laserdoppler-Untersuchung der Netzhautgefäße mit Farbkodierung, ggf. beidseits analog Nr. 424	700	40,80	93,84	142,80	48,96	–	–
	plus Nr. 406	200	11,66	–	–	–		
A 7018	Einlegen eines Plastikröhrchens in die ableitenden Tränenwege bis in die Nasenhöhle, ggf. einschließlich Nahtfixation, je Auge analog Nr. 1298	132	7,69	17,70	26,93	9,23	–	–
A 7019	Prismenadaptionstest vor Augenmuskeloperationen, je Sitzung analog Nr. 1215	121	7,05	16,22	24,68	8,46	–	–
A 7020*	Präoperative kontrollierte Bulbushypotonie mittels Okulopression analog Nr. 1257*	242	14,11	25,39	35,26	14,11**		
A 7021	Operative Reposition einer intraokularen Linse analog Nr. 1353	832	48,50	111,54	169,73	58,19	–	–
A 7022	Chirurgische Maßnahmen zur Wiederherstellung der Pupillenfunktion und/oder Einsetzen eines Irisblendenrings analog Nr. 1326	1110	64,70	148,81	226,45	77,64	–	–
A 7023	Messung der Zyklotropie mittels haploskopischer Verfahren und/oder Laserscanning-Ophthalmoskopie analog Nr. 1217	242	14,11	32,44	49,37	16,93	–	–
A 7024	Differenzierende Analyse der Augenstellung beider Augen mittels Messung von Horizontal-, Vertikal- und Zyklo-Deviation an Tangentenskalen in 9 Blickrichtungen, einschließlich Kopfneige-Test analog Nr. 1217	242	14,11	32,44	49,37	16,93	–	–

*   Reduzierter Gebührenrahmen
** 1,0fach

Nrn. A 7025–A 7029 GOÄ

Nr.	Leistung	GOÄ Punktzahl	GOÄ 1fach €	GOÄ 2,3fach €	GOÄ 3,5fach €	GOÄ 1,2fach €	UV Allg. €	UV Bes. €
A 7025	Korrektur dynamischer Schielwinkelveränderungen mittels retroäquatorialer Myopexie (sog. Fadenoperation nach Cüppers) an einem geraden Augenmuskel analog Nr. 1376	1480	86,27	198,41	301,93	103,52	–	–
A 7026	Chirurgische Maßnahmen bei Erkrankungen des Aufhängeapparates der Linse analog Nr. 1326	1110	64,70	148,81	226,45	77,64	–	–
	Eine Berechnung der Nr. 7026 neben einer Katarakt-Operation, z.B. nach den Nrn. 1349 bis 1351, Nr. 1362, Nr. 1374 oder Nr. 1375, ist in gleicher Sitzung nur bei präoperativer Indikationsstellung zu diesem Zweiteingriff aufgrund des Vorliegens einer besonderen Erkrankung (z.B. der subluxierten Linse bei Marfan-Syndrom oder Pseudoexfoliationssyndrom) zulässig.							
A 7027	Operation einer Netzhautablösung mit eindellenden Maßnahmen, einschließlich Kryopexie der Netzhaut und/oder Endolaser-Applikation analog Nr. 1368	3030	176,61	406,20	618,14	211,93	–	–
A 7028	Untersuchung und Beurteilung einer okulär bedingten Kopfzwangshaltung, beispielsweise mit Prismenadaptionstest oder Disparometer analog Nr. 1217	242	14,11	32,44	49,37	16,93	–	–
A 7029	Isolierte Kryotherapie zur Behandlung oder Verhinderung einer Netzhautablösung, als alleinige Leistung, analog Nr. 1366	1110	64,70	148,81	226,45	77,64	–	–

Abrechnungsempfehlungen zur GOÄ

In zunehmendem Umfang sind die Anwendungsprobleme der GOÄ nicht mehr nur durch Analogempfehlungen zu bewältigen, sondern erfordern Interpretationen zur Anwendung bestehender Abrechnungspositionen, z. B. bei modernen Untersuchungs- und Behandlungsmethoden, insbesondere auch Operationsmethoden, deren Behandlungsziel im Gebührenverzeichnis zwar beschrieben ist, die sich jedoch so weit von der früheren, konventionellen Leistungserbringung entfernt haben, dass ein Kompromiss zwischen gebührenrechtlichen Anforderungen und der Bewertung der modernen Medizin als Not- bzw. Zwischenlösung bis zu einer Aktualisierung des Gebührenverzeichnisses gefunden werden musste. Diese Beschlüsse sind für die Abrechnungspraxis von großer Bedeutung, weil sie eine große Rechtssicherheit für die Abrechnung solcher ärztlichen Leistungen bringen, die ansonsten zu ständigen Konflikten Anlass geben.

Als Empfehlungen des Zentralen Konsultationsausschusses für Gebührenordnungsfragen bei der Bundesärztekammer zur Anwendung der GOÄ genießen sie höchste Akzeptanz. Der Zentrale Konsultationsausschuss hat seit seiner Gründung im Jahre 1997 neben den vorstehenden Analogbewertungen Beschlüsse u.a. zu herzchirurgischen Operationen und Leistungen, zu Bandscheibenoperationen und neurochirurgischen Eingriffen, zu HNO-Operationen und HNO-Leistungen gefasst, die nachstehend zusammenhängend in einem ersten Abschnitt aufgeführt sind. In Einzelfällen beinhalten sie neben Anwendungshinweisen auch einzelne Analogbewertungen; diese sind nicht in der Analogliste im vorstehenden Kapitel aufgeführt, sondern im fachlichen Kontext mit den übrigen Anwendungshinweisen des jeweiligen ärztlichen Leistungsbereichs belassen worden, sie haben jedoch die gleiche Wertigkeit wie die offiziellen Analogbewertungen.

Im Anschluss an die Beschlüsse des Zentralen Konsultationsausschusses (ZK) sind die Beschlüsse des Gebührenordnungsausschusses zu Abrechnungsfragen aufgelistet. Diese Abrechnungsempfehlungen sind nur zum Teil mit den Bundesministerien für Gesundheit und Soziale Sicherung und des Inneren sowie dem Verband der Privaten Krankenversicherung abgestimmt, zum Teil sind sie ausschließlich und alleine vom Gebührenordnungsausschuss der Bundesärztekammer beschlossen. Wenngleich eine breite Akzeptanz der Empfehlungen wünschenswert ist, erfordert die Vielzahl der Anwendungsprobleme eine zeitnahe Bewältigung, die durch den zeitaufwändigen stimmungsprozess im ZK nicht gewährleistet werden kann und deshalb eine parallele Beratung von dringlichen Anwendungsfragen auch im Gebührenordnungsausschuss der Bundesärztekammer erfordert. Diese Beschlüsse sind ebenfalls rechtsrelevant, weil sie in einem ebenso aufwändigen Recherche- und Beratungsverfahren erarbeitet werden und als wichtige Beiträge zur Konfliktbewältigung zu bewerten sind. Die Beschlüsse des Gebührenordnungsausschusses sind als so genannte Abrechnungsempfehlungen seit 1996 aufgenommen; sie betreffen fast alle Kapitel des GOÄ-Leistungsverzeichnisses. Sie sind in der Reihenfolge der Abschnitte der GOÄ wiedergegeben.

Die Abrechnungsempfehlungen der Bundesärztekammer sind – wie das Verzeichnis Analoger Bewertungen – nicht abschließend. Zum einen werden nicht alle Fragen zur analogen Berechnung ärztlicher Leistungen an die Bundesärztekammer herangetragen, zum anderen wurden vielfach an die Bundesärztekammer herangetragene Wünsche nach analogen Berechnungen ärztlicher Leistungen bereits im Vorfeld der Beratungen im Gebührenordnungsausschuss schon von der Geschäftsführung als nicht den GOÄ-Kriterien entsprechend beurteilt, so dass sie nicht bis zur Beratung im Gebührenordnungsausschuss gelangten. Die dazu gegebenen Stellungnahmen liegen den Landesärztekammern – als primäre Ansprechpartner in Fragen zur Angemessenheit einer ärztlichen Privatliquidation – vor.

Beschlüsse des Zentralen Konsultationsausschusses für Gebührenordnungsfragen bei der Bundesärztekammer

Abrechnung von Leistungen der Strahlentherapie
(Beschlüsse vom 08.03.2005, 14.06.2005 und 18.09.2006)

Hochvoltbestrahlung bösartiger Erkrankungen

Allg. Bestimmungen Satz 3 zu O IV. 3.
„Bei Bestrahlung von Systemerkrankungen oder metastasierten Tumoren gilt als ein Zielvolumen derjenige Bereich, der in einem Großfeld (z. B. Mantelfeld oder umgekehrtes Y-Feld) bestrahlt werden kann."

- **Definition Zielvolumen**
Das Zielvolumen ist definiert als das Körpervolumen, welches ohne Umlagerung des Patienten bzw. ohne Tischverschiebung mit einer anatomisch und physikalisch zweckmäßigen Feldanordnung erfasst und mit einer festgelegten Dosis nach einem bestimmten Dosiszeitmuster bestrahlt werden kann.
- **Auslegung**
Wird eine Hochvoltbestrahlung von **Systemerkrankungen** (z. B. Non-Hodgkin, Hodgkin) oder metastasierten Tumoren (Tumor mit nachgewiesenen Absiedlungen in regionären Lymphknoten und/oder anderen Organen) nach den Nrn. 5836 und ggf. 5837 GOÄ durchgeführt, so kann die Bestrahlung eines Zielvolumens einmal je Fraktion berechnet werden. Mehrere Zielvolumina, z. B. Tumorbett der Mamma und Lymphknotenmetastasen der Regio supraclavicularis, gelten dann als ein Zielvolumen, wenn diese Zielvolumina indikationsgerecht, d. h. im Sinne der Allgemeinen Bestimmungen O IV. Ziffer 2 und unter Berücksichtigung spezialgesetzlicher Regelungen (StrlSchV § 81, RöV § 25), in einem Großfeld (Mantelfeld, umgekehrtes Y-Feld) bestrahlt werden können.
Können diese beiden Zielvolumina aus strahlenschutzrechtlichen Gründen zur Vermeidung der Strahlenexposition anderer Organe nicht in einem Großfeld bestrahlt werden, so treffen die Allgemeinen Bestimmungen O IV. 3 Satz 3 nicht zu. In der Folge kann für das oben genannte Beispiel sowohl für das Tumorbett der Mamma als auch für die Lymphknotenregion die Nr. 5836 GOÄ (und ggf. 5837 GOÄ) jeweils einmal je Fraktion angesetzt werden.

Für eine Hochvoltstrahlenbehandlung bösartiger **nicht metastasierter Tumoren** (ohne klinisch oder pathologisch nachgewiesene Absiedlungen in regionären Lymphknoten und/oder anderen Organen) im Bestrahlungsfeld haben die Allgemeinen Bestimmungen zu O IV Satz 2 Vorrang und die Allgemeinen Bestimmungen zu O IV. 3. treffen nicht zu. Wird eine Hochvoltstrahlenbehandlung bei einem nicht metastasierten Tumor nach den Nrn. 5836 GOÄ (und ggf. 5837 GOÄ) durchgeführt, so kann diese Gebührenposition einmal je Fraktion und je Zielvolumen berechnet werden. Werden beispielsweise das Tumorbett der Mamma und adjuvant (begleitend), ohne Nachweis von Metastasen, das Lymphabflussgebiet der Axilla bestrahlt, so handelt es sich um zwei Zielvolumina, die jeweils zur Abrechnung der Nrn. 5836 GOÄ (und ggf. 5837 GOÄ) führen.

Computergestützte Individual-Ausblendung (Multileaf-Kollimatoren = MLC) einmal je Feld und Bestrahlungsserie, einschließlich Programmierung,

analog Nr. 5378 GOÄ (1000 Punkte)

☞ Individuelle Ausblendungen zum Schutz von Normalgewebe und Organen können anstelle von Bleiblöcken auch durch Programmierung eines (Mikro-)Multileaf-Kollimators erstellt werden, wobei für den Programmieraufwand die analoge Nr. 5378 GOÄ einmal je Feld und Bestrahlungsserie angesetzt werden kann.
Der je nach Feldkonfiguration und Feldgröße unterschiedliche Schwierigkeitsgrad ist über den Gebührenrahmen nach § 5 Absatz 2 und 3 zu berücksichtigen.
Eine Berechnung von Auslagen nach § 10 GOÄ für die Herstellung individueller Ausblendungen mittels Bleiblöcken neben der Berechnung der Individualausblendung mittels MLC nach Nummer 5878 GOÄ analog ist ausgeschlossen.

☞ Siehe **Nr. A 5830** im Verzeichnis der Analogen Bewertungen.

Beschlüsse des Zentralen Konsultationsausschusses

Radiochirurgisch stereotaktische Bestrahlung benigner Tumoren mittels Linearbeschleuniger – einschließlich Fixierung mit Ring oder Maske –, einschließlich vorausgegangener Bestrahlungsplanung, einschließlich Anwendung eines Simulators und Anfertigung einer Körperquerschnittszeichnung oder Benutzung eines Körperquerschnitts anhand vorliegender Untersuchungen, einschließlich individueller Berechnung der Dosisverteilung mit Hilfe eines Prozessrechners,

analog 6 × Nr. 5855 GOÄ (6900 Punkte)

☞ Unter radiochirurgischer Bestrahlung (Radiochirurgie) ist die einzeitige stereotaktische Bestrahlung mittels Linearbeschleuniger zu verstehen.
Die Radiochirurgie ist nur einmal in sechs Monaten berechnungsfähig.
Diese Therapie ist grundsätzlich bei folgenden Indikationen geeignet: Akustikusneurinom, Hypophysenadenom, Meningeom, Arteriovenöse Malformation, medikamentös oder operativ therapierefraktäre Trigeminusalgesie, Chordom.
Die nach § 10 GOÄ zulässigen Kosten für Material können zusätzlich berechnet werden.

☞ Siehe **Nr. A 5860** im Verzeichnis der Analogen Bewertungen.

Radiochirurgisch stereotaktische Bestrahlung primär maligner Tumoren oder von Hirnmetastasen mittels Linearbeschleuniger – einschließlich Fixierung mit Ring oder Maske –, einschließlich vorausgegangener Bestrahlungsplanung, einschließlich Anwendung eines Simulators und Anfertigung einer Körperquerschnittszeichnung oder Benutzung eines Körperquerschnitts anhand vorliegender Untersuchungen, einschließlich individueller Berechnung der Dosisverteilung mit Hilfe eines Prozessrechners,

analog 3,5 × Nr. 5855 GOÄ (6900 Punkte)

☞ Unter radiochirurgischer Bestrahlung (Radiochirurgie) ist die einzeitige stereotaktische Bestrahlung mittels Linearbeschleuniger zu verstehen.
Die Radiochirurgie ist nur einmal in sechs Monaten berechnungsfähig.
Diese Therapie ist grundsätzlich bei folgenden Indikationen geeignet: Inoperabler primärer Hirntumor oder Rezidiv eines Hirntumors, symptomatische Metastase ZNS, Aderhautmelanom.
Die nach § 10 GOÄ zulässigen Kosten für Material können zusätzlich berechnet werden.

☞ Siehe **Nr. A 5861** im Verzeichnis der Analogen Bewertungen.

Abrechnung der stereotaktisch fraktionierten Strahlentherapie mittels Linearbeschleuniger

3-D-Bestrahlungsplanung für die fraktionierte stereotaktische Präzisionsbestrahlung bei Kindern und Jugendlichen mit malignen Kopf-, Halstumoren und bei allen Patienten (ohne Altersbegrenzung) mit benignen Kopf-, Halstumoren mittels Linearbeschleuniger, einschließlich Anwendung eines Simulators und Anfertigung einer Körperquerschnittszeichnung oder Benutzung eines Körperquerschnitts anhand vorliegender Untersuchungen, einschließlich individueller Berechnung der Dosisverteilung mit Hilfe eines Prozessrechners

Analog 3 × Nr. 5855 GOÄ (3 × 6900 Punkte)

☞ Diese 3-D-Bestrahlungsplanung ist nur einmal in sechs Monaten berechnungsfähig.
Die analoge Nr. 5855 GOÄ wird dreimal angesetzt für den Bestrahlungsplan im Rahmen der fraktionierten stereotaktischen Präzisionsbestrahlung benigner Tumoren.

☞ Siehe **Nr. A 5863** im Verzeichnis der Analogen Bewertungen.

Fraktionierte stereotaktische Präzisionsbestrahlung bei Kindern und Jugendlichen mit malignen Kopf-, Halstumoren und bei allen Patienten (ohne Altersbegrenzung) mit benignen Kopf-, Hirntumoren mittels Linearbeschleuniger, ggf. einschließlich Fixierung mit Ring oder Maske –, je zwei Fraktionen

Analog 1 × Nr. 5855 GOÄ (1 × 6.900 Punkte)

☞ Unter einer Fraktion wird eine Bestrahlung verstanden. Die Gebührenposition Nr. 5855 GOÄ analog ist einmal für **zwei** Fraktionen berechnungsfähig. Wird eine weitere Fraktion erbracht, so löst diese einen halben (0,5-maligen) analogen Ansatz der Nr. 5855 GOÄ aus.
Beispiele:
26 Fraktionen werden erbracht = 13 × Nr. 5855 GOÄ analog
25 Fraktionen werden erbracht = 12,5 × Nr. 5855 GOÄ analog
Die fraktionierte stereotaktische Präzisionsbestrahlung analog nach Nr. 5855 GOÄ ist maximal fünfzehn Mal (30 Fraktionen) in sechs Monaten berechnungsfähig.
Werden medizinisch indiziert im Ausnahmefall (z. B. beim Chondrom) weitere Fraktionen erbracht, so ist

Beschlüsse des Zentralen Konsultationsausschusses

für mindestens zwei Fraktionen und alle weiteren insgesamt noch 1 mal die Nr. 5855 GOÄ analog berechnungsfähig.
Kriterien für die fraktionierte stereotaktische Präzisionsbestrahlung, in Abgrenzung zur einzeitigen stereotaktischen Bestrahlung (Radiochirurgie), sind grundsätzlich folgende Indikationen:
Akustikusneurinom (Durchmesser $\geq$ 2,5 cm und/oder bilaterales Akustikusneurinom und Neurofibromatose Typ 2 und/oder deutliche Hörminderung kontralaterales Gehör),
Hypophysenadenom (Makroadenom mit Infiltration der Sinus cavernosi und/oder Distanz $\leq$ 2 mm zu Sehapparat (Sehnerv, Chiasma) und oder lediglich indirekt darstellbares Adenom),
Meningeom (Inoperabilität bzw. Resttumor/Rezidiv an der Schädelbasis bzw. Sinus sagittalis und/oder Optikusscheidenmeningeom und/oder Distanz $\leq$ 2 mm zum Sehapparat/andere sensible Strukturen und/oder Volumen > 15 ml bzw. Größe über 2,5 cm in einer Ebene),
Chordom (immer bei subtotaler Resektion und/oder Chordome der Schädelbasis),
Neurinom (Tumor $\geq$ 2 cm und Distanz zum optischen System $\leq$ 2 mm),
Glomustumoren (Inoperabilität) sowie zusätzlich das maligne **Chondrosarkom** der Schädelbasis (auch nach subtotaler Resektion)
sowie seltene weitere ZNS-Tumoren:
Pilozytische Astrozytome (Tumor > 2,5 cm und Distanz zum optischen System $\leq$ 2 mm),
seltene selläre und paraselläre Tumoren (Tumor > 2,5 cm und Distanz zum optischen System $\leq$ 2 mm),
Tumoren der kranialen und spinalen Nerven (Tumor > 2,5 cm und Distanz zum optischen System $\leq$ 2 mm),
Die fraktionierte stereotaktische Radiotherapie ist bei Kindern und Jugendlichen mit **benignen** und **malignen Kopf-, Halstumoren** insbesondere geeignet bei folgenden Indikationen:
Astrozytäre und oligodendrogliale Tumoren (niedrigen Malignitätsgrads),
Maligne Gliome (z. B. Hirnstammgliom),
Ependymome (primär: Grad I und II zur Dosiserhöhung oder in der hinteren Schädelgrube: Grad III),
Medulloblastome (zur Dosiserhöhung in der hinteren Schädelgrube),
Retinoblastome,
Aderhautmelanome.

☞ Siehe **Nr. A 5864** im Verzeichnis der Analogen Bewertungen.

3-D-Bestrahlungsplanung für die fraktionierte stereotaktische Präzisionsbestrahlung von Rezidiven primär maligner Kopf-, Halstumoren oder Rezidiven von Hirnmetastasen mittels Linearbeschleuniger, einschließlich Anwendung eines Simulators und Anfertigung einer Körperquerschnittszeichnung oder Benutzung eines Körperquerschnitts anhand vorliegender Untersuchungen, einschließlich individueller Berechnung der Dosisverteilung mit Hilfe eines Prozessrechners

Analog 1,75 × Nr. 5855 GOÄ (1,75 × 6900 Punkte)

☞ Diese 3-D-Bestrahlungsplanung ist nur einmal in sechs Monaten berechnungsfähig.
Die analoge Nr. 5855 GOÄ wird 1,75-mal angesetzt für den Bestrahlungsplan im Rahmen der fraktionierten stereotaktischen Präzisionsbestrahlung primär oder sekundär maligner Tumoren.

☞ Siehe **Nr. A 5865** im Verzeichnis der Analogen Bewertungen.

Fraktionierte stereotaktische Präzisionsbestrahlung von Rezidiven primär maligner Kopf-, Halstumoren oder Rezidiven von Hirnmetastasen mittels Linearbeschleuniger, ggf. einschließlich Fixierung mit Ring oder Maske –, je drei Fraktionen

Analog 1 × Nr. 5855 GOÄ (1 × 6.900 Punkte)

Unter einer Fraktion wird eine Bestrahlung verstanden. Die Gebührenposition Nr. 5855 GOÄ analog ist einmal für **drei** Fraktionen berechnungsfähig. Werden eine oder zwei weitere Fraktion/en erbracht, so löst/lösen diese Fraktion/en zwei Drittel (zur Vereinfachung 0,7) bzw. ein Drittel (zur Vereinfachung 0,35) mal den analogen Ansatz der Nr. 5855 GOÄ aus.
Beispiele:
6 Fraktionen werden erbracht = 2 × Nr. 5855 GOÄ analog
7 Fraktionen werden erbracht = 2,35 × Nr. 5855 GOÄ analog
8 Fraktionen werden erbracht = 2,7 × Nr. 5855 GOÄ analog
Die fraktionierte stereotaktische Präzisionsbestrahlung analog nach Nr. 5855 GOÄ ist maximal fünf Mal (15 Fraktionen) in sechs Monaten berechnungsfähig.
Kriterien für die fraktionierte stereotaktische Präzisionsbestrahlung, in Abgrenzung zur einzeitigen stereotaktischen Bestrahlung (Radiochirurgie), sind: Primäre Hirntumoren (Inoperabilität und/oder Therapieresistenz bzw. Progression oder Rezidiv z. B. nach konventioneller Bestrahlung mit oder ohne Chemotherapie), Rezidiv einer symptomatischen Metastase des ZNS, Chiasmanahe oder im Hirnstamm lokali-

Beschlüsse des Zentralen Konsultationsausschusses

sierte Hirnmetastase, Rezidiv eines Aderhautmelanoms.

☞ Siehe **Nr. A 5866** im Verzeichnis der Analogen Bewertungen.

Abrechnung urologischer Leistungen
(Beschluss vom 18.09.2006)

Transurethral-endoskopische intrakorporale Harnleitersteinzertrümmerung

Transurethrale endoskopische Litholapaxie von Harnleitersteinen einschließlich Harnleiterbougierung, intrakorporaler Steinzertrümmerung und endoskopischer Entfernung der Steinfragmente, ggf. einschließlich retrograder Steinreposition

Analog 1 × Nr. 1817 GOÄ (2.200 Punkte) plus Nr. 1787 GOÄ (252 Punkte).

☞ Siehe **Nr. A 1861** im Verzeichnis der Analogen Bewertungen.

Perkutane intrakorporale Nierensteinzertrümmerung

Perkutane Nephrolitholapaxie (PNL oder PCNL) – mit Ausnahme von Nierenausgusssteinen – einschließlich intrakorporaler Steinzertrümmerung, pyeloskopischer Entfernung der Steinfragmente und Anlage einer Nierenfistel

Analog Nr. 1838 GOÄ (2.220 Punkte) plus Nr. 1852 GOÄ (700 Punkte).

☞ Siehe **Nr. A 1862** im Verzeichnis der Analogen Bewertungen.

Transurethrale oder perkutane Endopyelotomie

Transurethrale Endopyelotomie, einschließlich Ureterorenoskopie mit Harnleiterbougierung, ggf. einschließlich der retrograden Darstellung des Ureters und des Nierenbeckens mittels Kontrastmittel und Durchleuchtung, ggf. einschließlich Einlage eines transureteralen Katheters oder transkutane Endopyelotomie, einschließlich Punktion des Nierenbeckens und Bougierung der Nierenfistel sowie Pyeloskopie, ggf. einschließlich der Darstellung des Nierenbeckens mittels Kontrastmittel und Durchleuchtung, ggf. einschließlich Einlage eines Nierenfistelkatheters

Analog Nr. 1827 GOÄ (1.500 Punkte) plus Nr. 1852 GOÄ (700 Punkte).

☞ Die Einlage eines transureteralen Katheters nach Nr. 1812 GOÄ bzw. die Einlage eines Nierenfistelkatheters nach Nr. 1851 GOÄ ist Leistungsbestandteil der transurethralen bzw. perkutanen Endopyelotomie und kann nicht zusätzlich berechnet werden.
Die retrograde bzw. anterograde Darstellung von Ureter und Nierenbecken nach Nr. 5220 GOÄ ist Leistungsbestandteil der transurethralen bzw. perkutanen Endopyelotomie und kann nicht zusätzlich berechnet werden.
Die Darstellung von Harnblase und Urethra nach Nr. 5230 GOÄ ist, sofern erforderlich, neben der transurethralen Endopyelotomie berechnungsfähig.

☞ Siehe **Nr. A 1863** im Verzeichnis der Analogen Bewertungen.

Radikale Prostatektomie mit Rekonstruktion des Blasenhalses sowie der Schließmuskelfunktion mit Entfernung der Lymphknoten ohne Neurolyse

Totale Entfernung der Prostata und der Samenblasen einschließlich pelviner Lymphknotenentfernung mit anschließender Rekonstruktion des Blasenhalses und der Schließmuskelfunktion, einschließlich Blasenkatheter, ggf. einschließlich suprapubischem Katheter, ggf. einschließlich einer oder mehrerer Drainagen

Analog Nr. 1845 GOÄ (4.990 Punkte).

☞ Siehe **Nr. A 1870** im Verzeichnis der Analogen Bewertungen.

Radikale Prostatektomie mit Rekonstruktion des Blasenhalses sowie der Schließmuskelfunktion mit Entfernung der Lymphknoten mit Neurolyse

Totale Entfernung der Prostata und der Samenblasen einschließlich pelviner Lymphknotenentfernung mit anschließender Rekonstruktion des Blasenhalses und der Schließmuskelfunktion sowie Potenzerhalt durch Präparation der Nervi erigentes, auch beidseitig, einschließlich Blasenkatheter, ggf. einschließlich suprapubischem Katheter, ggf. einschließlich einer oder mehrerer Drainagen

Analog Nr. 1850 GOÄ (6.500 Punkte)

☞ Siehe **Nr. A 1871** im Verzeichnis der Analogen Bewertungen.

Beschlüsse des Zentralen Konsultationsausschusses

Radikale Prostatektomie mit Rekonstruktion des Blasenhalses sowie der Schließmuskelfunktion ohne Entfernung der Lymphknoten ohne Neurolyse

Totale Entfernung der Prostata und der Samenblasen ohne pelvine Lymphknotenentfernung mit anschließender Rekonstruktion des Blasenhalses und der Schließmuskelfunktion, einschließlich Blasenkatheter, ggf. einschließlich suprapubischem Katheter, ggf. einschließlich einer oder mehrerer Drainagen

Analog Nr. 1843 GOÄ (4.160 Punkte)

☞ Siehe **Nr. A 1872** im Verzeichnis der Analogen Bewertungen.

Radikale Prostatektomie mit Rekonstruktion des Blasenhalses sowie der Schließmuskelfunktion ohne Entfernung der Lymphknoten mit Neurolyse

Totale Entfernung der Prostata und der Samenblasen ohne pelvine Lymphknotenentfernung mit anschließender Rekonstruktion des Blasenhalses und der Schließmuskelfunktion sowie Potenzerhalt durch Präparation der Nervi erigentes, auch beidseitig, einschließlich Blasenkatheter, ggf. einschließlich suprapubischem Katheter, ggf. einschließlich einer oder mehrerer Drainagen

Analog Nr. 3088 GOÄ (5.600 Punkte)

☞ Die Analogen Bewertungen nach A 1870, 1871, 1872 und 1873 können nicht nebeneinander, sondern nur alternativ (je nach Leistungsumfang) berechnet werden.

☞ Siehe **Nr. A 1873** im Verzeichnis der Analogen Bewertungen.

Radikale Nephrektomie bei Nierenzellkarzinom

☞ Bei einer über das regionäre Lymphabstromgebiet (nach gültiger TNM-Klassifikation) hinausgehenden, ausgedehnten extraregionären Lymphknotenentfernung (auch transabdominal oder transthorakal) kann Nr. 1783 GOÄ analog (1.850 Punkte) für die extraregionäre Lymphknotenentfernung als selbstständige Leistung neben der Nr. 1843 GOÄ berechnet werden. Zusätzlich ist bei eindeutiger medizinischer Indikation (z. B. Verdacht auf Infiltration oder metastatischen Befall) die Entfernung der Nebenniere nach Nr. 1858 GOÄ (3.230 Punkte) als selbstständige Leistung neben Nr. 1843 GOÄ berechnungsfähig.

Die bei fortgeschrittenem Tumorstadium ggf. medizinisch erforderliche Entfernung von Tumorthromben in der Vena cava ist als selbständige Leistung entsprechend Nr. 2802 GOÄ (2.220 Punkte) neben Nr. 1843 GOÄ berechnungsfähig.

Erfolgt neben der Nephrektomie nach Nr. 1843 GOÄ ein weiterer Eingriff (z. B. nach Nr. 1858 GOÄ) über denselben transabdominellen bzw. transthorakalen Zugang, so ist bei dieser Leistung die Eröffnungsleistung nach Nr. 3135 GOÄ (transabdominaler Zugang) oder Nr. 2990 GOÄ (transthorakaler Zugang) abzuziehen.

Organerhaltende Nierenzellkarzinomentfernung ohne Entfernung der regionären Lymphknoten

Organerhaltende Entfernung eines malignen Nierentumors ohne Entfernung der regionalen Lymphknoten

Analog Nr. 1842 GOÄ (3.230 Punkte)

☞ Siehe **Nr. A 1880** im Verzeichnis der Analogen Bewertungen.

Organerhaltende Nierenzellkarzinomentfernung mit Entfernung der regionären Lymphknoten

Organerhaltende Entfernung eines malignen Nierentumors mit Entfernung der regionalen Lymphknoten

Analog Nr. 1843 GOÄ (4.160 Punkte)

☞ Bei metastatischem Befall von Lymphknoten über das regionäre Lymphstromgebiet (nach gültiger TNM-Klassifikation) hinaus kann zusätzlich die Nr. 1783 GOÄ analog für die extraregionäre Lymphknotenentfernung als selbstständige Leistung, nach Abzug der Eröffnungsleistung, neben der Nr. 1843 GOÄ analog berechnet werden.

☞ Siehe **Nr. A 1881** im Verzeichnis der Analogen Bewertungen.

Diagnostische Fluoreszenzendoskopie

Fluoreszenzendoskopie bei Urothelkarzinom, einschließlich Instillation des Farbstoffs

Analog Nr. 1789 GOÄ (325 Punkte)

☞ Die Kosten für den je Sitzung verbrauchten Farbstoff können entsprechend § 10 Abs. 1 Nr. 1 GOÄ als Ersatz von Auslagen geltend gemacht werden.

☞ Siehe **Nr. A 1890** im Verzeichnis der Analogen Bewertungen.

Beschlüsse des Zentralen Konsultationsausschusses

Reproduktionsmedizin und Schlafmedizin

Die Beschlüsse des Gebührenordnungsausschusses der Bundesärztekammer zu reproduktionsmedizinischen Leistungen und in der Schlafmedizin nach GOÄ, abgedruckt auf S. 381 bzw. 375 der Ausgabe GOÄ/UV-GOÄ Stand 01.04.2005, wurden vom „Zentralen Konsultationsausschuss" konsentiert.

Kapselendoskopie
(Beschluss vom 08.03.2005 und vom 14.6.2005)

Untersuchung des Dünndarms mittels Kapselendoskopie und Auswertung des Bildmaterials bei unklarer gastrointestinaler Blutung, nach vorausgegangener Endoskopie des oberen und unteren Gastrointestinaltraktes

Analog Nr. 684 GOÄ plus Nr. 687 GOÄ (2700 Punkte)

☞ Voraussetzung für das Erbringen der Kapselendoskopie ist die Gebietsbezeichnung Facharzt/Fachärztin für Innere Medizin mit Schwerpunkt Gastroenterologie (zukünftig Facharzt/Fachärztin für Innere Medizin und Schwerpunkt Gastroenterologie).
Ein Arzt oder eine Ärztin, der/die im Rahmen ihrer bisherigen Tätigkeit Kapselendoskopien durchgeführt hat, darf diese Leistungen auch weiterhin erbringen und abrechnen, sofern die für das Erbringen der Kapselendoskopie notwendige fachliche Qualifikation nach der jeweils geltenden Weiterbildungsordnung, insbesondere eingehende Kenntnisse und Erfahrungen mit endoskopischen Verfahren des Gastrointestinaltraktes, nachgewiesen wird.
Der Zeitaufwand für die Auswertung der Videodokumentation beträgt durchschnittlich zwei Stunden. Ist er im konkreten Fall deutlich niedriger oder deutlich höher, ist dies beim Ansatz des Steigerungsfaktors zu berücksichtigen.

☞ siehe **Nr. A 707** im Verzeichnis der Analogen Bewertungen

Netzimplantation in der Hernienchirurgie
(Beschluss vom 27. 4. 2004)

Operation eines großen Leisten- oder Schenkelbruches oder Rezidivoperation eines Leisten- oder Schenkelbruches, jeweils einschließlich Implantation eines Netzes, analog Nr. 3286

☞ siehe **Nr. A 3289** im Verzeichnis der Analogen Bewertungen

Abrechnung von HNO-Leistungen
(Beschlüsse vom 11. 11. 2003 und vom 27. 4. 2004)

Operation an der Nasenmuschel
Turbinoplastik analog Nr. 2382, Nr. 2250 nicht neben Nr. 1438

☞ Eine schleimhautschonende plastische Operation an der Nasenmuschel (z. B. Turbinoplastik) oder der Eingriff nach der Leglerschen Operationsmethode ist analog nach Nr. 2382 zu bewerten. Mit der Analogbewertung nach Nr. 2382 sind alle an dieser Nasenmuschel erforderlichen Maßnahmen an Schleimhaut, Weichteilen und ggf. knöchernen Anteilen der Nasenmuschel abgegolten.

Die konventionelle teilweise oder vollständige Abtragung einer Nasenmuschel (Muschelteilresektion, Muschelkappung, Abtragung des hinteren Muschelendes bei Muschelhyperplasie) ist Nr. 1438 zuzuordnen. In den Fällen, in denen knöcherne Anteile der Muschel durch Muschelkappung bzw. Muschel(teil-)resektion entfernt werden (Turbinektomie), kann dies nicht als selbstständige Osteotomie nach Nr. 2250 neben Nr. 1438 berechnet werden.

Operationen am Nasenseptum
Nr. 1438 oder Nr. 2382 analog neben Nr. 1448

☞ Bei gegebener medizinischer Indikation können Eingriffe an der Nasenmuschel nach Nr. 1438 oder analog nach Nr. 2382 neben Nrn. 1447/1448 berechnet werden.

Nr. 1441 neben Nrn. 1447/1448

☞ Die Kappung oder Resektion von Polypen, die aus einer oder mehrerer Nasennebenhöhle(n) einer Seite in die Nasenhaupthöhle vorwuchern, ist dem Eingriff nach Nr. 1441 zuzuordnen. Nr. 1441 ist ein eigenständiger Eingriff und ggf. neben den Septum-Operationen nach den Nrn. 1447/1448 berechnungsfähig. Die Entfernung von Nasenseptumpolypen oder anderen hyperplastischen Veränderungen der Nasenscheidewand ist mit dem Ansatz der Nrn. 1447/1448 abgegolten.

Nr. 2253 analog für den plastischen Wiederaufbau des Nasenrückens nach Voroperationen oder bei Dysplasien oder analog für die Septumaustauschplastik neben Nrn. 1447/1448

☞ Der plastische Wiederaufbau des Nasenrückens mit Knochen/Knorpel im Rahmen von Revisionsoperationen (bei Sattelbildung) oder zur Korrektur von Dysplasien der knöchernen Nase oder im Rahmen der Durchführung einer Septumaustauschplastik ist analog nach Nr. 2253 (Knochenspanentnahme, 647

Beschlüsse des Zentralen Konsultationsausschusses

Punkte) zu bewerten und als zusätzliche Maßnahme neben den Septum-Operationen nach den Nrn. 1447/1448 berechnungsfähig. Die routinemäßige Reimplantation von gecrushtem Resektionsmaterial im Rahmen einer Septum-Korrektur außerhalb der oben genannten Indikationen ist mit dem Ansatz der Nrn. 1447/1448 abgegolten.

Nr. 2256 (analog) für die Abtragung der Lamina perpendicularis nicht neben Nrn. 1447/1448
☞ Die Abtragung der Lamina perpendicularis des knöchernen Septums ist mit der Berechnung der Nr. 1447 oder Nr. 1448 abgegolten.

Nr. 2267 (analog) nicht neben Nrn. 1447/1448
☞ Die Knochenzerbrechung zur Begradigung der Restseptumanteile ist mit der Berechnung der Nrn. 1447/1448 abgegolten und kann nicht als selbstständige Leistung, z. B. nach Nr. 2267 (analog), neben Nrn. 1447/1448 berechnet werden.

Nrn. 1425/1426 nicht neben Nrn. 1447/1448
☞ Die Ausstopfung der Nase nach Nr. 1425 oder 1426 kann nicht neben den Nrn. 1447/1448 berechnet werden. Als operationsabschließende Wundversorgung ist die Tamponade der Nase mit der Berechnung der Gebühr für den operativen Eingriff abgegolten.

Postoperative Tamponaden-/Schienen-/Splintentfernung analog Nr. 1427 bzw. analog Nr. 1430
☞ Für die postoperative Entfernung von Tamponaden nach Nasen- und/oder Nasennebenhöhlen-Eingriffen ist Nr. 1427 analog berechnungsfähig. Nr. 1427 analog kann nur einmal berechnet werden, auch wenn aus beiden Nasenhaupthöhlen Tamponaden entfernt werden.

Für die postoperative Entfernung von nasalen Schienen, Silikonfolien oder Splints ist Nr. 1430 analog berechnungsfähig. Nr. 1430 analog kann nur einmal berechnet werden, auch wenn Material aus beiden Nasenhaupthöhlen entfernt werden muss.

1429/1435 in derselben Sitzung nicht neben Nrn. 1447/1448
☞ Maßnahmen zur intraoperativen Blutstillung oder operationsabschließenden Wundversorgung sind mit der Berechnung der Nrn. 1447/1448, ggf. durch Ansatz eines höheren Faktors, abgegolten, und können nicht als selbstständige Leistungen, z. B. nach den Nrn. 1429/1435, neben Nrn. 1447/1448 berechnet werden.

Operation an den Nasennebenhöhlen

Nrn. 1469/1470
☞ Bei endonasal-mikroskopischer/endoskopischer Operation der Keilbeinhöhle und Ausräumung der Siebbeinzellen einer Seite in derselben Sitzung ist Nr. 1469 (oder 1470) zweimal berechnungsfähig, wenn nachweislich getrennte Zugangswege sowohl zur Keilbeinhöhle als auch zum Siebbeinzellensystem gewählt werden.

Bei rechts- und linksseitiger Ausräumung der Siebbeinzellen und/oder Operation der Keilbeinhöhle in derselben Sitzung kann Nr. 1469 (oder Nr. 1470) max. viermal berechnet werden. Voraussetzung hierfür ist, dass jeweils seitengetrennte Zugangswege geschaffen werden. Bei Operation von mehr als einer Kammer der septierten Keilbeinhöhle kann Nr. 1469 (oder Nr. 1470) nicht mehr als einmal berechnet werden, wenn die zweite Kammer durch denselben Zugangsweg ausgeräumt wird, also transseptal vorgegangen wird.

Nr. 1471, Nr. 1469 ggf. neben Nrn. 1469/1470
☞ Werden bei endonasalmikroskopischer/endoskopischer Operationstechnik neben einer Stirnhöhleneröffnung nach Nr. 1471 in derselben Sitzung die vorderen Siebbeinzellen nicht nur eröffnet, sondern ausgeräumt, so ist das Ausräumen der vorderen Siebbeinzellen mit der Berechnung der Nr. 1471 abgegolten. Bei zusätzlicher Ausräumung der hinteren Siebbeinzellen in derselben Sitzung ist Nr. 1469 (oder Nr. 1470) zusätzlich neben Nr. 1471 berechnungsfähig, vorausgesetzt, dass ein separater Zugangsweg zu den hinteren Siebbeinzellen geschaffen wurde.

Nr. 1486, subturbinale Fensterung
☞ Wird bei einer endonasal-mikroskopischen/endoskopischen Kiefernhöhlenoperation nach Nr. 1486 ein subturbinales Fenster zur Drainage angelegt, so ist diese zusätzliche Maßnahme durch die Berechnung der Nr. 1486 abgegolten, und nicht als selbstständige Leistung, z. B. nach Nr. 1468, neben Nr. 1486 berechnungsfähig. Der durch die zusätzliche subturbinale Fensterung verursachte Aufwand muss durch die Wahl eines adäquaten Steigerungsfaktors abgebildet werden.

Nr. 1488, Operation sämtlicher Nebenhöhlen einer Seite
☞ Gegenüber dem alten Operationsstandard bei chronischer Sinusitis nach Nr. 1488 (Radikaloperation sämtlicher Nebenhöhlen einer Seite) wird in der modernen endoskopisch/mikroskopischen Nasennebenhöhlenchirurgie das Ziel der schleimhautschonenden Funktionswiederherstellung der Nebenhöhle(n) unter Vermeidung größerer knöcherner Destruktionen ver-

Beschlüsse des Zentralen Konsultationsausschusses

folgt. Sofern für die operative Behandlung mehrerer Nasennebenhöhlen einer Seite jeweils getrennte endonasale Zugangswege gewählt werden, ist der je Nasennebenhöhle durchgeführte Eingriff als selbstständige Leistung berechnungsfähig. Voraussetzung für die Anerkennung der Berechnung verschiedener Nasennebenhöhlen-Eingriffe nebeneinander ist, dass sich Indikationsstellung zum jeweiligen Eingriff sowie die Art der operativen Vorgehensweise aus dem OP-Bericht ableiten lassen. Die vom Zentralen Konsultationsausschuss für Gebührenordnungsfragen beschlossenen Abrechnungsempfehlungen für die Gebührenpositionen der einzelnen Nasennebenhöhlen-Eingriffe sind dabei jeweils zu beachten:

Bei Durchführung von Eingriffen zur Ausräumung der Siebbeinzellen und der Keilbeinhöhle müssen die diesbezüglichen Abrechnungsbestimmungen (vgl. Beschlussvorschlag Nr. 3, Nr. 1469 oder Nr. 1470, je Seite max. zweimal berechnungsfähig) beachtet werden. Erfolgt neben der Stirnhöhleneröffnung nach Nr. 1471 in derselben Sitzung eine Ausräumung der vorderen Siebbeinzellen, so ist dies mit der Berechnung der Nr. 1471 abgegolten (vgl. Beschluss „Nr. 1471, Nr. 1469 ggf. neben Nrn. 1469/1470"). Fakultativ zusätzliche Fensterungen der einzelnen Nasennebenhöhlen, z. B. das Anlegen eines zusätzlichen subturbinalen Fensters bei endoskopischer Kiefernhöhlenoperation, sind nicht als selbstständige Leistungen zusätzlich zu der Gebührenposition für den operativen Eingriff an dieser Nasennebenhöhle berechnungsfähig; der hierdurch erhöhte Aufwand muss durch Wahl eines adäquaten Steigerungsfaktors abgebildet werden (vgl. Beschluss „Nr. 1486, subturbinale Fensterung").

Nr. 1480 nicht neben Eingriffen an der Nasennebenhöhle
☞ Nr. 1480 kann nur als selbstständige Leistung, nicht für die intraoperative Absaugung im Zusammenhang mit operativen Eingriffen an den Nasennebenhöhlen berechnet werden.

Tonsillektomie

Nrn. 1499/1500
☞ Die Exzision von hyperplastischem Tonsillen-Gewebe aus dem Bereich der Plica triangularis ist mit dem Ansatz der Nrn. 1499/1500 abgegolten.

Tympanoplastik/Otosklerose-Operation

Nr. 2253 analog neben Nrn. 1610/1613/1614
☞ Wird zum Verschluss eines größeren Trommelfelldefekts oder zur endoprothetischen Versorgung einer defekten Gehörknöchelchenkette ein autologes Transplantat aus Knorpel oder Knochen verwendet, so sind Entnahme und Präparation des körpereigenen Materials durch den analogen Ansatz der Nr. 2253 (Knochenspanentnahme, 647 Punkte) abgegolten. Die Nr. 2253 analog für die Materialgewinnung und Herstellung des Trommelfellersatzes bzw. der Gehörknöchelchenprothese aus autologem Material ist in diesen Fällen einmal neben den Nrn. 1610/1613/1614 berechnungsfähig.

Nr. 2583 (Neurolyse) ggf. neben Nrn. 1610/1613/1614
☞ Bei fortgeschrittenem Krankheitsprozess ist ggf. die Neurolyse der Chorda tympani oder des Nervus facialis aus wuchernden Epithelformationen erforderlich. In diesen Fällen ist Nr. 2583 neben den Nrn. 1610/1613/1614 berechnungsfähig.

Nr. 2253 analog für die Verwendung von autologen Knorpel als Ersatz der Steigbügelfußplatte bei Otoskleroseoperation nach Nr. 1623
☞ Im Rahmen der Otoskleroseoperation nach Nr. 1623 kann der Wiederverschluss des Trommelfells durch einen tympanomeatalen Lappen nicht als selbstständige Leistung, z. B. nach den Nrn. 2380/2381/2382/2383/2384, anerkannt werden, da es sich bei der Adaption der zuvor durchtrennten Strukturen um den methodisch notwendigen Abschluss der Operation nach Nr. 1623 handelt. Eine Berechnung von trommelfellverschließenden Maßnahmen neben Nr. 1623 ist allenfalls in den Fällen denkbar, in denen ein vorbestehender größerer Trommelfelldefekt vorliegt, der durch aufwendigere Maßnahmen, die in Beschlussvorschlag Nr. 8.a) nach Nr. 2253 bewertet sind, erforderlich ist.

Wird anstelle einer industriell gefertigten Steigbügelprothese eine individuelle Prothese aus autologem Knorpelmaterial intraoperativ angefertigt, so ist hierfür für die Entnahme des autologen Knorpels sowie die Präparation Nr. 2253 analog einmal neben Nr. 1623 berechnungsfähig.

Nr. 1579 nicht neben Nrn. 1610/1613/1614
☞ Nr. 1579 (Chemische Ätzung in der Paukenhöhle) kann in derselben Sitzung nicht neben dem umfassenderen operativen Eingriff der Tympanoplastik nach den Nrn. 1610/1613/1614 berechnet werden.

Beschlüsse des Zentralen Konsultationsausschusses

Abrechnung von Bandscheibenoperationen und anderen neurochirurgischen Eingriffen an der Wirbelsäule
(Beschlüsse vom 11. 11. 2003 und vom 23. 7. 2004)

Nrn. 2565/2566 GOÄ
☞ Die Nrn. 2565/2566 sind nur einmal berechnungsfähig, auch wenn rechts- und linksseitig operiert wird. Dies gilt auch, wenn in einer Sitzung Nervenwurzeldekompressionen in bis zu drei benachbarten Segmenten durchzuführen sind. Sind jedoch mehr als drei Segmente in einer Sitzung zu behandeln, so ist ab dem vierten Segment der Ansatz der Nr. 2565/2566 ein weiteres Mal gerechtfertigt.

Nr. 2574 neben Nrn. 2565/2566 GOÄ
☞ Neben der Dekompression der Nervenwurzel (verursacht durch lateralen Bandscheibenvorfall, knöcherne Veränderungen und anderes) nach den Nrn. 2565/2566 können Eingriffe im Wirbelkanal erforderlich sein, die als selbstständige Leistungen nach den Nrn. 2574 oder 2575 dann neben Nrn. 2565/2566 berechnet werden können, wenn zu diesem Zweck über den Zugang zum Nervenwurzelkanal hinaus weitere operative Zielgebiete, die in einem bildgebenden Verfahren erkennbar völlig außerhalb der operierten Nervenwurzelkanäle im Wirbelkanal liegen, präpariert werden müssen.

Bei der operativen Behandlung einer Spinalkanalstenose ist die Nr. 2574 je Segment berechnungsfähig, gegebenenfalls zusätzlich zu den Leistungen nach Nrn. 2565/2566. Voraussetzung für die Berechnung der Nr. 2574 für die operative Sanierung der Spinalkanalstenose ist, dass je Segment von beiden Seiten her operiert wurde. Osteophytenabtragungen können nicht einzeln abgerechnet werden, wenn diese zum selben Segment zählen.

Die Entfernung eines oder mehrerer in den Spinalkanal versprengter Sequester ist ebenfalls Nr. 2574 zuzuordnen, und gegebenenfalls neben Nr. 2565 oder Nr. 2566 berechnungsfähig. Nr. 2574 für die Entfernung eines in den Wirbelkanal versprengten Sequesters ist aber nur dann mehr als einmal berechnungsfähig, wenn eine Ausdehnung über mehr als drei benachbarte Wirbelsegmente vorliegt.

Wurde Nr. 2574 bereits für den operativen Eingriff bei Spinalkanalstenose in einem Segment berechnet, so kann bei Vorliegen bzw. Entfernen eines Sequesters in demselben Segment Nr. 2574 nicht erneut in Ansatz gebracht werden. Der erhöhte Aufwand muss in diesen Fällen über die Wahl eines adäquaten Steigerungsfaktors bei Berechnung der Nr. 2574 abgebildet werden.

Nr. 2574, Nr. 2577 GOÄ
☞ Eingriffe zur Entfernung raumbeengender epiduraler und anderer extraduraler Prozesse im Wirbelkanal, auch unter dem hinteren Längsband, sind dem Eingriff nach Nr. 2574 zuzuordnen. Die Berechnung der Nr. 2577 ist aus Sicht des Zentralen Konsultationsausschusses nur dann angemessen, wenn es sich hierbei um einen Eingriff zur Entfernung eines intra- und extraspinal gelegenen Befundes handelt.

Nr. 2584 GOÄ
☞ Die Leistung nach Nr. 2584 ist im Rahmen von Bandscheibenoperationen und anderen Eingriffen zur Beseitigung raumfordernder Prozesse im Bereich der Nervenwurzeln und des Wirbelkanals nicht berechnungsfähig.

Nrn. 2802/2803 GOÄ
☞ Gefäßunterbindungen im Zusammenhang mit Eingriffen nach den Nrn. 2565/2566 oder andere Maßnahmen zur Blutstillung oder Verhinderung einer intraoperativen Blutung im Zusammenhang mit Eingriffen nach den Nrn. 2565/2566 erfüllen keinen eigenständigen Zielleistungsinhalt und sind daher nicht als gesonderte Gebührenposition, zum Beispiel nach Nr. 2802, neben Nrn. 2565/2566 berechnungsfähig. Sofern eine Gefäßunterbindung im Zusammenhang mit der Schaffung eines transthorakalen, transperitonealen oder retroperitonealen Zugangsweges zur Wirbelsäule erforderlich sein sollte, handelt es sich hierbei ebenfalls um eine unselbstständige Teilleistung, die entsprechend § 4 Abs. 2a GOÄ zum Beispiel Nr. 2292 zuzuordnen ist. Eine Gefäßfreilegung oder -unterbindung kann nur bei eigenständiger Indikation berechnet werden, wie beispielsweise in den seltenen Fällen dekompressiver Eingriffe an der Arteria vertebralis. Hier ist auch bei der Freilegung in mehreren Segmenten nur der einmalige Ansatz von Nr. 2803 pro Seite möglich.

Analogbewertungen augenheilkundlicher Leistungen
(Deutsches Ärzteblatt 99, Ausgabe 23 vom 07.06.2002, Seite A-1619 / B-1389 / C-1292)

☞ siehe **Nrn. A 7002 bis 7022** und **A 1387 bis 1387.2** im Verzeichnis der Analogen Bewertungen

Analogbewertung der weiterführenden sonographischen Fetaldiagnostik

(Deutsches Ärzteblatt 98, Ausgabe 24 vom 15.06.2001, Seite A-1644 / B-1412 / C-1308, ersetzt durch DÄ 103, Ausgabe 3 vom 16.01.2006, Seite A-136 / B-115 / C-115)

☞ siehe **Nrn. A 1006 bis A 1008** im Verzeichnis der Analogen Bewertungen

Abrechnung von Leistungen der Carotischirurgie

(Deutsches Ärzteblatt 102, Ausgabe 37 vom 16.09.2005, Seite A-2659/B-2247/C-2123)

Operative Rekonstruktion der Arteria carotis externa nach Nr. 2820 GOÄ

☞ Für die operative Rekonstruktion der Arteria carotis externa kann die Nr. 2820 GOÄ nur dann angesetzt werden, wenn die Arteria carotis externa im Sinne eines Umgehungskreislaufes an der Blutversorgung des Gehirns teilnimmt und daher als funktionelle Hirnarterie (= hirnversorgend) anzusehen ist.

Abzug von Eröffnungsleistung nicht notwendig bei Carotischirurgie

☞ Die Allgemeine Bestimmung zu Abschnitt L (Chirurgie, Orthopädie) des Leistungsverzeichnisses der GOÄ schreibt den Abzug einer Eröffnungsleistung in den Fällen vor, in denen mehrere Eingriffe „in der Brust- oder Bauchhöhle" im zeitlichen Zusammenhang durchgeführt werden. Bei gleichzeitigem gefäßchirurgischen Eingriff an beiden Carotiden (Arteria carotis communis und interna) nach den Nrn. 2820 und/oder 2821 GOÄ „Rekonstruktive Operation an einer extrakraniellen Hirnarterie (mit Anlegen eines Shunt)" unter Verwendung eines Zuganges ist der sich überschneidende Leistungsbestandteil der Eröffnungsleistung der beiden selbstständigen Leistungen so geringfügig, dass eine Anwendung der für die Nebeneinandererbringung von Eingriffen in „Brust- oder Bauchhöhle" geltenden Bestimmung des Abzugs nicht auf die Carotischirurgie übertragbar ist.

Privatliquidation herzchirurgischer Leistungen

(Deutsches Ärzteblatt 96, Ausgabe 40 vom 08.10.1999, Seite A-2539 / B-2169 / C-2032

Allgemeines

Besonders bei herzchirurgischen Leistungen tritt zutage, daß die Verstärkung des Zielleistungsprinzips im § 4 Abs. 2a der GOÄ vom 1. Januar 1996 in Widerspruch steht zur Struktur des Leistungsverzeichnisses, dies gilt insbesondere für die nicht überarbeiteten operativen Abschnitte. Da abweichend vom „Zielleistungsprinzip" in der GOÄ zahlreiche Einzelleistungen verankert sind, die nur Bestandteil einer anderen Leistung sein können, ist aufgrund der Entwicklung der Medizin und des weiterhin unverändert bestehenden Leistungsverzeichnisses die Frage des Inhalts und Umfanges einer Leistung sowie die zusätzliche Berechnungsfähigkeit einer anderen Leistung jeweils vor dem Hintergrund des medizinischen Sachverhaltes zu klären. Da die Fassung des § 4 Abs. 2a GOÄ mit der Struktur des Leistungsverzeichnisses nicht kompatibel ist, ist eine Abwägung zwischen den gebührenrechtlichen Anforderungen und der Art und Weise der ärztlichen Leistungserbringung bei der Entscheidung gefordert.

Es besteht Übereinstimmung darüber, daß auch unter Berücksichtigung des § 4 Abs. 2a im Einzelfall die medizinische Sichtweise ausschlaggebend sein kann. Offensichtlich wird dies zum Beispiel bei in der GOÄ enthaltenen Leistungen, die für sich nicht abschließend sein können (siehe zum Beispiel Nrn. 2807/2808 GOÄ).

In der Herzchirurgie kommt hinzu, daß das Leistungsverzeichnis in der Struktur, auch in der Bewertung, in sehr vielen Fällen nicht den zeitgemäßen Stand der Herzchirurgie widerspiegelt. Zum Beispiel beruht die Fassung der Nr. 3088 GOÄ noch auf dem Stand der Vineberg-Operation.

Im Konsultationsausschuß besteht Übereinstimmung darüber, daß in den Fällen, in denen eine GOÄ-Position nur unter besonderen Umständen und im Einzelfall, neben anderen Positionen berechnungsfähig ist, zur besseren Nachvollziehbarkeit die Besonderheiten des Falles schon in der Rechnungslegung zu dokumentieren sind, auch wenn dies die GOÄ nicht zwingend vorsieht.

Beschlüsse des Zentralen Konsultationsausschusses

Einzelfragen

Berechnung der Excision der alten Narbe bei Re-Operationen

☞ Die Berechnung der Excision der alten Narbe bei Re-Operationen mit Nr. 2005 GOÄ (Versorgung einer großen Wunde ...) neben der Operationsziffer für die Wund- beziehungsweise Narbenausschneidung ist nicht möglich (unselbständige Leistung nach § 4 Abs. 2a GOÄ). In seltenen Fällen, wenn tatsächlich eine entsprechende Indikation und Leistung vorliegt, kann Nr. 2392a GOÄ (Excision einer großen, kontrakten und funktionsbehindernden Narbe – einschließlich plastischer Deckung –) anfallen.

Verdrahtung des Sternums

☞ Für die Verdrahtung des Sternums bei Abschluß der Operation kann Nr. 2350 GOÄ (Verdrahtung eines großen Röhrenknochens bei offenem Knochenbruch) nicht eigenständig berechnet werden. Nur wenn bei Sternumdehiszens eine erneute Stabilisierung des Sternums erforderlich wird, ist dieser glücklicherweise seltene Vorgang eigenständig und berechenbar. Zutreffend ist in der Regel Nr. 2355 GOÄ (operative Stabilisierung einer Pseudarthrose oder operative Korrektur eines in Fehlstellung verheilten Knochenbruchs) in seltenen Fällen zum Beispiel der Plattenosteosynthese auch Nr. 2356 GOÄ.

Berechnung Nr. 2801 GOÄ neben Nrn. 3050, 3054

☞ Die Berechnung der Nr. 2801 GOÄ (Freilegung und/oder Unterbindung eines Blutgefäßes an den Gliedmaßen, als selbständige Leistung) zu den Nrn. 3050 (HLM) oder 3054 (operative extrathorakale Anlage einer assistierenden Zirkulation) ist in aller Regel nicht möglich, da unselbständige Leistung. Nur in sehr seltenen Fällen ist Nr. 2801 neben einer der beiden Gebührennummern 3050 oder 3054 berechenbar. Dies ist dann der Fall, wenn extrathorakale Gefäße freigelegt, jedoch nicht für die Implantation eines Herzunterstützungssystems verwendet werden konnten (zum Beispiel bei Arteriosklerose/Verschluß o. ä. dieser Gefäße) und dann die Anlage einer assistierenden Zirkulation an anderen Gefäßen (zum Beispiel retroperitoneal) erfolgte.

Freilegung der Arteria mammaria neben Bypass-OP

☞ Bei etwa 55 Prozent der Operationen wird ein arterielles Conduit verwendet, dabei in circa 50 Prozent die Arteria mammaria interna. Häufig wird für die Freilegung der Arteria mammaria interna Nr. 2802 GOÄ berechnet. Zur Beurteilung einer eigenständigen Berechenbarkeit der Gefäßfreilegung wird in der Diskussion festgestellt, daß die Nrn. 3088 und 3989 noch aus der Zeit stammen, als die Vineberg-Op Standard war. Die GOÄ sieht ausdrücklich eigenständige Ziffern für die operative Entnahme einer Arterie beziehungsweise Vene zum Gefäßersatz vor (Nrn. 2807 und 2808 GOÄ). Dies sind in keinem Fall abschließende Leistungen. Demzufolge müßte gleiches für die Arteria mammaria interna gelten.

Andererseits sind in den Nrn. 3088 und 3089 GOÄ nicht Operationsmethoden, sondern Leistungsziele beschrieben, die auch heute noch zutreffen.

Es besteht Übereinstimmung, daß für die Freilegung und Präparation der Arteria mammaria Nr. 2807 GOÄ analog (nicht Nr. 2802) berechenbar ist. Analog, weil die Arterie nicht wie in der Legende enthalten „entnommen" wird.

Nr. 2808 GOÄ neben Bypass-OP

☞ Nr. 2808 GOÄ (operative Entnahme einer Vene zum Gefäßersatz) ist bei venösem Bypass neben Nrn. 3088/3089 eigenständig berechenbar.

Berechnung der Mammaria-Verpflanzung

☞ Für die Mammaria-Verpflanzung ist Nr. 2809 GOÄ (Naht eines verletzten Blutgefäßes an den Gliedmaßen, einschließlich Wundversorgung) nicht eigenständig neben Nrn. 3088 und 3089 und (evtl.) 2802 berechenbar.

Beseitigung einer distal des Bypasses gelegenen Stenose beziehungsweise operative Behandlung des Conduits

☞ In den seltenen Fällen (drei bis vier Prozent der Fälle), daß ein echter Zweiteingriff zur Beseitigung einer Stenose durchgeführt werden muß, das heißt wenn distal des Bypasses eine Verengung operativ behandelt werden muß, ist dafür Nr. 3075 GOÄ (Entfernung eines Fremdkörpers aus dem Herzen oder einem herznahen Gefäß – auch Thromb- oder Embolektomie) eigenständig neben der Bypass-Operation berechenbar.

Wenn aber ein für die koronare Revaskularisierung herangezogener arterieller Conduit aus dem Bereich des Thorax in besonderer Weise operativ vorbehandelt werden muß, um ihn überhaupt als arteriellen Conduit für die koronare Revaskularisierung nutzen zu können, ist dies eine unselbständige Teilleistung im Sinne des § 4 Abs. 2a GOÄ. Der erhöhte Aufwand (und die höhere Schwierigkeit) kann nur im Rahmen des § 5 GOÄ (Steigerungsfaktor) berücksichtigt werden.

Auch hier trifft zu, daß in solchen Fällen die Besonderheiten des Eingriffs bereits im Rechnungstext dokumentiert sein sollten.

Beschlüsse des Zentralen Konsultationsausschusses

Nr. 5345 GOÄ (PTA) für die Aufdehnung der Arteria mammaria

☞ Die Aufdehnung der Arteria mammaria mittels Knopfsonde oder Durchspülung (zum Beispiel Papaverin) ist keine eigenständig berechenbare Leistung. In seltenen speziellen Situationen (etwa 0,5 Prozent der Eingriffe) muß aber eine echte Dilatation der Arteria mammaria interna oder eines anderen Gefäßes intraoperativ durchgeführt werden, wobei dann auch ein entsprechender Ballonkatheter verwendet wird. In dieser speziellen Ausnahmesituation sieht der Konsultationsausschuß die eigenständige Berechenbarkeit der Nr. 5345 GOÄ begründet. Im Hinblick auf eine angemessene Bewertung ist, weil die Leistung nicht perkutan, sondern am freigelegten Gefäß erfolgt, die Berechnung mit dem 1,0fachen Steigerungsfaktor sachgerecht.

Hinzuweisen ist darauf, daß das Erfordernis dieses zusätzlichen und eigenständigen Eingriffs bereits in der präoperativen Angiographie erkennbar und intraoperativ die Durchführung anhand der Druckwerte dokumentiert sein muß. Die Besonderheit des Eingriffes sollte bereits in der Rechnungsstellung nachvollziehbar sein.

Nr. 2970 (Pleuradrainage) und/oder Nr. 3012 (Drainage des Mediastinums) neben Herzoperationen

☞ Für die Drainage des Operationsgebietes sind die Nr. 2970 (Pleuradrainage) und/oder Nr. 3012 (Drainage des Mediastinums) nicht eigenständig berechenbar. Drainagen, die im Sinne einer therapeutischen Intervention in speziellen Situationen gelegt werden und über separate Inzisionen ausgeleitet werden müssen, zum Beispiel bei Eröffnung der Pleurahöhle, könnten als eigenständiger Eingriff und berechenbar (Nr. 2970 GOÄ) angesehen werden. Tatsächlich zeigt die Praxis, daß die Pleuradrainage fast durchgängig berechnet wird, und daß bei 25 bis 33 Prozent der Eingriffe, insbesondere bei Präparation der Arteria mammaria die Pleura eröffnet wird.

Wegen der faktisch nicht gegebenen Nichtabgrenzbarkeit der Leistung empfiehlt der Ausschuß, in jedem Fall auf die Berechnung der Nr. 2970 GOÄ zu verzichten.

Nr. 627 GOÄ (Linksherzkatheterismus) intraoperativ

☞ Nr. 627 GOÄ (Linksherzkatheterismus) – gleiches gilt für die Nr. 628 GOÄ – ist intraoperativ nicht für intraoperative Funktionsmessungen berechenbar. Zutreffend ist hier Nr. 3060 GOÄ (intraoperative Funktionsmessungen am und/oder im Herzen). (Siehe auch zu „Nr. 627 oder Nr. 629 neben Nr. 3060")

Berechnung Nr. 3065 oder 3066 GOÄ für das Lösen von Verwachsungen

☞ Nr. 3065 GOÄ (Operation am Perikard als selbständige Leistung) ist nicht berechenbar für das routinemäßige Lösen von Verwachsungen auf dem Zugangswege, erst recht nicht Nr. 3066 GOÄ (Operation der Perikarditis constrictiva).

Nr. 3065 GOÄ ist nur dann für die Perikardiolyse berechenbar, wenn diese das Ausmaß eines eigenständig indizierten Eingriffs hat, zum Beispiel nach Voroperation, Perikarditis, Trauma oder Radiatio und tatsächlich eine Perikardresektion erfolgte. Die Berechtigung im Einzelfall ist aus der Vorgeschichte und dem Op-Bericht nachprüfbar.

Berechnung Nrn. 2826 GOÄ oder 3079 für die „Anulusentkalkung"

☞ Für die Entkalkung des Klappenringes bei Klappenersatz („Anulusentkalkung") ist Nr. 2826 GOÄ (operative Beseitigung einer erworbenen Stenose oder eines Verschlusses an den großen Gefäßen im Thorax durch Rekonstruktionen) oder Nr. 3079 GOÄ (Resektion intrakardial stenosierender Muskulatur) nicht eigenständig berechenbar. Eine gegebenenfalls erforderliche aufwendige „Entkalkung" (zum Beispiel bei Stadium IV) ist über den Steigerungsfaktor zu berücksichtigen.

Auch in den Fällen, daß der Klappenring so eng ist, daß auch die kleinste Klappe nicht paßt und der Klappenring erweitert werden muß, ist dies als unselbständige Teilleistung anzusehen.

Bei Kindern kann die Leistung nach Nr. 2826 die Zielleistung sein. Diese kongenitalen Korrekturen sind aber vom hier Beschriebenen unabhängig.

Berechnung Nr. 650 GOÄ (EKG) intraoperativ durch den Operateur

☞ Die Berechnung der Nr. 650 (EKG) ist intraoperativ weder vom Chirurgen noch vom Anästhesisten für die reine Monitorüberwachung möglich. Nr. 650 GOÄ setzt eine entsprechende Indikation, Ausdrucke des EKGs und deren Auswertung voraus.

Berechnung Nr. 3067 GOÄ im Rahmen einer Herzoperation

☞ Nr. 3067 GOÄ (Myokardbiopsie unter Freilegung des Herzens, als selbständige Leistung) ist nicht berechenbar für „ausgedehnte retrosternale Lösung von Verwachsungen". Eine Myokardbiopsie kann aber auch im Rahmen von Herzoperationen eigenständig indiziert sein, zum Beispiel zur Abklärung eventuell vorliegender immunologischer Erkrankungen/Kardiomyopathien (zum Beispiel bei Amyloidose).

Beschlüsse des Zentralen Konsultationsausschusses

Berechnung Nr. 3090 GOÄ neben den Nrn. 3088 oder 3089

☞ Im Rahmen der Bypass-Operation (Nrn. 3088/3089) ist Nr. 3090 GOÄ (Operation von Anomalien der Koronararterien) nicht im Rahmen von standardmäßigen Operationen zur Koronarrevaskularisierung berechenbar. Sie kann lediglich dann berechtigt zur Anwendung kommen, wenn tatsächlich eine entsprechende Anomalie des Koronargefäßsystems operativ korrigiert wird. Dies ist in der präoperativen Angiographie nachprüfbar (die Durchführung im Operationsbericht). Wiederum wird darauf hingewiesen, daß die Besonderheit des Eingriffes schon in der Rechnungsstellung dokumentiert werden sollte.

Nr. 3055 GOÄ für die Überwachung der Herz-Lungen-Maschine

☞ Die technische Überwachung der HLM erfolgt durch einen Kardiotechniker, dieser übernimmt aber nur die unmittelbare Steuerung der Maschine. Die Funktionsfähigkeit des künstlichen Kreislaufes bedarf zusätzlich der ständigen Überwachung durch Operateur und Narkosearzt, gegebenenfalls Lage und Korrekturen der Anschlußkatheter, zusätzliche Abdichtungsnähte und medikamentöse Maßnahmen. Die Einstellung der HerzLungen-Maschine zum Beispiel hinsichtlich Körpertemperatur, wird durch den Chirurgen entschieden. Nach dem Anschluß der HLM erfolgt die Übernahme der Kreislauffunktion durch die Maschine schrittweise, ebenso die Anpassung wieder an die volle Körperfunktion. Nur ein Teil des Eingriffes findet unter vollständiger Assistenz durch die HLM statt. Die HLM ist damit nicht als „Totalersatz" anzusehen, sondern wie die voranstehenden Gebührenordnungspositionen als „assistierte Zirkulation".

Für die ärztlichen Maßnahmen bei Einsatz der HLM ist demnach Nr. 3055 GOÄ berechnungsfähig.

Abrechnungsmodus der Behandlung von Patienten mit Herzunterstützungssystemen, Kunstherz et cetera im postoperativen Verlauf

☞ Nr. 3055 GOÄ ist nur intraoperativ berechnungsfähig. Für die postoperative ärztliche Kontrolle von Herzunterstützungssystemen (zum Beispiel Kunstherz, LVAD, RVAD) ist Nr. 792 GOÄ analog einmal täglich (neben Nr. 435) berechnungsfähig. Nicht berechnet werden kann eine entsprechende Leistung für die Kontrolle der Funktion der IABP. Wird Nr. 792 GOÄ analog für die postoperative Kontrolle von Herzunterstützungssystemen berechnet, sind nicht mehr als zwei Visiten täglich berechenbar.

Erhöhte Steigerungsfaktoren bei herzchirurgischen Leistungen

☞ Der mancherorts zu beobachtende „schematische" Ansatz von Multiplikatoren oberhalb der Begründungsschwelle wird als nicht nachvollziehbar angesehen. Der Ansatz von Steigerungsfaktoren oberhalb der Begründungsschwelle ist in der Regel nur bei den intraoperativen „Kernleistungen" begründbar. Nur in wenigen Fällen ist für die „Nebenleistungen" (zum Beispiel Nr. 3050 GOÄ) ein höherer Steigerungsfaktor gerechtfertigt. Höhere Steigerungsfaktoren für Leistungen außerhalb der Operation (zum Beispiel Visiten, Beratungen, Verbände usw.) sind in aller Regel nicht durchgängig begründbar. Bei Visiten trifft zum Beispiel oft zu, daß die Erst- und Abschlußvisite sowie unmittelbar postoperative Visiten inhaltlich besonders schwierig sind und einen weit überdurchschnittlichen Zeitaufwand erfordern und damit die Berechnung eines höheren Multiplikators plausibel erscheint, nicht jedoch für die übrigen Visiten des „routinemäßigen" Verlaufes.

Nr. 430 analog für das elektrisch induzierte Kammerflimmern neben Nr. 3089

☞ Für die Kardioplegie ist Nr. 3052 GOÄ (Perfusion der Koronararterien, zusätzlich zu Nr. 3050) eigenständig berechenbar, wird der Herzstillstand durch elektrische Induktion herbeigeführt, trifft Nr. 430 GOÄ zu. Muß zusätzlich zur Kardioplegie ein Kammerflimmern induziert werden (nicht routinemäßig erforderlich), ist Nr. 430 GOÄ (extra- oder intrathorakale Elektro-Defibrillation und/oder Stimulation des Herzens) nicht eigenständig berechenbar. Die Berücksichtigung des erweiterten Leistungsumfangs ist im Rahmen des § 5 GOÄ (Steigerungsfaktor) möglich. Für die Wiederherstellung des normalen Herzrhythmus am Ende der Herzoperation ist Nr. 430 GOÄ berechenbar. Nur in den Fällen, in denen die Induktion des Herzstillstandes (ohne Kardioplegie) und die Wiederherstellung des normalen Herzrythmus durch Defibrillation und/oder Stimulation erreicht wird, ist Nr. 430 insgesamt zweimal berechnungsfähig.

Flußmessung(en) im Rahmen von Bypass-Operationen (Nr. 2805 GOÄ)

☞ Neben den intraoperativen Funktionsmessungen (Nr. 3060) ist in fünf bis zehn Prozent der Fälle erforderlich, Flußmessungen am arteriellen Conduit oder venösem Transplantat durchzuführen. Hierfür ist Nr. 2805 GOÄ (Flußmessung(en) am freigelegten Blutgefäß) berechenbar.

Mehrfache Messungen an einem Blutgefäß sind dabei nur einmal berechenbar, erfolgen die Messungen an unterschiedlichen Blutgefäßen, ist Nr. 2805 GOÄ entsprechend mehrfach ansetzbar.

Beschlüsse des Zentralen Konsultationsausschusses

Nr. 627 oder Nr. 629 neben Nr. 3060
☞ Wird beim Abschluß der Operation ein Linksherzkatheter zur Druckmessung und fortlaufender Registrierung und oxymetrischen Untersuchungen eingebracht, so ist hierfür Nr. 627, gegebenenfalls Nr. 629 GOÄ berechenbar. Noch intraoperativ erfolgte Messungen sind aber mit der Nr. 3060 GOÄ abgegolten und nicht zusätzlich berechenbar. (Vergleiche auch Empfehlung zu „Nr. 627 GOÄ [Linksherzkatheterismus] intraoperativ")

Der gegenüber der vollständigen perkutanen Erbringung der Leistung (Nrn. 627/629) geminderte Aufwand muß sich gebührenmindernd auswirken. Die Berechnung mit dem 1,8fachen Gebührensatz wird als sachgerecht angesehen.

Berechenbarkeit der Thymusresektion als eigenständige operative Leistung nach Nr. 3011 analog
Die Berechenbarkeit der Nr. 3011 GOÄ (Entfernung eines Mediastinaltumors) oder der Nr. 2993 GOÄ (Thorakotomie mit Gewebsentnahme und intrathorakalen Präparationen) im Rahmen der Herzoperation ist nicht möglich, da die Entfernung eines eventuellen „Restkörpers" auch in den Fällen, in denen dieser noch sehr ausgeprägt ist, eine unselbständige Teilleistung (§ 4 Abs. 2 a) darstellt.

Nr. 791[1] analog für die Anwendung des Cell-Savers
☞ Die Eigenständigkeit der ärztlichen Leistung bei der Anwendung des Cell-Savers wird übereinstimmend gesehen. Nr. 289 der alten GOÄ (Blutautotransfusion) fehlt in der neuen GOÄ. Als angemessen wird die analoge Berechnung mit Nr. 791 GOÄ (Ärztliche Betreuung eines Patienten bei Heimdialyse) angesehen. Diese ist nur einmal je Sitzung, unabhängig von der Menge des zurückgewonnenen und retransfundierten Blutes, berechenbar. Bei (seltenen) postoperativen Anwendungen ist die Berechnung einmal – unabhängig von der Dauer der postoperativen Anwendung – möglich.

Berechenbarkeit der Myektomie als eigenständige Leistung im Rahmen anderer herzchirurgischer Operationen
☞ Die Berechenbarkeit der Myektomie (Resektion von intrakardial stenosierender Muskulatur nach Nr. 3079 GOÄ) ist als eigenständige Leistung auch im Rahmen anderer herzchirurgischer Operationen nur dann möglich, wenn die Indikation im präoperativen Ventrikulogramm (Kombination von Aortenklappenstenose mit zusätzlicher Herzmuskelhypertrophie) nachgewiesen wurde (und im Operationsbericht dokumentiert ist).

Nr. 2920 (thorakale Sympathektomie) neben Nr. 3089 für „Eingriffe am sympathischen Nervensystem paraaortal, um die Spasmusbereitschaft der Koronararterien zu beeinflussen"
☞ Nur in sehr wenigen Fällen (wenn eine Vollrevaskularisierung nicht möglich ist) ist bei einer Bypass-Operation eine thorakale Sympathektomie nach Nr. 2920 GOÄ erforderlich und berechenbar. Dies muß aus dem Operationsbericht klar nachvollziehbar sein. Die nur teilweise Durchtrennung (zum Beispiel der rami cardiaci nervi vagi) des Plexus kardiacus im Rahmen der Bypass-Operation ist eine unselbständige Teilleistung.

Nrn. 630 oder 631 für die intraoperative Elektrodenversorgung, gegebenenfalls mit Testung und Probestimulation
☞ Nur dann, wenn die Elektroden tatsächlich zur Stimulation des Herzens benutzt werden, ist Nr. 631 GOÄ (transvenöser Schrittmacher, 1 110 Punkte) analog zum Einfachsatz – unabhängig von der Zahl der verwendeten Elektroden einmal im Rahmen einer Operation – anwendbar. Die prophylaktische, temporäre intraoperative Elektrodenversorgung ist nicht gesondert berechenbar.

Mehrkammersysteme
☞ Der Ansatz der Nr. 631 GOÄ ist nur einmal möglich, auch bei Mehrkammersystemen.

Mehrfachansatz Nr. 2808 GOÄ
☞ Nr. 2808 GOÄ (operative Entnahme einer Vene zum Gefäßersatz) ist für „eine Vene" nur einmal berechenbar. Damit kann dann, wenn „eine Vene" für die Revaskularisierung mehrerer Koronargefäße verwendet wird, Nr. 2808 nicht mehrfach berechnet werden. „Mehrere Venen" liegen vor, wenn die Venen zum Beispiel an Oberschenkel und Unterschenkel, Vena saphena magna und Vena saphena parva oder an beiden Beinen entnommen werden. Hier ist die je einmalige (höchstens die viermalige) Berechenbarkeit gegeben.

Nr. 679 oder 680 GOÄ neben Nr. 402 GOÄ
☞ Neben Nr. 402 GOÄ (Zuschlag zu sonographischen Leistungen bei transösophagealer Untersuchung) kann für die Einführung einer transösophagealen Echokardiographie-Sonde nicht nochmals Nr.

---
[1] nachträgliche redaktionelle Änderung des bestehenden Beschlusses der ZK (bekannt gegeben in Deutsches Ärzteblatt 101, Ausgabe 3 vom 16.01.2004, Seite A-135 / B-115 / C-115).

Beschlüsse des Zentralen Konsultationsausschusses

679 (Mediastinoskopie) oder Nr. 680 (Ösophagoskopie) GOÄ analog neben Nr. 402 berechnet werden. Mit Nr. 402 ist nicht nur der erhöhte Schwierigkeitsgrad bei der Beschallung berücksichtigt, sondern auch die Einführung der Sonde.

Implantation eines Biocompound-Grafts
☞ Da diese Methode noch nicht allgemein verbreitet ist, ist es nach Ansicht des Zentralen Konsultationsausschusses für Gebührenordnungsfragen verfrüht, hierzu im Ausschuß eine Empfehlung zur Abrechenbarkeit zu geben. Der Sachverhalt soll zunächst weiter geklärt werden.

Abzug der Eröffnungsleistung
☞ Angesichts der Allgemeinen Bestimmungen zum Abschnitt „L" der GOÄ sieht der Ausschuß folgende Auslegung als sachgerecht an: Die GOÄ-Positionen 3065 bis 3091 beinhalten die Brustkorberöffnung. Dagegen ist die Thorakotomie in Nr. 3050 GOÄ nicht enthalten. Wird mehr als eine der Leistungen nach den GOÄ-Nrn. 3065 bis 3091 im Rahmen einer Operation erbracht und berechnet, so ist ab der zweiten Leistung jeweils die Gebühr nach GOÄ-Nr. 2990 abzuziehen.

Steigerungsfaktor bei Abzug der Eröffnungsleistung
☞ Die mancherorts vertretene Empfehlung, bei Leistungen, deren Bewertung nach Abzug der Eröffnungsleistung ein zu geringes Honorar ergeben, die Leistung mit „normalem" Multiplikator (zum Beispiel 2,3fach) zu berechnen und die Eröffnungsleistung nur mit dem Einfachsatz abzuziehen, wird als nicht sachgerecht beurteilt. Durch die o. a. Beschlußfassung zu „Abzug der Eröffnungsleistung" entbehrt sie darüber hinaus der Grundlage (deutlich differenzierte Bewertung zwischen Eingriffen und Eröffnungsleistung).

Beschlüsse des Gebührenordnungsausschusses der Bundesärztekammer

B Grundleistungen und Allgemeine Leistungen

Definition des Behandlungsfalles in der allgemeinen Bestimmung Nr. 1 zu Abschnitt B der GOÄ
(5. Sitzung vom 13. März 1996)
☞ Der Behandlungsfall ist (in bezug auf eine Erkrankung) dann verstrichen, wenn sich der Monatsname geändert und das Datum um mindestens 1 erhöht hat.

Berechnung Nr. 2 GOÄ bei ambulanter Behandlung
(7. Sitzung vom 12. September 1996)
☞ Die „Inanspruchnahme des Arztes" in der Legende der Nr. 2 ist zu verstehen als „Inanspruchnahme der Praxis", da die Helferin auf Anweisung des Arztes tätig wird. Nr. 2 GOÄ ist deshalb nur als alleinige Leistung berechenbar.

Berechnung Nr. 2 im stationären Bereich
(12. Sitzung vom 4. November 1997)
☞ Die Leistung nach Nr. 2 des GOÄ-Gebührenverzeichnisses ist im Rahmen der wahlärztlichen Behandlung im stationären Bereich in aller Regel nicht berechenbar. Dadurch, daß die Legende der Nr. 2 auf eine „Inanspruchnahme des Arztes" abgestellt ist und die Berechenbarkeit der Nr. 2 anläßlich einer Inanspruchnahme des Arztes nicht zusammen mit anderen Gebühren berechnet werden darf (Anmerkung zur Nr. 2 GOÄ), sieht der Ausschuß die Messung von Körperzuständen als persönlich zu erbringende Leistung des Wahlarztes oder des ständigen ärztlichen Vertreters und hält eine Delegation dieser Leistung im Krankenhaus für ausgeschlossen.

Abrechnungsbestimmung zu Nr. 3 GOÄ
(9. Sitzung vom 13. März 1997)
☞ Der Ausschuß sieht keine Grundlage dafür, der mancherorts vertretenen Auslegung zu folgen, neben der Nr. 3 außer Leistungen nach Nrn. 5 bis 8, 800, 801 weitere Leistungen (zum Beispiel Sonderleistungen) berechnen zu können. Somit wird die bisherige Auffassung der Bundesärztekammer, wonach Nr. 3 entweder nur alleine oder nur und ausschließlich neben den in der Anmerkung genannten Nummern berechnet werden kann, bestätigt. Damit ist auch klargestellt, daß Nr. 3 nicht neben Nr. 50 (Besuch) abrechenbar ist. Daß die Nr. 3 in der Anmerkung zur Nr. 50 fehlt, beruht einzig darauf, daß die Anmerkung zur Nr. 3 erst spät im Verordnungsverfahren (durch den Bundesrat) eingebracht wurde und deshalb redaktionell in der Anmerkung zu Nr. 50 „vergessen" wurde.

Berechenbarkeit der Nr. 4 neben Nr. 1 GOÄ
(6. Sitzung vom 21. Mai 1996)
☞ Die Nrn. 4 und 1 der GOÄ sind nicht nebeneinander berechenbar, wenn sich sämtliche Bestandteile der Legenden zu den Nrn. 1 und 4 (Anamnese, Beratung, Fremdanamnese, Unterweisung) an ein und dieselbe Person richten, wie dies zum Beispiel der Fall ist bei Mutter und Kleinkind oder Betreuer und schwerstkommunikationsgestörten Patienten. In allen anderen Fällen ist die Nebeneinanderberechenbarkeit möglich.

Mehrfachberechnung der Nr. 5 GOÄ
(7. Sitzung vom 12. September 1996)
☞ Auch wenn sich die symptombezogene Untersuchung auf unterschiedliche Organsysteme beziehungsweise unterschiedliche Erkrankungen bezieht, ist Nr. 5 nur einmal im Rahmen desselben Arzt-Patienten-Kontaktes berechnungsfähig. Die Leistungslegende zu Nr. 5 unterscheidet nicht, ob sie sich auf die Untersuchung eines oder mehrerer Organsysteme beziehungsweise Erkrankungen bezieht. Seinen formalen Niederschlag findet dies in der GOÄ auch durch die Allgemeine Bestimmung Nr. 3 zu Abschnitt B I, wonach bei Mehrfachberechnung der Nr. 5 an demselben Tag die „jeweilige Uhrzeit" anzugeben ist. Auch kann es nicht als sachgerecht angesehen werden, daß bei Mehrfachansatz der Nr. 5 eine höhere Bewertung als zum Beispiel für den Ganzkörperstatus nach Nr. 8 resultiert. Ist die vom Arzt durchgeführte symptombezogene Untersuchung besonders aufwendiger Art dadurch, daß im Bereich mehrerer Organsysteme untersucht wird, so ist gegebenenfalls eine Abrechnung unter Überschreitung des Schwellenwertes angemessen.

Zuschlag A im Zusammenhang mit Besuchsleistungen
(5. Sitzung vom 13. März 1996)
☞ Wenn neben der Leistung nach Nr. 50 GOÄ (Hausbesuch) eine berechenbare Untersuchungsleistung (zum Beispiel nach Nr. 7) im Rahmen eines Hausbesuches „außerhalb der Sprechstunde" (zum Beispiel

Beschlüsse des Gebührenordnungsausschusses der Bundesärztekammer

am Mittwoch nachmittag) erbracht wird, ist zur Nr. 7 damit auch der Zuschlag nach Buchstabe A berechenbar.

Berechnung des Zuschlags F bei späterem Besuchsantritt
(5. Sitzung vom 13. März 1996)
☞ In Fällen, in denen ein Besuch vor 20.00 Uhr bestellt, aber erst nach 20.00 Uhr ausgeführt wird, ist der Zuschlag „F" berechenbar. Die Verzögerung muß jedoch sachlich begründet sein und darf nicht im Ermessen des Arztes liegen.

Berechnung Nr. 75 GOÄ für den ausgefüllten Konsilschein
(10. Sitzung vom 18. Juli 1997)
☞ Durch die Fassung der Legende zu Nr. 60 GOÄ „konsiliarische Erörterung . . ." ist dem Wesen des Konsils entsprechend der Befund- und Meinungsaustausch zwischen den Ärzten in der Konsiliarleistung enthalten. Nicht festgelegt ist in der GOÄ, in welcher Form dies erfolgt, zum Beispiel mündlich oder schriftlich. In jedem Fall ist aber auch die schriftliche Befunddarstellung und Erörterung Bestandteil der Leistung nach Nr. 60 GOÄ und kann deshalb nicht eigenständig – zum Beispiel mit Nr. 75 GOÄ – neben dem Konsil nach Nr. 60 GOÄ berechnet werden. Allerdings steht dem Arzt eine Wahlfreiheit zu, ob er in Fällen, in denen der ausgefüllte Konsilschein die Voraussetzungen der Nr. 75 GOÄ in allen Inhalten erfüllt, diese oder Nr. 60 GOÄ berechnet.

Privatliquidation von Früherkennungsleistungen bei Neugeborenen
(10. Sitzung vom 18. Juli 1997)
☞ Bei der Geburt ist die Behandlung des Kindes nicht von der Behandlung der Mutter zu trennen. Damit gilt, daß das Kind grundsätzlich wie die Mutter versichert ist, es sei denn, Anderslautendes wird vorher ausdrücklich geäußert. In den Fällen, in denen die Mutter privatversichert, das Kind jedoch später gesetzlich krankenversichert ist, ist diese Auffassung im Widerspruchsfall jedoch rechtlich umstritten. Deshalb sollte nach Möglichkeit dieser Punkt mit der Mutter oder dem Vater vorher geklärt werden, zum Beispiel durch Aufnahme eines entsprechenden Passus in den Wahlarztvertrag und ausdrücklichen Hinweis auf diesen Passus.

Leichenschau Nr. 100
(Brück (Begr.), Kommentar zur Gebührenordnung für Ärzte (GOÄ), Deutscher Ärzte-Verlag 2005, Seite 346.10 f.)
☞ Nr. 50 nicht neben Nr. 100: Im Unterschied zum Wegegeld bildet die Besuchsgebühr nach Nr. 50 („Besuch, einschließlich Beratung und symptombezogene Untersuchung") eine definierte ärztliche Leistung ab, die am verstorbenen Patienten nicht mehr erfüllt werden kann. An die Stelle der Besuchsleistung tritt dann die Leichenschau nach Nr. 100, für die Zurücklegung der Wegstrecke ist Wegegeld nach § 8 GOÄ berechnungsfähig (vgl. auch AG Herne/Wanne vom 8.9.1998 Az. 2 C 390/98, AG Oberhausen vom 2.4.1998 Az. 37 C79/89). Die Berechnung der Nr. 50 ist in den Fällen möglich, in denen eine Besuchsleistung, d.h. also ein Hausbesuch, durch den Patienten selbst oder durch Dritte angefordert wurde, der Patient aber bei Eintreffen des Arztes verstorben ist. Die Nicht-Inanspruchnahme der angeforderten Besuchsleistung ist nicht vom Arzt zu verantworten, weshalb ihm in diesem Fall ein Honoraranspruch für die Besuchsleistung zusteht. Der Beschluss der Bundesärztekammer (Bekanntmachung im Deutschen Ärzteblatt/Jg. 98/Heft 25/22. Juni 2001) geht auf die verschiedenen Fallkonstellationen im Zusammenhang mit der Leichenschau ein, einschließlich Hinweisen zur Abrechnung eines vorläufigen Leichenscheins, wie er beispielsweise im Rahmen des öffentlichen Rettungsdienstes ausgestellt wird. Die Ausstellung eines vorläufigen Leichenscheins ist analog nach Nr. 70 berechnungsfähig, die vorläufige Leichenschau nach Nr. 7.

Feststellung des Todes: Zu unterscheiden ist zwischen vorläufiger Leichenschau, Leichenschau mit Ausstellung des Amtlichen Leichenschauscheins und innerer Leichenschau (Obduktion). Leistungsinhalt der Nr. 100 ist die sichere Feststellung des Todes mit anschließender Ausstellung des Amtlichen Leichenschauscheins. Die Leichenschau – im Unterschied zur vorläufigen Leichenschau – kann nur bei Vorliegen eines der sicheren Todeszeichen (Totenflecke, Totenstarre oder Fäulnis) erfolgen. Wird also eine Besuchsleistung beim Arzt angefordert, diese aber nicht in Anspruch genommen, weil der Patient kurz vor oder mit Eintreffen des Arztes verstorben ist, so steht dem Arzt zwar der Honoraranspruch für eine Besuchsgebühr für den vergeblichen Besuch zu, zur Durchführung der Leistung nach Nr. 100 wird er jedoch im Regelfall den Verstorbenen ein zweites Mal aufsuchen müssen.

C Nichtgebietsbezogene Sonderleistungen

I. Anlegen von Verbänden

Keine Berechnung Nr. 200 neben Nrn. 2000 bis 2005
(7. Sitzung vom 12. September 1996)
☞ Die Leistungen nach den Nrn. 2001, 2002, 2004 und 2005 stellen operative Leistungen dar, da in den Legenden auf „Naht" und/oder „Umschneidung" abgestellt ist. Die Leistungen nach den Nrn. 2000 und 2003 beinhalten im Leistungsumfang („Erstversorgung") im wesentlichen den Verband. Eine Berechnung der Nr. 200 neben den Nrn. 2001 oder 2003 würde deshalb den Leistungsinhalt doppelt berücksichtigen.
Anmerkung: Anders dagegen bei der Nr. 2006, daneben ist Nr. 200 berechenbar (1. Sitzung vom 30. August 1991).

II. Blutentnahmen, Injektionen, Infiltrationen, Infusionen, Transfusionen, Implantation, Abstrichentnahme

Berechnung Nrn. 297 und 298 nebeneinander bzw. Mehrfachberechnung
(10. Sitzung vom 18. Juli 1997)
☞ Die Nrn. 297 und 298 GOÄ stellen auf die jeweilige Abstrichentnahme eines Materials aus derselben Körperregion ab. Die Einschränkung, daß es sich um Abstriche „eines Materials" handelt, ergibt sich aus dem Leistungsziel und der Art der Durchführung (die jeweils getrennte Entnahme, Aufbereitung und weitere Untersuchung). Bei unterschiedlichen Materialien (Abstrichentnahme aus verschiedenen Körperregionen) können die Nrn. 297 und 298 auch jeweils mehrfach zu Abrechnung kommen. Die in GOÄ-Kommentaren vertretene Auffassung, daß dann, wenn aus derselben Körperregion Abstriche sowohl zur zytologischen als auch zur mikrobiologischen Untersuchung entnommen werden, die mikrobiologische Abstrichentnahme eine „unselbständige Teilleistung" der Nr. 297 im Sinne des § 4 Abs. 2a Satz 1 GOÄ wäre, wird vom Ausschuß abgelehnt. Die Abstriche werden getrennt entnommen und aufbereitet. Geringfügige Leistungsüberschneidungen (hinsichtlich Lagerung der Patienten und Einstellung des Abstrichgebietes) sind durch die unterschiedlichen Bewertungen der Nrn. 297 und 298 GOÄ berücksichtigt.

V. Impfungen und Testungen

Subkutane neben oraler Impfung (Nrn. 375, 376, 377 GOÄ)
(7. Sitzung vom 12. September 1996)
☞ Dadurch, daß es in der Nr. 377 heißt „Zusatzinjektion", ist eine erste Injektion vorausgesetzt. Die Impfleistung Polio/D/T ist demnach mit der Kombination der Nrn. 375 und 376 berechenbar.

VI. Sonographische Leistungen

Höchstens dreimalige Berechnung der Nr. 420 GOÄ in einer Sitzung
(7. Sitzung vom 12. September 1996)
☞ Nr. 420 GOÄ ist maximal dreimal auf je ein Organ bezogen mit je 80 Punkten, höchstens also mit 240 Punkten berechenbar.

Beschlüsse des Gebührenordnungsausschusses der Bundesärztekammer

D Anästhesieleistungen

Leistung	GOÄ Punktzahl	GOÄ 1fach €	GOÄ 2,3fach €	GOÄ 3,5fach €	GOÄ 1,2fach €
Kombinationsnarkose mit Larynxmaske bis zu einer Stunde analog Nr. 462	510	29,73	68,37	104,04	35,67
Kombinationsnarkose mit Larynxmaske, jede weitere angefangene halbe Stunde analog Nr. 463	348	20,28	46,65	70,99	24,34

Aufrechterhaltung der normalen Körpertemperatur während einer Narkose
(17. Sitzung vom 17. Dezember 1998)
☞ Die Aufrechterhaltung der normalen Körpertemperatur bei einer Narkose ist nicht als eigenständige Leistung (auch nicht analog) berechenbar. Die besondere Schwierigkeit bei der Durchführung der Narkose und der erhöhte Zeitaufwand ist durch die Anwendung eines Steigerungsfaktors oberhalb des Schwellenwertes erfaßbar.

Leitung der postnarkotischen Überwachungsphase
(13. Sitzung vom 3. Februar 1998)
☞ Der Ausschuß sieht keine klare Abgrenzungsmöglichkeit von der (nicht berechenbaren) postoperativen Leitungstätigkeit beispielsweise des Chirurgen und keine klare inhaltliche Beschreibung des Leistungsgeschehens. Hinzu kommt, daß in dem Falle, daß der Anästhesist postnarkotisch beim Patienten verweilt, ohne daß währenddessen andere berechnungsfähige Leistungen anfallen, die Verweilgebühr nach Nr. 56 GOÄ abrechenbar ist. In dem Falle, daß der Anästhesist beispielsweise Herz/Kreislauf, Atmung und Ausscheidung des Patienten kontrollieren muß, sind diese Leistungen mit GOÄ-Positionen erfaßbar (zum Beispiel Untersuchungsleistungen). Somit ist die Voraussetzung des § 6 Abs. 2 GOÄ „nicht in der GOÄ enthalten" nicht gegeben. Zu berücksichtigen ist auch, daß in der GOÄ Patientenübergaben (vgl. Anmerkung nach Nr. 60 GOÄ) und eine Rufbereitschaft sowie das Bereitstehen eines Arztes ausdrücklich nicht berechnungsfähig sind (vgl. § 4 Abs. 2a GOÄ). Der Ausschuß sieht deshalb diese Leistung als nicht eigenständig – auch nicht analog – berechenbar an.

Beschlüsse des Gebührenordnungsausschusses der Bundesärztekammer

E Physikalisch-medizinische Leistungen

Definition des „Körperteils" im Zusammenhang mit der Leistung nach Nr. 551 GOÄ (Reizstrombehandlung)
(15. Sitzung vom 21. Juli 1998)
☞ Als Körperteil sind anzusehen:
a) Schultergürtel mit Hals,
b) übrige dorsale Rumpfseite,
c) übrige ventrale Rumpfseite,
d) re. o. li. Schulter mit Oberarm,
e) re. oder li. Ellenbogen mit Oberarm und Unterarm,
f) re. o. li. Hand mit Unterarm,
g) re. o. li. Hüfte mit Oberschenkel,
h) re. o. li. Knie mit Oberschenkel und Unterschenkel,
i) re. o. li. Fuß mit Unterschenkel.

Analogbewertung der medizinischen Trainingstherapie

Leistung	GOÄ Punktzahl	GOÄ 1fach €	GOÄ 2,3/ 1,8fach €	GOÄ 3,5/ 2,5fach €	GOÄ 1,2fach €
Eingangsuntersuchung zur medizinischen Trainingstherapie, einschließlich biomechanischer Funktionsanalyse der Wirbelsäule, spezieller Schmerzanamnese und ggf. anderer funktionsbezogener Messverfahren sowie Dokumentation analog Nr. 842	500	29,14	67,03	102,00	34,97
☞ Die Berechnung einer Kontrolluntersuchung analog Nr. 842 ist nicht vor Abschluss der Behandlungsserie möglich.					
Medizinische Trainingstherapie mit Sequenztraining einschließlich progressivdynamischem Muskeltraining mit speziellen Therapiemaschinen (z. B. MedXCE-/ und/oder LE-Therapiemaschinen) analog Nr. 846,	150	8,74	20,11	30,60	10,49
zuzüglich zusätzliches Geräte-Sequenztraining analog Nr. 558* (je Sitzung),	120	6,99	12,59	17,49	6,99**
zuzüglich begleitende krankengymnastische Übungen nach Nr. 506*	120	6,99	12,59	17,49	6,99**
☞ Die Nrn. 846 analog, 558 analog und 506 sind pro Sitzung jeweils einmal berechnungsfähig. Eine Behandlungsserie kann maximal bis zu 25 Sitzungen umfassen. Die Durchführung jeder einzelnen Trainingssitzung muss unter ärztlicher Aufsicht erfolgen. Unter den Begriff „Medizinische Trainingstherapie mit Sequenztrainingsgeräten" fallen beispielsweise sporttherapeutische Trainingskonzepte wie die MedX-Therapie, die medizinische Kräftigungstherapie der Gesellschaft für Medizinische Kräftigungstherapie (GMKT) sowie das Trainingskonzept des Forschungs- und Präventionszentrums (FPZ)/Köln. Wie bei allen Methoden der physikalischen und rehabilitativen Medizin ist die Durchführung therapeutischer, aber auch diagnostischer Leistungsbestandteile teilweise					

* Reduzierter Gebührenrahmen
** 1,0fach

Beschlüsse des Gebührenordnungsausschusses der Bundesärztekammer

Leistung
delegationsfähig an speziell geschultes medizinisches Personal. Allerdings müssen Therapieplanung und Ergebniskontrolle zwingend durch einen Arzt erfolgen; während der therapeutischen Sitzung ist eine ärztliche Aufsicht zu gewährleisten. Fitness- und Krafttrainingsmethoden, die, auch wenn sie an identischen Trainingsgeräten (z. B. MedX-Therapiemaschinen) mit gesundheitsfördernder Zielsetzung durchgeführt werden, nicht den Anforderungen der ärztlich geleiteten medizinischen Trainingstherapie entsprechen, sind nicht als nach GOÄ abrechnungsfähige ärztliche Leistung anzuerkennen.

F Innere Medizin, Kinderheilkunde, Dermatologie

Videoendoskopie in der Gastroenterologie

Leistung
Videoendoskopie-Zuschlag zu den Leistungen Nrn. 682 bis 689 GOÄ bei Verwendung eines flexiblen digitalen Videoendoskops anstelle eines Glasfaser- Endoskops, ggf. einschließlich digitaler Bildweiterverarbeitung (z. B. Vergrößerung) und Aufzeichnung, analog Nr. 5298 GOÄ *Der Zuschlag nach Nummer 5298 beträgt 25 v. H. des Gebührensatzes für die jeweilige Basisleistung.* ☞ Der Zuschlag analog Nr. 5298 ist ausschließlich dann neben Nr. 682 bis 689 berechnungsfähig, wenn statt eines flexiblen Glasfiber-Endoskops ein digitales Bilderzeugungs- bzw. Verarbeitungssystem eingesetzt wird, das anstelle der konventionellen Lichtoptik einen Videochip verwendet. Der Aufsatz einer Videokamera auf ein konventionelles Glasfiber-Endoskop zur Bildübertragung auf einen Monitor bzw. Videoaufzeichnung ist dagegen nicht zuschlagsfähig.

Beschlüsse des Gebührenordnungsausschusses der Bundesärztekammer

Diagnostische Leistungen in der Schlafmedizin nach GOÄ

Kardiorespiratorische Polygraphie

Der Leistungskomplex der kardiorespiratorischen Polygraphie (so genanntes „Kleines Schlaflabor") setzt sich aus folgenden Leistungen zusammen:

Leistung	GOÄ Punktzahl	GOÄ 1fach €	GOÄ 2,3/ 1,8fach €	GOÄ 3,5/ 2,5fach €	GOÄ 1,2fach €
EKG über mindestens sechs Stunden Dauer, analog Nr. 653*	253	14,75	26,54	36,87	17,70
Messung der Sauerstoffsättigung über mindestens sechs Stunden Dauer, Zuordnung zu Nr. 602*	152	8,86	15,95	22,15	10,63
Kontinuierliche Atemflussmessung an Mund und Nase über mindestens sechs Stunden, Zuordnung zu Nr. 605*	242	14,11	25,39	35,26	16,93
Kontinuierliche Registrierung der Körperlage mittels Lagesensoren über mindestens sechs Stunden, analog Nr. 714	180	10,49	24,13	36,72	12,59
Fakultativ: Kontinuierliche Videokontrolle der Korrelation von elektrophysiologischer Aufzeichnung und Verhaltensbefund über mindestens sechs Stunden, analog Nr. 5295*	240	13,99	25,18	34,97	13,99**
Fakultativ: Kontrolle der Beatmung unter nCPAP- oder Bi-PAP-Bedingungen, analog Nr. 427	150	8,74	20,11	30,60	10,49

☞ Die Voraussetzungen zur Anerkennung der einzelnen Leistungen im Rahmen der kardiorespiratorischen Polygraphie sind dann erfüllt, wenn jeweils eine kontinuierliche Registrierung beziehungsweise Überwachung über eine mindestens sechsstündige Schlafphase erfolgt. Die jeweilige Dokumentation der einzelnen elektrophysiologischen Messdaten sowie der einfache Befundbericht sind mit den in Ansatz gebrachten Gebührenpositionen abgegolten.

* Reduzierter Gebührenrahmen
** 1,0fach

Beschlüsse des Gebührenordnungsausschusses der Bundesärztekammer

Polysomnographie

Der Leistungskomplex der Polysomnographie (so genanntes „Großes Schlaflabor") setzt sich aus folgenden Leistungen zusammen:

Leistung	GOÄ Punktzahl	GOÄ 1fach €	GOÄ 2,3/ 1,8fach €	GOÄ 3,5/ 2,5fach €	GOÄ 1,2fach €
EEG-Aufzeichnung über mindestens sechs Stunden, Zuordnung zu Nr. 827	605	35,26	81,11	123,42	42,32
EOG-Registrierung über mindestens sechs Stunden, Zuordnung zu Nr. 1237	600	34,97	80,44	122,40	41,97
EKG-Registrierung über mindestens sechs Stunden, analog Nr. 653*	253	14,75	26,54	36,87	17,70
Kontinuierliche Messung der Sauerstoffsättigung über mindestens sechs Stunden, Zuordnung zu Nr. 602*	152	8,86	15,95	22,15	10,63
Kontinuierliche Atemflussmessung an Mund und Nase über mindestens sechs Stunden, Zuordnung zu Nr. 605*	242	14,11	25,39	35,26	16,93
Kontinuierliche EMG-Registrierung an wenigstens zwei Muskelgruppen über mindestens sechs Stunden, analog Nr. 839	700	40,80	93,84	142,80	48,96
Kontinuierliche Körperlagebestimmung mittels Lagesensoren über mindestens sechs Stunden, analog Nr. 714	180	10,49	24,13	36,72	12,59
Kontinuierliche Videokontrolle der Korrelation von elektrophysiologischen Messdaten und Verhaltensbefund über mindestens sechs Stunden, analog Nr. 5295*	240	13,99	25,18	34,97	13,99**
Fakultativ: Kontrolle der Beatmung unter nCPAP-/BiPAP-Bedingungen, analog Nr. 427	150	8,74	20,11	30,60	10,49
Fakultativ: Schulung und Training des Patienten im Gebrauch einer nCPAP- / oder BiPAP-Beatmungsmaske, analog Nr. 518*	120	6,99	12,59	17,49	6,99**

* Reduzierter Gebührenrahmen
** 1,0fach

Beschlüsse des Gebührenordnungsausschusses der Bundesärztekammer

Polygraphische Vigilanzmessung am Tag

Der Leistungskomplex der polygraphischen Vigilanzmessung am Tag setzt sich aus folgenden Leistungen zusammen:

Leistung	GOÄ Punktzahl	GOÄ 1fach €	GOÄ 2,3fach €	GOÄ 3,5fach €	GOÄ 1,2fach €
EEG nach Nr. 827 ☞ einmal pro Untersuchungstag	605	35,26	81,11	123,42	42,32
EOG nach Nr. 1237 ☞ einmal pro Untersuchungstag	600	34,97	80,44	122,40	41,97
EMG nach Nr. 838 ☞ einmal pro Untersuchungstag	550	32,06	73,73	112,20	38,47

☞ Die Messung der Hirn- und Muskelaktivitäten durch EEG, EOG und EMG über jeweils mindestens 20 Minuten müssen an einem Untersuchungstag mindestens viermal in jeweils zweistündigem Abstand gemessen werden.

nCPAP- oder BiPAP-Beatmungsmasken: Anpassung, ggf. Schulung des Patienten

Leistung	GOÄ Punktzahl	GOÄ 1fach €	GOÄ 2,3/ 1,8fach €	GOÄ 3,5/ 2,5fach €	GOÄ 1,2fach €
Anpassung von nCPAP- oder BiPAP-Beatmungsmasken, analog Nr. 427	150	8,74	20,11	30,60	10,49
Anpassung von Beatmungsmasken und Schulung des Patienten im Gebrauch der nCPAP- oder BiPAP-Beatmungsmaske, analog Nr. 518* ☞ je Sitzung	120	6,99	12,59	17,49	6,99**

Einsatz neuropsychologischer Testverfahren zur schlafmedizinischen Diagnostik

Leistung	GOÄ Punktzahl	GOÄ 1fach €	GOÄ 1,8fach €	GOÄ 2,5fach €	GOÄ 1,0fach €
Einsatz neuropsychologischer Testverfahren zur schlafmedizinischen Diagnostik analog Nr. 856*	361	21,04	37,88	52,60	21,04

☞ Die Anerkennung der Leistung setzt voraus, dass mindestens zwei neuropsychologische Testverfahren, gegebenenfalls einschließlich psychometrischer und projektiver Verfahren, eingesetzt werden.

* Reduzierter Gebührenrahmen
** 1,0fach

Beschlüsse des Gebührenordnungsausschusses der Bundesärztekammer

Videodokumentation von Muttermalen

Leistung	GOÄ Punktzahl	GOÄ 1fach €	GOÄ 1,8fach €	GOÄ 2,5fach €	GOÄ 1,0fach €
Videosystem-gestützte Untersuchung und Bilddokumentation von Muttermalen, einschließlich digitaler Bildweiterverarbeitung und -auswertung (z. B. Vergrößerung und Vermessung), analog Nr. 612*	757	44,12	79,42	110,31	44,12

Photodynamische Diagnostik (PDD) von Hautläsionen

Leistung	GOÄ Punktzahl	GOÄ 1fach €	GOÄ 1,8fach €	GOÄ 2,5fach €	GOÄ 1,0fach €
Photodynamische Diagnostik von Hautläsionen analog Nr. 5442*	600	34,97	62,95	87,43	34,97
☞ Der Ersatz von Auslagen für die pro Patient verbrauchte photosensibilisierende Substanz wird nach § 10 GOÄ abgegolten.					

Photodynamische Therapie (PDT) von Hautläsionen

Leistung	GOÄ Punktzahl	GOÄ 1fach €	GOÄ 2,3/ 1,8fach €	GOÄ 3,5/ 2,5fach €	GOÄ 1,2fach €
Photodynamische Lichtbestrahlung von Hautläsionen analog Nr. 566*	500	29,14	52,46	72,86	29,14**
☞ Bis zu zweimal im Behandlungsfall, zuzüglich Ersatz von Auslagen für die pro Patient verbrauchte photosensibilisierende Substanz nach § 10 GOÄ.					
Erstellung eines Behandlungsplans für die dermatologische photodynamische Therapie analog Nr. 5800*	250	14,57	26,23	36,43	14,57**
☞ Einmal im Behandlungsfall.					
Zuschlag zu der Leistung analog nach Nr. 566 für zwei weitere Bestrahlungsfelder bei ausgedehntem Befund analog Nr. 5802*	200	11,66	20,98	29,14	11,66**
Zuschlag zu der Leistung analog nach Nr. 5802 für jedes weitere Bestrahlungsfeld analog Nr. 5803*	100	5,83	–	–	–
Der Zuschlag nach Nummer 5803 ist nur mit dem einfachen Gebührensatz berechnungsfähig.					
☞ Daneben sind bei topischer Applikation des Photosensibilisators berechnungsfähig: Nr. 209 für das Auftragen des Photosensibilisators	150	8,74	20,11	30,60	10,49
sowie Nr. 200 (Okklusionsverband)	45	2,62	6,03	9,18	3,15
und Nr. 530* (Kaltpackung)	35	2,04	3,67	5,10	2,04**

*   Reduzierter Gebührenrahmen
** 1,0fach

Beschlüsse des Gebührenordnungsausschusses der Bundesärztekammer

Dermatologische Lasertherapie

Leistung	GOÄ Punktzahl	GOÄ 1fach €	GOÄ 2,3fach €	GOÄ 3,5fach €	GOÄ 1,2fach €
Laserbehandlung von Besenreiservarizen, Teleangiektasien, Warzen u. a. Hautveränderungen, ausgenommen melanozytäre Naevi, sowie aktinischer Präkanzerosen, einschließlich Laser-Epilation, mit einer Ausdehnung bis zu 7 cm² Körperoberfläche, analog: Nr. 2440 ☞ Bis zu dreimal im Behandlungsfall, im Falle der Behandlung von Besenreiservarizen mit einer Laser-Impulsrate von bis zu 50 Impulsen pro Sitzung.	800	46,63	107,25	163,20	55,96
Laserbehandlung von Besenreiservarizen, Teleangiektasien, Warzen u. a. Hautveränderungen, ausgenommen melanozytäre Naevi, sowie aktinischer Präkanzerosen, einschließlich Laser-Epilation, mit einer Ausdehnung von 7 bis 21 cm² Körperoberfläche, analog: Nr. 2885 ☞ Bis zu dreimal im Behandlungsfall, im Falle der Behandlung von Besenreiservarizen mit einer Laser-Impulsrate von 51 bis 100 Impulsen pro Sitzung.	1110	64,70	148,81	226,45	77,64
Laserbehandlung von Besenreiservarizen, Teleangiektasien, Warzen u. a. Hautveränderungen, ausgenommen melanozytäre Naevi, sowie aktinischer Präkanzerosen, einschließlich Laser-Epilation, mit einer Ausdehnung von mehr als 21 cm² Körperoberfläche, analog Nr. 2886 ☞ Bis zu dreimal im Behandlungsfall, im Falle der Behandlung von Besenreiservarizen mit einer Laser-Impulsrate von mehr als 100 Impulsen pro Sitzung. ☞ Bei Anwendung eines gepulsten Farbstofflasers ist der Ersatz der Auslagen des pro Patient verbrauchten Farbstoffs nach § 10 GOÄ möglich. Eine metrische und fotografische Dokumentation der zu behandelnden Hautläsion vor und nach Abschluss einer dermatologischen Lasertherapie wird empfohlen. Melanozytäre Naevi sind ausdrücklich von der Laserbehandlung ausgenommen. Bei der Laserbehandlung von Besenreiservarizen ist die jeweils vorgeschriebene Mindest-Impulszahl pro Sitzung zu beachten.	2770	161,46	371,35	565,10	193,75

Beschlüsse des Gebührenordnungsausschusses der Bundesärztekammer

G Neurologie, Psychiatrie und Psychotherapie

Prächirurgische Epilepsiediagnostik

Leistung	GOÄ Punktzahl	GOÄ 1fach €	GOÄ 2,3fach €	GOÄ 3,5fach €	GOÄ 1,2fach €
Prächirurgische epilepsiediagnostische Langzeitaufzeichnung mittels kontinuierlichem, iktuale und interiktuale Ereignisse registrierenden Vielkanal-Video-EEG-Monitoring und simultaner Doppelbildaufzeichnung unter Benutzung von Oberflächen- und/oder Sphenoidalelektroden einschließlich Provokationstests, von mindestens 24 Stunden Dauer, analog Nr. 827a	950	55,37	127,36	193,81	66,45
plus analog Nr. 838	550	32,06	73,73	112,20	38,47
plus analog Nr. 860	920	53,62	123,34	187,69	64,35
☞ Bis zu sechsmal im Behandlungsfall.					
Prächirurgische Intensivüberwachung eines Epilepsie-Patienten durch den Neurologen im Zusammenhang mit der Durchführung eines iktualen SPECT, einschließlich aller diesbezüglich erforderlichen ärztlichen Interventionen, von mindestens 24 Stunden Dauer, analog Nr. 827 a	950	55,37	127,36	193,81	66,45
☞ Bis zu sechsmal im Behandlungsfall.					
Prächirurgische epilepsiediagnostische Messung intracranieller kognitiver Potenziale, einschließlich Aufzeichnung und Auswertung analog Nr. 1408	888	51,76	119,05	181,16	62,11
Prächirurgische epilepsiediagnostische kortikale Elektrostimulation, einschließlich Aufzeichnung und Auswertung analog Nr. 839	700	40,80	93,84	142,80	48,96
☞ Unabdingbare Voraussetzung einer operativen Behandlung der Epilepsie ist eine exakte prächirurgische Diagnostik, die sich, abgesehen von der Langzeitbeobachtung unter Intensivüberwachungsbedingungen, aus einem Bündel von ärztlichen Interventionen zusammensetzt. Für die besonderen Maßnahmen, die im Zusammenhang mit der Durchführung eines iktualen SPECT durch den Neurologen erbracht werden müssen, hält der Ausschuss „Gebührenordnung" eine Analogbewertung nach Leistungsnummer 827 a GOÄ für sachgerecht. Bei der Messung intracranieller kognitiver Potenziale und der kortikalen Elektrostimulation handelt es sich um fakultative invasive Maßnahmen.					

Beschlüsse des Gebührenordnungsausschusses der Bundesärztekammer

H Geburtshilfe und Gynäkologie

Reproduktionsmedizinische Leistungen

Abrechnung der In-vitro-Fertilisation

Leistung	GOÄ Punktzahl	GOÄ 1fach €	GOÄ 2,3/1,8/ 1,15fach €	GOÄ 3,5/2,5/ 1,3fach €	GOÄ 1,2/1,0/ 0,9fach €
Follikelentnahme nach Nr. 315	250	14,57	33,52	51,00	17,49
☞ Nr. 315 ist je Ovar einmal für die Follikelentnahme berechnungsfähig, auch wenn je Ovar mehr als ein Follikel entnommen wird. Die Berechnung der Nr. 297 für die Entnahme des einzelnen Follikels neben Nr. 315 für die Punktion des Ovars ist nicht zulässig (§ 4 Abs. 2a GOÄ).					
Punktion des Douglasraums zwecks Asservation ggf. weiterer Follikel nach Nr. 316	250	14,57	33,52	51,00	17,49
☞ Nr. 316 ist im Behandlungsfall nur einmal berechnungsfähig.					
Mikroskopisch-zytologische Untersuchung der aus dem Ovar entnommenen Follikel analog Nr. 4852*	174	10,14	18,26	25,35	10,14**
☞ Die Untersuchung analog nach Nr. 4852 ist je entnommenem Follikel berechnungsfähig.					
Präparation der Oozyten vor Anlegen der Eizellkulturen analog Nr. 4751♦	160	9,33	10,72	12,12	8,39♦♦
☞ Nr. 4751 analog für die Oozytenpräparation ist im Behandlungsfall nur einmal berechnungsfähig.					
Anlegen der Eizell-Spermien-Kulturen analog Nr. 4873*	3030	176,61	317,90	441,53	176,61**
☞ Nr. 4873 analog für die In-vitro-Eizell-Spermien-Kulturen ist nur einmal berechnungsfähig, auch wenn mehr als eine Kultur angelegt wird. Die Analogbewertung nach Nr. 4873 für die Eizell-Spermien-Kultur schließt sämtliche, damit methodisch in Zusammenhang stehende, Maßnahmen ein (unter anderem Umsetzen der gewonnenen Eizellen in vorbereitete Kulturschalen, mikroskopische Kontrolle der Vorkulturen, Ansetzen der eigentlichen Eizell-Spermien-Kulturen, Dokumentation der Entwicklung am folgenden Tag, Putzen der Eizellkumuluskomplexe unter mikroskopischer Kontrolle nach Beendigung der Eizell-Spermien-Kulturen).					

*   Reduzierter Gebührenrahmen
♦   Reduzierter Gebührenrahmen Labor
** 1,0fach
♦♦ 0,9fach

Beschlüsse des Gebührenordnungsausschusses der Bundesärztekammer

Leistung	GOÄ Punktzahl	GOÄ 1fach €	GOÄ 2,3/ 1,8fach €	GOÄ 3,5/ 2,5fach €	GOÄ 1,2fach €
Beurteilung des Pronukleus-Stadiums analog Nr. 4852*	174	10,14	18,26	25,35	10,14**
☞ Nr. 4852 analog für die Beurteilung des PN-Stadiums ist je Eizelle berechnungsfähig und schließt jeweils die Beurteilung, ob ein PN-Stadium erreicht wurde, die Beurteilung etwaiger Auffälligkeiten an der Eizelle sowie die Dokumentation ein.					
Ansetzen der Prä-Embryonenkulturen analog Nr. 4873*	3030	176,61	317,90	441,53	176,61**
☞ Die Analogposition ist nur einmal berechnungsfähig, auch wenn mehr als eine Prä-Embryonenkultur angesetzt wird. Die Analogbewertung nach Nr. 4873 für das Anlegen der Prä-Embryonenkulturen schließt alle methodisch damit in Zusammenhang stehenden Maßnahmen ein (unter anderem Ansetzen der Kulturen, Umsetzen der Embryonen in neue Kulturplatten zur Vorbereitung für den Transfer und jeweilige Dokumentation).					
Mikroskopische Untersuchung der Prä-Embryonen vor Embryotransfer analog Nr. 4852*	174	10,14	18,26	25,35	10,14**
☞ Die Analogposition ist je Prä-Embryo berechnungsfähig und schließt alle methodisch damit in Zusammenhang stehenden Maßnahmen ein (unter anderem mikroskopisch-zytologische Untersuchung der Prä-Embryonenkulturen, Grading der Embryonenqualität, Schrift- und Fotodokumentation).					
Embryotransfer, einschließlich Einführen eines speziellen Doppelkatheters analog nach Nr. 1114	370	21,57	49,60	75,48	25,88
☞ Nr. 1114 ist nur einmal berechnungsfähig, auch wenn mehr als ein Embryo übertragen wird. Über die in diesem Beschluss genannten Leistungen hinaus sind umfangreiche weitere Leistungen bei der Durchführung einer In-vitro-Fertilisation erforderlich. Eine Zusammenstellung der im Rahmen eines IVF-Zyklus in der Regel medizinisch erforderlichen Einzelleistungen (gynäkologische Untersuchungen, Ultraschalluntersuchungen, Hormonlaborbestimmungen, künstliche ovarielle Stimulation, Eizellentnahme, so genanntes spezielles IVF-Labor und Embryotransfer, klinische, sonographische und laborchemische Befundkontrollen nach Embryotransfer) ist auf Anforderung bei der Bundesärztekammer/Dezernat 4 erhältlich.					

* Reduzierter Gebührenrahmen
** 1,0fach

Beschlüsse des Gebührenordnungsausschusses der Bundesärztekammer

Abrechnung der intrazytoplasmatischen Spermieninjektion

☞ Wird zusätzlich zu der oben beschriebenen In-vitro-Fertilisation (IVF) eine intrazytoplasmatische Spermieninjektion (ICSI) durchgeführt, so sind hierzu weitere, spezielle Maßnahmen an Eizellen und Spermien erforderlich. Im Zusammenhang mit den dabei anfallenden Einzelleistungen hat der Ausschuss „Gebührenordnung" folgende Abrechnungsempfehlungen beschlossen:

Leistung	GOÄ Punktzahl	GOÄ 1fach €	GOÄ 2,3/1,8/ 1,15fach€	GOÄ 3,5/2,5/ 1,3fach€	GOÄ 1,2/1,0/ 0,9fach€
Mikroskopisch durchgeführte Isolierung und Aufnahme eines einzelnen Spermiums sowie Punktion einer Metaphase I-Oozyte unter Mikrokulturbedingungen, einschließlich Vorbehandlung des Follikelpunktats und Entfernung des Eizellkumulus, analog Nr. 4873*	3030	176,61	317,90	441,53	176,61**
☞ Die Analogposition ist je punktierte Oozyte berechnungsfähig.					
Insemination der Oozyte durch Injektion des Spermatozoons durch das Oolemm nach Nr. 1114	370	21,57	49,60	75,48	25,88
☞ Die Leistung ist je behandelte Eizelle berechnungsfähig.					
Dichtegradientenisolierung der Spermien nach Nr. 4003♦	400	23,31	26,81	30,31	20,98♦♦
☞ Nr. 4003 ist je Sitzung nur einmal berechnungsfähig.					

Abrechnung von Leistungen bei Verwendung von kryokonservierten Hodengewebsproben

☞ Werden zur Durchführung einer IVF oder einer mit ICSI kombinierten IVF Spermien verwendet, die aus operativ entnommenen kryokonservierten Hodengewebsproben entstammen, so sind hierfür nach Auftauen des Materials spezielle Leistungen zur Spermiengewinnung erforderlich. Der Ausschuss „Gebührenordnung" hat hierzu folgende Abrechnungsempfehlungen beschlossen:

Leistung	GOÄ Punktzahl	GOÄ 1fach €	GOÄ 1,8fach €	GOÄ 2,5fach €	GOÄ 1,0fach €
Biochemisch-mechanische Gewebspräparation zur Spermiengewinnung, einschließlich Untersuchung der Hodengewebsproben nach dem Auftauen, analog Nr. 4872*	1950	113,66	204,59	284,15	113,66
☞ Die Analogposition ist im Behandlungsfall nur einmal berechnungsfähig.					

---

*   Reduzierter Gebührenrahmen
♦   Reduzierter Gebührenrahmen Labor
** 1,0fach
♦♦   0,9fach

Beschlüsse des Gebührenordnungsausschusses der Bundesärztekammer

i Augenheilkunde

Refraktionschirurgie mit Excimerlaser

☞ Bei der Excimer-Lasik bzw. -PRK handelt es sich – von wenigen medizinischen Indikationen abgesehen (beispielsweise extreme Kurzsichtigkeit oder rezidivierende Hornhauterosionen) – überwiegend um eine Leistung auf Verlangen des Patienten.

Leistung	GOÄ Punktzahl	GOÄ 1fach €	GOÄ 2,3/ 1,8fach €	GOÄ 3,5/ 2,5fach €	GOÄ 1,2fach €
Laser in situ – Keratomileusis (Lasik) mit Excimer-Laseranwendung analog Nr. 1345 plus analog Nr. 5855*	1660 6900	96,76 402,18	222,54 723,93	338,65 1005,46	116,11 402,18**
Photorefraktäre Keratektomie (PRK) mit Excimer-Laseranwendung analog Nr. 5855*	6900	402,18	723,93	1005,46	402,18**

Photodynamische Therapie am Augenhintergrund

Leistung	GOÄ Punktzahl	GOÄ 1fach €	GOÄ 2,3/ 1,8fach €	GOÄ 3,5/ 2,5fach €	GOÄ 1,2fach €
Computergestützte Bestrahlungsplanung (einschließlich Berechnung der individuellen Dosis und Einstellung des Bestrahlungsareals) analog Nr. 5800*	250	14,57	26,23	36,43	14,57**
Photodynamische Therapie am Augenhintergrund (Laserbehandlung einschließlich Infusion des Photosensibilisators) analog Nr. 1366	1110	64,70	148,81	226,45	77,64

☞ Neben Nr. 1366 GOÄ analog für die photodynamische Therapie am Augenhintergrund sind bei ambulanter Leistungserbringung berechnungsfähig die Zuschläge nach den Nrn. 440, 441, 444 gemäß Allgemeine Bestimmungen nach Nr. 3 Abschnitt C VIII GOÄ.
Die Analogbewertung der PDT am Augenhintergrund nach den Nrn. 5800 beziehungsweise Nr. 1366 bilden die computergestützte Bestrahlungsplanung im Zusammenhang mit der PDT sowie die Laserbehandlung einschließlich Infusion des Photosensibilisators ab. Gegebenenfalls weitere, in gleicher Sitzung medizinisch erforderliche Leistungen, wie zum Beispiel die Fluoreszenzangiographie oder eine Refraktionsbestimmung, sind als selbstständige Leistungen gesondert berechnungsfähig. Die Sachkosten für das pro Behandlung verbrauchte Verteporfin sind gemäß § 10 Abs. 1 Satz 1 GOÄ als Auslagenersatz geltend zu machen.

---

*   Reduzierter Gebührenrahmen
** 1,0fach

Beschlüsse des Gebührenordnungsausschusses der Bundesärztekammer

K Urologie

Leistung	GOÄ Punktzahl	GOÄ 1fach €	GOÄ 2,3fach €	GOÄ 3,5fach €	GOÄ 1,2fach €
Blasenhalsschlitzung (z. B. nach Turner Warwick) analog Nr. 1777	924	53,86	123,87	188,50	64,63
Entnahme von Stanzbiopsien aus der Prostata im Rahmen der Prostatakarzinom-Früherkennung nach Nr. 319 ☞ je Behandlungsfall maximal bis zu sechsmal ansatzfähig.	200	11,66	26,81	40,80	13,99

L Chirurgie Orthopädie

IV. Gelenkluxationen

Keine Berechenbarkeit der Nr. 2125 GOÄ neben Nr. 2151 bei Alloarthroplastik
(17. Sitzung vom 17. Dezember 1998)
☞ Die Gelenkresektion bei endoprothetischem Totalersatz eines Gelenks ist als unselbständiger Bestandteil der Zielleistung im Sinne des § 4 Abs. 2a anzusehen. Eine eigenständige Berechnung ist deshalb nicht möglich. Die Beschlußfassung des Gebührenordnungsausschusses aus der 1. Sitzung vom 30. August 1991 wird aufrechterhalten. Die bestehende Unterbewertung der Alloarthroplastiken muß im Rahmen der Novellierung der GOÄ aufgehoben werden. Hierzu ist die Umsetzung des von der Bundesärztekammer entwickelten Konzeptes zur Novellierung der GOÄ zu fordern.

Keine Nebeneinanderberechnung von Einrichtung und Osteosynthese bei Knochenfraktur
(15. Sitzung vom 21. Juli 1998)
☞ Gesonderte Positionen für die „Einrichtung" neben einer Osteosynthese sind auch dann nicht berechenbar, wenn sie in der Leistungslegende der Osteosynthese nicht ausdrücklich genannt sind.

Leistung	GOÄ Punktzahl	GOÄ 1fach €	GOÄ 2,3fach €	GOÄ 3,5fach €	GOÄ 1,2fach €
ESWT bei orthopädischen Indikationen Extrakorporale Stoßwellentherapie (ESWT) bei orthopädischen, chirurgischen oder schmerztherapeutischen Indikationen, je Sitzung analog Nr. 1800	1480	86,27	198,41	301,93	103,52

☞ Die vom Ausschuss „Gebührenordnung" beschlossene Analogbewertung nach Nr. 1800 GOÄ ersetzt die ältere Analogempfehlung für die ESWT bei orthopädischen Indikationen (nach Nr. 1860 GOÄ). Die Notwendigkeit, einen horizontalen Abgleich innerhalb des Bewertungsgefüges der GOÄ, insbesondere im Hinblick auf das Vergütungsniveau umfassender Operationsleistungen sowie im Vergleich zu aktuellen Analogbewertungen anderer neuerer Untersuchungs- und Behandlungsmethoden durchführen zu müssen, war Anlass, die Analogbewertung der ESWT einer erneuten Prüfung zu unterziehen. Die Behandlung einer Pseudarthrose stellt eine seltene Indikation zur Durchfüh-

Beschlüsse des Gebührenordnungsausschusses der Bundesärztekammer

Leistung	GOÄ Punktzahl	GOÄ 1fach €	GOÄ 2,3fach €	GOÄ 3,5fach €	GOÄ 1,2fach €
rung einer ESWT dar. Aufgrund größerer Risiken setzt die Behandlung einer Pseudarthrose zwingend besondere Kenntnisse und Erfahrungen in der Traumatologie voraus. Der im Einzelfall höhere Schwierigkeitsgrad und überdurchschnittliche Zeitaufwand bei der Behandlung einer Pseudarthrose mittels ESWT begründet den Ansatz des 3,5fachen Steigerungsfaktors, oder sogar die Vereinbarung einer abweichenden Gebührenhöhe (§ 2 [1] GOÄ).					
Radiale Stoßwellentherapie bei orthopädischen Indikationen Radiale Stoßwellentherapie bei orthopädischen, chirurgischen oder schmerztherapeutischen Indikationen analog Nr. 302	250	14,57	33,52	51,00	17,49
☞ Bei Behandlung verschiedener Körperareale in einer Sitzung ist die Nr. 302 analog pro Sitzung nur einmal berechnungsfähig. Der Ausschuss „Gebührenordnung" geht von einer durchschnittlichen Anzahl von zwei bis drei, maximal vier Sitzungen pro Behandlungsfall aus.					

X. Halschirurgie

Zweifachberechnung Nr. 2755 GOÄ bei Schilddrüsenoperation
(16. Sitzung vom 29. September 1998)

☞ Nr. 2755 GOÄ ist zutreffend für die Teilresektion von Adenomen der Schilddrüse beziehungsweise die einseitige subtotale Strumaresektion. Bei doppelseitiger Strumaresektion ist Nr. 2755 zweimal berechenbar. Im Sinne der Präambel zum Abschnitt L ist dann aber als Eröffnungsleistung Nr. 2803 GOÄ (Freilegung und/oder Unterbindung eines Blutgefäßes am Hals . . . 1480 Pkt.) abzuziehen.

XI. Gefäßchirurgie

Isolierte Seitenastexstirpation nach Nr. 2890 GOÄ neben Nrn. 2882 und 2883 GOÄ
(15. Sitzung vom 21. Juli 1998 und 16. Sitzung vom 29. September 1998)

☞ Nr. 2890 GOÄ (Isolierte Seitenastexstirpation . . .) ist nicht neben Nr. 2883 (Crossektomie . . . und Exstirpation mehrerer Seitenäste) berechenbar. Wird jedoch eine isolierte Seitenastexstirpation (ohne Crossektomie) am anderen Bein durchgeführt, so ist dafür Nr. 2890 GOÄ auch in einer Sitzung neben Nr. 2883 berechnungsfähig. Zur Klarstellung der besonderen Verhältnisse sollte in der Rechnung dokumentiert werden, daß die Leistung nach der Nr. 2890 GOÄ an einem anderen Bein als die Leistung nach Nr. 2883 GOÄ erfolgte.

Berechnung mikrochirurgischer Operationstechnik bei phlebochirurgischen Eingriffen
(15. Sitzung vom 21. Juli 1998)

☞ Die Berechnung mit einem Analogabgriff ist nicht möglich, die besonderen Umstände der Leistungserbringung sind nur über den Steigerungsfaktor erfaßbar.

Beschlüsse des Gebührenordnungsausschusses der Bundesärztekammer

XVI. Orthopädisch-chirurgische konservative Leistungen

Berechnung der lichtoptischen Wirbelsäulenvermessung (Optrimetrie)
(15. Sitzung vom 21. Juli 1998)
☞ Zur Berechnung der lichtoptischen Wirbelsäulenvermessung (Optrimetrie) ist Nr. 5378 GOÄ heranzuziehen. Der Zuschlag nach Nr. 5377 GOÄ ist nicht zusätzlich berechenbar.

Berechnung der pedographischen Druckverteilungsmessung
(8. Sitzung vom 30. Januar 1997)
☞ Berechenbar mit Nr. 652 GOÄ analog.
Anmerkung: Der Beschluß bezieht sich auf das Verfahren der Abnahme sehr vieler (etwa 1 000) Meßpunkte während des Laufens über Druckmeßfolien und rechnerische Aufarbeitung zu einem farbcodierten Druckbild zur Herstellung eines optimal druckentlastenden Schuhs je Sitzung, auch für die Untersuchung beider Füße, nur einmal berechenbar.

M Laboratoriumsuntersuchungen

Leistung	GOÄ Punktzahl	GOÄ 1fach €	GOÄ 1,15fach €	GOÄ 1,3fach €	GOÄ 0,9fach €
Analytische Auswertung einer oder mehrerer Atemproben eines 13-C-Harnstoff-Atemtests nach Nr. A 619, ggf. einschließlich Probenvorbereitung, insgesamt analog Nr. 3783	570	33,22	38,21	43,19	29,90

Berechnung der Blutgasanalyse
(5. Sitzung vom 13. März 1996)
☞ Die Berechnung auf Grundlage der Nr. 3710 GOÄ (Speziallabor) ist zwingend. Die Berechnung daneben der Nr. 303 GOÄ (Punktion oberflächiger Körperteile) sowie der Nr. 3715 (Bikarbonatbestimmung) ist nicht zulässig, da die Leistung nach Nr. 303 nicht vorliegt und die Bikarbonatbestimmung einzig rechnerisch erfolgt, demnach gemäß der Allgemeinen Bestimmung Nr. 5 vor Abschnitt M nicht berechenbar ist.

Die Messung und Berechnung nach Nr. 602 GOÄ (Oxymetrie) ist möglich, da diese zwar grundsätzlich aus der Blutgasanalyse unter Einbezug des Hb-Wertes berechenbar ist, dieser aber aktuell nicht vorliegt. Die Messung ist sachlich allerdings nur bei bestimmten Indikationen sinnvoll, zum Beispiel Anämie. In diesen Fällen ist Nr. 602 neben Nr. 3710 berechenbar.

Die Leistung nach Nr. 614 (transcutane Messung[en] des Sauerstoffpartialdrucks) ist zeitgleich mit der Blutgasanalyse nicht berechenbar, da der Sauerstoffpartialdruck bereits mit der Blutgasanalyse gemessen wird. Möglich ist jedoch die Berechnung der Nrn. 614 und 3710 in den Fällen, in denen die Leistungen zeitlich getrennt erbracht werden müssen.

N Histologie, Zytologie und Zytogenetik

Mehrfachberechnung Nr. 4851 bzw. Nebeneinanderberechnung der Nrn. 4850, 4851, 4852, 1105 GOÄ
(10. Sitzung vom 18. Juli 1997)
☞ Eine Mehrfachberechnung der Nr. 4851 GOÄ (z. B. wenn bei der gynäkologischen Krebsvorsorge Material sowohl aus der Portio als auch aus der Gebärmutterhöhle [nach Nr. 1105 GOÄ] untersucht wird), ist nicht möglich, weil in der Legende zu Nr. 4851 sowohl auf den zeitlichen Zusammenhang als auch auf den Plural „Präparate" abgestellt ist und zusätzlich noch klargestellt ist, „zum Beispiel aus dem Genitale der Frau". Damit fallen Untersuchungen beider Abstrichentnahmen unter die nur einmalige Berechenbarkeit der Nr. 4851.

Aus denselben Gründen ist auch der eigenständige Ansatz der Nr. 4852 neben der Nr. 4851 für die Unter-

Beschlüsse des Gebührenordnungsausschusses der Bundesärztekammer

suchung des Materials nach Nr. 1105 GOÄ nicht möglich, zumal hier auf andere Materialien als diejenigen nach Nr. 4851 abgestellt ist.

Hinsichtlich der Nebeneinanderberechnung der Nrn. 4850 und 4851 sieht der Ausschuß diese als möglich an, da Nr. 4851 nur auf die Krebsdiagnostik abgestellt ist und die Leistung nach Nr. 4850 nicht unter die „gegebenenfalls" in Nr. 4851 eingeschlossene „Beurteilung nicht zytologischer mikroskopischer Befunde" fällt. Zu beachten ist hier aber der Ausschluß der Nr. 297 neben Nr. 4850 aus der Anmerkung nach Nr. 4850. Dies berücksichtigt bereits die partielle Leistungsüberschneidung bei Nebeneinandererbringung der Leistungen nach Nr. 4851 und Nr. 4850.

Beschlüsse des Gebührenordnungsausschusses der Bundesärztekammer

O. Strahlendiagnostik, Nuklearmedizin, Magnetresonanztomographie und Strahlentherapie (GOÄ/UV-GOÄ)

Kernspintomographische Leistungen am Beispiel von Kniegelenksuntersuchungen
(Deutsches Ärzteblatt 102, Ausgabe 46 vom 18.11.2005, Seite A-3207 / B-2712 / C-2536)

1. Vorbemerkungen

Die Untersuchung und Abrechnung von Magnetresonanztomographien (MRT) nach der Amtlichen Gebührenordnung für Ärzte (GOÄ) hat in jüngster Vergangenheit immer wieder zu Meinungsverschiedenheiten zwischen Ärzten und Unternehmen der privaten Krankenversicherung geführt. Um Auslegungsdivergenzen zu beseitigen, Auseinandersetzungen zu minimieren, eine Hilfestellung für eine sachgerechte Abrechnung von MRT-Leistungen nach GOÄ und eine sachgerechte Erstattung in der Zukunft zu gewährleisten, hat die Bundesärztekammer (BÄK) in Zusammenarbeit mit der gemeinsamen Rechtsabteilung von Bundesärztekammer und Kassenärztlicher Bundesvereinigung, dem Berufsverband der Deutschen Radiologen (BDR) und der Deutschen Röntgengesellschaft (DRG) **Grundsätze zur Untersuchung und Abrechnung von MRT-Leistungen** erstellt, die nachfolgend dargelegt werden. Diese Grundsätze wurden auf schriftlichem Weg durch die Mitglieder des Ausschusses „Gebührenordnung" der Bundesärztekammer konsentiert.

Wenn sich über diese Grundsätze hinaus Fragen bei der Abrechnung oder Erstattung ergeben, so sollte eine medizinisch und gebührenrechtlich detaillierte, auf den Einzelfall ausgerichtete Anfrage von den Unternehmen der privaten Krankenversicherung an den Arzt gerichtet werden. Pauschale Zurückweisungen von Abrechnungen zeigen die konkreten Abrechnungsprobleme nicht auf.

Im Zweifels- oder Streitfall können sich alle Beteiligten an die zuständige Landesärztekammer zur Klärung wenden.

2. Systematik des Abschnittes O GOÄ

Die Systematik des gesamten Abschnitts O (Strahlendiagnostik, Nuklearmedizin, Magnetresonanztomographie und Strahlentherapie) der Amtlichen Gebührenordnung für Ärzte (GOÄ) ist gekennzeichnet durch die Definition von Grund- und Zuschlagsleistungen. Die Grundleistungen sind geeignet, einen Körperabschnitt in Bezug auf die Anatomie darzustellen.

Die Zuschlagsziffern wurden geschaffen, um über die übliche Fragestellung hinausgehende oder intraprozessual entstandene Probleme (Differenzialdiagnosen, Verdachtsdiagnosen, den anatomischen Bereich überschreitende Pathologika) abzuklären.

Diese Systematik trifft auch auf den Unterabschnitt O III Magnetresonanztomographie (MRT, Nrn. 5700-5735 GOÄ) zu.

3. Problematik O III Magnetresonanztomographie

Die Gebührenpositionen des Abschnitts O III Magnetresonanztherapie (MRT) der GOÄ wurden für die 1996 von der Leistungslegendierung wortwörtlich aus dem damaligen Einheitlichen Bewertungsmaßstab (EBM) übernommen und spiegeln den technischen Standard der Magnetresonanztomographie von vor mehr als zehn Jahren wider.

Der Abschnitt O III der GOÄ enthält wenige Grundleistungen, bei denen die Anforderung an die Darstellung wörtlich in der Legende enthalten ist, und zahlreiche Leistungen, bei denen das nicht der Fall ist. Zum Beispiel fordert die Leistungslegende der Nr. 5700 GOÄ die MRT-Darstellung in „zwei Projektionen, davon mindestens eine Projektion unter Einschluss T2-gewichteter Aufnahmen". Die Nr. 5705 GOÄ enthält in der Legende den Hinweis, dass die Darstellung „in zwei Projektionen" zu erfolgen hat.

In den Legenden der übrigen MRT-Grundleistungen (Nrn. 5715 bis 5730 GOÄ) fehlen konkrete Angaben zur Darstellung. Der horizontale Bewertungsvergleich zeigt jedoch, dass auch für diese Ziffern von einem ähnlichen Untersuchungsumfang (zwei Ebenen, zwei Gewichtungen) ausgegangen wurde. Die Nr. 5729 GOÄ für die MRT der Gelenke enthält keine Vorgaben hinsichtlich der Anzahl von Projektionen oder Gewichtungen.

Da für die möglichen Zuschlagsleistungen keine gebührenrechtlichen Ausschlüsse bestehen, ist eine Berechnung der Nrn. 5731, 5732 und 5733 GOÄ bei Erfüllung des Leistungsinhalts neben den Grundleistungen nach Nrn. 5700-5730 GOÄ grundsätzlich möglich.

Einerseits kann gebührenrechtlich der medizinisch-technische Fortschritt bei der Untersuchung mit der Magnetresonanztomographie und einer verbesserten Darstellung vieler Details nicht dazu führen, dass Leistungen, die bei der ursprünglichen Bestimmung der Leistungsinhalte und Bewertung der Leistung erkennbar in Zuschlagsziffern berücksichtigt wurden, Bestandteil der Grundleistung und damit obsolet werden. Andererseits kann die medizinisch-technische Entwicklung gebührenrechtlich auch nicht dazu führen,

Beschlüsse des Gebührenordnungsausschusses der Bundesärztekammer

dass im Zug einer medizinisch nicht indizierten Ausweitung der Indikationsstellung und Darstellung sämtlicher, ggf. im Einzelfall nicht notwendiger Details des zu untersuchenden Ziels, diese Zuschläge stets zur erbrachten Grundleistung angesetzt werden.
Entscheidend ist deshalb, ob durch die zusätzliche Untersuchung medizinisch relevante Zusatzinformationen zu erwarten sind.
Die fehlende Konkretisierung der Leistungsinhalte der Nummern 5715 bis 5730 GOÄ führte in letzter Zeit zu einer steigenden Anzahl von Auslegungsdivergenzen und Problemen bei der Abgrenzung zwischen Grund- und Zuschlagsleistungen.

4. Umfang der Untersuchung
Der Untersuchungsumfang richtet sich nach dem aktuellen Krankheitsbild des Patienten und nach der Fragestellung des anfordernden Arztes. Aufwand und Umfang einer Erstuntersuchung unterscheiden sich z. B. deutlich von denen einer Kontrolluntersuchung. MRT-Untersuchungen reichen von der einfachen Darstellung eines Gelenks in zwei Projektionen und Gewichtungen bis hin zu sehr komplexen und (zeit-)aufwändigen Darstellungen mit Kontrastmittelgabe und computergestützter Analyse.
Die Abrechnung einer MRT-Untersuchung muss einzelfallbezogen zu einer angemessenen Vergütung führen.
Nachfolgend werden am Beispiel der Magnetresonanztomographie des Kniegelenks der Standard, die Abrechnungsvoraussetzungen sowie mögliche medizinische Indikationen für die Grundleistung nach Nr. 5729 GOÄ und für die ggf. zusätzlich berechnungsfähigen Zuschlagsleistungen nach den Nrn. 5731, 5732 und 5733 GOÄ exemplarisch dargestellt.

5. Gelenkbegriff der GOÄ
Das Kniegelenk wird durch die Femurkondylen (Oberschenkel) und durch den Tibiakopf (Unterschenkel) gebildet. Als funktionelle Einheit gehört auch die Patella (Kniescheibe) dazu. Gebührenrechtlich stellt das Kniegelenk ein (einziges) Gelenk dar, da die komplette Systematik der GOÄ auf den gebührenrechtlich abstrakten Begriff des Gelenks abhebt und nicht auf anatomisch funktionelle Gelenke. Dies lässt sich unter anderem an folgenden Gebührenpositionen ablesen:
- Nr. 2182 Gewaltsame Lockerung [...] eines Schulter-, Ellenbogen- oder Kniegelenks
- Nr. 5030 Röntgen in 2 Ebenen von Oberarm, Unterarm, Ellenbogengelenk, [...] Kniegelenk, ...
Gebührenrechtlich unterscheidet man kleine und große Gelenke. Als große Gelenke gelten Schulter-, Ellenbogen- und Handgelenk sowie Hüft-, Knie- und Sprunggelenk (vergleiche auch Nrn. 212, 213, 237, 238 GOÄ). Daraus ergibt sich, dass alle übrigen Gelenke als kleine Gelenke einzustufen sind.

6. Magnetresonanztomographie des Kniegelenks (Nr. 5729 GOÄ)
Die Grundleistung für die MRT des Kniegelenks ist die Nr. 5729 GOÄ „Magnetresonanztomographie eines oder mehrerer Gelenke oder Abschnitte von Extremitäten" (2 400 Punkte).
Dass gegenüber den anderen MRT-Untersuchungen eine deutlich niedrigere Bewertung der **Nr. 5729** GOÄ 1996 erfolgte, lag unter anderem auch an der damals vorgenommenen Mischkalkulation für Ganzkörpergeräte und Teilkörpergeräte. Der Gebührenkalkulation lagen die damaligen technischen Möglichkeiten beider Gerätetypen zugrunde. Moderne MRT-Geräte bieten heute neben einer vielfach verbesserten Auflösung und Detailgenauigkeit, über den Standard hinausgehend zahlreiche Möglichkeiten der differenzierten Darstellung des zu untersuchenden Organs/Gelenks. Es können beispielsweise neue Darstellungen der Bild-Gewichtung, wie z. B. Fettsuppression/Fettsättigung, erfolgen, außerdem kann eine Vielzahl verschiedener computergestützter Berechnungen vom Arzt am Computer durchgeführt werden.
Die Grundleistung nach Nr. 5729 GOÄ beinhaltet die Darstellung des Kniegelenks in zwei Projektionen und zwei Gewichtungen (üblicherweise T1- und T2-Gewichtung), da mit dieser Technik ein Kniegelenk anatomisch darzustellen ist. Die Untersuchung des Kniegelenks in zwei Ebenen und zwei Projektionen ist z. B. bei der Verlaufskontrolle bekannter Vorschädigungen ohne frische Traumata oder der postoperativen Beurteilung nach Kreuzbandrekonstruktion ausreichend und sachgerecht.
Die Nr. 5729 GOÄ kann für die Darstellung des Kniegelenks nur einmal angesetzt werden, unabhängig davon, welche Abschnitte derselben Extremität zusätzlich dargestellt werden. Wird neben der Darstellung des Kniegelenks ein weiteres großes Gelenk (Hüfte oder Sprunggelenk) derselben Extremität dargestellt, so kann statt Nr. 5729 GOÄ die Nr. 5730 GOÄ Magnetresonanztomographie einer oder mehrerer Extremität(en) mit Darstellung von mindestens zwei großen Gelenken **einer** Extremität angesetzt werden.
Bei der Darstellung beider Kniegelenke kann die Nr. 5729 GOÄ nur einmal angesetzt werden, da die Allgemeinen Bestimmungen zu O III nur den einmaligen Ansatz der Nr. 5729 GOÄ je Sitzung zulassen. Die Abrechnung der Darstellung beider Kniegelenke kann auch nicht über die Nr. 5730 GOÄ erfolgen, da der Inhalt dieser Leistung (zwei große Gelenke einer Extremität) nicht erfüllt wird. Der höhere Zeitaufwand für die Durchführung und Auswertung der MRT-Un-

Beschlüsse des Gebührenordnungsausschusses der Bundesärztekammer

tersuchung beider Kniegelenke kann durch den Ansatz eines höheren Steigerungsfaktors nach § 5 Abs. 2 GOÄ erfolgen.

Die eher selten notwendige Untersuchung beider Kniegelenke dauert, ebenso wie die Untersuchung unterschiedlicher Organregionen, in der Regel mehr als 40 Minuten. Ob eine ausreichende Lagerung mit vollständigem Stillliegen des Patienten während der gesamten Untersuchung gewährleistet werden kann, ist im Einzelfall anhand der konkreten Umstände zu beurteilen. Neben dem Alter des Patienten, z. B. bei Kindern, spielt das Vorliegen weiterer Faktoren, wie akute oder chronische Schmerzen sowohl der zu untersuchenden oder anderen Körperregionen, insbesondere im Wirbelsäulenbereich, eine entscheidende Rolle. Der Allgemeinzustand des Patienten (z. B. Kachexie) und das Vorliegen weiterer Erkrankungen (z. B. kardiopulmonaler Erkrankungen) haben ebenfalls Einfluss auf die Zeit, die der Patient ruhig liegen kann.

Liegen bereits bei der Terminvergabe Hinweise auf die genannten Kriterien vor, die erwarten lassen, dass eine entsprechende Lagerung nicht gewährleistet werden kann und eine hohe Wahrscheinlichkeit der Unverwertbarkeit der zweiten Untersuchung durch Bewegungsartefakte absehbar ist, ist die Untersuchung in zwei getrennten Terminen angezeigt. Diese lagerungsrelevanten Kriterien sollten vom Patienten bereits bei der Terminvergabe erfragt und patientenindividuell dokumentiert werden.

Praxisorganisatorische Gründe rechtfertigen dagegen die Untersuchung an zwei Terminen nicht.

7. Ergänzende Serie/n (Nr. 5731 GOÄ)

Wird durch die medizinische Notwendigkeit über die Standardeinstellung (zwei Ebenen und zwei Gewichtungen) hinausgehend die Darstellung in einer dritten Ebene und/oder mit einer zusätzlichen Gewichtung (z. B. fettgesättigt oder fettsupprimiert) vorgenommen, so kann z. B. neben der Nr. 5729 GOÄ für die Grundleistung einmal die **Nr. 5731** GOÄ (1 000 Punkte) „**Ergänzende Serie(n)** zu den Leistungen nach den Nummern 5700 bis 5730" angesetzt werden. Die Aufzählung zur Nr. 5731 GOÄ „Kontrastmitteleinbringung" und „Darstellung von Arterien" ist beispielhaft und nicht abschließend. Ein Mehrfachansatz der Gebührenposition Nr. 5731 GOÄ ist nicht möglich, da in der Leistungslegende eindeutig die Mehrzahl beschrieben ist.

Die Fettsättigung ist z. B. notwendig bei einem frischen Trauma, um das Ausmaß der Verletzung (Knochenmarködem) festzustellen oder zur Darstellung von verborgenen Frakturen und Entzündungen (wie Osteomyelitis, Ostitis, Primär chronische Polyarthritis). Weitere Beispiele für ergänzende Serien sind die zusätzliche Aufnahme in schrägkoronarer Ebene entlang des vorderen Kreuzbands zur Beurteilung der Kontinuität, eines Teilrisses, einer Ausfaserung oder Verschmälerung oder eine für Knorpel sensitive Schicht ggf. in Vergrößerung bei Verdacht auf Knorpelschädigung, wenn diese zusätzliche Darstellung eine medizinisch relevante Zusatzinformation erwarten lässt.

Zusätzliche Serien werden zudem durchgeführt, um z. B. posttraumatische Aneurysmata oder Gefäßdissektionen darzustellen oder auszuschließen oder um bei Frakturen zur Stellung der Operationsindikation eine dritte Ebene darzustellen.

Zusätzliche Serien nach Kontrastmittelgabe sind insbesondere bei Verdacht auf Weichteilverletzungen oder Entzündungen (wie Osteomyelitis ([1](#)), Ostitis, rheumatoide Arthritis [2-4]) indiziert. Die MRT ist bei Entzündungen deutlich sensitiver als das andere bildgebende Verfahren ([5-7](#)). Dabei ist das kontrastmittelgestützte Verfahren noch sensitiver als das MRT ohne Kontrastmittel (KM) ([2](#), [8](#), [9](#)). Die Kontrastmittelgabe beim MRT dient der Unterscheidung von akuten versus chronischen Entzündungen ([5](#)). Außerdem führt die Kontrastmittelgabe zu einer höheren Sensitivität der (frühen) Diagnostik (und Therapie) entzündlicher Veränderungen ([10](#)), z. B. bei der rheumatoiden Arthritis ([11](#), [7](#), [12](#), [13](#), [14](#), [15](#)) des Kniegelenks oder bei ankylosierender Spondyarthritis ([16](#), [17](#)). Die Kontrastmittelgabe beim MRT kann zur Therapiekontrolle bei der rheumatoiden Arthritis eingesetzt werden ([18](#)). Die Notwendigkeit der Gabe von Kontrastmittel steht bei der überwiegenden Anzahl von Fällen, insbesondere beim Kniegelenk, schon vor der MRT durch die Art der Anforderung oder das Krankheitsbild fest.

Die Einbringung des Kontrastmittels kann neben den MRT-Leistungen nach den Nrn. 340 bis 374 GOÄ (je nach Einbringungsart) berechnet werden.

Die tatsächlichen Auslagen für nicht bariumhaltige Kontrastmittel sowie berechnungsfähige Auslagen (wie Einmalinfusionsbesteck) können nach § 10 GOÄ zusätzlich berechnet werden.

8. Spulenwechsel und Positionswechsel (Nr. 5732 GOÄ)

Die Leistungslegende der **Nr. 5732** GOÄ „**Zuschlag** zu den Leistungen nach den Nummern 5700 bis 5730 für Positionswechsel und/oder Spulenwechsel" (1 000 Punkte) enthält keinen Hinweis, wie der Spulenwechsel zu erfolgen hat. Deshalb kann sowohl für den früher regelhaften, personalkostenintensiven und zeitaufwändigen manuellen Wechsel mit erneuter Lagerung bzw. Platzierung des Patienten, als auch für den heute möglichen automatischen Wechsel der Spule per „Mausklick" mit kostenintensiver zusätzlicher Technik die Nr. 5732 GOÄ angesetzt werden.

Beschlüsse des Gebührenordnungsausschusses der Bundesärztekammer

8.1 Spulenwechsel
Wird vor der eigentlichen Untersuchung eine Übersichtsaufnahme zur Orientierung, z. B. mit der Körperspule, angefertigt, erfüllt dies nicht den Leistungsinhalt der Nr. 5732 GOÄ. Dieser gebührenrechtliche Sachverhalt ist beispielsweise in Analogie zu der Nr. 5137 GOÄ „Brustorgane-Übersicht" und den Nrn. 5150 bis 5158 sowie 5163 bis 5169 GOÄ (Funktionsuntersuchung von Bauch- und Verdauungsorganen) zu sehen, bei denen die orientierende/n Durchleuchtung/en Bestandteil/e der Leistung ist/sind.
Der horizontale Abgleich innerhalb der GOÄ lässt eine Bewertung der orientierenden Aufnahme mittels Körperspule mit 1 000 Punkten, vor der eigentlichen Untersuchung, z. B. mittels Kniespule, nicht zu, da diese denselben diagnostischen Wert aufweisen müsste wie die ebenfalls mit 1 000 Punkten bewertete/n zusätzliche/n Serie/n nach Nr. 5731 GOÄ.
Wird jedoch ein Spulenwechsel zur Darstellung eines anderen Gelenks vorgenommen, z. B. Sprunggelenk neben Kniegelenk, oder kommt eine spezielle Spule, z. B. Ringspule, an demselben Gelenk zum Einsatz, z. B. zur Darstellung des Knorpels auf der Kniescheibenrückseite, so kann die Nr. 5732 angesetzt werden.
Der Zuschlag nach Nr. 5732 GOÄ für den manuellen oder automatischen Spulenwechsel ist auch bei der Darstellung von mehr als zwei Gelenken oder bei der Darstellung von mehreren funktionellen Abschnitten der Wirbelsäule (BWS, HWS, LWS) und ggf. der zusätzlichen Darstellung der Iliosacralgelenke nur einmal berechnungsfähig.

8.2 Positionswechsel
Der Ansatz der Nr. 5732 GOÄ ist gerechtfertigt, wenn eine Funktionsuntersuchung in anderer Stellung, z. B. Elevation oder Abduktion eines Gelenks, vorgenommen wird (Positionswechsel). Hier sind als Beispiel vor allem Funktionsuntersuchungen des Schultergelenks zu nennen.
Auch Funktionsuntersuchungen des Kniegelenks, z. B. unter Auslösung des Schubladenphänomens zur Spannung der Kreuzbänder – Belastung von Außen- und Innenband, sind möglich, wenn durch diese zusätzliche Darstellung medizinisch relevante Zusatzinformationen zu erwarten sind.
Der „Positionswechsel" bei der Gabe von Kontrastmittel durch Ein- und Ausfahren des Lagerungstisches muss gebührenrechtlich und vom Aufwand her sehr differenziert betrachtet werden. Üblicherweise steht schon zu Beginn der Untersuchung des Kniegelenks mittels MRT fest, ob eine Kontrastmittelgabe erforderlich ist oder nicht. Der Patient erhält im Fall der Erforderlichkeit einen venösen Zugang mit Anschluss an ein Infusions- oder Injektionssystem, welches ohne Verschieben des Tisches zu bedienen ist. Die Kontrastmittelgabe selbst wird bei diesem Vorgehen durch die Nrn. 340 GOÄ ff. vergütet. Bei der vorher feststehenden Kontrastmittelgabe ist die Berechnung des Positionswechsels nach Nr. 5732 GOÄ (1 000 Punkte) nicht möglich, da die Leistungslegende nicht erfüllt wird.
Ein Positionswechsel des Patienten im Sinne der Leistungslegende erfolgt, wenn sich erst während der Untersuchung herausstellt, dass die Kontrastmittelgabe erforderlich ist. Dies ist zum Beispiel bei der Detektion einer Leberläsion in der T2-gewichteten Nativsequenz der Fall, die die differenzialdiagnostische Abklärung mittels KM-Dynamik erforderlich macht. Bei durch die orientierende MRT diagnostizierter pathologischer Gewebestruktur im Kniegelenk (z. B. Verdacht auf Knochenzysten oder Osteolysen) kann die Kontrastmittelapplikation zur Abklärung der Ätiologie bzw. Dignität erst im Verlauf der Untersuchung bzw. durch die orientierende Untersuchung erforderlich werden.
Wird der Patient zu dem Zweck aus dem Gerät herausgefahren und „nachträglich" ein venöser Zugang gelegt, so verschiebt sich in der Regel, wenn auch minimal, die Lage des Patienten auf dem Tisch und in der Kniespule. Aus diesem Grund müssen anschließend erneut eine SHIM-Sequenz und Lokalisationssequenzen durchgeführt werden, die vom zeitlichen und technischen Aufwand einem Positionswechsel entsprechen. Diese Leistung kann als Positionswechsel verstanden und nach Nr. 5732 GOÄ berechnet werden.

8.3 Untersuchungen verschiedener Organe (Nrn. 5700-5730 GOÄ)
Die Untersuchung verschiedener Organe mit verschiedenen Spulen und ggf. Umlagerung des Patienten, die **jeweils** eine Gebührenposition nach den Nrn. 5700 bis 5730 GOÄ nach sich ziehen würden, bei denen jedoch dann der Höchstwert nach Nr. 5735 GOÄ greift, sind weder als Positions- noch als Spulenwechsel nach Nr. 5732 GOÄ zu verstehen. Dieser Aufwand wird durch die zutreffende Gebührenposition bzw. den Höchstwert vergütet.

9. Computergestützte Analyse (Nr. 5733 GOÄ)
Wird über die bisher geschilderten Aufnahmetechniken und Ebenen hinaus eine computergesteuerte Analyse (z. B. Kinetik, 3-D-Rekonstruktion) durchgeführt, so kann der Zuschlag nach Nr. 5733 GOÄ „Zuschlag für computergesteuerte Analyse (z. B. Kinetik, 3-D-Rekonstruktion)" (800 Punkte) angesetzt werden. Gebührenrechtlich ist klarzustellen, dass anders als bei der Nr. 5377 GOÄ (Zuschlag für die computergestützte Analyse im Zusammenhang mit CT-Untersuchungen) eine 3-D-Rekonstruktion bei der Nr. 5733 GOÄ kein obligater Bestandteil der Zuschlagsleistung

Beschlüsse des Gebührenordnungsausschusses der Bundesärztekammer

ist, sondern die 3-D-Rekonstruktion nur beispielhaft aufgeführt ist.

Die computergestützte Analyse setzt die Aufarbeitung und Auswertung der erhobenen Datensätze durch den befundenden Arzt voraus und erfordert die Durchführung von Rechenprozessen, deren Ergebnisse diagnostisch relevante Daten erwarten lassen. Der Leistungsinhalt des Zuschlags wird nicht durch die heute übliche Monitorbefundung erfüllt. Unter computergestützter Analyse kann weder die Nachbearbeitung zur Kontrastverstärkung noch die Einstellung der Helligkeit oder die Vergrößerung am Bildschirm verstanden werden.

Die nachträgliche Veränderung des Offsets, z. B. zur Darstellung besonderer ROIs (regions of interest), soweit sie nicht zur primären Einstellung des Geräts erforderlich ist, war bei der Legendierung des Kapitels O III technisch noch nicht möglich. Diese Veränderung des Untersuchungsprotokolls kann über den Gebührenrahmen nach § 5 Abs. 2 GOÄ berücksichtigt werden.

Die Berechnung der Nr. 5733 GOÄ ist nicht gerechtfertigt bei der Durchführung einfacher Zweipunktmessungen, sofern es sich nicht um einen Vergleich zu Voraufnahmen handelt, die z. B. in einem anderen Datenformat vorliegen.

Gerechtfertigt ist die Berechnung der Nr. 5377 GOÄ dann, wenn eine Winkel-, Flächen- oder Volumenmessung oder eine (beim Kniegelenk eher seltene, aber präoperative, z. B. zum Ersatz eines Kreuzbands, ggf. notwendige) 3-D-Rekonstruktion durchgeführt werden muss, da es sich hierbei um aufwändige ärztliche Leistungen handelt, die nicht delegiert werden können und die eine Bewertung mit 800 Punkten rechtfertigen.

Computergesteuerte Analysen sind z. B. dann indiziert, wenn ein Knorpelschaden am Kniegelenk abgeklärt und dargestellt werden soll, z. B. Osteochondrosis dissecans, oder die Kreuzbänder rekonstruiert werden sollen. Gleiches gilt für die Darstellung eines Korbhenkelrisses im Bereich des Meniskus, da der Meniskus halbmondförmig verläuft und deutliche Höhenunterschiede zwischen Vorderhorn, Pars intermedia und Hinterhorn aufweist, die nicht in einer Ebene darzustellen sind. Das Ausmaß eines Korbhenkelrisses ist bei der Arthroskopie oft nicht eindeutig zu erkennen, jedoch wichtig für die Diagnose und Therapie (Rekonstruktion oder Resektion).

Der Zuschlag nach Ziffer 5733 GOÄ ist berechenbar bei der Subtraktion von KM- und Nativserien, z. B. bei der MR-Mammographie bei Verdacht auf Mammakarzinom oder bei der Abklärung entzündlicher versus degenerativer Veränderungen des Kniegelenks mit Kontrastmittelgabe, bei der Messung von Größenausdehnungen eines Befunds im Vergleich zu den Vorbefunden, z. B. zum Vergleich der Änderung von Tumorvolumina oder der Ausdehnung von Spongiosafrakturen oder zur Therapie und OP-Planung, z. B. Winkelmessungen zum cerebralen Aneurysma-Clipping oder bei Patelladysplasie, sowie bei Darstellung der Kontrastmittel-Kinetik bei Knochen- und Weichteiltumoren, z. B. zur Erfassung der vitalen Tumorareale, zur Quantifizierung der KM-Aufnahme oder zur Erstellung von Zeit-/Aktivitätskurven.

Die Zahlen in Klammern beziehen sich auf das Literaturverzeichnis, das im Internet unter www.aerzteblatt.de/lit4605 abrufbar ist.

Kernspintomographische Leistungen: Ergänzende Beschlüsse
(Deutsches Ärzteblatt 103, Ausgabe 1-2 vom 09.01.2006, Seite A-69 / B-57 / C-57)

1. Vorbemerkungen

Die Untersuchung und Abrechnung von Magnetresonanztomographien (MRT) nach der Amtlichen Gebührenordnung für Ärzte (GOÄ) hat in jüngster Vergangenheit immer wieder zu Meinungsverschiedenheiten zwischen Ärzten und Unternehmen der privaten Krankenversicherung geführt. Um Auslegungsdivergenzen zu beseitigen, Auseinandersetzungen zu minimieren, eine Hilfestellung für eine sachgerechte Abrechnung von MRT-Leistungen nach GOÄ und eine sachgerechte Erstattung in der Zukunft zu gewährleisten, hat die Bundesärztekammer (BÄK) in Zusammenarbeit mit der gemeinsamen Rechtsabteilung von BÄK und Kassenärztlicher Bundesvereinigung, dem Berufsverband der Deutschen Radiologen (BDR) und der Deutschen Röntgengesellschaft (DRG) Grundsätze zur Untersuchung und Abrechnung von MRT-Leistungen erstellt, die nachfolgend dargelegt werden.

Wenn sich über diese Grundsätze hinaus Fragen bei der Abrechnung oder Erstattung ergeben, so sollte eine medizinisch und gebührenrechtlich detaillierte, auf den Einzelfall ausgerichtete Anfrage von den Unternehmen der privaten Krankenversicherung an den Arzt gerichtet werden. Pauschale Zurückweisungen von Abrechnungen zeigen die konkreten Abrechnungsprobleme nicht auf.

Im Zweifels- oder Streitfall können sich alle Beteiligten an die zuständige Landesärztekammer zur Klärung wenden.

Beschlüsse des Gebührenordnungsausschusses der Bundesärztekammer

2. Leistungen des Abschnitts B

Des Öfteren ist strittig, ob neben MRT-Leistungen des Abschnitts O III (Magnetresonanztomographie) der GOÄ (Nrn. 5700-5735 GOÄ) Beratungs- und Untersuchungsleistungen nach den Nrn. 1 und 5 GOÄ sowie Leistungen für einen ausführlichen schriftlichen Krankheits- und Befundbericht nach Nr. 75 GOÄ berechnet werden können oder ob die Berechnung dieser Leistungen neben MRT-Leistungen grundsätzlich ausgeschlossen ist.

Die Allgemeinen Bestimmungen der Präambel zu Kapitel O I (Strahlendiagnostik) sind – obwohl formal Kapitel O I (Strahlendiagnostik) vorangestellt und in der Präambel zu Kapitel O III (Magnetresonanztomographie) nicht wiederholt – für den gesamten Abschnitt O (Strahlendiagnostik, Nuklearmedizin, Magnetresonanztomographie und Strahlentherapie) gültig. Dies ergibt sich zum einen aus dem Sinn der Bestimmungen, zum anderen daraus, dass in RndNr. 6 ausdrücklich eine Leistung des Abschnitts O III einbezogen ist.

Aus den Allgemeinen Bestimmungen kann aber nicht geschlussfolgert werden, dass die Nrn. 1, 5 und 75 GOÄ grundsätzlich nicht neben Leistungen nach Abschnitt O berechnet werden können. Dies wird im Folgenden begründet:

2.1 Nrn. 1 und 5 GOÄ

Nach dem Wortlaut der oben zitierten Bestimmungen sind Beratung und Untersuchung, die nach der Strahlenschutz- bzw. Röntgenverordnung zur Überprüfung der Indikation und des Untersuchungsumfanges erforderlich sind, Bestandteil der Leistungen des Abschnitts O und mit den Gebühren abgegolten. MRT-Untersuchungen unterliegen nicht der Röntgen- oder Strahlenschutzverordnung, da keine Röntgenstrahlung im Sinne dieser Verordnungen angewendet wird. Als Röntgenstrahlung im Sinne der o. g. Verordnungen gelten nur Einrichtungen zur Erzeugung von (ionisierender) Strahlung mit einer Mindestenergie der Teilchen (z. B. Elektronen oder Photonen) von fünf Kiloelektronenvolt (keV). Die Strahlung bei der Kernspintomographie fällt nicht hierunter, da hier die Photonenergien um viele Größenordnungen geringer sind.

Die Sorgfaltspflichten des Arztes erfordern in jedem Fall vor einer diagnostischen Auftragsleistung eine Überprüfung der Indikation und des Untersuchungsumfanges im Hinblick auf die medizinische Notwendigkeit (§ 1 Abs. 2 GOÄ) und die Anpassung der im Einzelfall erforderlichen Messbedingungen und -parameter im Sinne der Leitlinien der Bundesärztekammer zur Qualitätssicherung der Magnetresonanztomographie. Die Erbringung dieser Leistung erfüllt zugleich nicht den Leistungsinhalt der Beratung nach Nr. 1 GOÄ.

Wird der Radiologe von einem privatversicherten Patienten direkt aufgesucht, so muss der Radiologe den Patienten beraten und gegebenenfalls untersuchen, um eine Indikation zur Untersuchung stellen zu können. Die Erhebung der Anamnese und die anschließende Beratung kann nach Nr. 1 GOÄ berechnet werden. Die Untersuchung nach Nr. 5 GOÄ (symptombezogene Untersuchung) kann im Rahmen der fachlichen Kompetenz des Radiologen durchgeführt und berechnet werden.

Ein Ausschluss der Nrn. 1 und/oder 5 GOÄ neben den Leistungen nach Abschnitt O der GOÄ ergibt sich auch nicht aus der Präambel zu Abschnitt B RdNr. 2, sondern „die Leistungen nach den Nrn. 1 und/oder 5 [sind] neben Leistungen nach den Abschnitten C-O im Behandlungsfall nur einmal berechnungsfähig". Diese Abrechnungsbestimmung verdeutlicht im Zusammenhang mit den Bestimmungen der Präambel zu Abschnitt O, dass für alle Leistungen des Abschnitts O die Berechnung der Nrn. 1 und 5 GOÄ grundsätzlich zulässig ist, sofern diese Leistungen nicht – wie oben dargestellt – ausschließlich im Zusammenhang mit der Sorgfaltspflicht (Überprüfung der Indikationsstellung und des Untersuchungsumfanges) erbracht werden, sondern darüber hinaus eine eigenständige medizinische Indikation zur Durchführung einer symptombezogenen Untersuchung und/oder Beratung besteht. Nachfolgend werden Beispiele aufgelistet, die im Rahmen eines persönlichen Arzt-Patienten-Kontaktes Indikationen zur Beratung und ggf. Untersuchung darstellen:

Am häufigsten ist sicher die über die Befundmitteilung hinausgehende Erörterung des erhobenen MRT-Befundes mit dem Patienten, einschließlich einer ersten Wertung der möglichen Therapieoptionen sowie des weiteren Verhaltens des Patienten.

Auch die genaue Abklärung eines Sturzmechanismus durch den Radiologen zur Erkennung möglicher Verletzungsmuster im MRT kann im Ausnahmefall eine Indikation zur Beratung und Untersuchung nach Nr. 1 und 5 GOÄ darstellen.

Der Eintritt von kontrastmittelbedingten Komplikationen stellt ebenfalls eine (eher seltene) Indikation zur Beratung und Untersuchung dar.

Im Einzelfall kann sich die Abgrenzung zu Beratungs- und Untersuchungsleistungen, die als Bestandteil der MRT-Leistungen anzusehen sind, schwierig gestalten. Die im Kommentar Brück zu RdNr. 5 der Präambel zu Abschnitt O angeführten Beispiele sind auch auf MRT-Leistungen anwendbar.

2.2 Nr. 75 GOÄ

Nach den Bestimmungen der GOÄ (z. B. Anmerkung zur Leistungslegende der Nr. 75 GOÄ und RdNr. 3 der Präambel zu Abschnitt O I) ist die Befundmittei-

Beschlüsse des Gebührenordnungsausschusses der Bundesärztekammer

lung oder der einfache Befundbericht als Bestandteil der zugrunde liegenden Leistung nicht gesondert berechnungsfähig. Die Befundmitteilung beschränkt sich im Wesentlichen auf die Beschreibung des Befundes. Der einfache Befundbericht geht im Umfang über die bloße Befundmitteilung hinaus und enthält ggf. zusätzlich eine Verdachtsdiagnose bzw. eine Auswahl möglicher Diagnosen.

Die GOÄ enthält jedoch keinen Ausschluss für die Berechnung eines ausführlichen schriftlichen Krankheits- und Befundberichtes nach Nr. 75 GOÄ neben einer radiologischen oder anderen diagnostischen Leistung. Die obligaten Bestandteile der Nr. 75 GOÄ für den ausführlichen schriftlichen Krankheits- und Befundbericht sind der Leistungslegende zu entnehmen. Inhalt der Leistungslegende nach Nr. 75 GOÄ ist: „Ausführlicher schriftlicher Krankheits- und Befundbericht, einschließlich Angaben zur Anamnese, zu dem(n) Befund(en), zur epikritischen Bewertung und ggf. zur Therapie". Gebührenrechtlich wichtig ist die genaue Fassung „Angaben zur Anamnese", welches nicht die (eigene) Erhebung der Anamnese bedeutet, sondern eine Berücksichtigung und Erwähnung der vorliegenden anamnestischen Angaben. Die Leistungslegende gilt dann als erfüllt, wenn über den einfachen Befundbericht hinaus, unter Berücksichtigung der aktuellen anamnestischen Daten, eine epikritische Bewertung des Befundes erfolgt, und/oder ein epikritischer Vergleich mit Vorbefunden und sonstigen Informationen gezogen wird. Die Epikrise bzw. epikritische Bewertung ist definiert als ein zusammenfassender kritischer Bericht über den Ablauf einer Krankheit nach Abschluss des Falles oder nach endgültiger Diagnosestellung (Pschyrembel). Die Therapieempfehlung ist fakultativ und nicht zwingend notwendig.

Danach ist eine regelhafte Abrechnung der Nr. 75 GOÄ im Rahmen der MRT unter Berücksichtigung der Leistungslegende nicht gerechtfertigt. Wird jedoch im Einzelfall eine medizinisch kritische Bewertung der erhobenen Befunde unter Berücksichtigung relevanter anamnestischer Angaben erforderlich, ist Nr. 75 GOÄ neben MRT-Untersuchungen abrechenbar. Ein Beispiel ist die differenzialdiagnostische epikritische Beurteilung, ob es sich bei einem pathologischen Befund um ein frisches oder altes Trauma handelt, einschließlich ggf. erfolgender Hinweise auf die therapeutische Konsequenz dieser Entscheidung.

Leistungen im Rahmen der Prostata-Seed-Implantation (PSI)
(Deutsches Ärzteblatt 102, Ausgabe 39 vom 30.09 2005, Seite A-2659 / B-2247 / C-2123)

Bestrahlungsplanung vor und nach der Implantation von Prostata-Seeds, einmal je Bestrahlungsplan, analog Nr. 5840

☞ Unter dem Bestrahlungsplan nach der Prostata-Seed-Implantation ist der Nachplan zu verstehen, der mit Hilfe einer Computertomographie in der Regel vier Wochen nach dem Eingriff stattfindet.
Die dazu notwendige Computertomographie ist neben der analogen Nr. 5840 GOÄ anzusetzen.
Die insgesamt zweimalige Berechnung des Bestrahlungsplans nach Nr. 5840 GOÄ analog und ggf. des Zuschlages für den Prozessrechner nach Nr. 5841 GOÄ analog im Zusammenhang mit einer PSI ist zulässig und durch die Allgemeinen Bestimmungen zur Strahlentherapie O IV. GOÄ Ziffer 3 begründet, da diese Bestrahlungsplanungen aufgrund der jeweils unterschiedlichen tatsächlichen Dosisverteilung (geänderte Energie) durchgeführt werden.

Interstitielle Low-Dose-Rate-Brachytherapie der Prostata mittels Seeds (PSI), je Fraktion, einschließlich fortlaufendem Abgleich der intraoperativen Seed-Implantation mit der präoperativen Bestrahlungsplanung, einschließlich der sich direkt anschließenden posttherapeutischen Bestimmung von Herddosen, analog Nr. 5846

☞ Die Implantation von Seeds in drei Hohlnadeln entspricht einer Fraktion und führt einmal zur Berechnung der Nr. 5846 analog.
Werden Seeds in einer vom angegebenen Leistungsumfang abweichenden Anzahl (ein oder zwei) implantiert, so löst diese Implantation keinen weiteren analogen Ansatz der Nr. 5846 GOÄ aus, sondern der damit verbundene erhöhte Zeitaufwand ist angemessen über den Gebührenrahmen der letzten analogen Nr. 5846 GOÄ nach § 5 Absatz 2 und 3 GOÄ zu berücksichtigen.
Die Berechnung der Nr. 5846 GOÄ analog für die PSI ist auf acht Fraktionen begrenzt.
Bei Vorliegen eines lokal begrenzten Prostatakarzinoms, eines PSA-Wertes von < 10 ng/ml, eines Gleason score von < 7 und eines Prostatavolumens von < 60 ml, wird eine Seed-Implantation als eine geeignete Therapie angesehen.
Die Kosten für die Prostata-Seeds (Material) können zusätzlich – entsprechend Nachweis – in Rechnung gestellt werden.

Beschlüsse des Gebührenordnungsausschusses der Bundesärztekammer

Punktion der Prostata mit Platzierung der Hohlnadel/n zur Seedablage

☞ Die Nr. 319 kann im Rahmen der Prostata-Seed-Implantation (PSI) einmal je Hohlnadel angesetzt werden.

Eine parallel durchgeführte Sonographie nach den Nrn. 410 und ggf. 420 GOÄ ist unter Beachtung der Allgemeinen Bestimmungen zu C VI. neben der Nr. 319 GOÄ für die PSI ansatzfähig.

Sowohl die durchgeführte Zystographie nach Nr. 5230 GOÄ als auch die Zystourethroskopie nach Nr. 1787 GOÄ sind neben der Nr. 319 GOÄ für die PSI ansatzfähig.

Die Lokalanästhesie der Harnröhre und/oder Blase nach Nr. 488 GOÄ und das Einlegen eines Harnblasenverweilkatheters oder Spülen der Harnblase über einen (liegenden) Harnblasenkatheter nach den Nrn. 1732, 1729 und 1733 GOÄ sind neben der Nr. 319 GOÄ für die PSI nicht ansatzfähig.

Sachverzeichnis

zur Gebührenordnung und zum Gebührenverzeichnis mit Ausnahme des Kapitels M (Laboratoriumsuntersuchungen).
Die Paragraphen mit dem Zusatz (GOÄ) beziehen sich auf die Gebührenordnung für Ärzte, diejenigen mit dem Zusatz (V) auf den Vertrag Ärzte/Unfallversicherungsträger.
Die Zahlen hinter den einzelnen Sachwörtern verweisen auf die jeweilige Leistungsnummer im Gebührenverzeichnis GOÄ/UV-GOÄ. Leistungsnummern, die ausschließlich für GOÄ und UV-GOÄ gelten, sind mit dem Zusatz (GOÄ) oder (UV-GOÄ) gekennzeichnet. Die Leistungen des Verzeichnisses der Analogen Bewertungen der Bundesärztekammer wurden in das Sachwortverzeichnis integriert.

A

Abdingung § 2 (GOÄ)
–, Hinweispflicht § 2 Abs. 2 (GOÄ)
–, schriftliche Vereinbarung § 2 Abs. 2 (GOÄ)
Abdomenübersicht 5190f.
Abdruck durch Gips 3310ff.
Abduktionsschienenverband 214
Abort, operative Beendigung 1052
Abrasio
–, Gebärmutterhöhle 1104
–, Hornhaut 1339
Abstrichmaterial, Entnahme 297f.
Abszeßdiagnostik, szintigraphisch 5480
Abszeßeröffnung
–, Douglasraum 1136
–, intraabdominal 3137
–, paranephritisch 1826
–, peritonsillär 1505, 1507
–, retropharyngeal 1506
–, subkutan 2428
–, subphrenisch 3136
–, tiefliegend 2430
–, Zunge 1511
Abszeßpunktion 303
Abweichende Vereinbarung § 2 (GOÄ)
Achalasie, Dehnungsbehandlung 780
Achillessehnenruptur 2073
Adaptation, Untersuchung 1233
Adenom der Schilddrüse, Enukleation 2755
Adenotomie 1493
Aderhauttumor, Koagulation 1369
Aderlaß 285
Adhäsiolyse, laparoskopisch 701
Adnex-Operation 1145f.
Adnex-Tumor, Punktion 317
Ärztliche Behandlung § 8 (V)
Ärztliche Leistung
–, als Bestandteil einer anderen Leistung § 4 Abs. 2a (GOÄ)
–, als selbständige Leistung § 4 Abs. 2 (GOÄ)
–, analoge Bewertung § 6 Abs. 2 (GOÄ)
–, auf Verlangen des Zahlungspflichtigen § 1 Abs. 2 (GOÄ)
–, bei stationärer Behandlung § 6 a (GOÄ)
–, Bemessung der Gebühren § 5 (GOÄ)
–, Delegation an nachgeordnetes Personal § 4 Abs. 2 (GOÄ)

–, Hinweispflicht bei Erbringung durch Dritte § 4 Abs. 5 (GOÄ)
–, medizinische Notwendigkeit § 1 Abs. 2 (GOÄ)
–, Minderungspflicht bei stationärer Behandlung § 6 a Abs. 1 (GOÄ)
–, persönliche Erbringung § 4 Abs. 2 (GOÄ)
–, Rechnungslegung § 12 (GOÄ)
–, Schwierigkeit und Zeitaufwand § 5 Abs. 2 (GOÄ)
–, unter Inanspruchnahme Dritter § 4 Abs. 3 (GOÄ)
–, Vergütung § 3ff. (GOÄ)
Ärztliche Unfallmeldung § 14 (V)
Ärztliche Untersuchungen, vom Unfallversicherungsträger veranlaßt § 13 (V)
Afterschließmuskel
–, blutige Erweiterung 3237
–, Dehnung 3236
Afterverschluß
–, oberflächlich 3215
–, tiefreichend 3216
Agnosie, Untersuchung 830
AIDS: siehe unter HIV (Sachverzeichnis Labor)
Akkommodationsbreite, Messung 1203
Akneknoten, Sticheln oder Öffnen 758
Akupunktur 269, 269 a
Akustikusneurinom, Operation 2551
Akustisch evozierte Potentiale 828, 1408
Alkali-Neutralisationszeit, Bestimmung 759
Alkali-Resistenzbestimmung 760
Allergeninjektion, subkutan 261
Allergiediagnostik 385ff.
Alveolarfortsatz, Reposition 2686f.
Ambulante Operationen und Anästhesien, Zuschläge 440–449
Amnioskopie 1010
Amniozentese 1011
Amputation
–, Gliedmaßen 2170ff.
–, Penis 1747f.
Amthauer-Test 856
Anästhesie 450ff.
–, ambulant 446f.
Analatresie, Operation 3217
Analfissur, Operation 3219
Analfistel, Operation 3220ff.
Analoge Bewertung § 6 Abs. 2 (GOÄ)
–, Hinweispflicht bei Rechnungslegung § 12 Abs. 4 (GOÄ)
Analspekulum-Untersuchung 705
Analtonometrie 1791

Sachverzeichnis

Anamnese
–, biographisch 807
–, Fremdanamnese 835
–, homöopathisch 30, 31 (GOÄ)
–, neurosenpsychologisch 860
Angiographie 5300 ff.
–, computergestützt (Zuschlag) 5335
–, Kontrastmitteleinbringung 346 ff.
Angiokardiographie 5315 ff.
–, Kontrastmitteleinbringung 355
Angioplastie, perkutan transluminal 5345 ff.
Angioplastiemethoden, andere 5355 f.
Aniseikonieprüfung
–, qualitativ mittels Trennerverfahren A 7002 (GOÄ)
–, quantitativ A 7003 (GOÄ)
Anomaloskop-Untersuchung 1229
Antroskopie 1466
Anus praeter
–, Anlegen 3207, 3210
–, Verschluß 3208, 3209
–, Unterweisung des Patienten 3211
Anwendungsbereich der GOÄ § 1 Abs. 1 (GOÄ)
Aortenaneurysma, Operation 2827
Aortenkatheter, beim Neugeborenen 283
Apparate, Kosten der Anwendung § 4 Abs. 3 (GOÄ)
Appendektomie 3200
Appendix-Kontrastdarstellung 5161 f.
Applanationstonometrie 1256
Apraxie, Untersuchung 830
Arbeits- und Berufsförderung, Maßnahmen § 17 (V)
Arbeitsunfähigkeitsbescheinigung 70, § 47 (V)
Arterie
–, Embolisation 5357 f.
–, Entnahme zum Gefäßersatz 2807
–, perkutane transluminale Dilatation 5345 ff.
–, rekonstruktive Operation 2820 ff.
–, Unterbindung oder Naht 2801 ff.
–, Verletzung im Extremitätenbereich 2809
Arteriendruckmessung
–, am freigelegten Gefäß 2804
–, blutig 648
–, Digitalarterien 638
–, Doppler-sonographisch 643
Arterienpulsschreibung 638
Arterienpunktion 250 a
Arteriographie 5300 ff.
Arteriovenöser Shunt
–, Anlage 2895 f.
–, Beseitigung 2897
Arthrodese 2130 ff.
Arthrographie 5050 ff.
–, Kontrastmitteleinbringung 373
Arthroplastik 2134 ff.
Arthroskopie, diagnostisch 2196, 3300
Arthroskopische Operationen 2189
Arzneimittel, Kostenersatz § 10 (GOÄ)
Arznei- und Verbandmittel, Verordnung § 21 (V)
Arztbericht, elektronische Übermittlung 192 (UV-GOÄ)
Arztbrief 15 (GOÄ)
Assistenten-Hinzuziehung 62 (GOÄ)

Aszitespunktion 315
Atemgrenzwert, Bestimmung 608
Atemgymnastik 505
Atemstoßtest 608
Atemtest
–, 13C-Harnstoff A 619 (GOÄ)
–, H2 A 618 (GOÄ)
–, H2, z. B. Laktosetoleranztest 618 (UV-GOÄ)
Atemwegwiderstand, Bestimmung 603, 604
Atherektomie 5355 f.
Attest 70, 80 (GOÄ)
Audioelektroenzephalographie 828, 1408
Audiometrie 1403 ff.
Aufbauplastik der Mamma 2415 f.
Aufsuchen eines Patienten durch nichtärztliches Peronal 52 (UV-GOÄ)
Aufwachphase, ambulante Operationen 448 f.
Aufzeichnungspflichten, ärztliche § 50 (V)
Augapfel
–, Entfernung 1370 f.
–, Entnahme bei einem Toten 104
Auge
–, Analyse des Bewegungsablaufs 1218
–, Fremdkörperentfernung 1275 ff.
–, Fremdkörperlokalisation 1250
–, künstliches 1271
–, Sonographie 410
–, Biomorphometrische Untersuchung hinterer Augenabschnitt A 7011 (GOÄ)
Augenhintergrund
–, binokulare Untersuchung 1242
–, Fluoreszenzuntersuchung 1248 f.
Augenhöhle
–, Ausräumung 1373
–, Fremdkörperentfernung 1283 ff.
–, operative Ausräumung 1373
–, Punktion 304
–, Rekonstruktion 1290 f.
–, Tumorentfernung 1283 ff.
Augenhöhlenphlegmone
–, Operation 1292
Augeninnendruck
–, Messung 1255 ff.
–, operative Regulierung 1358 ff.
Augenlid
–, Plastik 1310 ff.
–, Rekonstruktion 2443
Augenmuskel, Operation 1330 ff.
Augentropfen, Kostenersatz § 10 (GOÄ)
Augenverletzungen §§ 39, 40 (V)
–, Berichterstattung des Augenarztes § 39 (V)
–, Überweisungspflicht an den Augenarzt § 40 (V)
Augenvorderkammer
–, Eröffnung 1356
–, Glaskörperentfernung 1384
Aushändigung von Wiederholungsrezepten 16 (UV-GOÄ)
Auskunftspflicht des Arztes §§ 5, 46 (V)
Auslagenersatz § 10 (GOÄ)
–, Nachweispflicht § 12 Abs. 2 (GOÄ)

Sachverzeichnis

Ausscheidungsurographie 5200 ff.
Auswurffraktion des Herzens, nuklearmedizinische Bestimmung 5420 f., 5472
Autogenes Training 846 f.

B

Badekur, Planung und Leitung 77 (GOÄ)
Badeverfahren 531 ff.
Bakteriologische Untersuchungen 4600 ff.
Ballonsondentamponade 703
Band
–, plastischer Ersatz 2104 ff.
–, primäre Naht oder Reinsertion 2105 f.
–, primäre Naht oder Reinsertion am Kniegelenk 2104
Bandruptur
–, Akromioklavikulargelenk 2224
–, Daumengrundgelenk 2105
–, Kniegelenk 2104
–, Sprunggelenk 2106
Bandscheibe, Chemonukleolyse 2279
Bandscheibenvorfall, Operation 2282 f.
Bartholin-Zysten, Marsupialisation 1141
Basaliom
–, chemo-chirurgische Behandlung 757
–, Strahlenbehandlung 5600 ff.
Bauchhöhle
–, endoskopische Untersuchung 700 f.
–, Eröffnung 3135
–, Punktion 307
Beatmung 424 f.
Beckenbodenplastik 1126
Beckenendlage, Geburtsleitung 1022, 1025
Beckenfraktur, Reposition 2329
Beckenkamm, Punktion 311
Beckenosteotomie 2148, 2165
Beckenübersicht 5040 f.
Beck'sche Bohrung 2346
Befundbericht 75 (GOÄ)
Befundübermittlung 2 (GOÄ)
Begleitung
–, psychisch Kranker 833
–, somatisch Kranker 55 (GOÄ)
–, eines Patienten zur stationären Behandlung 55 (UV-GOÄ)
Begutachtung, humangenetisch 80, 85 (GOÄ)
Beinlappenplastik 2395
Beinvenen, Thrombus-Expression 763
Beistand (Assistenz) 61
Behandlungsplan, bei Chemotherapie, und Nachsorge 78
Behandlungsverlauf, Besonderheiten § 16 (V)
Belastungs-EKG 652
Beratung 1 (GOÄ)
–, als alleinige Leistung 11–15 (UV-GOÄ)
–, einer Schwangeren im Konfliktfall 22 (UV-GOÄ)
–, eingehend 3 (GOÄ)
–, Erörterung 34 (GOÄ)
–, humangenetisch 21
–, in Gruppen 20
–, Schwangerschaftskonflikt 22 (GOÄ)

Beratungsgespräch in Gruppen bei chronischen Krankheiten 20 (UV-GOÄ)
Berichterstattung §§ 49, 61 (V)
–, Fristen § 49 (V)
Berichtsvordrucke 110–145 (UV-GOÄ)
Berufskrankheiten § 44, 45 (V)
–, Ärztliche Anzeige § 44 (V)
–, Mitteilung über die Einleitung einer Behandlung § 45 (V)
Bescheinigung 70, 80 (GOÄ)
Besprechung mit dem Psychotherapeuten 865
Bestrahlungsplanung 5800, 5810, 5831 ff., 5840 f.
–, ZK-Beschluss, GOÄ-Abrechnungsempfehlungen
–, 3-D-Bestrahlungsplanung Nr. A 5863 (GOÄ)
Besuch 50 (GOÄ)
–, auf Pflegestation 48 (GOÄ)
–, bei weiterem Kranken 51 (GOÄ)
–, durch Praxispersonal 52 (GOÄ)
–, einschließlich Beratung und Untersuchung 50–51 (UV-GOÄ)
–, Wegegeld und Reiseentschädigung §§ 7 ff. (GOÄ)
Beteiligung am Vertrag Ärzte/Unfallversicherungsträger § 4 (V)
Beugesehne, Naht 2073
Bewegungsübungen 510
Bezahlung § 65 (V)
Bezugsperson
–, eingehende Unterweisung bei psychisch krankem Kind 817
–, Unterweisung 4 (GOÄ)
Biliodigestive Anastomose 3188
Billroth-Operation 3145
Bilobektomie 2998
Bindegewebsmassage 523
Bindehaut
–, Ätzung 1313
–, Fremdkörperentfernung 1275 f.
–, Injektion 1320
–, Wundnaht 1325
Bindehautsack, plastische Wiederherstellung 1319
Binet-Simon-Test 856
Binokularer Sehakt, Prüfung 1216 f.
Binokularmikroskopie des Trommelfells 1415
Biographische Anamnese
–, kinderpsychiatrisch 807
–, neurosenpsychologisch 860
Biopsie
–, endoskopisch, im Magen-Darm-Trakt 695 f.
–, transbronchial 678
Bird-Respirator zur Inhalationstherapie 501
Blasendruckmessung 1794
Blasenmole, Ausräumung 1060
Blasensteinzertrümmerung 1800
Blinkreflex, Messung 829
Blut im Stuhl, Teststreifenuntersuchung 3500, 3650
Blutadergeschwulst, operative Entfernung 2885 f.
Blutaustauschtransfusion 287
Blutdruck
–, blutige Messung 648
–, gesteuerte Senkung 480

Sachverzeichnis

–, Langzeit 654
Blutdruckmessung 2 (GOÄ)
Blutegelbehandlung 747
Blutentnahme
–, bei einem Toten 102
–, beim Feten 1012 ff.
–, beim Kind (kapillar) 250 a
–, durch Arterienpunktion 251
–, durch Venenpunktion 250
–, transfemoral aus der Nierenvene 262
–, zwecks Alkoholbestimmung 251a (UV-GOÄ)
Blutgasanalyse 3710
–, beim Feten 1013 f.
Blutgefäß
–, Druckmessungen 2804
–, Flußmessungen 2805
–, Unterbindung 2801
Blutkörperchen-Senkungsgeschwindigkeit (BSG) 3501, 3711
Blutleere bzw. -sperre 2029
Blutstillung
–, Mund-Kieferbereich 2654
–, nach Tonsillektomie 1501
–, Nase 1435
–, postpartal 1042
–, uterin 1082
–, vaginal 1081
Bluttamponade der Harnblase, Ausräumung 1797
Bobath-Therapie 725 f.
Bodyplethysmographie 610, 612
Bohrlochtrepanation 2515
Brachytherapie mit umschlossenen Radionukliden 5840 ff.
Brain-Mapping 827
Break-up-time, Messung 1209
Bronchialanästhesie 489
Bronchialer Provokationstest 397 f.
Bronchographie 5285
–, Kontrastmitteleinbringung 368
Bronchoskopie 677 f.
Bronchotomie 3000
Bruchoperation 3280 ff.
Brustbein, Reposition 2326
Brustdrüse
–, Absetzen 2411 ff.
–, Aufbauplastik 2415 ff.
–, Reduktionsplastik 2414
–, Teilresektion 2411
Brusthöhle, Eröffnung 2990
Brustkorbdeformität, Operation 2960
Brustwandseite, operative Stabilisierung 2334
Brustwandteilresektion 2956 f.
Brustwarze, Operation 2417 ff.
BSG 3501, 3711
Bühler-Hetzer-Test 856
Bülau-Drainage 2970
Bulboskopie 684, 691
Bypassoperation
–, arteriell 2839 ff.
–, Koronararterien 3088 f.
–, venös 2888 ff.

C

CAPD: siehe unter Peritonealdialyse
Carotischirurgie ZK-Beschluss
Cauda equina, Operation 2571 ff.
Cerclage 1129
–, Entfernung 1131
Chassaignac-Syndrom, Einrenkung 2226
Check-up-Untersuchung 29
Chemo-chirurgische Behandlung 756 f.
Chemonukleolyse einer Bandscheibe 2279
Chirotherapeutischer Eingriff 3305 f.
Choanenverschluß, Operation 1458
Cholangiographie 5170 ff., 5180 ff.
–, endoskopisch-retrograd 370, 692, 5170 ff.
Choledochoskopie, intraoperativ 3121
Choledochusrevision 3187
Cholesteatom-Operation 1601
Cholezystektomie 3186
Chorionzottenbiopsie A 1157, 2402
Chromatin-Bestimmung 4870 f.
Chromo-Zystoskopie 1789
Chromosomenanalyse 4872 f.
Chronaxie, Bestimmung 829, 840
Chronisch Kranker
–, ambulante Betreuung 15
–, Gruppenberatung 20
Cineangiographie 5324 ff.
Clearance, nuklearmedizinische Bestimmung 5444
Colon: siehe unter Kolon
Compliance, Bestimmung 611
Computertomographie 5369 ff.
Condylomata acuminata, chemo-chirurgische Behandlung 756
Cornea: siehe unter Hornhaut
Corneoskleralfäden, Entfernung 1279
Crossektomie 2883
Crutchfield-Zange, Anlegen 2183

D

Dachziegelverband 201
Dämmerungssehen, Untersuchung 1235
Dammriß
–, Versorgung 1044 f.
–, alt 1120 f.
Darm
–, hoher Einlauf 533
–, Operationen 3165 ff.
Darmbad, subaqual 533
Darmbeinknochen, Resektion 2266
Darmmobilisation, operativ 3172
Darmperforation, Naht 3144
Darmspülung, orthograd 423
Darmwandperforation, operative Versorgung 3144
Dauerkatheter, Einlegen 1732
Dauertropfinfusion 274 ff.
Daumen
–, Amputation 2170
–, plastischer Ersatz 2054

Sachverzeichnis

Daumengrundgelenk, Bandnaht 2105
Defäkographie 5167
Defibrillation: siehe unter Elektro-Defibrillation
Dekortikation der Lunge 2975
Denervierung von Gelenken 2120f.
Denver-Skala 715
Dermafett-Transplantat 2385
Dermatoskopie 750
Desault-Verband 204
Desensibilisierung 263
Desinfektionsmittel, Kostenersatz § 10 (GOÄ)
Diabetiker-Schulung 33
Diätplan 76 (GOÄ)
Diaphanoskopie, Kieferhöhle 1414
Diaphragma-Hernie, Operation 3280
Diasklerale Durchleuchtung 1243
Dickdarm: siehe unter Kolon
Dienstunfähigkeitsbescheinigung 70 (GOÄ)
Diffusionskapazität, Bestimmung 615f.
Digitalarterien, Pulsschreibung oder Druckmessung 638
Digitale Radiographie, Zuschlag 5298
Digitaluntersuchung
–, des Mastdarms 11 (GOÄ)
–, des Mastdarms oder der Prostata 18 (UV-GOÄ)
Dilatation von Arterien, perkutan transluminal 5345ff.
Diskographie 5260ff.
–, Kontrastmitteleinbringung 372
Distraktor-Behandlung 2273f.
Doppelbildung, Operation 2043ff.
Doppler-Echokardiographie 424
–, farbcodiert 406, 424
–, farbkodierte Doppler-Echokardiographische Untersuchung eines Feten A 1007 (GOÄ)
Doppler-Sonographie, Duplex-Verfahren: siehe unter Duplex-Sonographie
–, Extremitätenarterien, bidirektional 644
–, Extremitätenarterien, unidirektional 643
–, Extremitätenvenen, bidirektional 644
–, Extremitätenvenen, unidirektional 643
–, Frequenzspektrumanalyse 404
–, hirnversorgende Gefäße 645
–, Penisgefäße 1754
–, Skrotalfächer 1754
–, transkraniell 649
Douglas-Abszeß, Eröffnung 1136
Douglaspunktion 316
Drahtaufhängung, oro-fazial 2696
Drahtextension 218
Drahtfixation, perkutan 2347, 2349
Drahtligatur 2697
–, im Kieferbereich 2697
Drahtstiftung 2060, 2062
–, Entfernung 2061, 2063
Drahtumschlingung des Unterkiefers 2696
Drainage, transhepatisch 5361
Drainagespülung 2093
Drei-in-eins-Block A 496 (GOÄ)
–, Knie- oder Fußblock 496 (UV-GOÄ)
DSA 5300ff., 5335
Ductus Botalli, Operation 2824

Dünndarm, Kontrastmitteleinbringung 374
Dünndarm-Anastomose 3167
Dünndarm-Saugbiopsie 697
Duodenalsaft, Aushebung 672
Duodenoskopie 684, 685
Duplex-Sonographie 401, 406, 424
–, des fetomaternalen Gefäßsystems mittels Duplexverfahren A 1008 (GOÄ)
Dupuytren'sche Kontraktur, Operation 2087ff.
Durchgangsarzt (D-Arzt) § 24-29 (V)
–, Aufgaben § 27 (V)
–, Durchgangsarztverfahren § 24 (V)
–, Hinzuziehen anderer Ärzte § 25 (V)
–, Nachschau § 29 (V)
–, Vorstellungspflicht beim Durchgangsarzt § 26 (V)
Durchleuchtungen 5295
Dysgnathie, operative Kieferverlagerung 2640, 2642

E

Echoenzephalographie 669
Echokardiographie
–, eindimensional 422
–, zweidimensional (B-Mode) 423
Eden-Hybinette-Operation 2220
EEG 827
Eigenblutinjektion 284
Eigenblutkonserve
–, Blutentnahme 288f.
–, Reinfusion 286, 286 a
Eileiter
–, Durchblasung 1112
–, Durchgängigkeitsprüfung 1113
Eileiterschwangerschaft: siehe unter Extrauterinschwangerschaft
Eingehende Untersuchung 65, 65 a (GOÄ), 800f.
Eingeklemmter Bruch, Zurückbringen 3282
Einmalartikel, Kostenersatz § 10 (GOÄ)
Einrenkung von Luxationen 2200ff.
Einrichtung von Knochen 2320ff.
Einschwemmkatheter-Untersuchung 630, 632
Eipol-Lösung 1096
Eizellkultur bei IVF 4873
Ejektionsfraktion, nuklearmedizinische Bestimmung 5420f.
EKG 650ff.
EKG-Monitoring 650
Ektropium, plastische Korrektur 1304
Elektro-Defibrillation des Herzens 430
Elektroenzephalographie 827
–, Brain Mapping 827
–, Langzeit-EEG 827 a
–, Schlaf-EEG 827
–, Video-EEG 827
Elektroglottographie 1557
Elektrokardiographie
–, Belastungs-EKG 652
–, intrakavitär 656
–, Langzeit-EKG 659
–, Ösophagusableitung 655
–, Spätpotential-EKG A 658 (GOÄ)

Sachverzeichnis

–, telemetrisch 653
–, vektorkardiographisch 657
Elektrokardioskopie im Notfall 431
Elektrokrampftherapie 837
Elektrolytgehalt im Schweiß, Bestimmung 413
Elektromyographie
–, Augenmuskeln 1260
–, Nadelelektroden 838 f.
–, Oberflächenelektroden 838 f.
Elektronenmikroskopie 4815
Elektroneurographie
–, motorisch 832
–, motorisch mit EMG 839
–, sensibel, mit Nadelelektroden 840
–, sensibel, mit Oberflächenelektroden 829
Elektronische Sehhilfe, Bestimmung A 7006 (GOÄ)
Elektronystagmographie 1413
Elektrostimulation
–, bei Lähmungen 555
–, des Herzens 430
–, –, permanenter Schrittmacher 3095
–, –, temporärer Schrittmacher 631
Elektrostimulator, Implantation bei Skoliose oder Pseudarthrose 2291
Elektrotherapie 548 ff.
Elektrotonographie 1257
Embolektomie
–, intrakraniell 2530
–, kardial 3075
Embolisation
–, Arterie 5357 f.
–, transpenil 1759
–, Vene 5359 f.
Embryotomie 1031
Emmissions-Computer-Tomographie 5486 ff.
Emmert-Plastik, Nagel 2035
Enddarm
–, Ätzung 768
–, Infrarotkoagulation 699
–, Kryochirurgie 698
Endernagelung 2351
Endobronchiale Behandlung 1532
Endodrainage, Anlage 3205
Endoprothese
–, ersatzlose Entfernung 2167
–, Hüftgelenk 2149 ff.
–, Kniegelenk 2153 f.
–, Wechsel 2150, 2154
Endoptische Wahrnehmung, Prüfung 1243
Endoskopie
–, Amnioskopie 1010
–, Antroskopie 1466
–, Bronchoskopie 677 f.
–, Bulboskopie 684
–, Choledochoskopie 3121
–, Duodenoskopie 685
–, Gastroskopie 682 f.
–, Hysteroskopie 1110 f.
–, Koloskopie 687 f.
–, Kolposkopie 1070

–, Kuldoskopie 1158
–, Laparoskopie 700 f., 1155 f.
–, Laryngoskopie 1530, 1533
–, Lasereinsatz 706
–, Mediastinoskopie 679
–, Nasenendoskopie 1418
–, Nephroskopie 700
–, Ösophagoskopie 680 f.
–, Pelviskopie 1155 f.
–, Proktoskopie 705
–, Pyeloskopie, transkutan 1852
–, Rektoskopie, starr 690
–, Sigmoidoskopie 689
–, Stroboskopie 1416
–, Thorakoskopie 677
–, Ureterorenoskopie 1827
–, Urethroskopie 1712 f.
–, Vaginoskopie bei Virgo 1062
–, Zystoskopie 1785 ff.
Entbindung 1021 ff.
Enterostomie 3206
Entlassungsbericht, vorläufiger A 72 (GOÄ)
Entlastungsinzision 2427
Entropium, plastische Korrektur 1304
Entschädigungen §§ 7 ff. (GOÄ)
Entwicklungs-Tests 856
Entwicklungsdiagnostik 715 ff.
Entwicklungstherapie
–, funktionell 719
–, sensomotorisch 725 f.
Entzündungsherd, szintigraphische Suche 5465 f.
Enzephalozele, Operation 2538 f.
Epidermisstücke, Transplantation 2380
Epiduralanästhesie 471 ff.
Epidurales Hämatom, Operation 2502
Epikanthus, plastische Korrektur 1302
Epikondylitis, Operation 2072, 2295
Epikutan-Test 380 ff.
Epilation
–, Elektrokoagulation 742
–, strahlentherapeutisch 5565 ff.
–, Wimpernhaare 1323
Epilepsiebehandlung, neuropsychiatrisch 816
Episiotomie, Anlegen und Wundversorgung 1044
Epispadie 1746
ERCP
–, endoskopisch-retrograd 5170
–, Kontrastmitteleinbringung 370, 692
Ergometrische Funktionsprüfung A 796 (GOÄ), 796 (UV-GOÄ)
Erörterung
–, bei lebensbedrohender Krankheit 34 (GOÄ)
–, konsiliarisch 60 (GOÄ)
Erstattungsstellen für ärztliche Vergütungen § 2 Abs. 2 (GOÄ)
Erstversorgung § 9, 15 (V)
–, Bericht § 15 (V)
Erythemschwellenwertbestimmung 761
Erythrozyten-Lebenszeit, nuklearmedizinische Bestimmung 5462 f.

Sachverzeichnis

ESWL 1860
Eustachische Röhre
–, Insufflation 1589
–, Katheterismus 1590
Evozierte Hirnpotentiale, Messung 828
Exartikulation 2158ff.
Exenteration des kleinen Beckens 1168
Exfoliativzytologie 4850ff.
Exophthalmometrie 1244
Exostosen-Abmeißelung 2295
Extensionsbehandlung
–, Crutchfield-Zange 2183
–, Extensionstisch 516
–, Glissonschlinge 515
–, Haloapparat 2184
–, kombiniert 514
Externa, großflächiges Auftragen 209 (GOÄ)
Extrakorporale Befruchtung: siehe unter In-vitro-Fertilisation
Extrakorporale Stoßwellenlithotripsie 1860
Extrakorporale Zirkulation 3050
Extrauterinschwangerschaft
–, mikrochirurgische Operation 1048
–, Operation 1048
Extremitäten, chirotherapeutischer Eingriff 3306 (UV-GOÄ)
Exzision 2401 ff.

F

Fadenoperation nach Cüppers A 7025 (GOÄ)
Fäden, Entfernung 2007
Farbsinnprüfung
–, differenzierend 1228
–, mit Anomaloskop 1229
–, orientierend 1228
Farnkrauttest 4052, 4850
Faszie
–, Naht 2073
–, plastische Ausschneidung 2064
Fazialisdekompression 1625f.
Fazialislähmung, Wiederherstellungsoperation 2451
Fehlgeburt
–, instrumentelle Einleitung 1050
–, operative Beendigung 1052
Feinfokustechnik 5115
Femoralhernie, Operation 3285 f.
Fensterungsoperation 1620
Fernrohrbrille, Bestimmung 1215
Fersenbeinbruch, Osteosynthese 2345
Fetalblutanalyse 1014
Fettgewebe, operative Entfernung 2454
Fettschürze, Exstirpation 2452
Fibromatose, operative Entfernung 2670 f.
Finger
–, Amputation 2170
–, Operationen 2030ff.
–, Replantation 2053
–, Röntgenuntersuchung 5010ff.
–, Tumorexstirpation 2040
Fingergelenk
–, Bandplastik 2105
–, Drahtstiftung 2062
–, Exartikulation 2158
–, operative Eröffnung 2155
–, Punktion 300
–, Reposition 2205f., 2210
Fingernagel
–, Ausrottung 2034
–, Extraktion 2033
–, Spangenanlage 2036
Fingerverlängerung, Operation 2050
Fistel
–, perianal 3220ff.
–, Röntgenuntersuchung 5260
–, Sondierung oder Katheterisierung 321
–, Spaltung 2008
Fixateur extern, Anbringen 2273 f.
Flügelfell, Operation 1321, 1322
Fluoreszenzangiographie am Augenhintergrund 1249
Flußvolumenkurve 605 a
Formulargutachten 146–155 (UV-GOÄ)
Fragebogentest 857
Fraktur, Reposition 2320ff.
Fremdanamnese 4 (GOÄ)
–, Erhebung über psychisch Kranken 835
Fremdkörperentfernung
–, Augenhöhle 1283ff.
–, Augeninneres 1280
–, Bindehaut 1275f.
–, Bronchien 3000
–, Gehörgang 1569 f.
–, Gelenk 2118 f.
–, Harnröhre männlich 1703 f.
–, Harnröhre weiblich 1711
–, Hornhaut 1275 ff.
–, Kehlkopf 1528
–, Kiefer 2651
–, Knochen 2010
–, Magen 3156
–, Mastdarm 3238
–, Mundhöhle oder Rachen 1508
–, Nase 1427 f.
–, oberflächlich 2009
–, Paukenhöhle 1569 f.
–, Scheide eines Kindes 1080
–, Speiseröhre 681
–, tiefsitzend 2010
Frenulum
–, Durchtrennung 1742
–, plastische Operation 1741
Frequenzspektrumanalyse 404
Fruchtwasserentnahme 1111
Früherkennungsuntersuchung
–, Check-up 29 (GOÄ)
–, Kinder 26 (GOÄ)
–, Krebs bei Frauen 27 (GOÄ)
–, Krebs bei Männern 28 (GOÄ)
Fundoplicatio 3280
Fundusfotografie 1252
Funktionelle Entwicklung, Untersuchung 716 ff.

Sachverzeichnis

Funktionsdiagnostik, vegetativ 831
Funktionsprüfung, ergometrische A 796 (GOÄ), 796 (UV-GOÄ)
Funktionsszintigraphie 5473
Funktionstest 857
Furunkel, Exzision 2428
Fuß, Exartikulation 2159
Fußblock A 496 (GOÄ)
Fußmißbildung
–, Operation 2067
–, Redressement 3301 f.
Fußplattenresektion 1623

G

Galaktographie 5260
–, Kontrastmitteleinbringung 370
Gallenblase, Exstirpation 3186
Gallengang, Drainageplazierung 692 a
Gallenwege, Operation 3187
Ganglion
–, Exstirpation 2404
–, Fingergelenk 2052
–, Hand- oder Fußgelenk 2051
–, Punktion 303
–, Schädelbasis 2600
Ganglion Gasseri, Verödung etc. 2597 f.
Ganzkörperplethysmographie 610, 612
Gasanalyse 615
Gastroenterostomie 3158
Gastrokamera 676
Gastroschisis, Operation 3287
Gastroskopie 682 f.
–, mit Varizensklerosierung 691
Gastrotomie 3150
Gaumen, Verschluß 2625, 2627
Gaumenmandeln
–, konservative Behandlung 1498
–, Resektion 1499 f.
Gebärmutter
–, Abrasio 1104
–, Antefixation 1147
–, Aufrichtung 1049
–, Exstirpation 1138 f.
–, Lageverbesserung durch Ringeinlage 1088
–, Myomenukleation 1137
–, operative Reposition 1095
–, Tamponade 1082
Gebärmutterhals: siehe unter Zervix
Gebärmutterhöhle, Gewinnung von Zellmaterial 1105
Gebrauchsakkommodation, Messung 1203
Gebühren § 4 ff. (GOÄ)
–, in besonderen Fällen Kap. A
Gebührenhöchstsätze bei Gutachten § 59 (V)
Gebührenrahmen § 5 Abs. 2, Kap. A (GOÄ)
–, Bemessungskriterien § 5 Abs. 2 (GOÄ)
–, Hinweispflicht bei Rechnungslegung § 12 Abs. 3 (GOÄ)
–, Überschreiten des Schwellenwertes § 5 Abs. 2 (GOÄ)
Gebührensatz § 5 (GOÄ)

–, Punktwert und Punktzahl § 5 Abs. 1 (GOÄ)
Geburt, Leitung 1022
Gefäßersatz, Entnahme 2807 f.
Gehgipsverband 231
Gehirn, Teilresektion 2535 f.
Gehörgang
–, Ätzung 1578
–, Fremdkörperentfernung 1569
–, Furunkelspaltung 1567
–, Kauterisation 1580
–, Operationen 1568
–, plastische Herstellung 1596
–, Polypentfernung 1586
–, Rekonstruktion 1621 f.
–, Zeruminalpfropfentfernung 1565
Gehtest, standardisiert 600 (§ 6 GOÄ)
Gelenk
–, Arthroplastik 2134 ff.
–, Bandnaht oder Bandplastik 2104 ff.
–, Chirotherapie 3306
–, Drainage 2032
–, endoprothetischer Ersatz 2140 ff.
–, endoskopische Untersuchung 3300
–, Exartikulation 2158 ff.
–, Fixierung mittels Drahtstiftung 2060, 2062
–, Fremdkörperentfernung 2119
–, Injektion 255
–, Kapselnaht 2100 ff.
–, mobilisierende Behandlung 3305
–, Mobilisierung in Narkose 2181 f.
–, Punktion 300 ff.
–, Reposition 2200 ff.
–, Resektion 2122 ff.
–, Synovektomie 2110 ff.
–, Versteifung 2130 ff.
Geruchs- oder Geschmacksprüfung 825
Geschwulst, Exzision 2403 ff.
Gesichtsnarbe, operative Korrektur 2441
Gesichtsspalte, plastisch-chirurgische Behandlung 2622
Gesundheitsuntersuchung 29 (GOÄ)
Gewebeklebstoff, Kostenersatz § 10 (GOÄ)
Gilchrist-Verband 204
Gips, Abdruck oder Modellherstellung 3310 ff.
Gipsbett 240 (GOÄ), 240 A, B (UV-GOÄ)
Gipsfixation, zu einem Verband 208 (GOÄ)
Gipsschienenverband 228 f. (GOÄ), 228 A ff. (UV-GOÄ), 237 f.
Gipstutor 230 (GOÄ), 230 G ff. (UV-GOÄ)
Gipsverband
–, Abnahme 246
–, Änderung 247 (GOÄ), 247 A (UV-GOÄ)
–, zirkulär 230 ff. (GOÄ), 230 A ff. (UV-GOÄ)
Glaskörperchirurgie 1368
Glaskörperstrangdurchtrennung 1383
Glaukom, Operation 1361 f., 1382
Gleichgewichtsprüfung 826, 1412
Glissonschlinge 515
Gonioskopie 1241
Goniotrepanation 1382
Grauer Star, Operation 1348 ff., 1374 f.

Sachverzeichnis

Grenzstrang
–, Blockade 497 f.
–, Resektion 2601 ff.
Großhirntumor, Exstirpation 2527
Grundumsatzbestimmung 665 f.
Gummifingerlinge, Kostenersatz § 10 (GOÄ)
Gutachten 85 (GOÄ), §§ 48–49 (V)
–, Anforderung § 48 (V)
–, freie 160–165 (UV-GOÄ)
–, Fristen für Erstattung § 49 (V)
Gutachtliche Äußerung, schriftlich 80, 85 (GOÄ)
110 f. (UV-GOÄ)

H

Haare, Epilation 742, 1323
Habituelle Patellaluxation
–, kombinierte Operationsverfahren 2235
–, Operation nach Goldthwait 2235
–, Operation nach Krogius 2235
Habituelle Schulterluxation
–, Operation nach Eden-Hybinette 2220
–, Rotationsosteotomie 2252
Hämangiom, Exstirpation 2585 f.
Hämapherese, therapeutisch 792
Hämatokolpos, operative Eröffnung 1061
Hämatom
–, operative Ausräumung 2397
–, intrakraniell 2502 ff.
–, Punktion 303
Hämatometra, Operation 1099
Hämatothorax
–, Ausräumung 2976
–, Drainage 2970
Hämodialyse
–, ärztliche Betreuung 790 ff.
–, Shuntanlage 2895 f.
Hämofiltration
–, ärztliche Betreuung 790 ff.
–, arterio-venös 792
Hämorrhoiden
–, Infrarotkoagulation A 699
–, Ligatur 766
–, Operation nach Milligan-Morgan 3241
–, Operation nach Parks 3241
–, Sklerosierung 764
Hallux-valgus-Operation 2295 ff.
Halo-Extension, Anlegen 2184
Halsfistel, Exstirpation 2752, 2754
Halskrawattenverband 204
Hals-Nasen-Ohren-Verletzungen §§ 39, 40 (V)
–, Berichterstattung des HNO-Arztes § 39 (V)
–, Überweisungspflicht an den HNO-Arzt 39 (V)
Halswirbelbruch, konservative Behandlung 2183, 2323
Halszyste, Exstirpation 2752, 2754
Haltevorrichtung im Kieferbereich 2700 f.
Hammer-Amboß-Extraktion 1588
Hammerzehe, Stellungskorrektur 2080 f.
Handgelenk: siehe unter Gelenk
Handmißbildung, Operation 2067

Handwurzelknochen
–, Ersatz durch Implantat 2268
–, Resektion 2263
Harnblase
–, Anästhesie 488
–, Ausräumung einer Bluttamponade 1797
–, Divertikeloperation 1804
–, endoskopische Untersuchung 1785 ff.
–, Exstirpation 1808
–, Katheterisierung 1728, 1730
–, manometrische Untersuchung 1793 f.
–, operative Bildung 1807
–, operative Eröffnung 1801
–, Punktion 318
–, Spülung 1729, 1731, 1733
–, transurethraler Eingriff 1802
–, tonographische Untersuchung 1791
–, Tumorentfernung 1805 f.
–, Verweilkathetereinlage 1732
Harnblasenfistel
–, Katheterwechsel 1833, A 1833 a (GOÄ)
–, operative Anlage 1796
–, perkutane Anlage 1795
Harnblasenhals-Resektion 1782
Harnblasensteine
–, endoskopische Entfernung 1800
–, operative Entfernung 1817
Harnblasenverletzung, operative Versorgung 1723
Harninkontinenz
–, Implantation eines künstlichen Schließmuskels 1781
–, Operation nach Marshall-Marchetti 1780
Harnleiter
–, Bougierung 1814
–, endoskopische Untersuchung 1827
–, Freilegung 1829
–, plastische Operation 1825
–, Segmentresektion 1819
–, Sondierung 321
–, Verpflanzung 1823 f.
Harnleiterostium, Schlitzung 1816
Harnleiterstein
–, operative Entfernung 1817
–, Schlingenextraktion 1815
–, transkutane Pyeloskopie 1853
–, Ureterorenoskopie 1827
Harnröhre
–, Anästhesie 488
–, Dehnung 1701 f., 1710
–, endoskopische Untersuchung 1712 f.
–, Fremdkörperentfernung 1703 f., 1711
–, Kalibrierung 1708 f.
–, Schlitzung unter Sicht 1802
–, Spülung 1700
Harnröhrendivertikel, Operation 1724
Harnröhrenfistel
–, Anlage 1720
–, Verschluß 1721 f.
Harnröhrenmündung, Tumorentfernung 1714
Harnröhrenstriktur
–, plastische Operation 1724

Sachverzeichnis

–, Spaltung nach Otis 1715
–, Spaltung unter Sicht A 1716 (GOÄ)
Harnröhrenverletzung, operative Versorgung 1723
H-Arzt §§ 30-36 (V)
–, Befreiung von der Vorstellung beim Durchgangsarzt § 33 (V)
–, Besondere Heilbehandlung durch den H-Arzt § 35 (V)
–, Fachliche Befähigung § 31 (V)
–, H-Arztverfahren § 30 (V)
–, H-ärztliche Berichterstattung § 36 (V)
–, Hinzuziehen anderer Ärzte durch den H-Arzt § 34 (V)
–, Persönliche Ausübung der H-Arzt-Tätigkeit § 34 (V)
–, Zulassung § 32 (V)
Haus-Baum-Mensch-Test 857
Häusliche Krankenpflege, Verordnung § 19 (V)
Haut
–, Allergietestung 385 ff.
–, chemochirurgische Behandlung 756 f.
–, Fädenentfernung 2007
–, Fräsen 743
–, Fremdkörperentfernung 2009
–, hochtouriges Schleifen 755
–, Kauterisation 746
–, Kryotherapie 740
–, Photochemotherapie (PUVA) 565
–, Phototherapie 566 f.
–, Skarifikation 748
–, Stanzen 744
–, thermographische Untersuchung 623 f.
–, UV-Bestrahlung 560 ff.
–, Verschorfung 741
Hautarztbericht
–, Einleitung Hautarztverfahren/Stellungnahme Prävention Nr. 130 (UV-GOÄ)
–, Behandlungsverlauf Nr. 131 (UV-GOÄ)
Hautarztverfahren §§ 41-43 (V)
–, Hauttestungen § 43 (V)
–, Vorstellungspflicht beim Hautarzt § 41 (V)
–, Wiedervorstellungspflicht § 42 (V)
Hautdefekt, plastische Deckung 2380 ff.
Hauterkrankungen, berufsbedingte, Früherfassung §§ 41-43 (V)
Haut-Expander
–, Auffüllung 265 a
–, Implantation 2396
Hautfunktionsproben 759 f.
Hautkrankheit, externe Behandlung 209 (GOÄ)
HAWIE 856
Heilbehandlung § 6 (V)
–, Allgemeine § 10 (V)
–, –, Durchführung § 12 (V)
–, Besondere § 11 (V)
–, –, Einleitung § 7 (V)
–, Verfahrensarten § 23 (V)
Heilmittel, Verordnung § 20 (V)
Heimdialyse 790 f.
Heißluftbehandlung 535 f.
Heißpackung 530
Hellbrügge-Tafeln 716 ff.

Hemikolektomie 3169
Hemilaminektomie 3169
Hemilaminektomie 2555
Hernie
–, Operation 3280 ff.
–, –, bei großem Leisten- oder Schenkelbruch mit Netzimplantation A 3289 (GOÄ)
–, Reposition bei Einklemmung 3282
–, Rezidivoperation mit Netzimplantation A 3289 (GOÄ)
Herz
–, Bypass-Operation 3088 f.
–, Divertikelentfernung 3076
–, Fremdkörperentfernung 3075
–, Klappenoperation 3085 ff.
–, Kontrastuntersuchung 5335 ff.
–, Tumorentfernung 3076
Herz-Lungen-Maschine 3050
Herzbeutel
–, operative Maßnahmen 3065 f.
–, Punktion 310
Herzchirurgie ZK-Beschluss, GOÄ-Abrechnungsempfehlungen
Herzfehler, Operation 3068 ff.
Herzfunktionsdiagnostik, szintigraphisch 5420 f.
Herzkammerscheidewanddefekt, Operation 3077 f.
Herzkatheterismus 628 f.
Herzmassage
–, extrathorakal 429
–, intrathorakal 2991
Herzmuskel, Biopsie 3067
Herzmuskelverletzung, operative Versorgung 3071
Herzrhythmusstörungen, operative Korrektur 3091
Herzschrittmacher
–, Aggregatwechsel 3096
–, Elektrodenwechsel 3097
–, Entnahme bei einem Toten 107
–, Implantation 3095
–, Impulsanalyse 661
–, Impulsanalyse mit Umprogrammierung 661
–, temporär 631
Herzwandaneurysma, operative Entfernung 3076
Herzzeitvolumen, Messung 647
Heterophorie-Prüfung 1216
High-Resolution-Technik 5376
Hilfsmittel, Verordnung § 22 (V)
Hirnpotentiale, Messung 828
Hirnstammreflexe, Messung 829
Hirntumor, Exstirpation 2526 ff., 2550 ff.
Hirnverletzung, operative Versorgung 2500 ff.
Hirschsprung'sche Erkrankung, Operation 3234
His-Bündel-EKG 656
Histochemische Verfahren 4815
Histologische Untersuchung 4800 ff.
Hochdruckinjektion zur Kontrastmitteleinbringung
–, peripher 346 f.
–, zentral 355 ff.
Hochfrequenzdiathermie 548 f.
Hochfrequenzelektroschlinge 692, 695 f.
Hochvolttherapie 5810 ff.
Hoden

Sachverzeichnis

–, Entfernung 1765f.
–, operative Freilegung 1767
–, Punktion 315
Hodenprothese
–, Einlegen 1763
–, Entfernen 1764
Hodentorsion, Operation 1767
Höchstwerte, bei Laboratoriumsuntersuchungen Kap. M Allg. Best. Nr. 6
Hörgerätegebrauchsschulung 518
Hörgerätekontrolle, sprachaudiometrisch 1405
Hörprüfung 1400ff.
Hohlhandphlegmone, operative Eröffnung 2066
Holzspatel, Kostenersatz § 10 (GOÄ)
Homöopathische Anamnese 30, 31
Honorar des Arztes §§ 4ff. (GOÄ)
Hormonpreßlinge, Implantation 291
Hornhaut
–, Abschabung 1339
–, chemische Ätzung 1338
–, Entnahme bei einem Toten 105
–, Fremdkörperentfernung 1275ff.
–, Messung Hornhautdicke A 7015 (GOÄ)
–, plastische Operation 1345
–, Sensibilität, Testung A 1007 (GOÄ)
–, Tätowierung 1341
–, Thermo- oder Kryotherapie 1340
–, Transplantation 1346
Hornhautkrümmungsradien, Messung 1204
Hornhautwunde, Naht 1325f.
Hruby-Linse 1240
Hüftgelenk
–, Endoprothesenwechsel 2152
–, endoprothetischer Totalersatz 2251ff.
Hüftgelenksluxation beim Kind
–, manuelle Reposition in Narkose 2233f.
–, operative Reposition 2239, 2240
Hüftkopf
–, Endoprothese 2149
–, Schalenplastik nach Wagner 2149
Hüftpfanne
–, Endoprothese 2149
–, Pfannendachplastik 2148
Hufeisenniere, operative Trennung 1835
Humangenetische Beratung 21
Humangenetisches Gutachten 80, 85 (GOÄ)
Hydroelektrisches Bad 545
Hydrotherapie 531ff.
Hydrozele
–, Operation 1761
–, Punktion 318
Hygrom
–, Operation 2051
–, Punktion 303
Hymen, Abtragung 1061
Hyperthermie 5852ff.
Hyperventilationsprüfung 601
Hypnose 845
Hypoglykämiebehandlung, unterschwellig 836
Hypophysentumor, Exstirpation 2528

Hyposensibilisierung 263
Hypospadie, Operation 1746
Hypothermie in Narkose 481
Hypoxietest 646
Hysterektomie 1138f.
Hystero-Salpingographie 5250
–, Kontrastmitteleinbringung 321
Hysteroskopie 1110f.

I

Ileoskopie, terminal 687 analog
Ileostomie 3206
–, bei Kolektomie 3170
Ileus-Operation (Darmmobilisation) 3172
Immunhistochemische Untersuchung 4815
Immunzytochemische Untersuchung 4815
Impedanzmessung 1407
Impfung 375ff.
Implantation
–, alloplastisches Material 2442
–, Hormonpreßlinge 291
–, Knochen 2254
Impressionsfraktur des Schädels 2500f.
Impressionstonometrie 1255
Impulsanalyse von Herzschrittmachern 661
Inanspruchnahme eines nicht zur besonderen Heilbehandlung zugelassenen Arztes § 28 (V)
Indexermittlung Kap. M Allg. Best. Nr. 6
Indikatorverdünnungsmethode 647
Infiltration gewebehärtender Mittel 274
Infiltrationsanästhesie 490f.
Infiltrationsbehandlung 264, 267f., 290
Infrarot-Thermographie 624
Infrarotbehandlung 538
Infrarotkoagulation, Enddarm 699
Infusion 270ff.
–, beim Kleinkind 273
–, Dauertropfinfusion 274
–, Knochenmark 279
–, Eigenblut 286, 286 a
–, Zytostatika 275f.
Infusionsurographie 5200f.
Inhalationstherapie 500f.
Injektion 252ff.
Inkontinenzoperation 1780
Insemination
–, homolog 1114
–, nach Spermakapazitation 1114
Instrumente, Kosten der Anwendung § 4 Abs. 3 (GOÄ)
Insulinkur 836
Intelligenz-Test 856
Intensivmedizinische Überwachung und Behandlung 435
–, Laboratoriumsuntersuchungen 437
Interferenzmikroskopie 4815
Interventionelle Radiologie 5345
Intrakutan-Test 390f.
–, nach Mendel-Mantoux 384
Intramuskuläre Injektion 252

Sachverzeichnis

Intraokularlinse
–, Berechnung A 7016 (GOÄ)
–, Extraktion 1353
–, Implantation 1352
–, Reposition A 7021 (GOÄ)
Intrauterin-Pessar
–, Einlegen oder Wechseln 1091
–, Entfernung 1092
Intravenöse Allgemeinanästhesie 451 ff.
Intravenöse Injektion 253
Intravenöse Regionalanästhesie 475
Intubation, endotracheal 1529
Intubationsnarkose 462 f.
Invagination, operative Beseitigung 3171
In-vitro-Fertilisation
–, Eizellgewinnung durch Direktpunktion 315 analog
–, Eizellkultur 4873 analog
–, Embryotransfer, Gametentransfer 1114 analog
–, laparoskopische Eizellgewinnung 701
Iontophorese 552
Iridektomie 1358
Irrigator-Methode, Unterweisung 3211
Isokinetische Muskelfunktionsdiagnostik 842
Isokinetische Muskelfunktionstherapie 558

J

Jalousieplastik 2954
Jejunoskopie 685
Jochbeinfraktur, operative Reposition 2693
Jugendarbeitsschutzgesetz, Untersuchung 32 (GOÄ)
Jugularvenenpulskurve 638

K

Kältebehandlung 530
Kaiserschnitt-Entbindung 1032
Kalibrierung der Harnröhre 1708 f.
Kalkinfarkt der Bindehaut, Entfernung 1282
Kampimetrie 1225
Kapazitation von Sperma: siehe unter Insemination
Kapillarblutentnahme beim Kind 250 a
Kapselendoskopie Nr. A 707 (GOÄ)
Karbunkel, Operation 2431
Kardiaresektion 3146
Kardiasprengung 780
Kardiotokographie
–, extern 1002
–, intern 1003
Kardioversion: siehe unter Elektro-Defibrillation
Karotispulskurve 638
Karpaltunnelsyndrom, Operation 2070
Kataphoretisches Bad 554
Katarakt-Operation 1348 ff.
–, extrakapsulär 1374 f.
Katheter
–, Medikamenteneinbringung 261
–, peridural 259
–, zentralvenös 260

Katheterisierung
–, Harnblase 1728, 1730
–, Nabelvene 287
–, obere Hohlvene 260
Kaudalanästhesie 469
Kauterisation
–, Gehörgang oder Paukenhöhle 1580
–, Haut 746
–, Kehlkopf 1527
–, Naseninneres 1429 f.
–, Portio 1083
–, Tränenwege 1293
Kavakatheter, Anlage 260
Kavernenabszeß, Eröffnung 3002
Kehlkopf
–, Ätzung 1526
–, Anästhesie 484
–, Dehnung 1529
–, endobronchiale Behandlung 1532
–, Exstirpation 1543 ff.
–, Fremdkörperentfernung 1528
–, Kauterisation 1527
–, Laryngoskopie 1530
–, Medikamenteneinbringung 1525
–, Polypentfernung 1535
–, Polypentfernung, mikrochirurgisch 1535
–, Polypentfernung, laserchirurgisch 706
–, Probeexzision 1534
–, Schwebe-Stützlaryngoskopie 1533
–, Stenoseoperation 1547
–, Stimmbandteilresektion 1540
–, Trümmerverletzung 1551
–, Tumorentfernung 1535
Keilbeinhöhlenoperation 1469 f.
Keratoplastik 1322
Keratoprothesis 1347
Kerngeschlecht-Bestimmung 4870 f.
Kernspintomographie 5700 ff.
–, ZK-Beschluss, GOÄ-Abrechnungsempfehlungen
–, ergänzende Serien
–, Spulenwechsel / Positionswechsel
–, computergestützte Analyse
Kiefer
–, Fremdkörperentfernung 2651
–, Panoramaaufnahme 5002 f.
–, partielle Resektion 2710 f.
Kieferfraktur
–, allmähliche Reposition 2687
–, Fixation 2688 ff.
Kieferhöhle
–, Absaugung 1480
–, Ausräumung 1485
–, Ausspülung 1479
–, endoskopische Untersuchung 1466
–, Eröffnung 1467 f., 1485
–, Kontrastmitteleinbringung 370
–, Punktion 1465
–, Radikaloperation 1486
Kieferhöhlenfistel, Verschluß 1628
Kieferzyste, Operation 2655 ff.

Sachverzeichnis

Kinderaudiometrie 1406
Kinderfrüherkennungsuntersuchung 26 (GOÄ)
Kindliche Entwicklung, Untersuchung 715 ff.
Kinesiologische Entwicklung, Untersuchung 714
Kipptisch-Untersuchung A 795 (GOÄ)
Kirschnerdraht
–, Entfernung 2009, 2061, 2063
–, Extension 218
–, Gelenkfixation 2060, 2062
–, Radiusfraktur 2349
Klammernentfernung 2007
Klebeverband 201
Kleinhirntumoren, Exstirpation 2550 f.
Klinische Untersuchung 5 ff., 11 (GOÄ), 18 (UV-GOÄ), 800, 801, 825 f., 830, 1412
Klumpfuß
–, Operation 2067
–, Stellungskorrektur 3301 f.
Knieblock A 496 (GOÄ)
Kniegelenk
–, Arthrodese 2133
–, Arthroplastik 2136
–, Bandnaht 2104
–, Bandplastik 2104
–, endoprothetischer Ersatz 2144, 2153 f.
–, endoskopische Untersuchung 3300
–, Exartikulation 2160
–, Gelenkkörperentfernung 2119
–, Injektion 255
–, Meniskusoperation 2117
–, Punktion 301
–, Röntgenuntersuchung 5030 f., 5060
–, Synovektomie 2112
Kniescheibe
–, habituelle Luxation: siehe unter habituelle Patellaluxation
–, operative Reposition 2230
–, Osteosynthese 2336, 2344
–, Reposition 2221 f.
Knochen
–, Aufmeißelung 2256 ff.
–, Dichtemessung: siehe unter Osteodensitometrie
–, Entnahme 2253
–, histologische Untersuchung 4802
–, Implantation 2254
–, Osteotomie 2260, 2273 ff.
–, Reposition 2320 ff.
–, Resektion 2263 ff.
–, Stanzbiopsie 312
–, Verpflanzung 2255
Knochenbolzung 2660
Knochenmark
–, Infusion 279
–, Punktion 311
Knochenstanze 312
Knorpel, Transplantation 2384
Körperkanalverschluß, Öffnung 2400
Körperkerntemperatur, gesteuerte Senkung 481
Kolon
–, Doppelkontrastuntersuchung 5166

–, endoskopische Untersuchung 685 ff.
–, Exstirpation 3170
–, hoher Einlauf 533
–, Kontrastuntersuchung 5165
–, Polypentfernung 695 f.
–, Massage 523
–, Teilresektion 3169
Koloskopie
–, partiell 688
–, vollständig 687
Kolostomie 3206
Kolporrhaphie 1125 ff.
Kolposkopie 1070
Kolpozöliotomie 1136
Kombinationsnarkose
–, mit endotrachealer Intubation 462 f.
–, mit Maske 460 f.
Kompressionstherapie, intermittierend apparativ 525 f.
Kompressionsverband 204 (GOÄ), 203 A (UV-GOÄ)
Kondylome, chemochirurgische Behandlung 756
Konisation der Portio 1086
–, laserchirurgisch 1086
Konjunktivaler Provokationstest 393 f.
Konsiliarische Erörterung 60 (GOÄ)
Konstruktionsplan für orthopädische Hilfsmittel 3321
Kontaktlinse
–, Erstanpassung 1210 f.
–, Prüfung 1212 f.
Kontrastmitteleinbringung 340 ff., A 353 (GOÄ)
–, zur selektiven Arteriographie 353 (UV-GOÄ)
Kontrastuntersuchungen 5050 ff., 5150 ff.
Konvulsionstherapie
–, Elektrokrampftherapie 837
–, Insulinkur 836
Koordination flankierender Maßnahmen 19 (UV-GOÄ)
Koordinationsprüfung 826
Korneoskleralfäden, Entfernung 1279
Koronarangiographie 5324 ff.
–, Kontrastmitteleinbringung 360 f.
Kosten
–, Anwendung von Instrumenten § 4 Abs. 3 (GOÄ)
–, bei Inspruchnahme Dritter § 4 Abs. 3 (GOÄ)
–, Ersatz § 10 (GOÄ)
–, Praxiskosten § 4 Abs. 3 (GOÄ)
–, Sprechstundenbedarf § 4 Abs. 3 (GOÄ)
Kostenersatz § 10 (GOÄ)
–, Nachweispflicht § 12 Abs. 2 (GOÄ)
Krampfadern
–, Operation 2880 ff., 2890 f.
–, Verödung 764
Kraniopharyngeom, Exstirpation 2528
Kranioplastik 2278
Krankengeschichte, Übersendung 193 (UV-GOÄ)
Krankengymnastik
–, Ganzbehandlung 506
–, Gruppenbehandlung 509
–, im Bewegungsbad 508
–, Teilbehandlung 507
Krankenhauslabor § 4 Abs. 2 (GOÄ)
Krankheitsbericht 75

Sachverzeichnis

Krebsfrüherkennungsuntersuchung
–, Frauen 27 (GOÄ)
–, Männer 28 (GOÄ)
Kreislauffunktionsprüfung 600, A 795 (GOÄ)
Kreislaufzeiten, Messung 631
Kreuzprobe 4365
Kropfgeschwulst, Operation 2755
Krossektomie 2883
Kryo-Zyklothermie-Operation 1359
Kryochirurgie
–, Enddarmbereich 698
–, Prostata 1777
–, Vaginalbereich 1085
Kryotherapie
–, Haut 740
–, Hornhaut 1340
Kryptorchismus, Operation 1768 f.
Künstliche Befruchtung: siehe unter In-vitro-Fertilisation
Kuldoskopie 1158
Kunstglied
–, Anpassen 3320
–, Gebrauchsschulung 518
–, Konstruktionsplan 3321
Kurzwellenbehandlung 548 f.
Kutane Testung 383

L

Laboratoriumsuntersuchungen 3500 ff.
–, bei Intensivbehandlung 437 (GOÄ)
–, Befundübermittlung Kap. M Allg. Best. Nr. 1
–, Indexermittlung Kap. M Allg. Best. Nr. 5
–, Materialversand Kap. M Allg. Best. Nr. 1
Laborgemeinschaft § 4 Abs. 2 (GOÄ), Kap. M Allg. Best. Nr. 3
Laborleistungen § 4 Abs. 2 (GOÄ)
Lagerbildung im Kieferbereich 2730, 2732
Lagereaktionen, Prüfung 714
Laminektomie 2556 f.
Langzeit-Blutdruck-Messung 654
Langzeit-EEG 827 a
Langzeit-EKG 659
Langzeit-pH-metrie des Ösophagus 693
Laparoskopie 700 f.
Laparotomie 3135
Laryngoskopie 1530
Larynx: siehe unter Kehlkopf
Laser-Anwendung, ambulante Operation 441
Laser-Koagulationen
–, endoskopisch 706
–, Netzhaut 1365
Laserscanning-Ophthalmoskopie A 7010 (GOÄ)
Lasertrabekuloplastik 1360
Lavage, bronchoalveolär 678
LDL-Apherese 792
Leber
–, laparoskopische Probeexzision 700 f.
–, Operation 3185
–, Punktion 315
–, Transplantation 3184

Lederhaut
–, Fremdkörperentfernung 1276
–, Wundnaht 1326
Leiche
–, Augapfel-Entnahme 104
–, Entnahme von Körperflüssigkeit 102
–, Herzschrittmacher-Entnahme 107
–, Hornhautentnahme 105
–, Sektion 6000 ff.
Leichenschauschein 100
Leistenbruch
–, Operation 3285 f.
–, Reposition bei Einklemmung 3282
Leistenhoden, Operation 1768 f.
Leitungsanästhesie 493 ff.
Licht-Reflexions-Rheographie 634
Lid
–, plastische Operation 1310 ff.
–, Tumorentfernung 1282
Lidsenkung, Operation 1305 f.
Lidspalte
–, plastische Korrektur 1302
–, vorübergehende Spaltung 1303
Limited-Care-Dialyse 791
Linearbeschleuniger, Hochvolttherapie 5836 f.
Linksherzkatheterismus 627, 629
Linksventrikulographie 5327 f.
Linse
–, Diszision 1348
–, Implantation 1352
–, Operation bei Erkrankungen des Aufhängeapparates der Linse A 7026 (GOÄ)
Linsenkernverflüssigung (Phakoemulsifikation) 1374 f.
Lippen-Kieferspalte, Operation 2621
Lippenspalte, Operation 2620
Liquidation § 12 (GOÄ)
–, Fälligkeit § 12 Abs. 1 (GOÄ)
–, Vorschriften § 12 Abs. 2 (GOÄ)
Liquorableitung
–, extrakorporal 2542
–, intrakorporal 2540
Liquorfistel, Operation 2553
Liquorpunktion
–, durch die Fontanelle 305 a
–, subokzipital oder lumbal 305
Lobektomie 2995
Lokalanästhesie
–, Bronchialgebiet 489
–, großer Bezirk 491
–, Harnröhre/Harnblase 488
–, Kehlkopf 484
–, kleiner Bezirk 490
–, Trommelfell 485
Lumbalanästhesie 470 ff.
Lumbalpunktion 305
Lunge
–, Abszeßeröffnung 3002
–, Lappenresektion 2995 ff.
–, operativer Eingriff 2994
–, operative Gewebeentnahme 2992

Sachverzeichnis

–, Punktion 306
–, Resektion 2995
–, Segmentresektion 2996
Lungendehnbarkeit (Compliance), Bestimmung 611
Lungenperfusion, szintigraphische Untersuchung 5415
Lungenventilation, szintigraphische Untersuchung 5416
Lupenbrille, Bestimmung 1215
Luxation, Einrenkung 2200 ff.
Lymphdrainage, manuell 523
Lymphknoten, Exzision 2404
Lymphknotenausräumung
–, Axilla 2408, 2413
–, inguinal 1762
–, pelvin 1783
–, retroperitoneal 1809
–, suprahyoidal 2715
–, zervikal (Neck-Dissection) 2716, 2760
Lymphödem
–, apparative Kompressionstherapie 525
–, Entleerung mittels Gummischlauch 762
–, Operation 2453
Lymphographie 5338
–, Kontrastmitteleinbringung 365
Lysebehandlung 5351 f.

M

Macula-Rotation A 1387.2 (GOÄ)
Magen
–, Ausspülung 433
–, Resektion 3147
–, Teilresektion 3145
Magenballon, Implantation 3156
Magenfistel, Anlegen 3138
Magenperforation, operative Versorgung 3144
Magensaft, Aushebung 671
Magenspülung 433
Magenverweilsonde, Einführen 670
Magnetresonanztomographie (MRT) 5700 ff.
Magnetkörper, Implantation ins Augenlid 2444
Mamille, Operation 2417 ff.
Mamma
–, Amputation 2411 ff.
–, Aufbauplastik 2415 f.
–, Punktion 314
–, Reduktionsplastik 2414
–, thermographische Untersuchung 623
Mammaprothese, Implantation oder Austausch 2420
Mammatumor, diagnostische Exstirpation 2410
Mammographie 5265 ff.
Manometrie an den Gallenwegen, intraoperativ 3122
Manualextraktion bei Entbindung 1025
Manualmedizinischer Eingriff 3306
Marisquen, operative Entfernung 765
Marshall-Marchetti-Operation 1780
Marsupialisation, vaginal 1141
Massage 520 ff.
Mastdarm
–, digitale Ausräumung 770
–, digitale Untersuchung 11 (GOÄ), 18 (UV-GOÄ)

–, endoskopische Untersuchung 690
–, Fremdkörperentfernung 3238
Mastdarmfistel, Operation 3220 ff.
Mastdarmriß, Operation 3219
Mastdarmschließmuskel
–, Dehnung 3236
–, Sphinkterotomie 3237
Mastdarmtumor, peranale Entfernung 3224, 3226
Mastdarmvorfall
–, Operation 3231 f.
–, Reposition 3230
Mastektomie 2411 ff.
Maximalakkomodation, Messung 1203
MDP 5155 ff.
Meatomie 1737
Meatusstriktur, plastische Versorgung 1738
Meckel'sches Divertikel, Exstirpation 3173
Medianus-Kompressionssyndrom, Operation 2070
Mediastinaltumor, Entfernung 3011
Mediastinoskopie 679
Mediastinum, Drainage 3012
Medikamentenpumpe, Erstanlegen und Anleitung 784
Medikamentenreservoir
–, Auffüllung 265
–, Implantation 2421
Megacolon congenitum, Operation 3234
Mehrstärkenbrillen, Prüfung 1207
Mekonium-Ileus, Operation 3011
Mendel-Mantoux-Test 384
Meningozele, Operation 2571
Meniskus
–, Entfernung 2117
–, Naht 2117
–, Operation, arthroskopisch 2117
–, Reposition 2226
Mikro-Herzkatheterismus 630, 632
Mikrobiologische Untersuchungen 4220 ff., 4500 ff.
Mikroskopische Untersuchungen 3508 ff. u.a.
Mikrowellenbehandlung 548 f.
Miller-Abbot-Sonde, Legen 697 (§ 6 GOÄ)
Milz
–, Exstirpation 3199
–, Punktion 315
–, Revision 3192
Milzszintigraphie 5456
Mineralgehalt von Knochen
–, computertomographische Bestimmung 5380
–, Photonenabsorptionstechnik (DPA) 5475
Missed abortion, Ausräumung 1060
Mittelgesicht
–, operative Rekonstruktion 2630
–, Osteotomie nach dislozierter verheilter Fraktur 2705
Mittellinienbruch, Operation 3283 f.
Mittelohr, Tumorentfernung 1601 f.
Modellherstellung durch Gips 3310 ff.
Moro-Test 383
MRT-Untersuchung 5700 ff.
Mukoviszidose, Schweißtest 752
Mullkompressen, Kostenersatz § 10 (GOÄ)
Mulltupfer, Kostenersatz § 10 (GOÄ)

Sachverzeichnis

Mund-Kieferbereich, operative Blutstillung 2660
Mundbodeneingriff, Osteotomie 2720
Mundbodenphlegmone, operative Behandlung 1509
Mundbodenplastik 2675 f.
Muschel-Operation 1430
Muskel
–, Durchtrennung 2072
–, Naht 2073
–, Probeexzision 2402
–, Verlängerung 2064
–, Verpflanzung 2074
Muskelfunktionsdiagnostik, isokinetisch 842
Muskelfunktionstherapie, isokinetisch 558
Muttermund: siehe unter Portio
Mutterschaftsvorsorge, Erstuntersuchung 23 (GOÄ)
Myektomie 3234
Myelographie 5280 ff.
–, Kontrastmitteleinbringung 340
Myelomeningozele, Operation 2571
Myographie: siehe unter Elektromyographie
Myokard-Revaskularisation 3088 f.
Myokardbiopsie, operativ 3067
Myokardszintigraphie 5423 f.
Myokardverletzung, operative Versorgung 3071
Myom-Enukleation
–, abdominal 1162
–, vaginal 1137
Myringoplastik 1611

N

Nabelbruch, Operation 3283 f.
Nachblutung
–, postpartal 1042
–, intraabdominal 2802
–, nach Tonsillektomie 1501
–, vaginal 1140
Nachgeburt, Entfernung durch inneren Eingriff 1041
Nachstar, Diszision 1348
Nachtastung, postpartal 1042
Nachtschale, Rumpf 240
Naevus flammeus
–, Operation 2440
–, Operation mittels Laser 2440
Nagel
–, Ausrottung 2034
–, Extraktion 2033
–, Schleifen oder Fräsen 743
–, Trepanation 303
Nagelspange, Anlegen 2036
Nagelung eines großen Röhrenknochens 2349 ff.
Nagelwall, plastische Operation 2035
Nagelwurzel, Exzision 2034
Narbe
–, Exzision bei Funktionsbehinderung 2392 a
–, operative Korrektur 2441
–, operative Korrektur mittels Laser 2441
Narbe oder Naevus, hochtouriges Schleifen 755
Narkose 450 ff.
Nasaler Provokationstest 395 f.

Nase
–, Ätzung 1436
–, Entfernung 1452 f.
–, Fremdkörperentfernung 1427 f.
–, Kauterisation 1429
–, Rekonstruktion 1449 f.
–, Reposition 2320
–, Tamponade 1425 f.
Nasenbluten, Stillung 1435
Nasenflügel, operative Korrektur 1457
Nasenhaupthöhlen
–, Applikation von Substanzen 1436
–, endoskopische Untersuchung 1418
Nasenmuschel
–, Abtragung 1438
–, Operation 1430
Nasennebenhöhlen
–, Absaugung 1480
–, Radikaloperation 1488
–, Röntgendiagnostik 5098
–, Sonographie 410
Nasenpolypen, Entfernung 1440 f.
Nasenscheidewand
–, Abszeßeröffnung 1459
–, plastische Korrektur 1447 f.
–, submuköse Resektion 1445 f.
–, Verschluß einer Perforation 1455
Nasensteg, operative Verschmälerung 1456
Nasentropfen, Kostenersatz § 10 (GOÄ)
Nebenhoden, Entfernung 1771 f.
Nebenniere, operative Entfernung 1858 f.
Neck-Dissection 2760
Nekrosenabtragung 2006
–, Hand- oder Fußbereich 2065
Nekrotomie an Knochen 2256 ff.
Nephrektomie 1841 ff.
Nephropexie 1831
Nerv
–, Dekompression im Wirbelsäulenbereich 2565 f.
–, Durchtrennung oder Exhairese 2580
–, elektroneurographische Untersuchung 829, 832, 839 f.
–, End-zu-End-Naht 2586
–, Entnahme zur Transplantation 2582
–, Leitungsanästhesie 493 ff.
–, Leitungsanästhesie im Bereich der Schädelbasis 2599
–, mikrochirurgische Naht 2588 f.
–, Neurolyse 2583 f.
–, Pfropfung 2595
–, Sekundärnaht 2587
Nervenleitgeschwindigkeit, Messung 832, 839
Nervenplexus
–, Anästhesie 476 f.
–, Naht 2590 f.
Nervenstimulation, bei Lähmungen 555
Netzhaut, Licht- bzw. Laser-Koagulation 1365
Netzhaut-Glaskörper-Chirurgie A 1387, A 1387.1, A 1387.2 (GOÄ)
Netzhautablösung, Operation 1366 ff.
–, mit eindellenden Maßnahmen A 7027 (GOÄ)
–, isolierte Kryotherapie A 7029 (GOÄ)

Sachverzeichnis

Netzhautgefäße Laser-Doppleruntersuchung A 7017 (GOÄ)
Netzhautveränderungen, Lokalisierung 1251
Neugeborenes, Erstuntersuchung 25 (GOÄ)
Neuraltherapie 266 ff.
Neurologische Untersuchung 800, 825 f.
Neurolyse 2583 f.
Neurom, operative Entfernung 2404
Neuropsychiatrische Behandlung bei Epilepsie 816
Niederfrequenzbehandlung bei Lähmungen 555
Niere
–, Ausgußsteinentfernung 1839
–, Dekapsulation 1831
–, Entfernung (Nephrektomie) 1841 ff.
–, Explantation beim Lebenden 1847
–, Explantation beim Toten 1848 ff.
–, Implantation 1845
–, operative Freilegung 1830
–, Punktion 315
–, Transplantation 1850
Nierenbecken
–, endoskopische Stein- oder Tumorentfernung 1827, 1853
–, Kontrastmitteleinbringung 1790
–, Kontrastuntersuchung 5200 f., 5220
–, Spülung bei Fistelkatheter 1733
–, transkutane Pyeloskopie 1852
–, Ureterorenoskopie 1827
Nierenbecken-Druckmessung 1799
Nierenbeckenplastik 1840
Nierenbeckenstein, operative Entfernung 1838
Nierenfistel
–, Bougierung 1852
–, Katheterwechsel 1833
–, operative Anlage 1832
–, perkutane Anlage 1851
Nierenpolresektion 1836 f.
Nierenszintigraphie 5440 ff.
Nierenvenen, transfemorale Blutentnahme 262
Nuklearmedizinische Untersuchungen 5400 ff.
Nukletomie, perkutan 2281
Nystagmusprüfung 1412

O

Oberarmknochen, Reposition 2327
Oberflächenanästhesie 483 ff.
–, Kostenersatz § 10 (GOÄ)
Oberschenkel, Amputation 2174
Oberschenkelknochen, Reposition 2330
Oberst-Anästhesie 493
Öffentlich-rechtlicher Kostenträger § 11 (GOÄ)
Ösophago-tracheale Fistel, Operation 3128
Ösophagoskopie 680 f.
Ösophagus
–, Bougierung 781
–, Eröffnung 3125
–, Langzeit-pH-Metrie 693
–, manometrische Untersuchung 694
–, Operationen 3125 ff.
–, Röntgenuntersuchung 5150 ff.

Ösophagusableitung, elektrokardiographisch 655
Ösophagusatresie, Operation 3127
Ösophagusprothese, Einsetzen 3151
Ösophagussphinkter, Dehnungsbehandlung 780
Ösophagusvarizen
–, Sklerosierung 691
–, Tamponade 703
Ohrenschmalzpfropf, Entfernung 1565
Ohrentropfen, Kostenersatz § 10 (GOÄ)
Ohrmuschel
–, Anlegeplastik 1635
–, operative Korrektur 1636 ff.
Ohrtrompete, Katheterismus 1590
Okklusiv-Pessar, Anlegen oder Wechseln 1090
Okulopression A 7020 (GOÄ)
Olekranon
–, Verschraubung 2340
Omphalozele, Operation 3287
Operationsmikroskop, Zuschlag 440
Ophthalmodynamometrie 1262 f.
Opiatanalgesie, peridural 470
Orbicularis-Oculi-Reflex 829
Orbitabodenfraktur, operative Reposition 2693
Orchiektomie 1765 f.
Organpunktion 315
Orthopädisches Hilfsmittel
–, Anpassung 3320
–, Gebrauchsschulung 518
–, Konstruktionsplan 3321
Orthopädisches Turnen 509
Orthopantomogramm 5004
Orthoptische Behandlung 1269 f.
Orthovolttherapie 5802 ff.
Os lunatum, operativer Ersatz 2268
Os naviculare, Pseudarthrose 2269
Osteodensitometrie
–, computertomographisch 5380
–, digitale Röntgentechnik 5380
–, Photonenabsorption (DPA) 5475
Osteosynthese 2339 ff.
Osteosynthesematerial, Entfernung 2353 f., 2694
Osteotomie 2250 ff.
–, zur Entfernung eines retinierten Zahnes 2650
Oszillographische Untersuchung (Gesenius-Keller) 621
Otoakustische Emissionen 1409
Otoskleroseoperation 1623
Ovarektomie 1145 f.
Oxymetrie, blutig oder transkutan 602
Ozaena, osteoplastische Operation 1492

P

Pacemaker: siehe unter Herzschrittmacher
Palmaraponeurose, Entfernung 2087 ff.
Pan-Endoskopie 685
Panaritium
–, Eröffnung 2030 f.
–, Resektion 3195 ff.
Pankreas, Punktion 315
Pankreasgang, Drainageplazierung 692 a

Sachverzeichnis

Pankreatikographie 5170
–, endoskopisch-retrograde Kontrastmitteleinbringung 370, 692
Panoramaaufnahme, Kiefer 5002f.
Papilla Vateri, endoskopische Sondierung 692
Papillotomie
–, endoskopisch 692
–, transduodenal 3190
Paranephritischer Abszeß, Eröffnung 1826
Paraphimose
–, operative Beseitigung 1740
–, unblutige Beseitigung 1739
Paratenonitis, Operation 2076
Parathyreoidektomie 2756
Paravertebralanästhesie 476f.
Paravertebrale Infiltration 267f.
Parazentese 1575
Parazervikal-Block 491
Parenteraler Katheter, Einbringung von Arzneimitteln 261
Paronychie, Eröffnung 2030
Parotis
–, Exstirpation 1522
–, Schlitzung des Ausführungsganges 1510
Patellafraktur, Osteosynthese 2344
Patellaluxation, habituell: siehe unter habituelle Patellaluxation
Patellektomie 2344
Paukenhöhle
–, Anästhesie 485
–, Ätzung 1579
–, binokularmikroskopische Untersuchung 1415
–, Drainage 1576f.
–, Eröffnung 1612
–, Fremdkörperentfernung 1569f.
–, Kauterisation 1580
–, Polypentfernung 1586
–, Medikamenteneinbringung 1579
Pelotte, Anlegen 2701
Pelviskopie 1155f.
Penis, Amputation 1747f.
Penisprothese
–, Implantation 1752
–, Entfernung 1753
Perforansvenen, Exstirpation oder Ligatur 2890
Perfusionsszintigraphie 5415
Perianalfistel, Operation 3220ff.
Perianalthrombose, Spaltung 763
Periduralanästhesie
–, einzeitig 470ff.
–, kontinuierlich 473ff.
Periduralkatheter, Legen 259
Perikard
–, Operation 3065f.
–, Punktion 310
Perimetrie 1225ff.
–, Frequenz-Verdopplungsperimetrie, Rauschfeld-Perimetrie A 7012 (GOÄ)
–, Rasterperimetrie A 7013 (GOÄ)
Periostmassage 523
Peritoneal-Lavage 3120

Peritonealdialyse
–, Betreuung bei CAPD 793
–, Katheterentfernung 2010
–, Katheterimplantation 3135
–, Überwachung 785f.
Peritonitis, operative Revision 3139
Peritonsillarabszeß, Eröffnung 1505, 1507
Perkutane transluminale Dilatation 5345ff.
Pessar, Anlegen oder Wechseln 1090
PET 5488f.
Pfannendachplastik 2148
Phakoemulsifikation 1374f.
Phimose
–, plastische Operation 1741
–, Ringligatur 1741
Phlebodynamometrie 633
Phlebographie 5325f.
Phlegmone
–, Eröffnung 2432
–, Hohlhand 2066
–, Mundboden 1509
Phonokardiographie 660
Photo-Patch-Test 569
Phototherapie
–, als Photochemotherapie 565
–, bei Neugeborenen 566
–, selektiv 567
Pilonidalzyste oder -fistel
–, Exstirpation 2293
Plasmapherese, ärztliche Betreuung 792
Plattenthermographie 623
Pleoptische Behandlung 1268, 1270
Pleura
–, Operation 2973ff.
–, Probeexzision 308, 2972
–, Punktion 307
Pleuradrainage
–, Anlegen 2970
–, Spülung 2971
Plexusanästhesie 476f.
Pneumonektomie 2995
PNF 725f.
Polarisationsmikroskopie 4815
Politzer-Luftdusche 1589
Polypentfernung
–, endoskopisch im Gastrointestinaltrakt 695f.
–, Gebärmutter 1102ff.
–, Gehörgang oder Paukenhöhle 1586
–, Kehlkopf 1535
Polypentfernung (Forts.)
–, Nase 1440f.
Polysomnographie 659
Port, Implantation 2801
–, Spülung 265
Portaler Hochdruck, Operation 2900ff.
Portio
–, Kauterisation 1083
–, Konisation 1086
–, medikamentöse Behandlung 1075
–, Probeexzision 1103, 2402

Sachverzeichnis

–, Thermokoagulation 1084
Portokosten § 10 (GOÄ)
Positronenemissionstomographie (PET) 5488f.
Präkanzerose, chemochirurgische Behandlung 757
Präventive Untersuchungen (GOÄ)
–, Frauen 27 (GOÄ)
–, Jugendliche 32 (GOÄ)
–, Kinder 26 (GOÄ)
–, Männer 28 (GOÄ)
Praxiskosten § 4 Abs. 3 (GOÄ)
Priapismus, Operation 1749f.
Prick-Test 385ff.
Prismenbrillen, Prüfung 1207
Prismenadaptionstest A 7019 (GOÄ)
Probeexzision
–, Kehlkopf 1534
–, oberflächliches Körpergewebe 2401
–, tiefliegendes Körpergewebe 2402
–, Zunge 1513, 2402
Profilperimetrie 1227
Profundaplastik 2840
Projektionsperimetrie 1226
Proktokolektomie 3183
Proktoskopie 705
Prostata
–, Digitaluntersuchung 11 (GOÄ), 18 (UV-GOÄ)
–, Elektroresektion 1777
–, Infiltrationsbehandlung 264
–, Massage 1775
–, physikalische Behandlung 1775
–, Punktion 319
–, Resektion 1777ff.
Prostataabszeß, Eröffnung 1776
Prostataadenom, Elektroresektion 1777
Prothesengebrauchsschulung 518
Provokationstest, allergologisch 393ff.
Pseudarthrose, Operation 2355f.
Psychiatrische Behandlung 804ff., 886f., A 888 (GOÄ)
–, im Notfall 812
Psychiatrische Untersuchung 801, 885
Psychisch Kranker
–, Fremdanamnese 835
–, Transportbegleitung 833
Psychische Dekompensation, Sofortmaßnahme 812
Psychotherapie 849
–, analytisch 863f.
–, Anamnese 860
–, Einleitung 808
–, tiefenpsychologisch fundiert 861f.
PTA 5345f.
PTCA 5348f.
Ptosis, Operation 1305f.
Pudendus-Block 494
Puder, Kostenersatz § 10 (GOÄ)
Punktion 300ff.
Pupillenfunktion, Wiederherstellung und/oder Irisblendenring A 7022 (GOÄ)
Pupillographie 1259
PUVA, Therapie 565
Pyeloskopie, transkutan 1852

Pyloromyotomie 3152
Pyloroplastik 3153
Pyometra, Operation 1099

Q

Quaddelbehandlung 266
Quadrantenresektion Brustdrüse 2411
Quadrizepssehnenruptur 2073
Quecksilberhochdrucklampe 563f.
Quengelverband 245

R

Rachen, Fremdkörperentfernung 1508
Rachenmandel, Entfernung 1493
Radioaktive Substanzen, Kostenersatz § 10 (GOÄ)
Radiojodbehandlung 5600
Radiojodtest 5402f.
Radionuklid-Diagnostik, in-vivo 5400ff.
Radionuklidtherapie
–, Brachytherapie 5840ff.
–, offen 5600ff.
Radiusfraktur, Reposition 2328
Radiusköpfchen-Subluxation, Reposition 2226
Rasterperimetrie 1227
Raven-Test 857
Reanimation 429
–, Neugeborenes 1040
Rechnung § 12 (GOÄ)
–, Fälligkeit § 12 Abs. 1 (GOÄ)
–, Vorschriften § 12 Abs. 2 (GOÄ)
Rechnungslegung § 64 (V)
Rechtsherzkatheterismus 626
Rectostomia posterior 3226
Redon-Drainagen 2015
–, Entfernen 2007
Redressement
–, Fußmißbildung 3301f.
–, Wirbelsäulenverkrümmung 2280
Reduktionsplastik der Mamma 2414
Refluxzystographie 5235
Refraktionsbestimmung 1200ff.
Regionalanästhesie 469ff.
Reib-Test 388f.
Reiseentschädigung § 9 (GOÄ), 86–91 (UV-GOÄ)
Reizleitungssystem, Operation 3091
Reizstrombehandlung 551
Reiztherapie, intrakutan 266
Rektoskopie
–, flexibel 690
–, starr 690
Rektum
–, Ätzung 411
–, digitale Ausräumung 770
–, digitale Untersuchung 11 (GOÄ)
–, Fremdkörperentfernung 3228
–, Operationen 3215ff.
Rektumatresie, Operation 3217
Rektumexstirpation

429

Sachverzeichnis

–, abdomino-perineal 3235
–, perineal 3233
Rektumprolaps
–, Reposition 3230
–, Operation 3231 f.
Rektumtumor, Exstirpation 3224, 3226
Relaxationsbehandlung nach Jacobson 846 f.
Relaxometrie, Allgemeinanästhesie A 482 (GOÄ)
Replantation
–, Arm oder Bein 2056
–, Finger 2053
–, Hand 2055
Reposition
–, eingeklemmte Hernie 3282
–, Fraktur 2320 ff.
–, Luxation 2200 ff.
Reproduktionsmedizin ZK-Beschluss, GOÄ-Abrechnungsempfehlungen
Residualvolumen, Bestimmung 607
Resistance, Bestimmung 603 f.
Retina: siehe unter Netzhaut
Retrobulbärer Tumor, Exstirpation 2552
Retrograde Urographie 5220
Retropharyngealabszeß, Eröffnung 1506
Retrotonsillarabszeß, Eröffnung 1505
Reverdin-Plastik 2380
Rheobase, Bestimmung 829, 840
Rheographie 620
Rhinomanometrie
–, Flußmessung 395 f., 1417
–, Widerstandsmessung 395 f., 1417
Rhinophym, Operation 2450
Ring, Einlegen oder Wechseln 1087
Rippenresektion 2950 ff.
Röhrenknochen
–, Frakturreposition 2327 ff.
–, Osteosynthese 2340 ff.
Röntgenaufnahmen, Übersendung 195 (UV-GOÄ)
Röntgendiagnostik 5000 ff.
Rorschach-Test 855
Rostring, Ausfräsen 1277
Rucksackverband 204 (GOÄ), 205 (UV-GOÄ)
Rückenmark
–, Dauerstimulation 2570
–, Operationen 2571 ff.
Rundstiellappen 2392 ff.

S

Säurebasenhaushalt, Untersuchung 3710
Salben, Kostenersatz § 10 (GOÄ)
Salpingektomie 1145 f.
Salpingographie 5250
–, Kontrastmitteleinbringung 370
Salpingolyse 1145 f.
Salpingotomie 1145 f.
Samenleiter
–, operative Wiederherstellung 1758
–, Unterbindung 1755 ff.
Sauerstoffatmung 500 f.

Sauerstoffpartialdruck, transkutane Messung 614
Sauerstoffsättigung, blutige oder unblutige Bestimmung 602
Saugapparate-Anwendung 747
Saugbiopsie des Dünndarms 697
Saugdrainagen
–, Anlegen 2015
–, Entfernen 2007
Saug-Spül-Drainage, Einbringen 2032
Scanning-Mikroskopie, vorderer Augenabschnitt A 7008 (GOÄ)
Sceno-Test 857
Schädel
–, Computertomographie 5370
–, Röntgenuntersuchung 5090 ff.
–, Trepanation 2515 ff.
Schädelhirnverletzung, Operation 2500 ff.
Schanz'scher Halskrawattenverband 204 (GOÄ), 202 (UV-GOÄ)
Scheide
–, Fremdkörperentfernung beim Kind 1080
–, Vaginoskopie bei einer Virgo 1062
–, Tamponade 1081
Scheidenplastik 1125 ff.
Scheidenriß, Versorgung 1044
Scheidenseptum, Abtragung 1098
Schellong-Test 600
Schenkelhalsfraktur
–, Endoprothese 2149, 2151
–, Osteosynthese 2351
Schenkelhernie, Operation 3285 f.
Schichtaufnahmen 5290
Schiedsamt § 67 (V)
Schieloperation 1330 ff.
–, retroäquatoriale Myopexie A 7025 (GOÄ)
Schieluntersuchung, differenzierende an Tangentenskalen A 7024 (GOÄ)
–, Untersuchung Kopfzwangshaltung A 7028 (GOÄ)
Schiene
–, Änderung 2702
–, am Ober- oder Unterkiefer 2698 f.
Schienenverband 210 ff.
–, bei Kieferfraktur 2695
Schilddrüse
–, Operation 2755, 2757
–, Punktion 319
–, Sonographie 417
–, Szintigraphie 5400 ff.
Schirmer-Test 1209
Schlafapnoe-Diagnostik 659
Schlafentzugs-EEG 827
Schlafmedizinische Diagnostik ZK-Beschluss, GOÄ-Abrechnungsempfehlungen
Schleifen der Haut 743
–, hochtourig 755
Schleimbeutel
–, Exstirpation 2405
–, Punktion 303
Schleimhauttransplantation 2386
Schlichtungsstelle § 66 (V)

430

Sachverzeichnis

Schlingenbiopsie, endoskopisch 695 f.
Schlingenextraktion von Harnleitersteinen 1815
Schlotterkamm, operative Entfernung 2670 f.
Schlüsselbeinfraktur
–, Osteosynthese 2325
–, Reposition 205, 2324
Schmerztherapie 266 ff., 469 ff.
Schnellschnitt-Untersuchung 4816
Schnittentbindung 1032
Schnürfurche an einem Finger, Operation 2041
Schreibgebühren 95 f. (GOÄ)
–, für Arztvordrucke 190–191 (UV-GOÄ)
Schrittmacher: siehe unter Herzschrittmacher
Schröpfkopfbehandlung 747
Schulterblattfraktur, Reposition 2326
Schultergelenk
–, habituelle Luxation: siehe unter habituelle Schulterluxation
–, Luxation 2217
Schulung
–, bei Asthma bronchiale A 36 (GOÄ)
–, bei Diabetes mellitus 33 (GOÄ)
–, bei Hypertonie A 36 (GOÄ)
–, einer Einzelperson bei Diabetes 33 (UV-GOÄ)
Schutzimpfungen 375 ff.
Schwangerschaft
–, Erstuntersuchung 23
–, Konfliktberatung 22
–, weitere Untersuchung 24
–, sonographische Untersuchung 415
Schwangerschaftsabbruch 1055 f.
–, Beratung 22
–, Gebührenbemessung § 5a (GOÄ)
–, Indikationsfeststellung 22
Schwangerschaftstest 3528, 4081
Schwebelaryngoskopie 1533
Schweißtest 752
Scratch-Test 388 f.
Sectio caesarea 1032
Segmentosteotomie im Kieferbereich 2710 f.
Segmentresektion 2996 f.
Sehne
–, Durchschneidung 2072
–, freie Transplantation 2083
–, Lösung von Verwachsungen 2076
–, Naht 2073
–, plastische Ausschneidung 2064
–, Verpflanzung 2074
Sehnenbett, operative Herstellung 2082
Sehnenscheide, Operation 2091 f.
Sehnenscheidenpanaritium
–, Eröffnung 2031
–, Spülung 2090
Sehnenscheidenstenose, Operation 2084
Sehschärfe, Bestimmung 1200 ff.
Seitenstränge, Applikation von Substanzen 1436
Sekundenkapazität, Bestimmung 608 f.
Sequenzszintigraphie 5481
Sequestrotomie 2651
Serienangiographie 5300 ff.
Shuntanlage zur Hämodialyse 2895 f.

Shuntoperation an herznahen Gefäßen 3069
Siebbeinzellen, Ausräumung 1485, 1487
Sigmoidoskopie
–, partiell 690
–, vollständig 689
Silastik- oder Silikon-Plombe, Entfernung 1377
Simultan-Impfung 378
Single-Photonen-Emissions-Computertomographie (SPECT) 5486 f.
Skaleноskopie 679
Skarifikation 748
–, zur Tumortherapie 377
Skarifikationstest 388 f.
Skelett
–, Röntgendiagnostik 5000 ff.
–, Szintigraphie 5425 f.
Skin-Expander
–, Auffüllung 265 a
–, Implantation 2396
Sklera: siehe unter Lederhaut
Sklerosierungsbehandlung
–, Hämorrhoiden 764
–, Ösophagusvarizen 691
–, Varizen 764
Sklerotomie 1357
Sonographie 401 ff.
–, A-Bild A 409 (GOÄ)
–, B-Bild (Real-Time) 410 ff.
–, Brustdrüse 418
–, Duplexverfahren 401, 424
–, fetale Entwicklung 415
–, Herz 422 ff.
–, perkutan transluminal 408
–, Schilddrüse 417
–, transösophageal 402
–, transkavitär 403
–, weiterführende sonographische Untersuchung bei Verdacht auf Schädigung eines Fetus A 1006, A 1007, A 1008 (GOÄ)
Spalthauttransplantation 2382
Spaltlampenfotografie 1252
Spaltlampenmikroskopie 1240
SPECT 5486 f.
Speicheldrüse, Exstirpation 1520 ff.
Speichelfistel, Operation 1518
Speichelsteine, operative Entfernung 1519
Speiseröhre: siehe unter Ösophagus
Spektralkompensationsmethode 1228
Spermatozele, Operation 1761
Sphinkterdehnung 3236
Sphinkterinsuffizienz, Muskelplastik 3239
Sphinkterotomie 3237
Spickdrähte, Entfernung 2061, 2063, 2353 f.
Spinalanästhesie 470 ff.
Spinalkanal, operative Eröffnung 2555 ff.
Spiroergometrie 606
Spirographie 605, 608
–, Flußvolumenkurve 605 a
Splanchnikusdurchtrennung 2604
Spondylodese 2286 f.

Sachverzeichnis

Sprachaudiometrie 1404f.
Sprache, Untersuchung 1555
Sprachstörungen, Behandlung 726
Sprachübungsbehandlung 1559
Sprechstunden, nach 20 Uhr oder vor 8 Uhr Abschn. B II Allg. Best.
Sprechstundenbedarf § 4 Abs. 3, § 10 (GOÄ)
Spreizspekulum-Untersuchung 705
Sprunggelenk
–, Bandnaht 2106
–, Bandplastik 2106
Spüldrainage, Einbringen 2032
Spülung bei liegender Drainage 2093
Stammhirntumor, Exstirpation 2551
Standardtarif § 5b (GOÄ)
Stanger-Bad 554
Stanzen der Haut 744
Stapedius-Lautheitstest 1407
Staroperation 1350f., 1374f.
Stationäre Behandlung, Kosten § 6 a Abs. 2 (GOÄ)
–, Minderungspflicht § 6 a Abs. 1 (GOÄ)
Stationäre Leistung § 12 Abs. 2 (GOÄ)
Steißbeinfistel, Operation 2293
Steißbeinresektion 2294
Stellatum-Blockade 497
Stereotaktische Operationen 2560ff.
Sterilisation
–, bei der Frau 1156
–, beim Mann 1756
Sternalpunktion 311
Sternoklavikulargelenk 2226
Sternotomie 3010
Stimmband
–, Resektion 1540
–, stroboskopische Untersuchung 1416
Stimme, Untersuchung 1556
Stimmtherapie bei Kehlkopflosen 1558
Stimmübungsbehandlung 1560
Stirnhöhle
–, Anbohrung von außen 1472
–, Ausspülung 1479
–, operative Eröffnung 1471, 1485
–, Radikaloperation 1487
–, Sondierung 1478
Stoßwellenlithotripsie, urologisch 1860
Strabismus-Prüfung 1216
Strahlendiagnostik 5000ff.
Strahlentherapie 5800ff.
–, Hochvoltbestrahlung bösartiger Erkrankungen ZK-Beschluss
–, Multileafkollimator Individual-Ausblendung, computergestützt Nr. A 5830 (GOÄ)
–, radiochirurgisch stereotaktische Bestrahlung (mittels Linearbeschleuniger) ZK-Beschluss
–, –, benigne Tumoren Nr. A 5860 (GOÄ)
–, –, primär maligne Tumoren/Hirnmetastasen Nr. A 5861 (GOÄ)
–, stereotaktisch fraktionierte Strahlentherapie ZK-Beschluss
–, Zielvolumen, Definition, ZK-Beschluss

Strecksehne, Naht 2073
Streckverband 217f.
Stroboskopie der Stimmbänder 1416
Strumaresektion 2755
Stützapparat, Änderung 2702
Stützvorrichtung im Kieferbereich 2700f.
Stuhluntersuchung auf Blut, zur Früherkennung 94 (GOÄ)
Subaquales Darmbad 533
Submandibularis-Ausführungsgang, Schlitzung 1510
Subokzipitalpunktion 305
Subphrenischer Abszeß, operative Eröffnung 3136
Subtraktionsszintigraphie 5483
Swan-Ganz-Katheter 630, 632
Sympathektomie 2920f.
Sympathikusblockade 497f.
Syndaktylie, Operation 2043f.
Syndesmosenverletzung, Operation 2106
Synechielösung 1430
Synovektomie 2110ff.
Szintigraphie 5400ff.

T

Tape-Verband 206, 207 (GOÄ), 208, 209 (UV-GOÄ)
Tarsaltunnelsyndrom, Operation 2070
TAT 855
Teilbad, Leitung 531
Telekobaltbestrahlung 5831ff.
Telethermographie 624
Tendosynovektomie 2091
Tendosynovitis, Operation 2076, 2092
TEP, Implantation 2151
Testverfahren
–, orientierend 857
–, projektiv 855
–, standardisiert 856
Tetanus-Impfung 375, 378
Thermodilutionsverfahren 647
Thermographie 623f.
Thermokoagulation, Portio und Zervix 1084
Thermotherapie 535ff.
–, Hornhaut 1340
Thorakoplastik 2953ff.
Thorakoskopie 677
Thorakotomie 2990
Thorax
–, Operationen 2953ff.
–, Röntgendiagnostik 5135ff.
Thrombektomie
–, Herz 3075
–, venöses System 2887
Thrombennachweis, szintigraphisch 5465f.
Thrombozyten-Lebenszeit, nuklearmedizinische Bestimmung 5462
Thrombus-Expression
–, oberflächliche Beinvenen 763
–, perianal 763
Thyreoidektomie 2755, 2757
Tibiakopfverschraubung 2345
Todesfeststellung 100 (GOÄ), 100–107 (UV-GOÄ)

Sachverzeichnis

Tokographie 1001
Tomographie 5290
–, computergesteuert 5369ff.
Tonometrie 1255ff.
–, fortlaufend 1257
Tonschwellenaudiogramm, Kopie und Versand 194 (UV-GOÄ)
Tonschwellenaudiometrie 1403
Tonsillektomie 1499f.
–, nach Blutung 1501
Totenschein, Ausstellung 100
Toter
–, Augapfelentnahme 104
–, Entnahme von Körperflüssigkeit 102
–, Herzschrittmacher-Entnahme 107
–, Hornhautentnahme 105
Trabekulotomie 1382
Tracheotomie 2751
Tränendrüse, Exstirpation oder Veröldung 1301
Tränenpünktchen, Operation 1297
Tränensack, Exstirpation 1299
Tränensackoperation 1300
–, vom Naseninnern aus 1497
Tränensackphlegmone, Operation 1292
Tränensekretionsmenge 1209
Tränenwege
–, Dehnung usw. 1293
–, Sondierung bei Kindern 1294
–, Sprengung von Strikturen 1298
–, Versorgung nach Trauma A 7018
Trainingsdialyse 790
Transfemorale venöse Blutentnahme 258
Transfusion 280ff.
Transhepatische Drainage 5361
Transplantation
–, Haut 2380ff.
–, Hornhaut 1346
–, Leber 3184
–, Nerv 2591
–, Niere 1845
Transportbegleitung 55 (GOÄ), 833
–, zur stationären Behandlung 55 (UV-GOÄ)
Trepanation
–, Nagel 303
–, Schädel 2515ff.
Trichiasis, plastische Korrektur 1304
Trichogramm 4860
Trichterbrust, plastische Operation 2960
Triggerpunktanästhesie 267f.
Trommelfell
–, Anästhesie 485
–, binokularmikroskopische Untersuchung 1415
–, Entfernung von Granulationen 1585
–, Parazentese 1575
–, Vibrationsmassage 1591
Trommelfellprothese, Einsetzen oder Auswechseln 1577
Tubendurchgängigkeitsprüfung 1112f.
Tubensterilität, Refertilisierungsoperation 1148f.
Tuberkulin-Test 384
Tuberplastik 2675

Tumor, Exzision 2403ff.
Tumorszintigraphie 5430f.
Turnen, als krankengymnastische Gruppenbehandlung 509
Tympanoplastik 1610, 1613f.

U

Übende Verfahren 846f.
Überdruckbeatmung, intermittierend 501
Überwärmungsbad, Leitung 532
Überweisung 2 (GOÄ), 16 (UV-GOÄ)
Übungsbehandlung
–, krankengymnastisch 510
–, sensomotorisch 725f.
Ulcus pepticum, Resektion 3148
Ultraschall-Behandlung 539
Ultraschall-Biometrie vorderer Augenabschnitt A 7014 (GOÄ)
Ultraschall-Untersuchung: siehe unter Sonographie und Doppler-Sonographie
Ultraschallvernebelung zur Inhalationstherapie 500
Umstellungsosteotomie 2252, 2276
Unterarmknochen, Reposition 2328
Unterkiefer
–, Drahtumschlingung 2696
–, Halbseitenresektion 2712
–, Osteotomie nach disloziert verheilter Fraktur 2706
–, partielle Resektion 2710f.
Unterkieferfraktur, operative Reposition 2690
Unterkieferluxation, Reposition 2680ff.
Unterstützungspflicht des Arztes § 18 (V)
Untersuchung
–, Ganzkörperstatus 8 (GOÄ)
–, neurologisch 800
–, Organsystem 6, 7
–, psychiatrisch 801
–, symptombezogen 5 (GOÄ)
–, symptomzentriert bei Unfallverletzungen oder bei Verdacht auf Berufskrankheit 1–5 (UV-GOÄ)
–, umfassend 6–10 (UV-GOÄ)
Unterwasserdruckstrahlmassage 527
Urachusfistel, Operation 3288
Ureter
–, Bougierung 1814
–, Segmentresektion 1819
Ureterektomie 1818
Ureterolyse 1829f.
Ureterorenoskopie 1827f.
Ureterverweilschiene
–, Anlegen 1812
–, ersatzlose Entfernung 1802
Urethra
–, Anästhesie 488
–, Dehnung 1701f., 1710
–, Fremdkörperentfernung 1703f., 1711
–, Spülung 1700
Urethradruckprofilmessung 1798
Urethrographie 5230
Urethroskopie 1712f.

Sachverzeichnis

Uroflowmetrie 1792
Urographie 5200ff.
Urologische Operationen ZK-Beschluss
–, Transurethral-endoskopische intrakorporale Harnleitersteinzertrümmerung Nr. A 1861
–, Perkutane intrakorporale Nierensteinzertrümmerung Nr. A 1862
–, Transurethrale/perkutane Endopyelotomie Nr. A 1863 (GOÄ)
–, radikale Prostatektomie Nrn. A 1870, A 1871, A 1872, A 1873 (GOÄ)
–, radikale Nephrektomie ZK-Beschluss
–, Organerhaltende Nierenzellkarzinomentfernung Nrn. A 1881, A 1882 (GOÄ)
–, Diagnostische Fluoreszenzendoskopie Nr. A 1890 (GOÄ)
Uterus
–, Abrasio 1104
–, Antefixation 1147
–, endoskopische Untersuchung 1110f.
–, Exstirpation 1138f.
–, Exstirpation nach Ruptur 1036
–, Myomenukleation 1137, 1162
–, Nachblutung 1140
UV-Bestrahlung
–, als Photo-Chemotherapie 565
–, bei einem Neugeborenen 566
–, selektiv 567
–, ungefiltert 560ff.

V

Vaginalatresie, plastische Operation 1123ff.
Vaginale Behandlung 1075
Vaginalzysten, Exstirpation 1141
Vaginoskopie 1062
–, beim Kind 1063
Vagotomie 3154f.
Vakuumextraktion 1026
Valvuloplastik 3084
Varikozele
–, Embolisationsbehandlung 5359
–, Operation 1759f.
–, Sklerosierung 764, 5329
Varixknoten, Inzision 2880
Varizen
–, Crossektomie 2883
–, Exstirpation 2881f.
–, Perforansligatur 2890
–, Seitenastexstirpation 2890
Varizensklerosierung
–, an den Beinen 764
–, im oberen Gastrointestinaltrakt 691
Vasomotorik, plethysmographische Prüfung 639
Vasoresektion 1756
Vektorkardiographie 657
Velopharyngoplastik 2626
Vena cava inferior, Unterbrechung 2898f.
Venae sectio 2800
Vene

–, Entnahme zum Gefäßersatz 2808
–, Freilegung bzw. Unterbindung 1639, 2801ff.
–, rekonstruktive Operation 2891
–, Verletzung im Extremitätenbereich 2809
Venen-Verschlußplethysmographie 641f.
Venendruckmessung
–, am freigelegten Gefäß 2804
–, peripher (Phlebodynametrie) 640
–, zentral 648
Venenembolisation, transpenil oder transskrotal 1759
Venenkatheter, zentral 260
Venenpulsschreibung 638
Venenpunktion 250
Venographie 5329ff.
Ventrikulographie, szintigraphisch 5420f.
Ventrikulozisternostomie 2541
Verbände, Anlegen verschiedener Verbände oder Abnahme oder Änderung 200–247 (UV-GOÄ)
Verband 200ff. (GOÄ)
–, Gipsfixation 208 (GOÄ)
Verbandmittel, Kostenersatz § 10 (GOÄ)
Verbandspray, Kostenersatz § 10 (GOÄ)
Vergütung §§ 3ff. (GOÄ), §§ 51-63 (V)
–, Abrechnungsvorschriften § 12 (GOÄ)
–, Ärztliche Leistungen §§ 55, 60, 62-63 (V)
–, –, am Aufnahmetag § 55 (V)
–, –, bei Hinzuziehung zur Klärung der Diagnose § 62 (V)
–, –, bei Mitbehandlung § 63 (V)
–, –, zum Zwecke der Begutachtung § 60 (V)
–, bei öffentlich-rechtlichem Kostenträger § 11 (GOÄ)
–, Belegärztliche Behandlung § 56 (V)
–, Bemessungskriterien § 5 Abs. 2 (GOÄ)
–, Berichts- und Gutachtenpauschalen § 57 (V)
–, Leistungsverzeichnis und Vergütungsregelung § 51 (V)
–, Pflegesätze § 54 (V)
–, Ständige Gebührenkommission § 52 (V)
–, Stationäre Behandlung § 54 (V)
–, –, Regelungen § 54 (V)
–, Zahnärztliche Leistungen von Mund
–, Kiefer- und Gerichtschirurgen § 53 (V)
Verhaltenstherapie 870f.
–, biographische Anamnese 860
Verletzungsartenverfahren § 37 (V)
Verletzungsartenverzeichnis Anhang 1 (V)
Versandkosten § 10 (GOÄ)
Verschiebeplastik 2381f.
Verschlußplethysmographie 641f.
Verweilen 56 (GOÄ)
–, ohne Unterbrechung 56–61 (UV-GOÄ)
Verweilkatheter
–, Einlegen 1732
–, Spülung 1733
Vesikulographie 5260
–, Kontrastmitteleinbringung 370
Vestibulum, Verschluß von perforierenden Defekten 2625
Vestibulumplastik 2675ff.
Videokeratoskopie A 7009 (GOÄ)
Vierzellenbad 553
Visite
–, im Krankenhaus 45, 46

Sachverzeichnis

–, Zuschlag für ärztlichen Bereitschaftsdienst Abschn. B V (GOÄ)
Visiten 45–48 (UV-GOÄ)
Visus, Untersuchung 1200ff.
Visusäquivalenz, Untersuchung A 7001 (GOÄ)
Vitalkapazität, Bestimmung 608
Vitamin-B12-Resorption, nuklearmedizinische Bestimmung 5470
Vitrektomie 1384
Vojta-Diagnostik 714
Vojta-Therapie 725f.
Vollbad, Leitung 532
Vollhauttransplantation 2383
Vollnarkose 453, 460ff.
Volumenpulsschreibung, photoelektrisch 635
Volvulus, Operation 3171
Vordrucke § 58 (V)
Vorhaut
–, plastische Operation 1741
–, Ringligatur 1741
Vorhautverklebung, Lösung 1739
Vorhofseptumdefekt
–, operative Anlage 3070
–, operativer Verschluß 3072f.
Vorsorgeuntersuchung 23ff. (GOÄ)
Vulvektomie 1159

W

Warmpackung 528–529 (UV-GOÄ)
Wartegg-Zeichentest 857
Warzen, Entfernung 745
Warzenfortsatz, Eröffnung 1597f.
Wasserbruch
–, Operation 1761
–, Punktion 318
Wattestäbchen, Kostenersatz § 10 (GOÄ)
Wegegeld § 8 (GOÄ), 71–84 (UV-GOÄ)
–, Berechnung bei mehreren Patienten § 8 Abs. 3 (GOÄ)
Weichteiltechnik 3305
Wendung, geburtshilflich 1028f.
Wickel 530
Wiederbelebung 429
Wiederholungsrezept 2 (GOÄ), 16 (UV-GOÄ)
Wimpernfehlstellung, plastische Korrektur 1304
Wimpernhaare, Epilation 1323
Wirbelbogenresektion 2282f.
Wirbelfraktur
–, Aufrichtung im Durchhang 2322
–, operative Aufrichtung 2332f.
Wirbelgelenk
–, Chemonukleolyse 2279
–, Kontrastmitteleinbringung 372
Wirbelgelenkluxation, Reposition 2203
Wirbelsäule
–, Chirotherapie 3306
–, mobilisierende Behandlung 3305
–, operative Versteifung 2285
–, Röntgenuntersuchung 5100ff.
Wirbelsäulenverkrümmung

–, Operation 2286ff.
–, Redressement 2280
Wunde
–, Behandlung 2006
–, Fädenentfernung 2007
–, Verband 200
–, Versorgung 2000ff.
Wundreinigungsbad 2016 (UV-GOÄ)
Wurmfortsatz, Exstirpation 3200

X

Xeroradiographietechnik 5115

Z

Zahlungsfrist § 65 (V)
Zahn
–, Entfernung bei extremer Verlagerung 2650
–, Reposition 2685
–, Röntgenuntersuchung 5000
Zahnärztliche Leistungen § 6 Abs. 1 (GOÄ)
Zellstoff, Kostenersatz § 10 (GOÄ)
Zentralvenenkatheter, Legen 260
Zentrumsdialyse, ärztliche Betreuung 792
Zeruminalpfropf, Entfernung 1565
Zervix
–, Abrasio 1102
–, Dehnung bei Geburt 1020
–, plastische Operation 1129
–, Probeexzision 1103, 2402
–, Thermokoagulation 1084
Zervixinsuffizienz, Cerclage-Behandlung 1129
Zervixriß, Naht 1043
Zirkulärer Verband 204
Zökalfistel 3206
Zunge
–, Entfernung 1512, 1514
–, Keilexzision 1513
–, Probeexzision 2402
Zungenabszeß, Eröffnung 1511
Zuschläge
–, zu ambulanten Operationen Abschn. C VIII
–, zu Beratungen und Untersuchungen Abschn. B II (GOÄ)
–, zu Besuchen, Visiten etc. Abschn. B V (GOÄ), B III (UV-GOÄ)
ZVD, Messung 648
Zwerchfell, thorakaler Eingriff 2985
Zwerchfellhernie, Operation 3280
Zwerchfellrelaxation, Operation 3281
Zyklodialyse 1358
Zyklodiathermie-Operation 1359
Zyklusphasenbestimmung, zytologisch 4850
Zystoskopie 1785ff.
Zystotonometrie 1791
Zyklotropie, Messung A 7023 (GOÄ)
Zytogenetische Untersuchung 4870ff.
Zytologische Untersuchung 4850ff.
–, Entnahme von Abstrichmaterial 297, 1105
Zytostatika-Infusion 275f.

Sachverzeichnis (Labor)

zu Kapitel M (Laboratoriumsuntersuchungen) des Gebührenverzeichnisses.
Für die speziellen Laboratoriumsuntersuchungen (Abschnitte M III und M IV) sind die Stichworte auf Oberbegriffe und ausgesuchte Laboratoriumsuntersuchungen begrenzt. Die Leistungen des Abschnitts M I (Vorhalteleistungen in der eigenen, niedergelassenen Praxis) sind mit „(E)" gekennzeichnet.

A

AB0-Merkmale 3980 ff.
Agglutination Kap. M Allg. Best. Nr. 9
Albumin
–, photometrisch 3570
–, immunologisch A 3734
Alkalische Phosphatase 3587
Allergenspezifisches Immunglobulin 3890 ff.
Alpha-Amylase 3512 (E), 3588
Alpha-Fetoprotein 3743
ALT 3515 (E), 3594
Aminosäuren 3735 ff.
Amylase 3512 (E), 3588
Amylase-Clearance 3610
Analoge Abrechnung Kap. M Allg. Best. Nr. 8
Anti-Streptolysin 3523 (E), 4231, 4247, 4293 f.
Antibiogramm 4610 ff.
Antibiotika-Konzentration 4203
Antikörper
–, gegen Bakterienantigene 4220 ff.
–, gegen körpereigene Antigene, qualitative Immunfluoreszenz 3805 ff.
–, gegen körpereigene Antigene, quantitative Immunfluoreszenz 3832 ff.
–, gegen körperfremde Antigene 3890 ff.
–, gegen Parasitenantigene 4430 ff.
–, gegen Pilzantigene 4415 ff.
–, gegen Virusantigene 4300 ff.
–, antinukleär und zytoplasmatisch (Subformen) 3857 ff.
–, qualitative Bestimmung mittels Ligandenassay A 4463
–, qualitativer Nachweis mittels Agglutination 3884 f.
–, quantitative Bestimmung mittels Immundiffusion 3886 f.
Antikörpersuchtest 3987 f.
Antinukleäre Antikörper, Subformen 3857 ff.
Antithrombin III 3930 f.
Arzneimittelkonzentrationen 4150 ff.
ASL 3523 (E), 4231, 4247, 4293 f.
AST 3516 (E), 3595

B

Bakterielle Toxine, Untersuchung 4542 f.
Bakterien
–, Empfindlichkeitstestung 4610 ff.
–, Gewebekultur 4530 ff.
–, Identifizierung 4545 ff.
–, Keimzahlbestimmung 4605 f.
–, lichtmikroskopische Untersuchung 4506 ff.
–, Metabolitprofil 4567 ff.
–, Nativuntersuchungen 4500 ff.
–, Untersuchung durch Phagentypisierung 4578 ff.
Bakterienantigene
–, Antikörper 4220 ff.
–, Nachweis durch Präzipitation 4596 ff.
–, Nachweis mittels Ligandenassay 4561 ff.
–, qualitative Untersuchung des Nativmaterials 4520 ff.
–, qualitativer Nachweis von Antikörpern 4220 ff., 4251 ff.
–, quantitative Bestimmung 4235 ff., 4263 ff.
Bakterientoxine
–, Nachweis durch Präzipitation 4596 ff.
–, Nachweis mittels Ligandenassay 4590 ff.
Beta-hämolysierende Streptokokken Gruppe B, qualitativer Nachweis 4520
Bilirubin
–, direkt 3582
–, gesamt 3581
–, im Fruchtwasser, spektralphotometrisch 3775
Blut im Stuhl 3500 (E), 3650
Blutausstrich
–, Differenzierung 3680 f.
–, mikroskopische Differenzierung 3502 (E)
Blutbild 3550
Blutentnahmen Kap. M Allg. Best. Nr. 4
Blutgasanalyse 3710
Blutgruppenmerkmale 3980 ff.
Blutkörperchensenkungsgeschwindigkeit 3501 (E), 3711
Blutungszeit 3932
Blutzuckertagesprofil 3611
BSG 3501(E), 3711

C

C-reaktives Protein 3524 (E), 3741
Calcium 3555
Chlorid 3556
Cholesterin 3562
Cholinesterase 3589
CK 3590
CK-MB 3591
–, Ligandenassay 3788
Coombstest
–, direkt 3997 f.
–, indirekt 3987 ff.
Creatinkinase 3590
Creatinkinase MB 3591
CRP 3524 (E), 3741
Cyclosporin 4185

Sachverzeichnis (Labor)

D

Digoxin 4162
Doppelbestimmung Kap. M Allg. Best. Nr. 9
Drogen-Bestimmung 4150 ff.

E

Eisen 3620
Eiweißuntersuchung A 3757 (GOÄ)
Eiweißuntersuchung aus eiweißarmen Flüssigkeiten 3757 (UV-GOÄ)
Elektrolyte 3710 ff.
Elektrophoreseverfahren 3735 ff.
Enzyme 3774 ff.
Enzymimmunoassay Kap. M Allg. Best. Nr. 9
Erythrozyten, Einzelbestimmung 3504 (E)
Ethanol 4211

F

Ferritin 3742
Fibrinogen 3933 ff.
Fibrinolysesystem 3930 ff.
Freies Thyroxin 4023
Funktionsteste 4090 ff.

G

Gamma-GT 3513 (E), 3592
Gerinnungssystem 3930 ff.
Gesamt-Protein 3573
GLDH 3593
Glukose 3514 (E), 3560
Glukose-Toleranztest
–, intravenös 3612
–, oral 3613
Glutamatdehydrogenase 3593
Glykierte Hämoglobine 3561
Glykierte Proteine 3721
GOT 3515 (E), 3594
GPT 3516 (E), 3595
Gramfärbung 3510 (E), 4511, 4553
Guthrie-Test 3758

H

Hämatokrit 3503 (E)
Hämoglobin 3517 (E)
Hämoglobin-Untersuchungen 3689 ff.
Harnsäure 3518 (E), 3583
Harnstoff 3584
HbA 1 3561
HBDH 3596
HBs-Antigen, Antikörperbestimmung 4381
HDL-Cholesterin 3563
Heparin 3945
HIV, Antikörperbestimmung 4322 f., 4349 f., 4395, 4409
HLA-System 3980 ff.
Höchstwerte Kap. M Allg. Best. Nr. 6

Hormonbestimmung
–, Chromatographie 4071 ff.
–, Ligandenassay 4020 ff.
Hormonrezeptoren 4086 ff.
Humanes Choriongonadotropin 4024
–, im Urin 4081 f.
Hungerversuch 4104 f.

I

IgE 3572
Immundiffusion Kap. M Allg. Best. Nr. 9
Immunelektrophorese 3748
Immunfluoreszenz Kap. M Allg. Best. Nr. 9
Immunglobulin E, Ligandenassay 3572
Immunglobuline
–, allergenspezifisch 3890 ff.
–, Ligandenassay 3571
Indexermittlung Kap. M Allg. Best. Nr. 5
Intensivbehandlung Kap. M Allg. Best. Nr. 11
Isoenzyme 3784 ff.

K

Kalium 3519 (E), 3557
Keimzahlbestimmung 4605 f.
Kohlehydratstoffwechsel 3721 ff.
Komplementsystem 3930 ff.
Kreatinin 3520 (E), 3585
Kreatinin-Clearance 3615
Kreatinkinase, s. Creatinkinase 3590
Kreatinkinase MB, s. Creatinkinase 3591
Kreuzprobe 4000 ff.

L

Laborgemeinschaft Kap. M Allg. Best. Nrn. 1,3
Laktatdehydrogenase (LDH) 3597
LDL-Cholesterin 3564
Lecithin/Sphingomyelin-Quotient 3782
Leukozyten, Einzelbestimmung 3505 (E)
Leukozyten-Differenzierung, zusätzlich zum Blutbild 3551
Ligandenassay Kap. M Allg. Best. Nr. 9
Lipase 3521 (E), 3598
Lipidstoffwechsel 3721 ff.
Liquor-Untersuchungen 3669 ff., A 3757
Lithium 4214
Luteinisierendes Hormon 4026
Lymphozytenmischkultur 4013 f.

M

Magnesium 3621
Metabolite 3774 ff.
Methadon 4168
Methylenblaufärbung 4506
Mikroskopische Untersuchung
–, nach einfacher Färbung 3509 (E)
–, nach differenzierender Färbung 3510 (E)
–, Nativpräparat 3508 (E)
Molekularbiologische Identifizierung von Bakterien etc. 4780 ff.

Sachverzeichnis (Labor)

Mononukleose-Test 3525 (E)
Mykobakterien, Anzüchtung 4540

N

Nativmaterial, bakteriologische Untersuchungen 4500 ff.
Nativpräparat, mikroskopische Untersuchung 3508 (E)
Natrium 3558
Nukleinsäuren 3920 ff.
–, Amplifikation (PCR), 3922 f., 4783 f.
–, Isolierung 3920, 4780 f.

O

Opiate 4172
Östradiol 4039
Östriol 4027
Östrogenrezeptoren 4086

P

Parasiten
–, Identifizierung 4765 ff.
–, Nachweis durch lichtmikroskopische Untersuchung 4740 ff.
–, xenodiagnostische Untersuchungen 4770 f.
Parasitenantigene
–, qualitativer Nachweis von Antikörpern 4430 ff., 4440 ff.
–, quantitative Bestimmung von Antikörpern 4435 ff., 4448 ff.
Partielle Thromboplastinzeit, Einfachbestimmung 3605, 3946
PCR 4783 f.
pH-Wert 3714
Phänotypisierung von Zellen 3696 ff.
Phenobarbital 4173
Phosphat, anorganisch 3580
Pilzantigene
–, Nachweis mittels Agglutination 4705 ff.
–, qualitativer Nachweis 4415 f., 4421 ff.
–, quantitative Bestimmung 4418 f., 4425 f.
Pilze
–, Empfindlichkeitstestung 4727 f.
–, Identifizierung 4720 ff.
–, Nachweis durch Anzüchtung 4715 ff.
–, Untersuchungen im Nativmaterial 4705 ff.
Plasmathrombinzeit, Doppelbestimmung 3606
Polymerase-Kettenreaktion 4783 f.
Porphyrine 4120 ff.
Portokosten Kap. M Allg. Best. Nr. 1
Progesteron 4040
Progesteron-Rezeptoren 4087
Prostataspezifische saure Phosphatase 3794
Protein (Gesamtbestimmung) 3573
–, Serumelektrophorese 3574
Proteine 3735 ff.
Prothrombinzeit 3607
Punkteanalyse A 3757
PTT, Einfachbestimmung 3605, 3946
PTZ, Doppelbestimmung 3606

Q

Quickwert 3530 (E), 3607

R

Radioaktives Material Kap. M Allg. Best. Nr. 1
Radioimmunoassay Kap. M Allg. Best. Nr. 9
RAST 3890 ff.
Reninbestimmung, seitengetrennt 4115
Reptilasezeit 3955
Retikulozytenzahl 3552
Rheumafaktor 3526 (E)

S

Saure Phosphatase, photometrisch 3599
Schilddrüsenhormone, Ligandenassay 4022 ff.
Schwangerschaftstest 3528 (E), 4081 f.
Schwermetalle, Untersuchung mittels Atomabsorption 4190 ff.
Sekret-Untersuchungen 3660 ff.
Selbständige Leistung Kap. M Allg. Best. Nr. 7
Sexualhormone, Ligandenassay 4020 ff.
Spermien-Untersuchungen 3663 ff.
Spurenelemente 4130 ff.
Steinanalyse 3672 f.
Stuhluntersuchung auf Blut 3500 (E), 3650
Substrate 3774 ff.

T

Teststreifen-Untersuchung 3511 (E)
Theophyllin A 3733 (GOÄ), 4179
–, trockenchemische Bestimmung 3733 (UV-GOÄ)
Thromboplastinzeit 3530 (E), 3607
–, partiell (Einfachbestimmung) 3605
Thrombozyten, Einzelbestimmung 3506 (E)
Thyroxin 4031
Toxische Substanzen, Bestimmung 4150 ff.
Transferrin, Immundiffusion o. ä. 3575
Treponema pallidum 4232, 4248, 4259 f., 4270 f., 4283
TRH-Test 4117
Triglyceride 3565
Troponin-T-Schnelltest A 3732
Tumormarker 3900 ff.
Tumornekrosefaktor 3767
Tumorstammzellenassay 3700

U

Urin-Streifentest 3511 (E), 3652
Urinsediment 3531 (E)
–, phasenkontrastmikroskopische Untersuchung 3532 (E)
Urinuntersuchungen 3651 ff.

V

Versandkosten Kap. M Allg. Best. Nr. 1
Viren

Sachverzeichnis (Labor)

–, Antigennachweis mittels Ligandenassay 4675 ff.
–, Identifizierung 4665 ff.
–, Nachweis durch Anzüchtung 4655
–, Nachweis von Antigenen mittels Ligandenassay 4640 ff.
–, Untersuchungen im Nativmaterial 4630 ff.
Virusantigene
–, qualitativer Nachweis von Antikörpern
4300 ff., 4310 ff.
–, quantitative Bestimmung von Antikörpern 4305 ff., 4337 ff.
Viskosität 3712
Vitamine 4138 ff.

W

Wasserhaushalt 3710 ff.

Y

Yersinien 4233, 4249

Z

Zellfunktionsuntersuchungen 3680 ff.